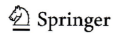

Rotatory Knee Instability:
膝关节旋转不稳：

An Evidence Based Approach
循证方法

主　编　（美）沃尔克·穆萨赫（Volker Musahl）
　　　　（瑞典）约翰·卡尔森（Jón Karlsson）
　　　　（日）黑田东彦（Ryosuke Kuroda）
　　　　（意）斯特凡·扎法尼尼（Stefano Zaffagnini）

主　审　杨　柳　徐永清　阮　墨
主　译　谭洪波　郭　林　陈　斌

北方联合出版传媒（集团）股份有限公司
辽宁科学技术出版社
·沈　阳·

First published in English under the title
Rotatory Knee Instability: An Evidence Based Approach
edited by Volker Musahl, Jón Karlsson, Ryosuke Kuroda and Stefano Zaffagnini,
Copyright © Springer International Publishing Switzerland, 2017
This edition has been translated and published under licence from
Springer Nature Switzerland AG.

图书在版编目（CIP）数据

膝关节旋转不稳：循证方法 /（美）沃尔克·穆萨赫 (Volker Musahl) 等主编；谭洪波，郭林，陈斌主译. — 沈阳：辽宁科学技术出版社，2021.8

ISBN 978-7-5591-1802-8

Ⅰ . ①膝… Ⅱ . ①沃… ②谭… ③郭… ④陈… Ⅲ . ①膝关节—关节疾病—诊疗 Ⅳ . ① R684

中国版本图书馆 CIP 数据核字 (2020) 第 194737 号

出版发行：辽宁科学技术出版社
　　　　　（地址：沈阳市和平区十一纬路 25 号　邮编：110003）
印 刷 者：辽宁新华印务有限公司
经 销 者：各地新华书店
幅面尺寸：210mm × 285mm
印　　张：27
字　　数：700 千字
出版时间：2021 年 8 月第 1 版
印刷时间：2021 年 8 月第 1 次印刷
责任编辑：吴兰兰
版式设计：袁　舒
封面设计：顾　娜
责任校对：栗　勇

书　　号：ISBN 978-7-5591-1802-8
定　　价：368.00 元

联系电话：024-23284363
邮购热线：024-23284357
E-mail:2145249267@qq.com

译者名单

主　审

杨　柳　徐永清　阮　墨

主　译

谭洪波　郭　林　陈　斌

副主译

李　忠　华伟伟　宁志刚　施洪臣　尚小可　熊　然

参译人员（按姓氏笔画排序）

马　超　王晓宇　尹　力　史　冲　付德杰　刘力铭
刘文刚　刘俊利　闫　飞　汤　浩　孙　立　纪　刚
李宇晟　李海峰　肖　杰　吴　波　何利雷　余　霄
张建平　张　晋　张　超　陈太禄　罗江明　金旭红
宗海洋　赵甲军　赵道洪　胡　清　倪建龙　郭维民
唐少峰　黄　术　崔运利　符振澜　梁晓松　彭　阳
彭　阳　韩雪松　曾一平　雷　凯　熊　雁　魏利成

译者序

生命在于运动，运动也会带来损伤。膝关节是人体最复杂也是最容易受伤的关节，膝关节的稳定性是决定我们运动能力的一个非常重要的因素，它不但是我们运动能力和状态的决定性因素，也是综合保膝的一部分，因为膝关节的不稳会导致膝关节的退变加速。

随着国内运动医学的进步，运动医学医生和学生对膝关节稳定性的了解也越来越深入，我们知道膝关节不但有前后稳定、内外稳定，也有静态稳定和动态稳定，而膝关节旋转稳定可能属于膝关节稳定性里面最复杂和最具挑战性的一部分，因为旋转稳定与膝关节的前后内外稳定可能都相关，也与膝关节的静态及动态稳定相关。膝关节旋转不稳是一个多因素损伤的临床表现，并且与运动特别是高水平运动相关联，在临床查体中难以把握也难以定量，并且难以判定膝关节旋转不稳后面的更深层次的原因，导致膝关节旋转不稳成为膝关节运动医学的难点之一。

本书由我们尊敬的匹兹堡大学的华裔运动医学大师 Freddie H. Fu（傅浩强）作序，由卡尔森（Karlsson）、黑田（Kuroda）、穆萨赫（Musahl）和扎法尼尼（Zaffagnini）博士编写。本书可能是关于膝关节旋转不稳知识最全面的一本专著，通过本书可以了解膝关节旋转不稳相关的历史和不同流派，而且对膝关节旋转不稳的不同解剖结构和功能、受伤机制、生物力学、体格检查、影像学、手术和康复等知识也有全面介绍。通过本书我们也可以了解世界运动医学专家对轴移实验这个主观实验进行客观定量研究所做的各种深入探索研究，这种孜孜不倦的科学精神可能正是我们国内运动医学专家所欠缺的，也可能是我们和发达国家的科学差距所在，在这个伟大历史变革时期，我们可能更加需要这种踏实的科学精神。

最终由我、郭林教授及陈斌教授组织国内临床一线运动医学及关节外科的青年专家来翻译这本书，希望大家的辛勤劳动能够给大家带来一些新的知识和理念，在此非常感谢参与本书的各位专家的辛苦劳动和支持。本书的出版也离不开杨柳教授、徐永清教授、阮墨教授等老师一辈的指导、关心、鞭策及支持，对他们表示衷心的感谢。最后特别感谢离我们远去的良师益友丁晶教授，是他生前选中本书并开始组织翻译，我们只是继承了他未完成的事业，我们也以本书的出版当作对他的纪念、对他的致敬和对他精神的传承。翻译者均是国内临床一线工作的专家，临床和科研工作繁重，翻译过程中出现瑕疵和错误在所难免，请读者批评指正。

谭洪波 郭林 陈斌

中国人民解放军联勤保障部第 920 医院

陆军军医大学第一附属医院创伤关节外科

2020 年 7 月 20 日 于昆明

前言 1

旋转稳定对膝关节非常重要。针对前交叉韧带损伤，旋转稳定性不仅是一个诊断指标，而且是一个预后评价指标。实际上，轴移试验结果是前叉韧带重建术后与患者满意度相关的最重要的一个客观指标。

科研人员与临床医生都对膝关节旋转稳定感兴趣。随着对个体化修复和解剖修复的关注，对旋转稳定也越来越重视。除 ACL（前交叉韧带）外，其他解剖结构也对膝关节旋转稳定起重要作用：内侧、外侧半月板，内侧、外侧关节囊结构及股骨和胫骨形态。

尽管轴移试验对诊断旋转松弛是一个不可缺少的重要检查，但是也有其局限性。因为轴移试验是一个主观检查，不同试验者检查变异性大，结果不一致。因此强烈需要客观测试旋转松弛的方法，研究者尝试标准化和量化轴移试验，以便进一步测量移动模式和外侧间室移位。未来有望出现许多新的有意义的测试工具。

当前，人们对膝关节旋转稳定性的兴趣空前高涨，但与其相关的结构、诊断测试和重建方法仍缺乏共识，本书的出现非常及时。卡尔森（Karlsson）、黑田（Kuroda）、穆萨赫（Musahl）和扎法尼尼（Zaffagnini）博士编写的这本《膝关节旋转不稳：循证方法》是一本极好的书，客观地介绍了与膝关节旋转不稳相关的所有证据，包括涉及的解剖结构和功能、受伤机制、生物力学、体格检查、影像学、手术和康复。此外，本书涵盖了与旋转不稳相关的重要历史，解释了不同研究观点。作者包括来自世界各地的著名研究人员和临床医生，他们一直从事于膝关节旋转不稳的研究和治疗。最后本书总结了对未来方向的讨论。

祝贺编者们完美地完成工作。本书是一本必读书，我深信它将成为一本标杆性的书。

傅浩强（Freddie H. Fu），MD，DSc，DPs

杰出教授，David Silver 讲习教授兼主席

运动医学科首席主任医师，运动系理疗学教授

健康与康复科学学院

健康与体能活动教授

教育学院

机械工程与材料科学教授

斯旺森工程学院

前言 2

全都是关于旋转！

20 世纪 70 年代，几位外科医生描述了旋转不稳。他们都对膝关节解剖感兴趣，最终也都影响了现代膝关节韧带手术。Donald Slocum 描述了前内侧不稳，推崇仅通过"鹅足转位"来增加鹅足的机械力就能治疗膝关节的前部不稳定性。同时期，巴黎的 Marcel Lemaire 和 David MacIntosh 等分别认为主要问题发生在胫股外侧室，他们各自发展了自己的理论，并引起人们对新发现的膝关节半脱位的关注。

Lemaire 一直独自私下工作，他的发现并没有立即被他的法国同事和其他欧洲膝关节外科医生接受，而 MacIntosh 则被住院医生和同事追随，其中包括 Robert Galway。他们将这个膝关节体征称为"外侧轴移现象"，顺便说一下，蒙大拿州恩尼斯的 Ron Losee 也曾独立观察到这种现象，他对这个"诡异的膝关节"的理解和在手术修复方面也取得了重大进展。

MacNab 是多伦多的著名的脊柱和肩关节外科医生，1975 年我有机会与他有 6 个月的合作，他说以他的经验看，没有什么是没被"疯狂的"德国人 20 世纪所描述的新事物（原谅他这个词）。1936 年 Felsenreich 确实是第一位描述这种现象的德国外科医生……但是，在他之前，Jones 和 Smith（1913 年）以及不久之后的 Hey Groves（1920 年）都清楚地描述了膝关节旋转松弛的关键症状。但是这些作者在很大程度上都被遗忘了，像其他科学的历史命运一样，因为 20 世纪 70 年代处于现代膝关节手术方法的巨大变革时期。实际上，回想一下 Lose，他也对这种奇怪的动态体征做了表述，1969 年，他与来自安大略省伦敦市的 John C. Kennedy 一起观察到该体征，但是 Kennedy 本人并不轻易相信这个新体征。1973—1975 年，我在多伦多学习了 2 年，在多伦多大学 Hart House 的运动损伤诊所定期拜访 David MacIntosh，MacIntosh 亲自教我如何引发轴移实验。我在这里还参加了手术，进行关节外侧手术修复，然后将患者放在石膏（当时称为巴黎石膏）中，膝关节屈曲 90°，小腿外旋位固定。当时手术是将髂胫束部分固定在外侧副韧带近端起点下方，这个手术方法其实不是很糟糕，因为当时并不了解今天有关前外侧韧带功能的现代解剖学和生物力学数据。

我目睹了两位加拿大膝关节专家 MacIntosh 和 Kennedy，在会议期间进行激烈的公开讨论。大卫是一个谦虚但又非常机敏的科学家，他坚信胫骨外侧平台前移比内侧前移要重要得多，应该首先解决，他描述了一种基于控制原理的手术技术修复前外侧不稳，其优势在于通过悬吊进行关节外修复，但不处理中央柱，类似巴黎 Lemaire 的技术。巧合的是，这个手术是在两个人都不知道彼此的工作的情况下分别发明的。后来，他还以过顶方式将髂胫束部分引入关节中，可同时重建缺失的 ACL。在 20 世纪 70 年代末和 80 年代初，休斯敦和安德鲁斯也遵循这些原则，致力于最大限度地用手术减少动态移位，从而避免破坏外侧间室的关节软骨和半月板。

20 世纪 80 年代，这些关节外手术无法控制 Lachman 移位，导致修复理念从外围向中心转移，许多支持者直接对中心柱进行直接重建，而外围即使松弛也不处理，结果导致前外侧旋转过多，引起继发性松动。接下来的 30 年，大家似乎都不愿考虑关节外侧的问题，里昂学派和国际上的一些外科医生（包括我）却在实践中始终坚持将关节内和关节外重建相结合。近年来，人们再次慢慢接受并普遍关注此问题，更加强调准确检查和分析轴移的重要性，"尽其所能"对其进行分级，我们也与 J. Deland 合作发表了一篇分级的论文。另外提一个小细节，在此次编年体性质的历史回顾中，我们会引用我们在 1980 年对反轴移征的描述，经验不足的检查者可能会在后外侧不稳定的情况下掉入陷阱，出现将反轴移与真轴移混淆的情况，并导致错误的外科手术重建（Jakob、Hassler、Stäubli）。

旋转松弛的概念，是在我们（Müller、Stäubli、Noyes、Grood、Butler 和其他人）最善于研究的年纪提出来的，如今我们都已经过了那个年龄。Frank Noyes 等的"运动包"一词很好地描述了旋转的主要限制和次要限制之间的相互作用，但现在也不用了。

W. Churchill 指出："忘记过去的人将会重蹈覆辙"，Santanaana 早先提出的观点，目前同样有效，并让我们满意，他也许是正确的：

要了解即使由于孤立韧带撕裂引起的膝关节慢性前后向不稳，最终也会慢慢地使膝关节周围松弛，并以增加旋转度表现出来。

当发现前方不稳定时，要始终注意旋转不稳。

考虑关节内和关节外重建，并结合改良运动姿势或重建关节囊韧带结构，以减少运动范围。

当然，一旦接受了这些原则，仍需要足够时间来找出哪种方法是实现该目标的最佳方法。没有什么能像新发现或重新发现解剖学一样有意义的科学了。但是，正如我们在过去 12 个月中所见，关于"前外侧韧带"甚至 ACL 的真实解剖结构的重新发现，仍然有很多值得探索学习的东西。现在我们都认可，中央及外周韧带和关节囊结构协同工作，我们用的那些重建技术必须全面考虑这两个因素，而不只是一个简单关节镜手术就能解决患者的问题。很多的 ACL 撕裂手术无法阻止骨关节炎的发展，因此一些国家的保险公司对 ACL 手术的适应证提出了很多严肃的"威胁性"问题。我们如果能够更好地理解和了解相关知识，就有望取得更优异的成绩！

现在这本书提供了很多关于这方面的知识，还有一些新概念和其他新知识。我们确信，编辑和作者所开展的工作具有里程碑意义，希望未来还有更多的丰碑出现。我作为一线临床医生和临床科学家，很荣幸能为本书写这个前言。

罗兰·P. 雅各布（Roland P. Jakob）

谨将本书献给并纪念丁晶教授

目 录

第一部分

介绍

第1章　膝关节旋转稳定性的体外生物力学分析

Amir Ata Rahnemai-Azar，Masahito Yoshida，Volker Musahl，
Richard Debski
译者　郭　林　付德杰
审校　华伟伟　谭洪波

1.1　简介

体外生物力学是利用工程学的方法在活体之外分析生物系统的运动和结构。这些研究成果不但促进了循证医学的发展，改良了临床决策，而且奠定了关节和组织结构功能的重要知识基础。虽然体外研究忽略了一部分活体作用中的因素，但与临床试验相比，体外研究的优势包括：可以实现组织特性和在不同负重条件下的运动反应等特征，而这在人类活体是无法完成的，并且体外研究更省时、更便宜。

尽管在前交叉韧带（Anterior Cruciate Ligament，ACL）损伤方面已经有大量研究，但在治疗方案方面仍没有形成"金标准"。重建手术后残留的旋转松弛是患者不能恢复到以前活动水平的主要原因之一。生物力学领域的最新进展使科学家能够对膝关节功能进行更全面的分析。这一认识促使科学家设计所谓的个性化 ACL 重建术，以改善这些患者的预后。

本章将回顾体外生物力学研究中应用的方法，并介绍膝关节不同结构在体外旋转稳定性研究中证实的各自作用。这些知识在处理膝关节韧带损伤时是必需的，可以帮助临床医生了解每种结构及其功能的重要性。

1.2　体外生物力学研究方法

1.2.1　体外研究的应用模型

人类尸体标本是生物力学研究的最佳模型。然而由于有限的利用度和相关成本，常用动物模型来代替。虽然没有一个动物模型能完美地模拟人类的膝关节，但猪、绵羊、山羊和狗等大型动物都已经被用于生物力学研究。重要的是所选择的模型要尽可能与人的膝关节相似，例如：就韧带的解剖学和生物力学特征以及模仿性别特征而言，猪的膝关节是一个合适的选择。

1.2.2　体外研究的应用方法

1.2.2.1　体外研究设备

当临床医生还依靠对尸体膝关节标本进行查体时，电磁追踪装置或手术导航系统（带有光电追踪装置）已经被广泛用于测量关节运动从而取代了这种对关节松弛度的主观分级。而且，由于查体的不可重复性，这就需要我们更多地关注于标准化设备的使用来模拟查体，从而产生更具一致性的结果。与此同时，生物力学研究中用于模拟尸体膝关节临床检查的机械装置包含多种机器人技术。定制机械和工业机器人（图1.1）使研究人员能够标准化加载负荷速率，以及施加在膝关节上的力和力矩的大小与方向。这些设备具有多种功能，如创造复杂的加载条件、测量关节活动度和组织中的应力。机器人系统是具有复杂控制系统的机电机械，利用传感器和运动测量系统的反馈来引导作用于膝关节的载荷或重现关节运动。这些系统要么是专门为生物力学研究开发的，要么是最初为工业目的开发，而后定制以用于生物力学研究。大多数系统可以将负荷条件加载到尸体标本上，然后重现由此条件产生的关节运动，以了解在关节状态改变时可能发生的力和力矩的变化。

图 1.1 拥有 6 个自由度的机械手臂正在测试人体膝关节模型，机器人系统应用定量负荷并记录运动

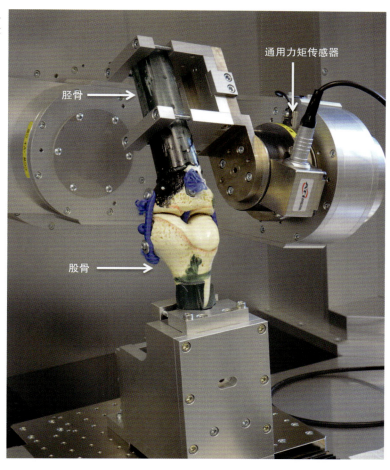

通用力矩传感器

胫骨

股骨

1.2.2.2 轴移模型

在体外研究中，体检可以作为评估旋转松弛度的一种方法。在评估前交叉韧带损伤患者的旋转松弛度时，轴移试验具有很高的价值。单独旋转负荷和模拟轴移试验的联合旋转负荷通常用于体外研究，以评估旋转松弛。体外模拟的轴移试验通常包括外翻和内旋力矩对膝关节的作用，产生的主要结果是胫骨前移，这一点已有研究证实：胫骨相对于股骨的位移与轴移试验的临床分级密切相关。加载装置可以在某些离散的弯曲角度或连续的弯曲范围内施加负荷。离散弯曲角度负荷的应用会使获得的数据量变少，从而对结果的解释产生不利影响。此外，关于静态试验与动态试验的临床应用仍存在争议。因此，与静态试验相比，在整个屈曲范围内连续分析膝关节运动更受青睐。

> **要点 1** 动态旋转松弛试验可以更好地重现关节活动期间经历的复杂负荷和运动，因此，它们是预测远期结果更好的工具。静态旋转松弛试验容易操作，然而与动态旋转试验相比，它们可能没有预测性。

1.2.2.3 初始应力

结构的初始应力决定了其对关节稳定性的贡献大小。因此，利用这些初始应力数据可以比较各结构对关节稳定性的相关贡献的大小。目前用于确定结构中初始应力的两种方法包括可植入传感器（接触法）和非接触式评估法。

1.2.2.4　接触法测量张力

在接触法中，把传感器附着于韧带以测量张力（例如锁扣传感器）或测量韧带的应变，然后通过应力—应变曲线和横截面积来评估力（例如液态金属应变计和霍尔效应传感器）。接触法测量应力消除了由于横截面积、形状和材料特性随韧带长度的变化而导致应变转换成应力的潜在干扰因素，因而可以更好地估计结构中的初始应力。然而，接触法的限制是由于技术瓶颈而导致无法将传感器植入所有的结构中 [例如关节囊、前交叉韧带的后外侧（PL）束]。此外，这些方法依赖于膝关节屈曲角度以及传感器在组织内的位置和成角方向。

1.2.2.5　非接触法确定初始应力

一个直接的、非接触的方法是使用一个通用力矩传感器（UFS）来确定在韧带的初始应力，它在笛卡尔坐标系中测量 3 个应力和力矩。对于附着在 UFS 上的刚体，传感器测量的 3 个应力定义了施加在刚体上的外力的大小和方向。力的作用点也可以根据所测量的 3 个力矩来评估确定。

膝关节结构的初始应力也可以通过重叠原理计算，这是一种间接的、非接触的方法，无须对关节进行解剖。重叠原理需要 3 个基本假设：（1）研究的结构之间不存在相互作用；（2）骨组织相对于韧带是刚性的；（3）每块骨的位置是精确重现的。在这种方法中，分别测量某特定关节结构被去除前后在同一种膝关节运动轨迹时的关节应力，以确定该特定结构的初始应力。机器人模拟器是用于某种结构被移除前后重复运动路径研究中的经典装备，该结构去除前后的应力差代表了该结构的初始应力。此外，该方法在之前的绵羊膝关节活体运动的研究中被用于确定膝关节结构的应力。光学运动追踪系统被用于动物活体以及处死后的尸体上获得关节的运动情况，利用机器人系统再现多种膝关节结构顺序切除过程中关节的运动情况。在未来，需要开发更好的体内活动模拟方法，特别要关注旋转不稳定性。

1.2.2.6　活体运动的模拟研究

尽管体外模拟临床检查为膝关节结构的生物力学功能提供了重要的参考，但这些分析可能无法深入了解日常活动。此外，由于忽略了神经肌肉功能在活体运动中的影响，使得对结果的解释可能不够准确。因此，活体运动的体外模拟也是必要的。定制的膝关节模拟器被用来模拟这些结构在日常活动中的功能，比如走路。为了重现动态和主动运动，需要应用一系列复杂的力和力矩来模拟肌肉张力和外部负荷。

模拟器的一个实例是牛津装置（图 1.2），它由 1 个踝关节单元和 1 个髋关节单元组成，允许膝关节有 6 个自由度的运动。胫骨围绕踝关节中心的球形运动可实现 3 种临床相关的运动（屈曲 / 伸直、外展 / 内收和内旋 / 外旋），而髋关节单元允许外展 / 内收和屈曲 / 伸直。垂直负荷可以通过髋部固定组件来模拟体重。该装置用于模拟膝关节从屈曲到站立的活动，如骑自行车、从椅子上站起来或爬楼梯时的运动。

1.3　膝关节结构的体外旋转松弛度评估

膝关节的运动是一个具有多平面位移和多结构提供稳定的复杂机械性运动。这些结构对膝关节稳定性的贡献是通过主要稳定结构和次要稳定结构的概念来描述的。在膝关节的每一个平面运动中，主要稳定结构对关节稳定性的贡献相对最大，而次要稳定结构的作用较小。

1.3.1　前交叉韧带

前交叉韧带是膝关节最常损伤的结构之一。该韧带在膝关节的生理运动中起着至关重要的作用，ACL 断裂可最终导致功能障碍和骨关节炎。由于其独特的复杂纤维组织，ACL 在提供前向稳定性和旋转稳定性方面起着

图 1.2　牛津膝关节测试台可以允许踝关节装置屈曲 / 伸直、外展 / 内收和内旋 / 外旋。髋关节装置可以屈曲 / 伸直和外展 / 内收。此外，髋关节装置可以相对于踝关节装置垂直移动

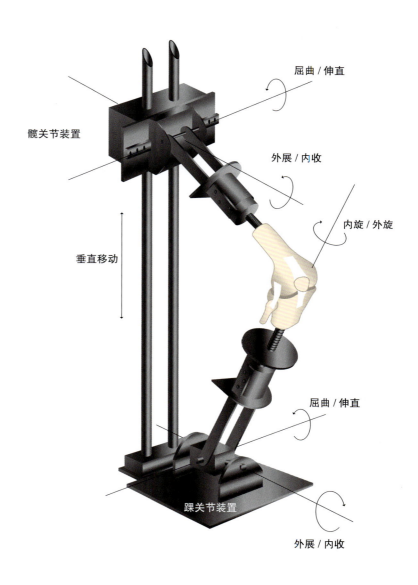

同样关键作用。

　　在胫骨产生前向负荷时，前交叉韧带控制可能导致胫骨前移和胫骨内旋的内旋力矩。ACL 的切除可显著增加旋转松弛度。前交叉韧带通常被认为是膝关节旋转松弛的主要稳定结构。这一观点得到了研究的支持，研究表明：当 ACL 完整的情况下，切除半月板、LCL、后外侧复合体或前外侧关节囊不会导致内旋或外旋的改变。

　　ACL 由两个功能束组成，根据其在胫骨上的附着点而命名为前内侧束（AM）和后外侧束（PL）。AM 和 PL 作为一个单元协同工作，确保膝关节的稳定性以应对复杂的负荷。更特殊的是，PL 在控制旋转和前后向松弛方面具有显著作用，特别是在小屈曲角度时（图 1.3）。与切除 AM 相比，切除 PL 后联合旋转负荷时引起的胫骨前移显著增加。这个现象对 ACL 损伤患者的治疗有一定的指导意义，ACL 重建手术的设计需要依据患者原来的解剖结构同时恢复 AM 和 PL 束。最理想的重建包括但不限于恢复原 ACL 足迹的隧道开口面积和移植物直径，将隧道安置在 ACL 的原始附着位置，并恢复 ACL 原始的张力。

由于个体间解剖结构的差异，不建议单一使用单束或双束技术作为标准 ACL 重建技术。

1.3.2　前外侧结构

前外侧结构在膝关节稳定性中的作用已被提出多年。切除前外侧关节囊、髂胫束（ITB）或者两者都切除可导致缺失了 ACL 的膝关节旋转松弛度增加，表明这些结构在旋转稳定性中起次要作用。然而，切除 ITB 可能导致轴移试验中胫骨的复位减弱。此外，ITB 的作用是 ACL 的前移控制效应的支点，有研究提示使用 ITB 移植物进行关节外重建可能会妨碍其对膝关节的稳定功能。

最近，人们对前外侧关节囊在膝关节旋转稳定性中的作用重新产生了兴趣，研究报道称该区域存在明显的韧带结构。然而考虑到它的尺寸，这个韧带是否有功能仍存在争议。尽管有研究声称膝关节囊的中外侧区域在旋转松弛中起主要作用，但在 ACL 完整的情况下切除该结构并没有增加旋转松弛度。因而，还需要更多的生物力学研究的定量数据来证实这种结构的作用。

1.3.3　外侧、内侧半月板

半月板将负荷从胫骨转移到股骨，并在运动过程中稳定膝关节。与内侧半月板相比，外侧半月板具有较少的关节囊附着和后楔效应。据报道，ACL 损伤患者中合并内侧或外侧半月板联合损伤的患者占 47%~68%。与此同时，半月板的损伤显著增加了未来发生骨关节炎的风险，这可能是因为半月板负荷分布功能的丧失以及旋转松弛度的增加。

与内侧半月板限制胫骨前移不同，外侧半月板被证明可以控制旋转松弛度。然而，无论哪种情况，只有在 ACL 受伤后才会出现松弛（外侧半月板损伤引起的旋转松弛或内侧半月板损伤引起的前向松弛）。因此，外侧半月板似乎在 ACL 损伤患者的旋转松弛中发挥了更大的作用，尤其考虑到 ACL 损伤时更容易合并外侧半月板损伤。因此，在处理韧带损伤的患者时，医生应尽量保留或修复半月板以维持其功能。

> 要点2　多种结构有助于提高膝关节复杂的多维稳定性。在轴移试验中，ACL 是旋转不稳定的主要限制因素。所有其他结构的合并损伤都需要得到合理的处理才能获得最佳的疗效。

1.3.4　其他软组织结构

后外侧角的损伤不会单独发生，通常与 ACL 撕裂有关。膝关节后外侧角的结构包括髂胫束、外侧副韧带、腘窝复合体、外侧半月板后角等软组织。当忽略后外侧角的损伤时，ACL 重建的失败率会增加，因为切除后外侧角结构后显示 ACL 移植物的内翻负荷显著增加。在

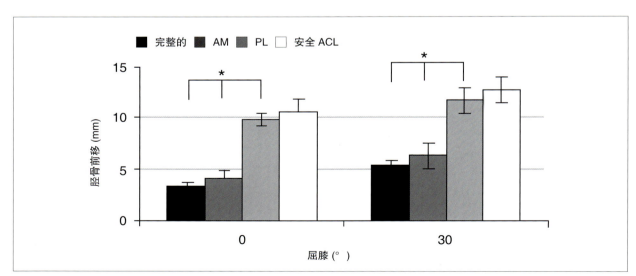

图 1.3　机器人系统模拟轴移试验对胫骨前移的影响。为了模拟轴移试验，采用 10N·m 外翻和 4N·m 内旋的胫骨扭矩的联合旋转负荷。与切除前内侧束（AM）相比，前交叉韧带（ACL）后外侧束（PL）的切除会显著增加胫骨前移

ACL 损伤的膝关节中，切除外侧副韧带或后外侧复合体后，内旋会增加；切除后外侧复合体后，外旋会增加。此外，如果切除腘肌腱复合体，单独的 ACL 重建后在膝关节屈曲 90° 时不能很好地控制内外旋转。当合并后外侧角完全损伤时，ACL 重建后在膝关节屈曲 30° 和 90° 时不能控制旋转。

内侧副韧带（MCL）是限制外旋的主要稳定结构，也是限制前移的次要稳定结构。在旋转松弛度方面，MCL 和 ACL 均可限制胫骨内旋，而 MCL 也可以限制胫骨外旋。切除 MCL 可增加内外旋转进而导致膝关节的总旋转松弛度增加。此外，当施加外翻应力时，MCL 可以限制胫骨向内侧运动，这在轴移试验中起重要作用。在 ACL 损伤的膝关节中，当旋转轴位于 MCL 附近时，会出现胫骨外侧平台向前半脱位和胫骨内旋。因此，MCL 的断裂由于消除了内侧间室张力而降低了膝关节的轴移程度。虽然这些结构可能不是主要的功能组织，但它们在膝关节的旋转稳定性中起作用。因此，临床医生需要评估所有结构的损伤并妥善处理。

1.3.5　骨形态

有几项研究试图探讨 ACL 缺失时骨形态与膝关节旋转松弛的关系。当胫骨平台外侧后倾角增加时可导致胫骨前移，并增加胫骨外旋。此外，胫骨后倾角的增加与内旋力矩引起的内旋减少有关。在一项研究中，当使用机械设备模拟轴移试验时，胫骨后倾角的增加与伴有 ACL 缺失膝关节的旋转松弛度增加有关。根据目前的证据，外侧胫股间室的骨形态特别是胫骨外侧平台后倾角，似乎可以影响轴移试验的等级。然而，尚不清楚胫骨平台后倾角是否与 ACL 重建手术后残余旋转松弛有关。

1.3.6　临床意义

综上所述，ACL 在膝关节旋转稳定性中起主要作用。ACL 损伤会增加关节软骨的异常负荷和次要稳定结构，导致这些结构的进一步退化和骨关节炎的发生。另一方面，由于膝关节结构分担负荷，次要稳定结构伴随的损伤会增加重建术后 ACL 移植物组织的初始应力，从而增加失败率。因此，膝关节其他结构的合并损伤应与 ACL

损伤一同处理，以恢复关节运动并获得理想的远期疗效。

1.4　模拟日常生活活动

人类尸体研究模拟了动态行走并评估了运动，重点关注前后平移及股骨与胫骨的接触。在这些研究中，比较了伴有 ACL 损伤的膝关节和完整的膝关节在步态周期中的旋转运动范围和接触面积的变化，然而在 ACL 损伤的膝关节中，因合并有前后移位导致关节旋转松弛度无法评估。同时也模拟了站姿来研究股四头肌和 ACL 在关节运动时的相互作用。结果表明：无论 ACL 状态如何，股四头肌均能很好地控制胫骨旋转。而且在膝关节屈曲 0°~80° 之间时股四头肌的收缩会导致移植物的张力增加，而在膝关节完全伸直时影响很小。这些数据有助于制订合适的 ACL 重建术后康复方案。

1.5　结论

体外研究通过模拟临床检查和日常活动，为膝关节结构对关节稳定性的贡献提供了参考。采用内旋和外翻力矩进行轴移试验是旋转松弛度评价的常用方法之一，而日常活动则是通过对肌肉施加力来进行模拟的。膝关节韧带和骨性结构的功能复杂，其中 ACL 是限制旋转松弛的主要因素，在重建手术中需要考虑恢复其双束结构。此外，还需要合理处理其他结构的伴随损伤，以获得理想的预后。总的来说，我们利用体外研究在旋转稳定性和治疗方案的认识上取得了重大进展，将来必须将它们与体内研究结合起来，以进一步改进膝关节的临床治疗。

体外研究为评估各种因素对膝关节旋转稳定性的影响提供了可行的方法。基于现有的证据，通过模拟轴移试验和步态分析显示，ACL 是旋转稳定性的主要稳定结构，然而其他结构也发挥了作用。因此，在 ACL 损伤患者的治疗中应考虑到其他结构的损伤与各结构特有的内在特征。

参考文献

[1] Ahlden M, Araujo P, Hoshino Y, Samuelsson K,Middleton KK, Nagamune K, Karlsson J, Musahl V (2012) Clinical grading of the pivot shift test corre-lates best with tibial acceleration. Knee Surg Sports Traumatol Arthrosc Off J ESSKA 20(4):708–712

[2] Ahmed AM, McLean C (2002) In vitro measurement of the restraining role of the anterior cruciate liga-ment during walking and stair ascent. J Biomech Eng 124(6):768–779

[3] Ajuied A, Wong F, Smith C, Norris M, Earnshaw P, Back D, Davies A (2014) Anterior cruciate ligament injury and radiologic progression of knee osteoar-thritis: a systematic review and meta-analysis. Am J Sports Med 42(9):2242–2252

[4] Anderson CJ, Westerhaus BD, Pietrini SD, Ziegler CG, Wijdicks CA, Johansen S, Engebretsen L, Laprade RF (2010) Kinematic impact of anterome-dial and posterolateral bundle graft fixation angles on double-bundle anterior cruciate ligament reconstruc-tions. Am J Sports Med 38(8):1575–1583

[5] Araujo PH, Ahlden M, Hoshino Y, Muller B, Moloney G, Fu FH, Musahl V (2012) Comparison of three non-invasive quantitative measurement systems for the pivot shift test. Knee Surg Sports Traumatol Arthrosc Off J ESSKA 20(4):692–697

[6] Atarod M, Frank CB, Shrive NG (2015) Increased meniscal loading after anterior cruciate ligament tran-section in vivo: a longitudinal study in sheep. Knee 22(1):11–17

[7] Bach JM, Hull ML, Patterson HA (1997) Direct mea-surement of strain in the posterolateral bundle of the anterior cruciate ligament. J Biomech 30(3):281–283

[8] Bedi A, Chen T, Santner TJ, El-Amin S, Kelly NH,Warren RF, Maher SA (2013) Changes in dynamic medial tibiofemoral contact mechanics and kine-matics after injury of the anterior cruciate liga-ment: a cadaveric model. Proc Inst Mech Eng H 227(9):1027–1037

[9] Bedi A, Musahl V, Lane C, Citak M, Warren RF, Pearle AD (2010) Lateral compartment translation predicts the grade of pivot shift: a cadaveric and clini-cal analysis. Knee Surg Sports Traumatol Arthrosc Off J ESSKA 18(9):1269–1276

[10] Bonanzinga T, Signorelli C, Lopomo N, Grassi A, Neri MP, Filardo G, Zaffagnini S, Marcacci M (2015) Biomechanical effect of posterolateral cor-ner sectioning after ACL injury and reconstruction. Knee Surg Sports Traumatol Arthrosc Off J ESSKA 23(10):2918–2924

[11] Bozynski CC, Kuroki K, Stannard JP, Smith PA, Stoker AM, Cook CR, Cook JL (2015) Evaluation of partial transection versus synovial debridement of the ACL as Novel Canine Models for Management of ACL injuries. J Knee Surg 28(5):404–410

[12] Cavaignac E, Carpentier K, Pailhe R, Luyckx T, Bellemans J (2015) The role of the deep medial col-lateral ligament in controlling rotational stability of the knee. Knee Surg Sports Traumatol Arthrosc Off J ESSKA 23(10):3101–7

[13] Claes S, Vereecke E, Maes M, Victor J, Verdonk P, Bellemans J (2013) Anatomy of the anterolateral liga-ment of the knee. J Anat 223(4):321–328

[14] Darcy SP, Kilger RH, Woo SL, Debski RE (2006) Estimation of ACL forces by reproducing knee kine-matics between sets of knees: a novel non-invasive methodology. J Biomech 39(13):2371–2377

[15] Debandi A, Maeyama A, Lu S, Hume C, Asai S, Goto B, Hoshino Y, Smolinski P, Fu FH (2011) Biomechanical comparison of three anatomic ACL reconstructions in a porcine model. Knee Surg Sports Traumatol Arthrosc Off J ESSKA 19(5):728–735

[16] Didden K, Luyckx T, Bellemans J, Labey L, Innocenti B, Vandenneucker H (2010) Anteroposterior posi-tioning of the tibial component and its effect on the mechanics of patellofemoral contact. J Bone Joint Surg 92(10):1466–1470

[17] Dombrowski M, Costello J, Ohashi B, Murawski C, Friel N, Arilla F, Rothrauff B, Fu F, Musahl V (2015) Macroscopic anatomic, histologic, and magnetic reso-nance imaging correlation of the lateral capsule of the knee. Paper presented at the Orthopaedic Research Society; Las Vegas

[18] Feng H, Song GY, Shen JW, Zhang H, Wang MY (2014) The "lateral gutter drive-through" sign revis-ited: a cadaveric study exploring its real mechanism based on the individual posterolateral structure of knee joints. Arch Orthop Trauma

Surg 134(12):1745–1751

[19] Fening SD, Kovacic J, Kambic H, McLean S, Scott J, Miniaci A (2008) The effects of modified posterior tibial slope on anterior cruciate ligament strain and knee kinematics: a human cadaveric study. J Knee Surg 21(3):205–211

[20] Fleming BC, Beynnon BD, Tohyama H, Johnson RJ, Nichols CE, Renstrom P, Pope MH (1994) Determination of a zero strain reference for the anteromedial band of the anterior cruciate ligament. J Orthop Res Off Pub Orthop Res Soc 12(6):789–795

[21] Fleming BC, Peura GD, Beynnon BD (2000) Factors influencing the output of an implantable force trans-ducer. J Biomech 33(7):889–893

[22] Frank CB, Beveridge JE, Huebner KD, Heard BJ, Tapper JE, O'Brien EJ, Shrive NG (2012) Complete ACL/MCL deficiency induces variable degrees of instability in sheep with specific kinematic abnormal-ities correlating with degrees of early osteoarthritis. J Orthop Res Off Pub Orthop Res Soc 30(3):384–392

[23] Fujie H, Sekito T, Orita A (2004) A novel robotic sys-tem for joint biomechanical tests: application to the human knee joint. J Biomech Eng 126(1):54–61

[24] Fukubayashi T, Torzilli PA, Sherman MF, Warren RF (1982) An in vitro biomechanical evaluation of anterior-posterior motion of the knee. Tibial displacement, rotation, and torque. J Bone Joint Surg Am 64(2):258–264

[25] Gabriel MT, Wong EK, Woo SL, Yagi M, Debski RE (2004) Distribution of in situ forces in the ante-rior cruciate ligament in response to rotatory loads. J Orthop Res Off Pub Orthop Res Soc 22(1):85–89

[26] Giffin JR, Vogrin TM, Zantop T, Woo SL, Harner CD (2004) Effects of increasing tibial slope on the biome-chanics of the knee. Am J Sports Med 32(2):376–382

[27] Haimes JL, Wroble RR, Grood ES, Noyes FR (1994) Role of the medial structures in the intact and anterior cruciate ligament-deficient knee. Limits of motion in the human knee. Am J Sports Med 22(3):402–409

[28] Hensler D, Illingworth KD, Musahl V, Working ZM, Kobayashi T, Miyawaki M, Lorenz S, Witt M, Irrgang JJ, Huard J, Fu FH (2015) Does fibrin clot really enhance graft healing after double-bundle ACL reconstruction in a caprine model? Knee Surg Sports Traumatol Arthrosc Off J ESSKA 23(3):669–679

[29] Howe JG, Wertheimer C, Johnson RJ, Nichols CE, Pope MH, Beynnon B (1990) Arthroscopic strain gauge measurement of the normal anterior cruciate ligament. Arthroscopy J Arthroscopic Related Surg Off Pub Arthroscopy Asso N Am Int Arthroscopy Asso 6(3):198–204

[30] Hughston JC, Jacobson KE (1985) Chronic postero-lateral rotatory instability of the knee. J Bone Joint Surg Am 67(3):351–359

[31] Kanamori A, Zeminski J, Rudy TW, Li G, Fu FH, Woo SL (2002) The effect of axial tibial torque on the func-tion of the anterior cruciate ligament: a biomechani-cal study of a simulated pivot shift test. Arthroscopy J Arthroscopic Related Surg Off Pub Arthroscopy Asso N Am Int Arthroscopy Asso 18(4):394–398

[32] Kato Y, Ingham SJ, Linde-Rosen M, Smolinski P, Horaguchi T, Fu FH (2010) Biomechanics of the porcine triple bundle anterior cruciate ligament. Knee Surg Sports Traumatol Arthrosc Off J ESSKA 18(1):20–25

[33] Kiapour AM, Shalvoy MR, Murray MM, Fleming BC (2015) Validation of porcine knee as a sex-specific model to study human anterior cruciate ligament dis-orders. Clin Orthop Relat Res 473(2):639–650

[34] Kilcoyne KG, Dickens JF, Haniuk E, Cameron KL, Owens BD (2012) Epidemiology of meniscal injury associated with ACL tears in young athletes. Orthopedics 35(3):208–212

[35] Kocher MS, Steadman JR, Briggs KK, Sterett WI, Hawkins RJ (2004) Relationships between objec-tive assessment of ligament stability and subjective assessment of symptoms and function after anterior cruciate ligament reconstruction. Am J Sports Med 32(3):629–634

[36] Krinsky MB, Abdenour TE, Starkey C, Albo RA, Chu DA (1992) Incidence of lateral meniscus injury in professional basketball players. Am J Sports Med 20(1):17–19

[37] Krukhaug Y, Molster A, Rodt A, Strand T (1998) Lateral ligament injuries of the knee. Knee Surg Sports Traumatol

Arthrosc Off J ESSKA 6(1): 21–25

[38] LaPrade RF, Resig S, Wentorf F, Lewis JL (1999) The effects of grade III posterolateral knee complex inju-ries on anterior cruciate ligament graft force. A bio-mechanical analysis. Am J Sports Med 27(4):469–475

[39] Levy IM, Torzilli PA, Gould JD, Warren RF (1989) The effect of lateral meniscectomy on motion of the knee. J Bone Joint Surg Am 71(3):401–406

[40] Levy IM, Torzilli PA, Warren RF (1982) The effect of medial meniscectomy on anterior-posterior motion of the knee. J Bone Joint Surg Am 64(6):883–888

[41] Lew WD, Lewis JL(1982) The effect of knee-prosthesisgeometry on cruciate ligament mechanics during flexion. J Bone Joint Surg Am 64(5):734–739

[42] Lipke JM, Janecki CJ, Nelson CL, McLeod P, Thompson C, Thompson J, Haynes DW (1981) The role of incompetence of the anterior cruciate and lateral ligaments in anterolateral and anteromedial instability. A biomechanical study of cadaver knees. J Bone Joint Surg Am 63(6):954–960

[43] Livesay GA, Fujie H, Kashiwaguchi S, Morrow DA, Fu FH, Woo SL (1995) Determination of the in situ forces and force distribution within the human anterior cruciate ligament. Ann Biomed Eng 23(4): 467–474

[44] Lohmander LS, Englund PM, Dahl LL, Roos EM (2007) The long-term consequence of anterior cruci-ate ligament and meniscus injuries: osteoarthritis. Am J Sports Med 35(10):1756–1769

[45] Luyckx T, Didden K, Vandenneucker H, Labey L, Innocenti B, Bellemans J (2009) Is there a biome-chanical explanation for anterior knee pain in patients with patella alta?: influence of patellar height on patellofemoral contact force, contact area and contact pressure. J Bone Joint Surg 91(3):344–350

[46] Markolf KL, Jackson SR, Foster B, McAllister DR by axial tibial compression during a passive flexion-extension cycle. J Orthop Res Off Pub Orthop Res Soc 32(1):89–95

[47] Markolf KL, Park S, Jackson SR, McAllister DR (2008) Simulated pivot-shift testing with single and double-bundle anterior cruciate ligament reconstruc-tions. J Bone Joint Surg Am 90(8):1681–1689

[48] Markolf KL, Willems MJ, Jackson SR, Finerman GA (1998) In situ calibration of miniature sensors implanted into the anterior cruciate ligament part II: force probe measurements. J Orthop Res Off Pub Orthop Res Soc 16(4):464–471

[49] Matsumoto H (1990) Mechanism of the pivot shift.J Bone Joint Surg 72(5):816–821

[50] Monaco E, Ferretti A, Labianca L, Maestri B, Speranza A, Kelly MJ, D'Arrigo C (2012) Navigated knee kinematics after cutting of the ACL and its secondary restraint. Knee Surg Sports Traumatol Arthrosc Off J ESSKA 20(5):870–877

[51] Morrison JB (1970) The mechanics of the knee joint in relation to normal walking. J Biomech 3(1):51–61

[52] Musahl V, Burkart A, Debski RE, Van Scyoc A, Fu FH, Woo SL (2002) Accuracy of anterior cruciate ligament tunnel placement with an active robotic sys-tem: a cadaveric study. Arthroscopy J Arthroscopic Related Surg Off Pub Arthroscopy Asso N Am Int Arthroscopy Asso 18(9):968–973

[53] Musahl V, Citak M, O'Loughlin PF, Choi D, Bedi A, Pearle AD (2010) The effect of medial versus lateral meniscectomy on the stability of the anterior cruciate ligament-deficient knee. Am J Sports Med 38(8):1591–1597

[54] Musahl V, Seil R, Zaffagnini S, Tashman S, Karlsson J (2012) The role of static and dynamic rotatory lax-ity testing in evaluating ACL injury. Knee Surg Sports Traumatol Arthrosc Off J ESSKA 20(4):603–612

[55] Musahl V, Voos J, O'Loughlin PF, Stueber V, Kendoff D, Pearle AD (2010) Mechanized pivot shift test achieves greater accuracy than manual pivot shift test. Knee Surg Sports Traumatol Arthrosc Off J ESSKA 18(9):1208–1213

[56] Nakamura S, Kobayashi M, Asano T, Arai R, Nakagawa Y, Nakamura T (2011) Image-matching technique can detect rotational and AP instabili-ties in chronic ACL-deficient knees. Knee Surg Sports Traumatol Arthrosc Off J ESSKA 19(Suppl 1):S69–S76

[57] Nelitz M, Seitz AM, Bauer J, Reichel H, Ignatius A, Durselen L (2013) Increasing posterior tibial slope does not raise anterior cruciate ligament strain but decreases tibial rotation ability. Clini Biomech 28(3):285–290

[58] Noyes FR, Grood ES, Butler DL, Raterman L (1980)

Knee ligament tests: what do they really mean? Phys Ther 60(12):1578–1581

[59] Patriarco AG, Mann RW, Simon SR, Mansour JM (1981) An evaluation of the approaches of optimiza-tion models in the prediction of muscle forces during human gait. J Biomech 14(8):513–525

[60] Petersen W, Zantop T (2007) Anatomy of the anterior cruciate ligament with regard to its two bundles. Clin Orthop Relat Res 454:35–47

[61] Piziali RL, Seering WP, Nagel DA, Schurman DJ (1980) The function of the primary ligaments of the knee in anterior-posterior and medial-lateral motions. J Biomech 13(9):777–784

[62] Rudy TW, Livesay GA, Woo SL, Fu FH (1996) A combined robotic/universal force sensor approach to determine in situ forces of knee ligaments. J Biomech 29(10):1357–1360

[63] Sakane M, Livesay GA, Fox RJ, Rudy TW, Runco TJ, Woo SL (1999) Relative contribution of the ACL, MCL, and bony contact to the anterior stability of the knee. Knee Surg Sports Traumatol Arthrosc Off J ESSKA 7(2):93–97

[64] Scanlan SF, Chaudhari AM, Dyrby CO, Andriacchi TP (2010) Differences in tibial rotation during walk-ing in ACL reconstructed and healthy contralateral knees. J Biomech 43(9):1817–1822

[65] Seering WP, Piziali RL, Nagel DA, Schurman DJ (1980) The function of the primary ligaments of the knee in varus-valgus and axial rotation. J Biomech 13(9):785–794

[66] Seireg A, Arvikar (1975) The prediction of muscular lad sharing and joint forces in the lower extremities during walking. J Biomech 8(2):89–102

[67] Sharifah MI, Lee CL, Suraya A, Johan A, Syed AF, Tan SP (2015) Accuracy of MRI in the diagnosis of meniscal tears in patients with chronic ACL tears. Knee Surg Sports Traumatol Arthrosc Off J ESSKA 23(3):826–830

[68] Shoemaker SC, Adams D, Daniel DM, Woo SL (1993) Quadriceps/anterior cruciate graft interaction. An in vitro study of joint kinematics and anterior cru-ciate ligament graft tension. Clin Orthop Relat Res 294:379–390

[69] Stijak L, Bumbasirevic M, Radonjic V, Kadija M, Puskas L, Milovanovic D, Filipovic B (2014) Anatomic description of the anterolateral ligament of the knee. Knee Surg Sports Traumatol Arthrosc Off J ESSKA. doi:10.1007/s00167-014-3422-6

[70] Sudasna S, Harnsiriwattanagit K (1990) The ligamen-tous structures of the posterolateral aspect of the knee. Bull Hosp Jt Dis Orthop Inst 50(1):35–40

[71] Suero EM, Njoku IU, Voigt MR, Lin J, Koenig D, Pearle AD (2013) The role of the iliotibial band dur-ing the pivot shift test. Knee Surg Sports Traumatol Arthrosc Off J ESSKA 21(9):2096–2100

[72] Tantisricharoenkul G, Linde-Rosen M, Araujo P, Zhou J, Smolinski P, Fu FH (2014) Anterior cruciate ligament: an anatomical exploration in humans and in a selection of animal species. Knee Surg Sports Traumatol Arthrosc Off J ESSKA 22(5):961–971

[73] van Eck CF, Widhalm H, Murawski C, Fu FH (2015) Individualized anatomic anterior cruciate ligament reconstruction. Phys Sportsmed 43(1):87–92

[74] van Houtem M, Clough R, Khan A, Harrison M, Blunn GW (2006) Validation of the soft tissue restraints in a force-controlled knee simulator. Proc Inst Mech Eng H 220(3):449–456

[75] Veltri DM, Deng XH, Torzilli PA, Maynard MJ, Warren RF (1996) The role of the popliteofibular liga-ment in stability of the human knee. A biomechanical study. Am J Sports Med 24(1):19–27

[76] Vincent JP, Magnussen RA, Gezmez F, Uguen A, Jacobi M, Weppe F, Al-Saati MF, Lustig S, Demey G, Servien E, Neyret P (2012) The anterolateral ligament of the human knee: an anatomic and histologic study. Knee Surg Sports Traumatol Arthrosc Off J ESSKA 20(1):147–152

[77] Voos JE, Musahl V, Maak TG, Wickiewicz TL, Pearle AD (2010) Comparison of tunnel positions in single-bundle anterior cruciate ligament reconstruc-tions using computer navigation. Knee Surg Sports Traumatol Arthrosc Off J ESSKA 18(9):1282–1289

[78] Voos JE, Suero EM, Citak M, Petrigliano FP, Bosscher MR, Citak M, Wickiewicz TL, Pearle AD (2012) Effect of

tibial slope on the stability of the anterior cruciate ligament-deficient knee. Knee Surg Sports Traumatol Arthrosc Off J ESSKA 20(8):1626–1631

[79] Walker PS, Blunn GW, Broome DR, Perry J, Watkins A, Sathasivam S, Dewar ME, Paul JP (1997) A knee simulating machine for performance evaluation of total knee replacements. J Biomech 30(1):83–89

[80] Wang H, Chen T, Koff MF, Hutchinson ID, Gilbert S, Choi D, Warren RF, Rodeo SA, Maher SA (2014) Image based weighted center of proximity versus directly measured knee contact location during simu-lated gait. J Biomech 47(10):2483–2489

[81] Woo SL, Young EP, Ohland KJ, Marcin JP, Horibe S, Lin HC (1990) The effects of transection of the anterior cruciate ligament on healing of the medial collateral ligament. A biomechanical study of the knee in dogs. J Bone Joint Surg Am 72(3):382–392

[82] Wroble RR, Grood ES, Cummings JS, Henderson JM, Noyes FR (1993) The role of the lateral extraarticular restraints in the anterior cruciate ligament-deficient knee. Am J Sports Med 21(2):257–262; discussion 263

[83] Wunschel M, Muller O, Lo J, Obloh C, Wulker N (2010) The anterior cruciate ligament provides resis-tance to externally applied anterior tibial force but not to internal rotational torque during simulated weight-bearing flexion. Arthroscopy J Arthroscopic Related Surg Off Pub Arthroscopy Asso N Am Int Arthroscopy Asso 26(11):1520–1527

[84] Yamamoto Y, Hsu WH, Fisk JA, Van Scyoc AH, Miura K, Woo SL (2006) Effect of the iliotibial band on knee biomechanics during a simulated pivot shift test. J Orthop Res Off Pub Orthop Res Soc 24(5): 967–973

[85] Zantop T, Herbort M, Raschke MJ, Fu FH, Petersen W (2007) The role of the anteromedial and postero-lateral bundles of the anterior cruciate ligament in anterior tibial translation and internal rotation. Am J Sports Med 35(2):223–227

[86] Zantop T, Schumacher T, Diermann N, Schanz S, Raschke MJ, Petersen W (2007) Anterolateral rota-tional knee instability: role of posterolateral struc-tures. Winner of the AGA-DonJoy Award 2006. Arch Orthop Trauma Surg 127(9):743–752

[87] Zavatsky AB (1997) A kinematic-freedom analy-sis of a flexed-knee-stance testing rig. J Biomech 30(3):277–280

第2章 前外侧关节囊结构的解剖和功能

Daniel Guenther，Sebastián Irarrázaval，Chad Griffith，
Volker Musahl，Richard Debski
译者 郭 林 熊 然
审校 熊 雁 宁志刚

2.1 简介

膝关节静态和动态稳定结构之间的相互作用十分复杂。由于膝关节骨结构凸面相对存在固有的不稳定性，膝关节外侧尤其依赖于这些复杂的稳定结构。膝关节囊是一种紧密的纤维结缔组织，它通过附着区附着在骨骼上。膝关节囊的损伤通常是撕脱其附着区下方的骨碎片或撕裂其附着区上方的肌腱、韧带。关节囊附着区可分为4个区：纤维组织、未钙化纤维软骨、钙化纤维软骨和骨。关节囊的厚度可以根据所承受的应力而改变，并且可以局部增厚形成关节囊韧带，甚至可以融入肌腱。

就生物力学和解剖学而言，前外侧关节囊结构在研究历史中出现过多个不同的名称。虽然在解剖学描述上存在分歧，但既往和现在的大多数文章都认为韧带结构是存在的，其起点靠近股骨外上髁，止点位于略低于Gerdy结节后的胫-骨关节的表面。然而，关于韧带可成功被识别的概率以及其到底是关节囊增厚还是独立韧带的形态，文献报道中仍然存在很多的争议。对于这种结构的功能，目前还缺乏生物力学方面的研究。尽管如此，一些研究人员仍然提出前外侧关节囊损伤的手术治疗。

2.2 前外侧关节囊结构的解剖学

2.2.1 历史研究

Segond最早描述了前外侧间室中的一条反光、有张

力的纤维状带。Hughson随后将外侧关节囊韧带描述为关节囊的增厚，并把它分为前、中、后各1/3。他还将这一结构分为半月板-股骨部分和半月板-胫骨部分。另有研究描述了一个前斜束，其起源于外侧副韧带，止于胫骨平台外侧中部，与髂胫束后纤维束融合。在以往文献中，经常提到前外侧关节囊与髂胫束的密切关系。事实上，膝关节囊骨膜层被称为"真正的膝关节前外侧韧带"，髂胫束的关节囊骨膜层和ACL共同围绕股骨后髁，形成倒马蹄形悬带结构（图2.1），防止在轴移试验中出现胫骨前外侧半脱位。尽管有不同的历史描述，但对于前外侧囊结构的解剖学的研究尚无明确的共识。

> **要点1**
> 前外侧关节囊结构的解剖学
> 1.关于前外侧关节囊的解剖结构，目前尚无明确的共识。
> 2.迄今为止，在人类胎儿解剖中尚未发现前外侧韧带。
> 3.组织学上，前外侧关节囊结构的胶原组织排列与侧副韧带的胶原组织排列不一致。

2.2.2 前外侧结构的发育

早在胎儿发育8周时就能观察到前外侧关节囊的发育。在O'Rahilly分期的22期和23期，关节囊清晰可见，股骨髁-髌骨韧带明显致密化。关节囊起源于髌骨外侧缘，包绕着股骨髁，并附着于外侧半月板的外周表面。胎儿期关节囊内结构的外观在目前文献中描述甚少，迄

今为止在人类胎儿中尚未发现明显的前外侧韧带。

2.2.3　组织学

　　组织学研究表明，前外侧关节囊的各部分组成独立的束，很可能是囊的多个增厚的组合，而不是如同 ACL 一样的均一韧带实体。然而，该结构的股骨和胫骨附着处有一致的胶原质模式。组织学上，前外侧关节囊、钙化软骨和骨骼之间的过渡结构提示它是韧带组织。免疫组化研究表明该部分关节囊具有周围神经支配和力学感受器。其他研究描述了关节囊与滑膜或致密结缔组织接触的独特纤维结构，纤维排列紧密，细胞材料很少。最近的一项研究描述了 MRI 所识别的前外侧关节囊增厚的组织学（图 2.2）。增厚表现为从类似于关节囊的疏松结缔组织向类似于韧带组织的结构转变。在增厚区域，被拉长的细胞核位于排列整齐的胶原之间。组织学上，前外侧关节囊结构的胶原组织与外侧副韧带的胶原组织的

排列方式不同（图 2.3）。

2.2.4　前外侧韧带

　　在 21 世纪初期，有研究提出了几种评估前外侧关节囊结构的新方法。一项研究中，首先将皮肤、皮下脂肪组织和髂胫束切开，膝关节屈曲至 60°，并对胫骨施加内旋扭力。所有可见的独立的纤维均在胫骨近端 Gerdy 结节后方、近端以及股骨外侧，这些部位可以被分离出来。另一种方法是在膝关节屈曲 30°~60° 之间施加内翻应力和内旋应力，以突出显示紧张的结构，然后切除所有未受力的膝关节前外侧组织，仅保留完整的韧带结构。其他研究采用紧缩外侧关节囊的方法，直到看到 1 条韧带。此外，他们还检查了 30 例接受膝关节置换术的患者。在所有 30 例病例中，均发现并解剖了游离于外侧关节囊的韧带样结构。Dodds 等研究了只保留完整前外侧关节囊结构的离体膝关节，利用透照技术发现了在外侧

图 2.1　在髂胫束和前交叉韧带骨性止点之间形成了一个围绕股骨后髁的倒马蹄形悬带结构，防止在轴移试验中出现的胫骨前外侧半脱位

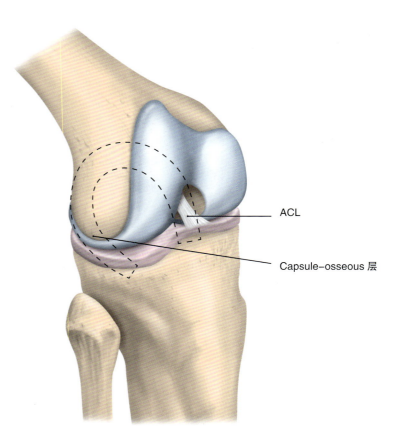
ACL
Capsule-osseous 层

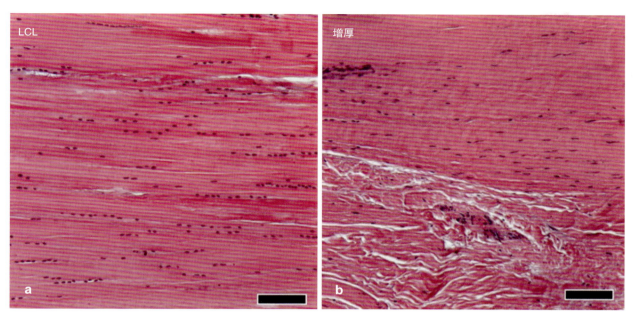

图 2.2　a. 外侧副韧带；b. 增厚的前外侧关节囊。两者的组织学对比，在切除前由 MRI 确认（标尺 =100μm）

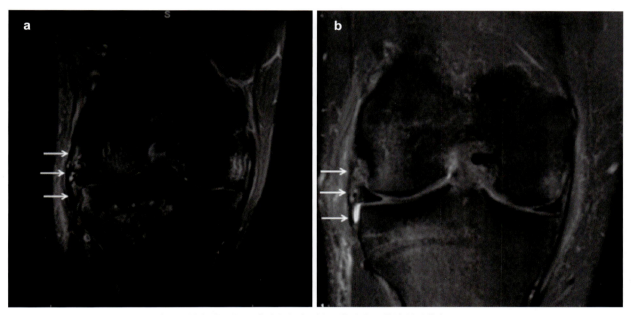

图 2.3　MRI 有（a）和无（b）外侧关节囊增厚（T2 脂肪抑制序列）。箭头指示前外侧关节囊

半月板上下方有潜在关节囊增厚。另一项研究中，将这一结构描述为膝关节囊的变异性增厚。作者发现了一个与髂胫带相延续的宽阔的半透明纤维带，连接股骨外髁和 Gerdy 结节和腓骨头之间的胫骨近端。

前外侧韧带的软组织附着部位在文献中存在争议。一些研究描述了前外侧韧带和外侧半月板之间的附着。

其他研究表明，尽管前外侧韧带有分支附着于外侧半月板上，但该结构并没有嵌入外侧半月板的边缘。还有人提到，前外侧韧带的大部分纤维束接近半月板组织，但却在不间断地向胫骨平台延续。尽管文献中对前外侧韧带的解剖描述很多，但就其结构和生物力学功能而言尚无共识（图 2.4）。

2.2.5　前外侧不稳定手术治疗的解剖学考虑

临床医生的关注点在于在膝关节 ACL 缺失合并前外侧关节囊的损伤手术中，是否应该在进行 ACL 修复手术的同时修复前外侧关节囊。有些人认为，联合关节内和关节外重建可以恢复术后关节松弛度，减少创伤性关节炎的发生率。文献中描述了很多种技术和移植物。必须明确关节囊的力学和结构特征，以防止因为非解剖性移植物的强度和位置造成的膝关节过度约束。在 2001 年，Anderson 等未能证明关节外肌腱固定术优于关节内 ACL 重建术。然而，研究显示其长期效果良好，满意度高，很少有骨关节炎的迹象。一项随机研究报道，与单束四股腘绳肌腱或髌腱 ACL 重建术相比，接受单束 ACL 重建加前外侧关节囊成形术治疗的患者在 5 年随访中的临床效果更好，恢复运动能力更快。然而，需要更多的研究来建立基于个性化解剖的治疗方法。

2.3　前外侧关节囊结构的功能

2.3.1　旋转稳定性

与半月板相似，前外侧关节囊是膝关节外侧间室前移和旋转的次要稳定结构。ACL 和前外侧结构的联合损

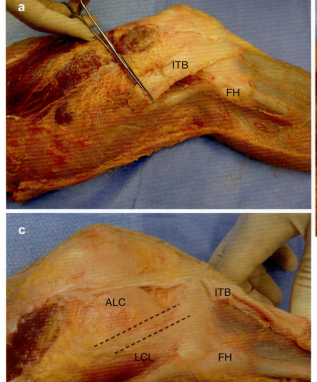
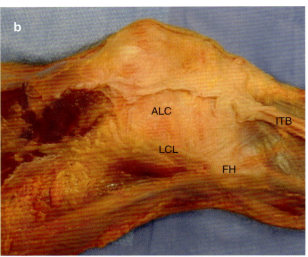

图 2.4　膝关节前外侧关节囊结构解剖。a. 小心地将髂胫束与皮下组织分离；b. 胫骨旋转中立位时，未见明显的前外侧韧带结构。当认为胫骨内旋时，关节囊的纤维受到张力作用，似乎出现了韧带（虚线表示）；c. 然而从宏观上区分韧带和关节囊增厚似乎是不可能的。LCL（Lateral Collateral Ligament）：外侧副韧带；FH（Fibula Head）：腓骨头；ITB（Iliotibial Band）：髂胫束；ALC（Anterolateral Capsule）：前外侧关节囊

伤会增加膝关节屈曲和伸直时的前移，并增加膝关节屈曲 90° 时的内旋。此外，在尸体上的导航研究显示，与单独切断 ACL 相比，联合切断前外侧关节囊或前外侧韧带的膝关节后移程度增加，这表明前外侧关节囊在控制膝关节动态旋转松弛中非常重要。最近的一项研究用 8 个膝关节，分别从屈曲 0°~90° 时施加中立、内转和外转扭力，测量韧带结构的长度变化。在韧带的骨性起点和止点处用螺钉固定小的金属圈为标记，用单丝线缝合和线性可变位移传感器测量金属圈孔眼之间的距离变化。另一项研究使用聚二甲基硅烷氧测力计测量前外侧复合体的应力。最近，一项利用机器人技术评价关节囊结构生物力学功能的研究表明，这些结构是膝关节屈曲角度较高时关节内旋的重要稳定器。生物力学研究是当前备受争议的主题。

要点2

前外侧关节囊结构的功能

1. 尽管文献中对前外侧韧带的解剖学描述很多，但在其结构和生物力学功能方面没有达成共识。
2. 已发表的生物力学研究是当前争论的话题。
3. 前外侧关节囊是膝关节前交叉韧带损伤后胫骨前向负荷和内旋扭力的重要约束。
4. 增加的应变可能导致弹性形变，并在罕见的情况下导致纤维组织撕裂。
5. 需要更多的研究来建立基于个性化解剖的治疗方法。

图 2.5　胫骨前移测试时平板电脑应用的屏幕，将惯性传感器无创捆绑在胫骨前方，从而进行前移测试的量化评估

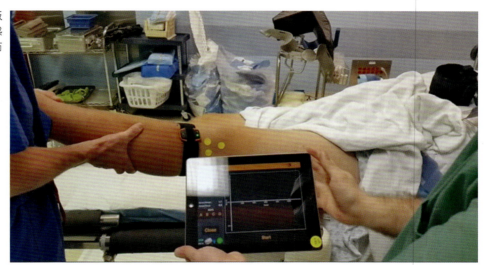

图 2.6　ACL 相关损伤进行量化性轴移试验的外侧间室平移（* 为 $P \leqslant 0.05$）

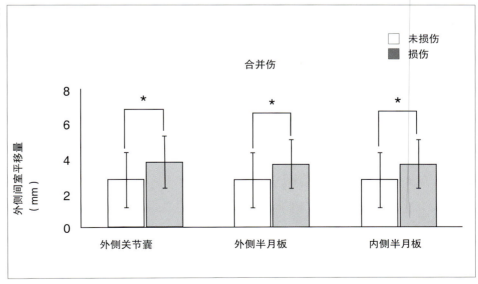

2.3.2　前外侧关节囊的损伤机制

最早关于外侧关节囊韧带损伤的描述是撕脱性骨折。据说 Segond 骨折是由于韧带结构止点在胫骨近端外侧撕脱造成的。在 ACL 损伤的膝关节，前外侧关节囊成为胫骨前向负荷和内旋扭力的重要约束因素，基于这一事实，可以设想在大多数情况下，慢性 ACL 损伤后会继发关节囊结构的损伤。对人类盂肱关节的研究表明，即使在生理状态下，关节囊也可能承受甚至超过 50% 的应力。即使膝关节前外侧关节囊的厚度和刚度与盂肱关节囊不同，但与之进行粗略的比较是合理的。应力增加可能导致纤维的弹性形变，在极少数情况下会导致纤维组织撕裂。

要点3
前外侧松弛度的量化工具（图2.5）
1.膝关节外侧标记物的图像分析（平板电脑应用）。
2.捆绑在胫骨前方的无创惯性传感器。

2.3.3　旋转稳定性的定量

前外侧关节囊损伤的定量至关重要。目前主要基于使用轴移试验的主观评分来判断膝关节旋转松弛度。尽管轴移试验已有标准化检查方法，但患者之间的临床分级和胫骨平移度仍然存在差异。测试膝关节旋转松弛度更好的方法是定量轴移试验。有研究者使用图像分析法追踪膝关节外侧标记点，这种方法可以精确计算轴移试验过程中外侧关节间室的平移。随后，相应的计算机、平板电脑应用程序研发成功，用以辅助图像捕获处理和翻译计算（图2.5）。无创固定于胫骨前的惯性传感器是另一种定量轴移试验工具（图2.5）。该装置能够计算出轴移试验复位期间胫骨近端运动的加速度，并且对 ACL 损伤敏感。定量轴移试验不仅提供了客观的膝关节松弛度参数，更重要的是提供了健康膝关节和损伤膝关节的双侧对照结果（图2.6）。

2.3.4　前外侧不稳定手术治疗的生物力学考虑

外侧不稳定的发生率较同等水平的内侧不稳定发生率低，但其致残率比同等程度的内侧不稳定更高。利用尸体膝关节研究发现，联合或不联合前外侧关节囊损伤的 ACL 损伤膝关节分别在术前和术后进行轴移试验。手术治疗包括单纯 ACL 重建术或联合关节外肌腱固定术的 ACL 重建术。用电磁跟踪系统在轴移试验中测量胫骨相对于股骨的运动。本研究显示，无论采用单独的 ACL 重建，还是 ACL 重建联合关节外肌腱的固定术，都能恢复 ACL 损伤前膝关节的完整运动学功能。但是当外侧关节囊损伤时，要恢复膝关节正常运动学功能必须采用关节外肌腱固定术。

联合关节内和关节外重建，可为 ACL 合并前外侧关节囊损伤的膝关节提供更有效的运动学重建。由于外侧重建的杠杆臂更长，一些骨科医生主张关节外肌腱固定术，这可能使胫骨旋转得到有效控制。此外，有研究发现关节外肌腱固定术可将关节内移植物的应力降低 40% 以上，这有力地证明了原生结构可能分担负载。反对者认为，关节外肌腱固定术的缺点是股骨植入位置靠前，导致外侧间室压力增加且运动范围受限。应该指出，大多数 ACL 损伤病例可以使用单纯 ACL 重建术成功治疗，然而，对于 ACL 重建术后仍有较大轴移和前外侧松弛的膝关节，应该考虑增加关节外肌腱固定术。个性化 ACL 手术的目的是为了使患者得到最好的预后效果和功能恢复。

2.4　结论

尽管对前外侧关节囊结构的解剖学描述多种多样，但前外侧韧带独立存在的证据及其生物力学功能尚不完全清楚。需要进一步的研究来评估前外侧关节囊对膝关节旋转松弛度的影响。需要根据损伤的严重程度来确定其他手术程序的作用，例如关节外腱膜固定或外侧成形术。

标准化的轴移试验可以测定膝关节旋转松弛度，还可以使用不同的定制工具对其进行量化。根据这些测试结果可以制订治疗方案。此外，旋转松弛度不仅取决于前外侧关节囊结构，其他影响因素，如 ACL、内侧和外侧副韧带、膝关节过伸导致的关节过度松弛以及骨形态，也是目前研究的热点。

　　基于机器人测试，独立 ACL 损伤不需要额外进行关节外肌腱固定术。目前的文献仍不清楚慢性 ACL 损伤、多发损伤、具有全身关节松弛症的运动员和翻修手术等更复杂的情况。治疗膝关节高度旋转松弛症的运动员总体目标是使其膝关节的运动学和关节功能尽可能接近于原生的膝关节，以使运动员在安全的情况下恢复运动，并考虑关节的远期健康。

　　我们应该认识到，当进行关节外肌腱固定术时，过度限制膝关节外侧间室可能是一个问题，运动范围受限和外侧腔室压力升高会导致早期创伤性关节炎，这是应当认识到的问题。

参考文献

[1] Anderson AF, Snyder RB, Lipscomb AB Jr (2001) Anterior cruciate ligament reconstruction. A prospec-tive randomized study of three surgical methods. Am J Sports Med 29(3):272–279

[2] Araujo PH, Ahlden M, Hoshino Y, Muller B, Moloney G, Fu FH, Musahl V (2012) Comparison of three non-invasive quantitative measurement systems for the pivot shift test. Knee Surg Sports Traumatol Arthrosc 20(4):692–697. doi:10.1007/s00167-011-1862-9

[3] Arilla FV, Rahnemai Azar AA, Guenther D, Yacuzzi C, Engel B, Fu FH, Debski RE, Musahl V (2015) Effects of anterolateral capsular injury and extra-articular tenodesis on knee kinematics. Paper pre-sented at the ISAKOS Biennial congress, Lyon

[4] Azar AARA JW, Costello J, Irrgang JJ, Hoshino Y, Samuelsson K, Fu FH, Musahl V (2014) The influ-ence of the anterolateral capsular injury on knee lax-ity. Paper presented at the AOSSM annual meeting. Seattle, WA, USA

[5] Bedi A, Musahl V, Lane C, Citak M, Warren RF, Pearle AD (2010) Lateral compartment translation predicts the grade of pivot shift: a cadaveric and clini-cal analysis. Knee Surg Sports Traumatol Arthrosc 18(9):1269–1276. doi:10.1007/s00167-010-1160-y

[6] Bertoia JT, Urovitz EP, Richards RR, Gross AE (1985) Anterior cruciate reconstruction using the MacIntosh lateral-substitution over-the-top repair. J Bone Joint Surg Am 67(8):1183–1188

[7] Campos JC, Chung CB, Lektrakul N, Pedowitz R, Trudell D, Yu J, Resnick D (2001) Pathogenesis of the segond fracture: anatomic and MR imaging evidence of an iliotibial tract or anterior oblique band avulsion. Radiology 219(2):381–386. doi:10.1148/radiology.21 9.2.r01ma23381

[8] Caterine S, Litchfield R, Johnson M, Chronik B, Getgood A (2014) A cadaveric study of the antero-lateral ligament: re-introducing the lateral capsular ligament. Knee Surg Sports Traumatol Arthrosc. doi:10.1007/s00167-015-3517-8

[9] Claes S, Vereecke E, Maes M, Victor J, Verdonk P, Bellemans J (2013) Anatomy of the anterolat-eral ligament of the knee. J Anat 223(4):321–328. doi:10.1111/joa.12087

[10] Cooper RR, Misol S (1970) Tendon and ligament insertion. A light and electron microscopic study. J Bone Joint Surg Am 52(1):1–20

[11] Dodds AL, Halewood C, Gupte CM, Williams A,Amis AA (2014) The anterolateral ligament: anatomy, length changes and association with the segond fracture. Bone Joint J 96-B(3):325–331. doi:10.1302/0301-620X.96B3.33033

[12] Dombrowski ME, Costello JM, Ohashi B, Murawski CD, Rothrauff BB, Arilla FV, Friel NA, Fu FH, Debski RE, Musahl V (2015) Macroscopic anatomical, histo-logical and magnetic resonance imaging correlation of the lateral capsule of the knee. Knee Surg Sports Traumatol Arthrosc. Springer, Berlin, Heidelberg doi:10.1007/s00167-015-3517-8

[13] Duthon VB, Magnussen RA, Servien E, Neyret P (2013) ACL reconstruction and extra-articular teno-desis. Clin Sports Med 32(1):141–153

[14] Engebretsen L, Lew WD, Lewis JL, Hunter RE (1990) The effect of an iliotibial tenodesis on intraarticular graft forces and knee joint motion. Am J Sports Med 18(2):169–176

[15] Ferretti A, Conteduca F, Monaco E, De Carli A, D'Arrigo C (2006) Revision anterior cruciate liga-ment reconstruction with doubled semitendinosus and gracilis tendons and

lateral extra-articular recon-struction. J Bone Joint Surg Am 88(11):2373–2379. doi:10.2106/JBJS.F.00064

[16] Guenther D, Griffith C, Lesniak B, Lopomo N, Grassi A, Zaffagnini S, Fu FH, Musahl V (2015) Anterolateral rotatory instability of the knee. Knee Surg Sports Traumatol Arthrosc. doi:10.1007/ s00167-015-3616-6

[17] Guenther D, Rahnemai Azar AA, Fu FH, Debski RE (2015) The biomechanical function of the anterolateral ligament of the knee: letter to the editor. Am J Sports Med 43(8):NP21– NP22. doi:10.1177/0363546515597217

[18] Helito CP, Bonadio MB, Tirico LEP, Gobbi RG, Pecora JR, Camanho GL (2013) Anatomy and his-tology of the knee anterolateral ligament. Orthop J Sports Med 1(7):2325967113513546

[19] Hoshino Y, Araujo P, Ahlden M, Moore CG, Kuroda R, Zaffagnini S, Karlsson J, Fu FH, Musahl V (2012) Standardized pivot shift test improves measurement accuracy. Knee Surg Sports Traumatol Arthrosc 20(4):732–736. doi:10.1007/s00167-011-1850-0

[20] Hoshino Y, Araujo P, Ahlden M, Samuelsson K, Muller B, Hofbauer M, Wolf MR, Irrgang JJ, Fu FH, Musahl V (2013) Quantitative evaluation of the pivot shift by image analysis using the iPad. Knee Surg Sports Traumatol Arthrosc 21(4):975–980. doi:10.1007/s00167-013-2396-0

[21] Hoshino Y, Kuroda R, Nagamune K, Araki D, Kubo S, Yamaguchi M, Kurosaka M (2012) Optimal mea-surement of clinical rotational test for evaluating ante-rior cruciate ligament insufficiency. Knee Surg Sports Traumatol Arthrosc 20(7):1323–1330. doi:10.1007/ s00167-011-1643-5

[22] Hughston JC, Andrews JR, Cross MJ, Moschi A (1976) Classification of knee ligament instabilities. Part I the medial compartment and cruciate ligaments. J Bone Joint Surg Am 58(2):159–172

[23] Irvine GB, Dias JJ, Finlay DB (1987) Segond frac-tures of the lateral tibial condyle: brief report. J Bone Joint Surg Br 69(4):613–614

[24] Lemaire M, Combelles F (1980) Plastic repair with fascia lata for old tears of the anterior cruciate liga-ment (author's transl). Rev Chir Orthop Reparatrice Appar Mot 66(8):523– 525

[25] Lopomo N, Signorelli C, Bonanzinga T, Marcheggiani Muccioli GM, Neri MP, Visani A, Marcacci M, Zaffagnini S (2014) Can rotatory knee laxity be predicted in isolated anterior cruciate ligament sur-gery? Int Orthop 38(6):1167– 1172. doi:10.1007/ s00264-014-2287-0

[26] Lopomo N, Zaffagnini S, Signorelli C, Bignozzi S, Giordano G, Marcheggiani Muccioli GM, Visani A (2012) An original clinical methodology for non-invasive assessment of pivot-shift test. Comput Methods Biomech Biomed Engin 15(12):1323–1328. doi:10.1080/10255842.2011.591788

[27] Marcacci M, Zaffagnini S, Giordano G, Iacono F, Presti ML (2009) Anterior cruciate ligament recon-struction associated with extra-articular tenodesis: a prospective clinical and radiographic evaluation with 10-to 13-year follow-up. Am J Sports Med 37(4):707– 714. doi:10.1177/0363546508328114

[28] Marcacci M, Zaffagnini S, Iacono F, Neri MP, Loreti I, Petitto A (1998) Arthroscopic intra-and extra-articular anterior cruciate ligament reconstruction with gracilis and semitendinosus tendons. Knee Surg Sports Traumatol Arthrosc 6(2):68–75. doi:10.1007/ s001670050075

[29] Merida-Velasco JA, Sanchez-Montesinos I, Espin-Ferra J, Merida-Velasco JR, Rodriguez-Vazquez JF, Jimenez-Collado J (1997) Development of the human knee joint ligaments. Anat Rec 248(2):259–268

[30] Merida-Velasco JA, Sanchez-Montesinos I, Espin-Ferra J, Rodriguez-Vazquez JF, Merida-Velasco JR, Jimenez-Collado J (1997) Development of the human knee joint. Anat Rec 248(2):269–278

[31] Monaco E, Ferretti A, Labianca L, Maestri B, Speranza A, Kelly MJ, D'Arrigo C (2012) Navigated knee kine-matics after cutting of the ACL and its secondary restraint. Knee Surg Sports Traumatol Arthrosc 20(5):870–877. doi:10.1007/ s00167-011-1640-8

[32] Monaco E, Labianca L, Conteduca F, De Carli A, Ferretti A (2007) Double bundle or single bundle plus extraarticular tenodesis in ACL reconstruction? A CAOS study. Knee Surg Sports Traumatol Arthrosc 15(10):1168–1174. doi:10.1007/ s00167-007-0368-y

[33] Moore SM, Ellis B, Weiss JA, McMahon PJ, Debski RE (2009) The glenohumeral capsule should be evaluated as a sheet of fibrous tissue: a validated finite element model. Ann Biomed Eng 38(1):66–76

[34] Muller B, Hofbauer M, Rahnemai-Azar AA, Wolf M, Araki D, Hoshino Y, Araujo P, Debski RE, Irrgang JJ, Fu FH, Musahl V (2016) Development of computer tablet software for clinical quantification of lateral knee compartment translation during the pivot shift test. Comput Methods Biomech Biomed Engin 19(2):217–228. doi:10.1080/10255842.2015.1006210

[35] Parsons EM, Gee AO, Spiekerman C, Cavanagh PR (2015) The biomechanical function of the anterolat-eral ligament of the knee. Am J Sports Med 43(3):669–674. doi:10.1177/0363546514562751

[36] Parsons EM, Gee AO, Spiekerman C, Cavanagh PR (2015) The biomechanical function of the anterolat-eral ligament of the knee: response. Am J Sports Med 43(8):NP22. doi:10.1177/0363546515597218

[37] Pernin J, Verdonk P, Si Selmi TA, Massin P, Neyret P (2010) Long-term follow-up of 24.5 years after intra-articular anterior cruciate ligament reconstruction with lateral extra-articular augmentation. Am J Sports Med 38(6):1094–1102. doi:10.1177/0363546509361018

[38] Ralphs JR, Benjamin M (1994) The joint capsule: structure, composition, ageing and disease. J Anat 184(Pt 3):503–509

[39] Segond P (1879) Recherches cliniques et expérimen-tales sur les épanchements sanguins du genou par entorse. Progrés Méd 7:297–299, 319–321, 340–341

[40] Sonnery-Cottet B, Thaunat M, Freychet B, Pupim BH, Murphy CG, Claes S (2015) Outcome of a combined anterior cruciate ligament and anterolateral ligament reconstruction technique with a minimum 2-year follow-up. Am J Sports Med. doi:10.1177/0363546515571571

[41] Stijak L, Bumbasirevic M, Radonjic V, Kadija M, Puskas L, Milovanovic D, Filipovic B (2014) Anatomic description of the anterolateral ligament of the knee. Knee Surg Sports Traumatol Arthrosc. doi:10.1007/s00167-014-3422-6

[42] Terry GC, Hughston JC, Norwood LA (1986) The anatomy of the iliopatellar band and iliotibial tract. Am J Sports Med 14(1):39–45

[43] Vieira EL, Vieira EA, da Silva RT, Berlfein PA, Abdalla RJ, Cohen M (2007) An anatomic study of the iliotibial tract. Arthroscopy 23(3):269–274. doi:10.1016/j.arthro.2006.11.019

[44] Vincent JP, Magnussen RA, Gezmez F, Uguen A, Jacobi M, Weppe F, Al-Saati MF, Lustig S, Demey G, Servien E, Neyret P (2012) The anterolateral ligament of the human knee: an anatomic and histologic study. Knee Surg Sports Traumatol Arthrosc 20(1):147–152. doi:10.1007/s00167-011-1580-3

[45] Wahl CJ, Westermann RW, Blaisdell GY, Cizik AM (2012) An association of lateral knee sagittal ana-tomic factors with non-contact ACL injury: sex or geometry? J Bone Joint Surg Am 94(3):217–226. doi:10.2106/JBJS.K.00099

[46] Woo SL-Y, Maynard J, Butler D, Lyon R, Torzilli P, Akeson W et al (1988) Ligament, tendon, and joint capsule insertions to bone. In: WSL-YBJ A (ed) Injury and repair of the musculoskeletal soft tissues.American Academy of Orthopedic Surgeons, Park Ridge, pp 133–166

[47] Wroble RR, Grood ES, Cummings JS, Henderson JM, Noyes FR (1993) The role of the lateral extraar-ticular restraints in the anterior cruciate ligament-deficient knee. Am J Sports Med 21(2):257–262; discussion 263

[48] Zaffagnini S, Marcacci M, Lo Presti M, Giordano G, Iacono F, Neri MP (2006) Prospective and random-ized evaluation of ACL reconstruction with three techniques: a clinical and radiographic evaluation at 5 years follow-up. Knee Surg Sports Traumatol Arthrosc 14(11):1060–1069. doi:10.1007/s00167-006-0130-x

[49] Zens M, Ruhhammer J, Goldschmidtboeing F, Woias P, Feucht MJ, Mayr HO, Niemeyer P (2014) A new approach to determine ligament strain using polydimethylsiloxane strain gauges: exemplary mea-surements of the anterolateral ligament. J Biomech Eng 136(12):124504. doi:10.1115/1.4028837

第 3 章　ACL 损伤机制：视频分析获取的经验

Hideyuki Koga，Takeshi Muneta，Roald Bahr，

Lars Engebretsen，Tron Krosshaug

译者　郭　林　彭　阳

审校　赵甲军　李　忠　熊　然

3.1　简介

前交叉韧带（ACL）损伤主要发生在运动过程中，尤其是年轻运动员发生率较高。ACL 损伤最常见的致伤机制是非接触性损伤，主要发生在急停变向或单腿着地过程中。在过去 10 年中，提出了各种有效预防 ACL 非接触性损伤的方案；然而这些多模块化的方案中，不同元素如何在预防损伤中发挥特定的作用尚不清楚。此外，人们还没有完全理解不同模块之间的相互作用。因此，为了制订出更有针对性的损伤预防方案，需要提高对非接触性 ACL 损伤机制的认识。

3.1.1　既往提出的 ACL 损伤机制

为探寻 ACL 损伤的预防方案，研究人员已采用了许多不同的方法来研究详细的损伤机制。这些方法包括运动员访谈、临床研究、实验室运动学分析、视频分析、尸体研究和数学模拟。基于这些研究提出了一些理论；然而，不同研究小组仍然就膝关节矢状面或非矢状面的关节负荷存在争议。DeMorat、Yu 和 Garrett 等基于一项尸体研究提出，股四头肌过度负荷可能导致 ACL 损伤，并提出过度的股四头肌负荷是罪魁祸首。与此相反，Mclean 等基于数字仿真模型发现单纯的矢状面负荷并不会造成此类损伤。一项针对女性运动员的小型前瞻性队列研究表明，高外翻负荷与受伤风险增加之间存在关联性，Hewett 等提出外翻负荷是一个重要的损伤要素。此外，视频分析还表明，过度外翻似乎是女性运动员受伤机制的主要组成部分。然而尸体研究和数学模拟表明，如果

不首先撕裂内侧副韧带（MCL），单纯外翻运动不会造成 ACL 损伤。

其他模拟研究表明：在对胫骨施加前向作用力时，外翻负荷会显著增加 ACL 受力。Speer 等基于 MRI 的发现，提出了超过 80% 的急性 ACL 非接触性损伤会发生股骨外髁或胫骨平台外后侧的骨挫伤。作者的结论是在 ACL 损伤时，发生了外翻合并内旋 / 胫骨前移位（ATT）。此外，有研究表明外翻负荷会引起外翻和胫骨内旋的耦合运动。

尽管尸体研究和 MRI 研究都表明，在 ACL 损伤情况下存在内旋，但视频分析发现外翻结合外旋可能是最常见的运动模式。

在本章中，对非接触性 ACL 损伤机制进行了更为详细的描述，以发现更有针对性的损伤预防方案。

3.1.2　基于模型的图像配比技术的发展

在研究上述 ACL 损伤机制的各种不同方法中，对损伤录像的视频分析是唯一一种可以从实际损伤情况中系统提取运动学数据的方法。然而，到目前为止，视频分析一直局限于简单的视觉检查，而且即使是经验丰富的研究人员，这些方法的准确性也不尽如人意。此外，根本无法通过简单的视觉检测来获取关节角度、速度和加速度的具体时相。因此，很难确定 ACL 断裂的确切时间。

针对模型的图像配比（MBIM）技术已被发展成为一种替代简单视觉检查的方法，可使用一个或多个未校准的摄像机从视频记录中提取关节运动学信息。该技术通过将模型与背景视频序列相配比来提供实际三维人体

运动学的评估。这款商用软件名为 Poser® 和 Poser®Pro Pack。以三维运动分析为"金标准"，对该技术进行了验证。MBIM 技术远比简单的视觉检查更准确，验证研究表明，利用 2～3 个摄像头测量膝关节屈曲、外展和旋转的均方根（Root Mean Square，RMS）差值分别小于 10°、6° 和 11°。另一项研究发现，这项技术在 ACL 实际损伤情况下是可行的。因此采用 MBIM 技术对非接触式 ACL 损伤情况的录像进行分析，以描述其运动学，获得对损伤机制更准确的描述。

> **要点1**
>
> 非接触性前交叉韧带（ACL）损伤机制的详细描述对于制订 ACL 损伤预防计划至关重要。非接触性 ACL 损伤机制是一个有争议的问题，其争议在膝关节负荷倾向于矢状面还是非矢状面。MBIM 技术已被开发用于受伤情况的详细视频分析，而以前仅限于简单的视觉检查。

3.2 非接触性 ACL 损伤生物力学研究

采用 MBIM 技术（图 3.1）对 10 例女子手球、篮球运动员比赛中 ACL 损伤情况进行分析，在电视转播过程中使用至少两个模拟摄像机进行记录。所有运动员在受伤时都在接触球，受伤时有 7 人控球、2 人投篮、1 人传球。在 6 个病例中，球员在受伤时与对手发生了身体接触，导致身体被冲撞或阻挡。所有病例都没有直接膝盖接触。受伤情况可分为两组：急停变向 7 例，单腿着地 3 例。

3.2.1 膝关节运动学

在这 10 个案例的研究中，膝关节运动学模式非常一致（图 3.2）。膝盖在初次接触（IC）时相对较直，屈曲角度为 23°（范围为 11°~30°），在 40ms 后增加了 24°（95% 可信区间，19°~29°，$P<0.001$）。在初次接触时，膝关节外展角处于中立位，为 0°（范围为 -2°~3°），但在 40ms 后增加了 12°（95% 可信区间，10°~13°，

$P<0.001$）。至于膝关节的旋转角度，膝关节在初次接触时向外旋转 5°（范围为 -5°~12°），但在最初 40ms 突然向内旋转了 8°（95% 可信区间，2°~14°，$P=0.037$）。然而，从初次接触发生后 40~300ms，我们观察到膝关节向外旋转了 17°（95% 可信区间，13°~22°，$P<0.001$）。另外，估算的地面反作用力（GRF）垂直峰值发生在初次接触后 40ms（范围为 0~83ms）。

但是，这些分析有局限性。较低的帧频（50Hz 或 60Hz）和有限的图像分辨率（768×576 像素）无法评估胫骨前移。在另一个非接触性 ACL 损伤病例中，使用 4 台高清（HD）摄像机记录了一名 26 岁的男性精英足球运动员的情况，其中包括两段高速摄影（100Hz 和 300Hz）。在这个病例中，球员在右腿传球后试图停止时，右膝遭受了非接触性 ACL 损伤。使用 MBIM 技术对该病例进行了分析，包括对胫骨位移的评估（图 3.3）。膝关节运动学与前面 10 例的分析结果惊人的一致（图 3.4）膝关节在初次接触时屈曲 35°，开始伸展（屈曲 26°）至 20ms 后，屈曲角度继续增大。膝关节初次接触时为外展中立位，30ms 后外展增加了 21°。膝关节（胫骨）在初次接触时外旋 11°，但在 30ms 内突然内旋 21°，随后转为外旋。此外，胫骨前移是可量化的；前移起始于初次接触后 20ms，此时膝关节得到最大限度的伸展，初次接触后约 30ms 时，检测到前移位增加 9mm，平移持续了 150ms，然后在初次接触之后 200~240ms 又回移至复位位置。

3.2.2 非接触性 ACL 损伤的时相

使用传统方法简单通过对视频的视觉检查分析来确定 ACL 损伤的确切时间是不可能的。然而使用 MBIM 技术可以评估异常的关节排列、突然变化的关节成角运动以及地面反作用力的出现时机。运用 MBIM 技术提取前交叉韧带损伤时膝关节的运动学结果显示，在初次接触后的前 40ms 内，外翻和内旋角度突然增加。在这些病例中，这些时间段与垂直地面反作用力的平均峰值相对应。此外，在使用高清摄像机记录的情况下，初次接触后 30ms 时 ATT 突然增加 9mm，这相当于正常膝关节的最大前移。基于这些结果以及之前的研究显示，在模拟落地中，初次接触后不久（约 40ms）ACL 就被拉紧了，因此这些病

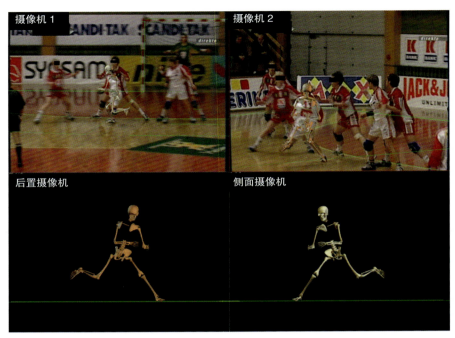

图 3.1　一个在 Poser 软件中配比视频的示例，在初次接触后 40ms，两个摄像头拍摄的手球运动员受伤情况。顶部的两个面板显示了定制的骨骼模型和手球场模型，该模型叠加在两个角度不同的摄像机的背景视频图像上并与之配比。两个底部面板分别从后视和侧视两个角度显示了 Poser 软件创建的骨骼模型

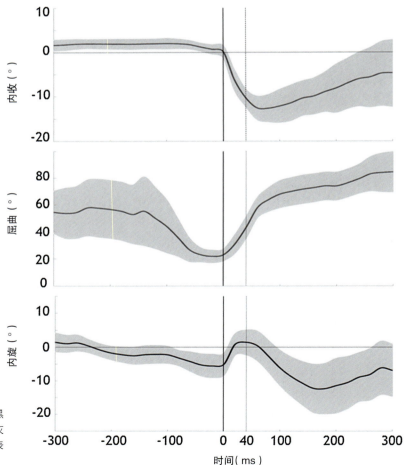

图 3.2　10 例患者平均膝关节角度（°）（黑线）的时间序列，95% 可信区间（CI）（灰色区域）。时间 0 表示初次接触，虚线表示初次接触后 40ms 的时间点

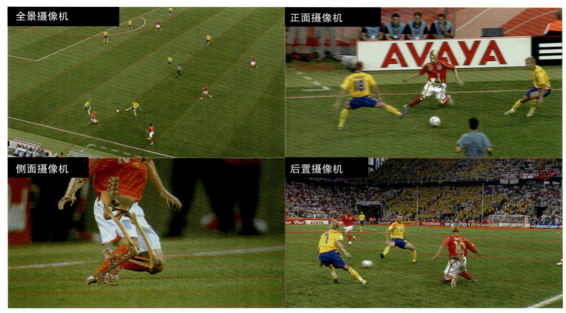

图 3.3　使用高清摄像机记录一例足球运动员受伤情况。每个面板显示定制的骨骼模型和叠加的足球场模型，并与每个摄像头的背景视频图像进行配比，全景摄像机和后置摄像机在去隔行后的有效帧频为 50Hz，正面摄像机为 100Hz，侧面摄像机为 300Hz

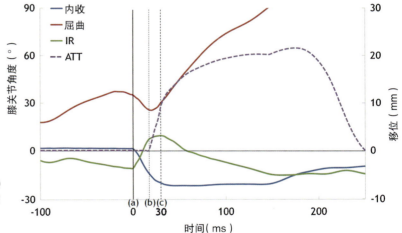

图 3.4　足球运动员案例中膝关节角度（左轴）和胫骨前移（右轴）的时间序列。（a）时间 0 表示初次接触；（b，c）垂直虚线分别表示初次接触之后 20ms 和 30ms 的时间点

例中的大多数损伤发生在 40ms 内似乎是合理的。

3.2.3　髋关节运动学

我们还分析了上述 10 个病例的髋关节运动学。与膝关节运动学相比，髋关节角度在初次接触后的前 40ms 内保持内旋位置不变（图 3.5）。

下肢在动态运动中起着运动链的作用，髋关节运动的控制在很大程度上影响着膝关节运动。Decker 等提到在跳起落地过程中，女性的髋关节吸收的能量和初次接触时髋关节屈曲角度比男性小。Schmitz 等提到，单腿着地时，女性髋部的能量吸收和整个髋关节屈曲位移较低，尽管地面反作用力垂直峰值比男性大。此外，Hashemi 等在一项尸体研究中提到，模拟单腿着地时，将髋关节屈曲限制在 20°，同时降低股四头肌和腘绳肌的力量水平，这会导致 ACL 损伤。一项视频分析显示，ACL 损伤的受试者在初次接触后 100ms 内髋关节屈曲和外展角度保持不变，而未受伤的对照组受试者在急停变向／落地动作中髋关节屈曲增加 15°。使用 MBIM 技术的研究还表明，初次接触后的前 40ms 内髋关节弯曲角度保持不

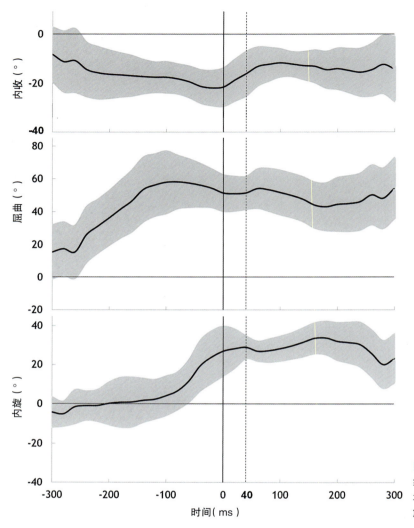

图 3.5　10 例患者平均髋关节角度（°）（黑线）的时间序列，可信区间为 95%（灰色区域）。0 表示初次接触，垂直虚线表示初次接触后 40ms 时间点

变。Hashemi 等提出了一项"髋关节伸展，膝关节屈曲悖论"的机制，即落地时髋关节和膝关节屈曲不协调是导致 ACL 损伤的原因。在正常情况下，膝关节和髋关节在着地时同时屈曲，而在不平衡着地时，膝关节被迫弯曲而导致臀部被迫伸展。在这种情况下，胫骨将进行前移，这会增加 ACL 损伤的风险。

有一些可能导致髋、膝关节不协调的原因：（1）在矢状面，初次接触时直立或后倾的躯干位置使得躯干重心位于膝关节后方，增加的地面反作用力促进屈膝的作用可能比促进屈髋更多，并且相对地使髋关节伸展；（2）在其他平面，髋外展肌/外旋肌力量不足或活动不足会导致着地前髋关节内收/内旋，导致落地后膝关节外旋；（3）在我们的视频分析中看到的初次接触时髋关节过多

内旋也可能是一种解释，ACL 损伤的患者内旋运动范围可能受限，并且髋关节可能锁定在较大的内旋位置。事实上，髋关节发育不良也被报道为可能是导致 ACL 损伤的危险因素。也有报道称，股骨内旋范围的缩小会导致更大的 ACL 张力。

基于上述原因，髋关节运动受限，说明髋关节吸收能量受限，膝关节受力较大，从而导致 ACL 损伤。

要点2

膝关节的运动学模式是一致的，在初始接触后即刻发生外翻，之后40ms内发生内旋和胫骨前移。初始接触后的40ms处也出现垂直地面反作用力峰值。在同一时期，髋关节内旋位置保持不变。

3.3 非接触性 ACL 损伤机制

如前所述，通过简单的视觉检测，过度外翻合并外旋（膝内翻、脚趾外翻）常被认为是 ACL 损伤的一种机制。然而关于这些运动学是否是导致 ACL 损伤的原因还是 ACL 撕裂后的结果，一直存在争议。使用 MBIM 技术的结果表明，初次接触后 40ms 内立即发生外翻，但初次接触后 40ms 内也出现突然快速的内旋，随后观察到外旋似乎是 ACL 撕裂后发生的。此外，在初次接触后的极短时间内胫骨就开始前移，直到可能发生损伤时突然加速。以往的研究和目前结论存在差异，可能是因为使用 MBIM 技术分析观察时，突发内旋和胫骨前移单凭视觉检查不容易发现；之后发生的外旋更明显，因此更容易观察到。伴随着胫骨前移，从内旋到外旋顺序发生这一结果之前也有报道。在最近的一项尸体研究中，应用纯压缩载荷导致胫骨前移和高达 8° 的内旋，随后出现外旋 12°。胫骨内旋和前移结合可能是由于关节表面的几何形态引起的。因此，内侧胫骨平台的凹面形态和外侧胫骨平台的微凸形态可能会导致股骨外侧髁向后滚动。这也解释了为什么 ACL 损伤患者的后外侧胫骨平台后倾角较未受伤的对照组更大。

将使用 MBIM 技术得到的结果与之前的发现相结合，对非接触性 ACL 损伤的机制提出了以下假设（图 3.6）：（1）当施加外翻负荷时，MCL 被拉紧且膝关节外侧产生压力；（2）这种压缩负荷以及股四头肌收缩引起的前向力会导致股骨相对于胫骨移位，由于外侧胫骨平台的后倾，股骨外髁向后滚动，而胫骨向前移动并内旋，导致 ACL 断裂；（3）ACL 撕裂后胫骨前移的主要约束力

消失，这会导致股骨内侧髁向后移位，导致胫骨外旋。这种外旋可能会因运动员典型的运动模式如着地和急停变向而加剧，在这种情况下，脚通常相对于躯干是外旋的。

3.4 基于上述受伤机制的 ACL 损伤预防

基于上述机制，提出以下预防 ACL 损伤的策略：（1）掌握急停变向和落地技巧很重要，要避免膝关节屈曲和适当的髋关节屈曲时发生膝外翻和内旋，以吸收地面反作用力的能量，还要避免髋关节过度内旋。预防不仅要集中在膝关节，同时也要关注髋关节。（2）由于 ACL 损伤发生在初次接触后大约 40ms 时，看起来使用一种"后反馈"策略用于 ACL 损伤预防时，比如重点在于纠正落地后的关节运动方案，并不能预防 ACL 损伤；人体至少需要 150~200ms 的反应时间应对有损伤风险的落地动作。预防工作应侧重于"前反馈"策略，即在落地前控制膝关节和髋关节的运动，比如训练落地前阶段的肌肉预激活和神经控制。

3.5 结论

1.MBIM 技术可以对受伤情况进行详细的视频分析，而以前仅限于简单的视觉检测。

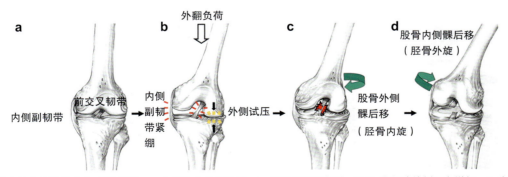

图 3.6　提出的非接触性 ACL 损伤机制。a. 未受外力的膝关节；b. 施加外翻应力时，MCL 张紧膝外侧压力增加；c. 由于胫骨外侧平台的后倾，这种压缩负荷以及股四头肌收缩引起的前向压力导致股骨外髁向后移位，胫骨前移并内旋，从而 ACL 断裂；d.ACL 撕裂后，对胫骨前移的主要限制消失，这导致股骨内侧髁也向后移位，导致胫骨外旋

2. 提出了非接触性 ACL 损伤的新机制。ACL 损伤可能发生在最初接触地面后 40ms 内。外翻应力引起的外侧压力增加，以及股四头肌收缩引起的前向压力，导致股骨相对于胫骨的位移，由于胫骨外侧平台后倾，股骨外髁向后移动，而胫骨前移、内旋，从而导致 ACL 断裂。

当发生 ACL 损伤时，髋关节角度在内旋位置保持不变。这一事实说明，髋关节能量吸收是有限的，一旦膝关节被施加更大的外力，ACL 终将受损。

3. 预防方案应着重于急停变向和落地的技巧，以避免在膝关节屈曲时外翻和内旋，并保持适当的屈髋，避免髋关节过度内旋。此外，ACL 损伤发生在初次接触后40ms 这一事实表明，在落地前控制膝关节和髋关节运动的"前反馈"策略可能至关重要，因为纠正落地后髋和膝不恰当运动的"后反馈"策略无法阻止 ACL 损伤。

参考文献

[1] Boden BP, Dean GS, Feagin JA Jr, Garrett WE Jr (2000) Mechanisms of anterior cruciate ligament injury. Orthopedics 23(6):573–578

[2] Krosshaug T, Nakamae A, Boden BP, Engebretsen L, Smith G, Slauterbeck JR, Hewett TE, Bahr R (2007) Mechanisms of anterior cruciate ligament injury in basketball: video analysis of 39 cases. Am J Sports Med 35(3):359–367

[3] Olsen OE, Myklebust G, Engebretsen L, Bahr R (2004) Injury mechanisms for anterior cruciate liga-ment injuries in team handball: a systematic video analysis. Am J Sports Med 32(4):1002–1012

[4] Caraffa A, Cerulli G, Projetti M, Aisa G, Rizzo A (1996) Prevention of anterior cruciate ligament inju-ries in soccer. A prospective controlled study of pro-prioceptive training. Knee Surg Sports Traumatol Arthrosc 4(1):19–21

[5] Gilchrist J, Mandelbaum BR, Melancon H, Ryan GW, Silvers HJ, Griffin LY, Watanabe DS, Dick RW, Dvorak J (2008) A randomized controlled trial to pre-vent noncontact anterior cruciate ligament injury in female collegiate soccer players. Am J Sports Med 36(8):1476–1483

[6] Mandelbaum BR, Silvers HJ, Watanabe DS, Knarr JF, Thomas SD, Griffin LY, Kirkendall DT, Garrett W Jr (2005) Effectiveness of a neuromuscular and pro-prioceptive training program in preventing anterior cruciate ligament injuries in female athletes: 2-year follow-up. Am J Sports Med 33(7):1003–1010

[7] Myklebust G, Engebretsen L, Braekken IH, Skjolberg A, Olsen OE, Bahr R (2003) Prevention of anterior cruciate ligament injuries in female team handball players: a prospective intervention study over three seasons. Clin J Sport Med 13(2):71–78

[8] Olsen OE, Myklebust G, Engebretsen L, Holme I, Bahr R (2005) Exercises to prevent lower limb inju-ries in youth sports: cluster randomised controlled trial. BMJ 330(7489):449

[9] Krosshaug T, Andersen TE, Olsen OE, Myklebust G, Bahr R (2005) Research approaches to describe the mechanisms of injuries in sport: limitations and pos-sibilities. Br J Sports Med 39(6):330–339

[10] DeMorat G, Weinhold P, Blackburn T, Chudik S, Garrett W (2004) Aggressive quadriceps loading can induce noncontact anterior cruciate ligament injury. Am J Sports Med 32(2):477–483

[11] Yu B, Garrett WE (2007) Mechanisms of non-contact ACL injuries. Br J Sports Med 41(Suppl 1):i47–i51

[12] McLean SG, Andrish JT, van den Bogert AJ (2005) Aggressive quadriceps loading can induce noncontact anterior cruciate ligament injury. Am J Sports Med 33(7):1106; author reply 1106–1107

[13] McLean SG, Huang X, Su A, Van Den Bogert AJ (2004) Sagittal plane biomechanics cannot injure the ACL during sidestep cutting. Clin Biomech (Bristol, Avon) 19(8):828–838

[14] Hewett TE, Myer GD, Ford KR, Heidt RS Jr, Colosimo AJ, McLean SG, van den Bogert AJ, Paterno MV, Succop P (2005) Biomechanical mea-sures of neuromuscular control and valgus loading of the knee predict anterior cruciate ligament injury risk in female athletes: a prospective study. Am J Sports Med 33(4):492–501

[15] Quatman CE, Hewett TE (2009) The anterior cruciate

ligament injury controversy: is "valgus collapse" a sex-specific mechanism? Br J Sports Med 43(5):328–335

[16] Mazzocca AD, Nissen CW, Geary M, Adams DJ (2003) Valgus medial collateral ligament rupture causes concomitant loading and damage of the ante-rior cruciate ligament. J Knee Surg 16(3):148–151

[17] Shin CS, Chaudhari AM, Andriacchi TP (2009) The effect of isolated valgus moments on ACL strain dur-ing single-leg landing: a simulation study. J Biomech 42(3):280–285

[18] Withrow TJ, Huston LJ, Wojtys EM, Ashton-Miller JA (2006) The effect of an impulsive knee valgus moment on in vitro relative ACL strain during a simu-lated jump landing. Clin Biomech (Bristol, Avon) 21(9):977–983

[19] Speer KP, Spritzer CE, Bassett FH 3rd, Feagin JA Jr, Garrett WE Jr (1992) Osseous injury associated with acute tears of the anterior cruciate ligament. Am J Sports Med 20(4):382–389

[20] Matsumoto H (1990) Mechanism of the pivot shift. J Bone Joint Surg Br 72(5):816–821

[21] Matsumoto H, Suda Y, Otani T, Niki Y, Seedhom BB, Fujikawa K (2001) Roles of the anterior cruciate liga-ment and the medial collateral ligament in preventing valgus instability. J Orthop Sci 6(1):28–32

[22] Ebstrup JF, Bojsen-Moller F (2000) Anterior cruciate ligament injury in indoor ball games. Scand J Med Sci Sports 10(2):114–116

[23] Cochrane JL, Lloyd DG, Buttfield A, Seward H, McGivern J (2007) Characteristics of anterior cruci-ate ligament injuries in Australian football. J Sci Med Sport 10(2):96–104

[24] Krosshaug T, Nakamae A, Boden B, Engebretsen L, Smith G, Slauterbeck J, Hewett TE, Bahr R (2007) Estimating 3D joint kinematics from video sequences of running and cutting maneuvers--assessing the accuracy of simple visual inspection. Gait Posture 26(3):378–385

[25] Krosshaug T, Bahr R (2005) A model-based image-matching technique for three-dimensional recon-struction of human motion from uncalibrated video sequences. J Biomech 38(4):919–929

[26] Koga H, Nakamae A, Shima Y, Iwasa J, Myklebust G, Engebretsen L, Bahr R, Krosshaug T (2010) Mechanisms for noncontact anterior cruciate liga-ment injuries: knee joint kinematics in 10 injury situ-ations from female team handball and basketball. Am J Sports Med 38(11):2218–2225

[27] Koga H, Bahr R, Myklebust G, Engebretsen L, Grund T, Krosshaug T (2011) Estimating anterior tibial translation from model-based image-matching of a noncontact anterior cruciate ligament injury in pro-fessional football: a case report. Clin J Sport Med 21(3):271–274

[28] Krosshaug T, Slauterbeck JR, Engebretsen L, Bahr R (2007) Biomechanical analysis of anterior cruci-ate ligament injury mechanisms: three-dimensional motion reconstruction from video sequences. Scand J Med Sci Sports 17(5):508–519

[29] Jakob RP, Staubli HU, Deland JT (1987) Grading the pivot shift. Objective tests with implications for treat-ment. J Bone Joint Surg Br 69(2):294–299

[30] Meyer EG, Haut RC (2008) Anterior cruciate liga-ment injury induced by internal tibial torsion or tibio-femoral compression. J Biomech 41(16):3377–3383

[31] Shin CS, Chaudhari AM, Andriacchi TP (2007) The influence of deceleration forces on ACL strain dur-ing single-leg landing: a simulation study. J Biomech 40(5):1145–1152

[32] Decker MJ, Torry MR, Wyland DJ, Sterett WI, Richard Steadman J (2003) Gender differences in lower extrem-ity kinematics, kinetics and energy absorption during landing. Clin Biomech (Bristol, Avon) 18(7):662–669

[33] Schmitz RJ, Kulas AS, Perrin DH, Riemann BL, Shultz SJ (2007) Sex differences in lower extrem-ity biomechanics during single leg landings. Clin Biomech (Bristol, Avon) 22(6):681–688

[34] Hashemi J, Chandrashekar N, Jang T, Karpat F, Oseto M, Ekwaro-Osire S (2007) An alternative mechanism of non-contact anterior cruciate ligament injury during jump-landing: in-vitro simulation. Exp Mech 47:347–354

[35] Boden BP, Torg JS, Knowles SB, Hewett TE (2009) Video analysis of anterior cruciate ligament injury: abnormalities in hip and ankle kinematics. Am J Sports Med 37(2):252–259

[36] Hashemi J, Breighner R, Chandrashekar N, Hardy DM, Chaudhari AM, Shultz SJ, Slauterbeck JR, Beynnon

BD (2011) Hip extension, knee flexion par-adox: a new mechanism for non-contact ACL injury. J Biomech 44(4):577–585

[37] Gomes JL, de Castro JV, Becker R (2008) Decreased hip range of motion and noncontact injuries of the anterior cruciate ligament. Arthroscopy 24(9):1034–1037

[38] Yamazaki J, Muneta T, Ju YJ, Morito T, Okuwaki T, Sekiya I (2011) Hip acetabular dysplasia and joint laxity of female anterior cruciate ligament-injured patients. Am J Sports Med 39(2):410–414

[39] Beaulieu ML, Oh YK, Bedi A, Ashton-Miller JA, Wojtys EM (2014) Does limited internal femoral rota-tion increase peak anterior cruciate ligament strain during a simulated pivot landing? Am J Sports Med 42(12):2955–2963

[40] Brandon ML, Haynes PT, Bonamo JR, Flynn MI, Barrett GR, Sherman MF (2006) The association between posterior-inferior tibial slope and ante-rior cruciate ligament insufficiency. Arthroscopy 22(8):894–899

[41] Stijak L, Herzog RF, Schai P (2008) Is there an influ-ence of the tibial slope of the lateral condyle on the ACL lesion? A case–control study. Knee Surg Sports Traumatol Arthrosc 16(2):112–117

[42] Hashemi J, Chandrashekar N, Mansouri H, Gill B, Slauterbeck JR, Schutt RC Jr, Dabezies E, Beynnon BD (2010) Shallow medial tibial plateau and steep medial and lateral tibial slopes: new risk factors for anterior cruciate ligament injuries. Am J Sports Med 38(1):54–62

第4章 膝关节在体生物力学：松弛与动态稳定

Yuichiro Nishizawa，Scott Tashman

译者 郭 林 罗江明

审校 李宇晟 李 忠 熊 然

4.1 膝关节松弛度的评估

Musahl 等从生物力学的角度出发，将"松弛"描述为关节对外力或扭矩的被动反应。因此，松弛度测试是观察外力作用下，关节在某一特定方向或平面上被动活动的极限，进而评估膝关节的损伤程度。通过全面的松弛度检查，我们可以得到关节在较小的外力作用下达到的被动活动范围的极限。

4.1.1 判定关节被动活动功能的范围

膝关节由多种软组织结构和骨性结构组成，包括前交叉韧带（ACL）、内侧和外侧副韧带、关节囊、半月板、后外侧复合体以及骨、软骨等。在健康的膝关节中，这些结构与肌肉主动力量协同工作，以控制关节运动，并在功能性运动期间保持膝关节的稳定性。同时，为了避免关节损伤，日常的膝关节活动均不要超出被动活动的安全范围。因此，存在几种可能的膝关节运动模式，且关节活动和关节接触的方式会随着负荷、运动而发生巨大的变化（即使是在相似的膝关节屈曲范围内）。

对尸体或麻醉患者的松弛度检查可描述膝关节真实的被动活动范围特点。但对清醒状态的受试者而言，由于检查时施加的外力不足，而且可能受到受试者神经肌肉活动（自主的或反射性的）的影响，松弛度检查不一定能揭示膝关节活动范围的真实情况。在关节受伤后，患者出于对疼痛或半脱位的恐惧，经常在松弛度检查中保持着自我保护体位，这会进一步影响松弛度评估的结果。

4.1.2 在体膝关节松弛度的评估：对外力的反应性活动

对胫骨施加一个前向外力，并通过测量胫骨相对于股骨的位移，评估 ACL 损伤或重建术后膝关节的前向松弛度。该评估可以用于定性（比如广泛应用的前抽屉试验或者 Lachman 试验），也可以借助诸如 KT1000 关节活动度测量仪、Genucom 膝关节分析系统，以及 Rolimeter 等多种仪器设备进行定量。无论采用哪种方法或设备，这些评估只考虑了关节在非承重状态下对简化低生理负荷的单自由度运动下的反应性活动，因此无法预测关节在应对功能活动时肌肉力量与施加外力间复杂组合的反应。所以无论 ACL 重建术前或术后，患者症状、功能、预后的所有指标与静态前向松弛度之间的相关性均很低，这也就不足为奇了。

4.1.3 轴移试验

轴移试验通常用于评估 ACL 损伤或重建术后膝关节的前移和旋转松弛。如 Galway 和 MacIntosh 所述，该试验是通过内收髋关节、将膝关节从完全伸直至被动屈曲的同时，对胫骨手动施加内旋及外翻应力来实施的。轴移试验阳性由手法感知的胫骨前向半脱位，以及随后出现的胫骨平台从股骨髁的复位构成。因此虽然轴移试验被广泛地应用于临床评估膝关节多向动态负荷下的被动反应，但经典的轴移试验仅是定性的。在不同检查者之间，操作的具体技巧有所不同，比如肢体位置和施加的外力均存在着较大的差异。然而，尽管在技巧上存在多变性，但轴移试验的判定结果仍然与膝关节功能、患者满意度和长期骨性关节炎（OA）的风险有中度相关性。最近，研究者采用无创测量设备进行了大量工作以更好地量化和标准化轴移试验，例如电磁跟踪、加速度计和使用手持式平板电脑的视频运动分析等，这将进一步提升轴移试验的有效性和临床应用。

然而轴移试验虽是一种动态的多轴试验，但它仅评估了非承重状态下，膝关节对于特定应力（低于生理负荷）的被动响应情况。轴移试验也受限于患者的自我保护，也许保护的程度足以超过前后向松弛度测试（因为轴移试验产生的不稳定令人十分不适，特别是在膝关节的急性损伤期）。两项关于 ACL 急性损伤的最新研究发现，轴移试验的仪器化定量测量结果在清醒与麻醉状态之间存在着显著的差异。所以，尽管轴移试验在预测结果时明显优于简单的前向松弛度测试，但其与膝关节功能动态行为之间的关系仍不确定。

> **要点 1**
> 膝关节松弛度测试评估关节被动活动的范围，通常是在单一方向上响应简单的亚生理负荷。轴移试验是一种更复杂的松弛度测试，评估膝关节活动对一组特定多轴负荷的反应。

4.2 松弛与不稳定

在骨科领域，"松弛"和"不稳定"这两个术语经常被互换使用。然而，这些术语在膝关节功能方面却有明显不同的含义。

4.2.1 "稳定"在临床及功能上的含义

如前所述，膝关节松弛度测试常用于 ACL 损伤的诊断和 ACL 重建术后膝关节情况的评估。临床上如果发现膝关节过度松弛 [如轴移试验和（或）前向松弛度测试在左右两侧存在较大差异]，则诊断为"不稳定"。然而，这种基于松弛度测试的"不稳定"与其技术性定义、患者对稳定的感受均不一致。研究人员将"不稳定"定义

为对扰动的动态响应导致了较大的、不可预测的位移。只有在功能性活动时发生"打软腿"，患者才可能认为自己膝关节不稳定。ACL 缺陷者在日常生产活动中可能会出现"打软腿"的症状，但在体育活动中这种情况更易发生，因为此时有着更高的力量和神经肌肉需求。即使在 ACL 重建术后，膝关节松弛度测试判定为稳定者（前抽屉试验、Lachman 试验和轴移试验均在正常范围之内），在体育活动中有时也会出现"打软腿"的情况。相反地，并不是所有临床膝关节不稳定者（膝关节松弛度测试不合格）都有"打软腿"现象，甚至有些人在要求更高的体育活动中也不会出现。松弛度测试通常在非负重状态下进行，这时并没有施加胫股关节面对合的关节张力，而这种张力在维持正常关节稳定中也起着重要的作用。松弛度测试（包括轴移试验）也不能解释人们通过主动肌肉力量动态维持膝关节稳定的能力。松弛度测试也许能有效地识别结构缺陷，但其结果不能预测动态功能性活动时的关节行为。因此毫不奇怪的是：临床及功能结局（包括患者主诉的膝关节不稳定）与松弛度测试结果的相关性较差。综上所述，将"松弛"和"不稳定"这两个术语互换使用是完全错误的："松弛"是对低于生理负荷的静态反应的计量，而真正的"稳定"只能在关节动态功能性活动及承载负荷时才能得以评估。

4.2.2 "功能性稳定"的定义：末段及中段不稳定

正常关节极少会触及其被动活动范围的极限。而过大的、不可预测的负荷（可能发生的冲击或不可预测的事件，比如碰撞、跳跃后不平衡着陆等）可能会迫使关节活动超出其功能活动的范围，这些情况虽然少见，但通常会导致组织损伤或结构破坏。在常规活动中，当关节活动接近其软组织约束极限时，肌腱、韧带、肌肉和关节囊中的感受器会发起保护性抑制反射，调节神经肌肉系统以保护关节免受损伤。当关节活动在常规的功能负荷下接近其被动活动的极限时，由于软组织约束不足和（或）神经肌肉功能受损，关节便会处于较高的损伤风险中。我们可以将这样的关节定义为"末段不稳定"，因为它指的是关节在其运动范围的末段或末段附近的异常行为。

文献表明还存在些更为微妙的关节异常的形式，无须将关节推到被动活动极限就能改变膝关节功能，甚至患者都感受不到不稳定。据报道，无症状的 PCL 损伤及 ACL 重建术后患者在功能活动时，可有膝关节的旋转和前后向活动改变以及关节接触区域移位的现象。这种异常活动虽然与传统的不稳定概念无关，但仍可使关节处于损伤的危险之中。有学者认为健康的关节软骨会顺应负荷而发育，软骨发育较厚区域通常是负荷最大的区域。由于成熟的关节软骨适应和重塑能力十分有限，任何负荷分布的变化都可能有害于关节软骨。所以，诸如 ACL 损伤改变了膝关节运动学，日常活动中负荷反复传导至不同区域的软骨，在这种情况下可能会引发退行性变。行走时关节接触点运动的增加也与膝关节骨性关节炎有关，这表明个体检测阈值以下的"轻微不稳定性"也可使关节处于损伤的风险中。因此，异常的功能性膝关节运动也可能通过多种机制对关节健康造成不良影响，哪怕整个关节活动很好地保持在被动活动的范围之内。由于它不涉及关节被动活动极限附近的活动，因此这种"中段不稳定"很可能与关节松弛无关，并且可能只有在关节功能活动时通过高精度的关节运动学评估才能够检测到。

> **要点 2**
>
> 松弛是关节对外力的被动反应。它不考虑负重、神经肌肉功能以及关节组织黏弹性的影响。不稳定是在日常生活和体育活动中应对复杂的高强度负荷时，出现的一种异常的动态关节活动。松弛并不预示着膝关节的动态不稳定。这两个概念从根本上是不同的，不应互换使用。

4.3　膝关节功能性生物力学的评估

体外研究为膝关节的基本生物力学和被动结构特性提供了丰富的信息。然而，这些研究不能重现重力、惯性以及肌肉力量这些功能性活动时膝关节力学的重要影响因素之间所形成的复杂组合。尸体研究也仅可代表"初始"状态，无法解释可能对膝关节和韧带功能产生重大影响的生物学反应（例如愈合、重塑、隧道扩大等）。

结合了体重负荷和主动肌肉控制的在体研究，将为我们了解膝关节这一复杂的神经肌肉骨骼系统的自然功

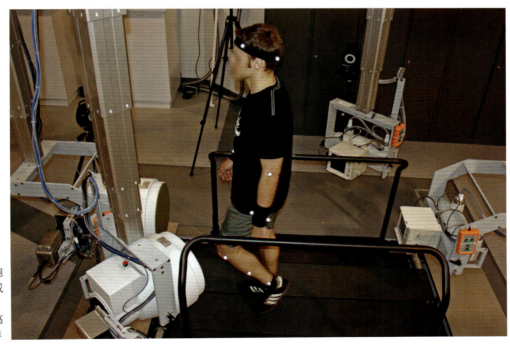

图 4.1　配备有仪器化跑步机的高速立体放射成像系统，匹兹堡大学，双平面图像可同时以高达 180 帧 /s 的速度获得

能，提供一个更加全面和真实的画面。然而，研究应当纳入与受试者日常活动强度、关节负荷相似的活动。膝关节在低需求条件下的行为不能简单地按比例放大以预测功能性活动期间的膝关节行为，因为膝关节组织的高黏弹性，其对载荷大小和载荷率的响应是非线性的。所以，在准静态运动（如一系列固定的膝关节屈曲角度）或低强度运动（如半速步态）中加入体重负荷的研究也许不能预测在更复杂、更高要求的活动中的膝关节行为。关节软骨对剪切运动也非常敏感，在动物模型和人类模型中，关节触碰速度的增加都与膝关节骨性关节炎存在关联。因此在体内、动态、高负荷及功能相关的条件下，使用最先进的仪器工具，进行良好设计的膝关节运动学研究，对于评估膝关节的真实动态功能和稳定性是有必要的。

4.3.1　膝关节在体动态研究的测量方法

目前已经发展了多种客观评估在体膝关节运动的方法。最常用的方法是利用高速摄像机或基于皮肤标记的视频运动捕获系统。该方法无创、应用广泛且可靠，可以有效识别出膝关节损伤后的运动学改变。但传统运动分析不能达到组织相关测量（如软骨接触的变化）所需的亚毫米精度，因为固定于皮肤表面的标记相对于其下的骨骼存在着较大的位移。MRI 可以达到亚毫米级的精度，并可以直接显示软组织，但采样率太慢，而且对于大多数功能性运动任务而言其成像环境要求过于苛刻。

动态放射成像可直接可视化，并可对骨骼运动进行三维跟踪，这一技术在最近的 10 年里越来越流行。双平面或立体放射成像系统通常可以在所有 3 个运动平面都达到亚毫米级的分辨率。现在正在使用的许多系统，其功能会根据所使用的特定设备和分析技术而有所不同。传统的 C 臂透视系统存在帧率较低（30Hz 或更低）和曝光时间较长（8ms 或更长）的限制，但它对于准静态和低速运动还是足够的。定制系统（图 4.1）可以实现更高的采样率，并且经过验证的亚毫米级精度可用于更苛刻的任务（例如奔跑）。虽然动态放射成像技术更加复杂、昂贵，且因辐射暴露而具备创伤性，但它是现今唯一可靠的、可在各种功能活动期间以亚毫米级精度评估胫股关节运动学的技术。随着放射成像技术应用的不断增加，

对于各种程度和类型的膝关节不稳定的特性和影响将产生更加全面的认识，进而就不同手术方法在恢复关节动态功能和稳定上的相对优势得到明确答案。

4.3.2　ACL 损伤后膝关节的动态不稳定

ACL 重建术后可获得令人满意的主观功能，哪怕残留部分前向静态松弛。因此，在评估重建术后患者预后和生活质量上，功能活动时的膝关节动态行为可能比静态松弛更为重要。然而，目前对静态松弛与动态稳定间的关系知之甚少。用 250 帧 /s 的动态立体 X 线系统评估下坡跑过程中的高精度三维膝关节运动学，并将其与传统的静态松弛评估（利用 KT-1000 关节动度仪）进行对比。在前交叉韧带重建后的膝关节中，膝前静态松弛（肢体重建后的 KT 绝对值）与胫骨最大前移没有显著相关性（斯皮尔曼等级相关系数 =0.26，P=0.23）（图 4.2）。另一项最近的研究对仪器化 Lachman 试验（静态松弛）与步态活动中胫骨位移（动态稳定）进行了比较，发现二者无显著相关性。这些研究对使用静态松弛度测试作为动态关节稳定性替代方法提出了强烈质疑。

4.3.3　影响 ACL 重建术后膝关节动态稳定的因素

虽然 ACL 重建的大多数方法在将静态松弛（前抽屉试验、Lachman 试验、轴移试验）恢复到正常或接近正常水平上都同样有效，但动态研究表明这些重建方法可能无法恢复其正常功能。Tashman 等使用 250 帧 /s 的动态立体放射（DSX）系统评估了患者在超负荷任务（下坡跑）中的在体膝关节运动学，这些患者均接受了经胫骨隧道钻取股骨隧道的传统的非解剖单束 ACL 重建术。虽然重建恢复了正常的前向移位，但相对于对侧未损伤的膝关节，重建侧表现出了更大的胫骨外旋（3.8°± 2.3°）和胫骨内收 / 膝关节内翻（2.8°± 1.6°）（图 4.3）。这些旋转变化与胫股关节接触区域的移动（图 4.4）以及在动态载荷下内侧关节间隙变窄有关，这清楚地展示了"中段不稳定"（如上文定义），"中段不稳定"可使关节处于退行性变的风险中。诸如此类的研究激发了人们对ACL 解剖重建技术的兴趣，这种技术试图将移植物隧道

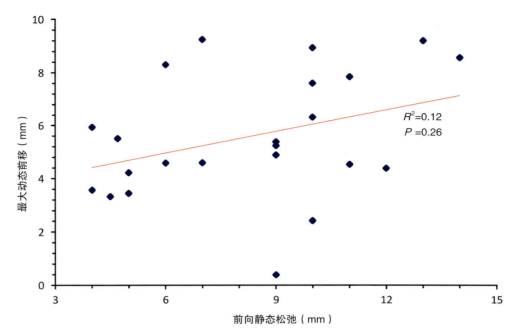

图 4.2　ACL 重建膝关节在跑步过程中的动态胫骨前移与其前向静态松弛度之间的关系。纵坐标为跑步过程中（从足落地到中程）胫骨相对于股骨最大的前向移位值（以 mm 为单位）；横坐标为同一膝关节在手动最大力量下使用 KT–1000 关节动度仪测量所得的绝对静态松弛度（也以 mm 为单位）。静态松弛和动态位移之间没有显著的相关性

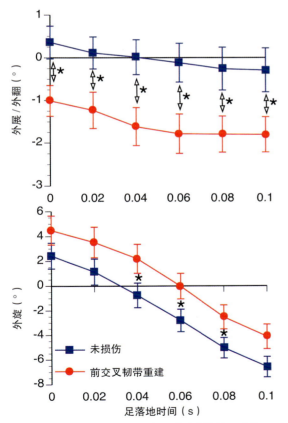

图 4.3　下坡跑步早期到中期阶段的膝关节旋转运动学。ACL 重建侧（红色）与未受伤侧（蓝色）。上图：胫骨外展 / 外翻情况。下图：胫骨外旋情况。纵坐标以均值及 1 倍标准误差表示（ * 为 $P < 0.05$ ）

放置在更靠近原本 ACL 止点的位置。虽然关于 ACL 解剖重建纠正膝关节松弛的临床研究结果混杂不一，但动态研究显示其改善了关节的稳定性。Abebe 等使用双平面透视和 MRI，报道了在单束重建中将移植物放置于股骨 ACL 足迹处，可使膝关节在突然启动时更加稳定（图4.5）。与对侧相比，非解剖型重建患者的胫骨向前移位达 3.4mm，向内移位达 1.1mm，胫骨内旋 3.7°；而解剖型 ACL 重建患者的运动与正常膝关节的运动更接近，胫骨前向移位控制在 0.8mm 内，内向移位控制在 0.5mm 内，胫骨内旋控制在 1° 内。

虽然对于移植物解剖重建的优势有着普遍的共识（但不是全无异议的），但双束重建在进一步改善膝关节功能上的优点尚待确立。旋转不稳定被认为是评估手术预后的潜在重要指标，但大多数研究主要依赖于定性的轴移试验来评估旋转松弛，而使用轴移试验判定的结果并不确切，而且轴移试验与膝关节动态功能的关系也不甚清楚。结合高精度测量方法的研究正在开展，以评估在在体、动态、高负荷条件下的膝关节运动学。这些研究的结果应该能为解剖 / 双束 ACL 重建手术在恢复正常膝关节运动的相对疗效提供重要的意见。

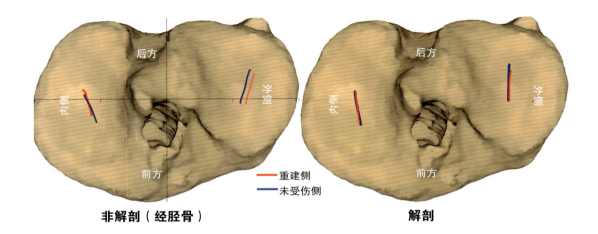

图 4.4   下坡跑步时胫股关节接触点的路径。ACL 重建侧（红色）与未受伤侧（蓝色）。左图：非解剖重建术后（经胫骨隧道钻取股骨隧道），无论内侧间室或外侧间室，二者均存在显著差异（ANOVA，$P<0.05$）。右图：解剖重建术后（使用前内侧入路钻取股骨隧道），二者未发现明显差异

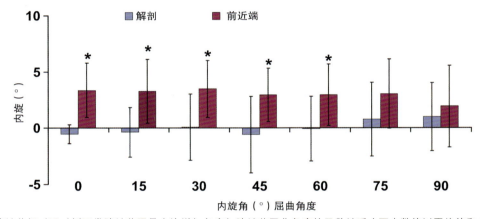

图 4.5   重建膝关节相对于对侧正常膝关节胫骨内旋增加角度与膝关节屈曲角度的函数关系（图中数值以平均值和 95% 的置信区间表示）。近前点重建韧带术后胫骨内旋（较对侧正常膝关节）增大，而解剖重建能更好地恢复至正常膝关节的旋转运动（* 为 $P<0.05$）

要点3

结合体重负荷和主动肌肉控制的在体研究，将为我们了解膝关节这一复杂的神经肌肉骨骼系统的自然功能提供了一个更加全面和真实的画面。在在体、动态、高负荷条件下进行设计良好的研究，对评估不同手术技术在恢复正常关节活动上的相对疗效、对防止膝关节损伤后进展为骨性关节炎是必不可少的。

4.4   结论

松弛度测试对关节损伤的诊断是有用的，但对动态关节稳定性的预测则价值有限，它不应成为膝关节的动态功能的替代检查方法。轴移试验对预测动态不稳定也许具有某些优势，但受到定性评价和亚生理负荷的限制。标准化轴移试验的一致性、仪器化测量方法的进一步发展，可能会提高其预测价值，但要明确其可信性，与动态研究进行比较是必不可少的。

膝关节功能活动时高精度的运动学评估研究表明，

ACL 重建术后的膝关节仍会存在明显的动态不稳定，哪怕关节静态松弛、轴移试验均已恢复至正常。需要进行长期的研究，来明确这些动态不稳定对临床结果会产生多少不利影响、对 ACL 重建术后骨性关节炎的发展又存在多大的促进作用。

参考文献

[1] Abebe ES, Utturkar GM, Taylor DC, Spritzer CE, Kim JP, Moorman CT, Garrett WE, DeFrate LE (2011) The effects of femoral graft placement on in vivo knee kinematics after anterior cruciate ligament recon-struction. J Biomech 44(5):924–929. doi:10.1016/j. jbiomech.2010.11.028, S0021-9290(10)00654-8

[2] Anderst W, Zauel R, Bishop J, Demps E, Tashman S (2009) Validation of three-dimensional model-based tibio-femoral tracking during running. Med Eng Phys 31(1):10–16. doi:10.1016/j.medengphy.2008.03.003, S1350-4533(08)00044-1

[3] Anderst WJ, Tashman S (2009) The association between velocity of the center of closest proximity on subchondral bones and osteoarthritis progression. J Orthop Res 27(1):71–77. doi:10.1002/jor.20702

[4] Andriacchi TP, Briant PL, Bevill SL, Koo S (2006) Rotational changes at the knee after ACL injury cause cartilage thinning. Clin Orthop Relat Res 442:39–44

[5] Andriacchi TP, Dyrby CO (2005) Interactions between kinematics and loading during walking for the normal and ACL deficient knee. J Biomech 38(2):293–298. doi:10.1016/j.jbiomech.2004.02.010

[6] Andriacchi TP, Koo S, Scanlan SF (2009) Gait mechanics influence healthy cartilage morphology and osteoarthritis of the knee. J Bone Joint Surg Am 91(Suppl 1):95–101. doi:10.2106/jbjs.h.01408

[7] Andriacchi TP, Mundermann A, Smith RL, Alexander EJ, Dyrby CO, Koo S (2004) A framework for the in vivo pathomechanics of osteoarthritis at the knee. Ann Biomed Eng 32(3):447–457

[8] Arnold JA, Coker TP, Heaton LM, Park JP, Harris WD (1979) Natural history of anterior cruciate tears. Am J Sports Med 7(6):305–313

[9] Balasch H, Schiller M, Friebel H, Hoffmann F (1999) Evaluation of anterior knee joint instability with the Rolimeter. A test in comparison with manual assess-ment and measuring with the KT-1000 arthrom-eter. Knee Surg Sports Traumatol Arthrosc 7(4): 204–208

[10] Barber SD, Noyes FR, Mangine RE, McCloskey JW, Hartman W (1990) Quantitative assessment of functional limitations in normal and anterior cruciate ligament-deficient knees. Clin Orthop Relat Res 255:204–214

[11] Carter DR, Beaupre GS, Wong M, Smith RL, Andriacchi TP, Schurman DJ (2004) The mechano-biology of articular cartilage development and degen-eration. Clin Orthop Relat Res (427 Suppl):S69–S77. doi:00003086-200410001-00014 [pii]

[12] Chaudhari AM, Briant PL, Bevill SL, Koo S, Andriacchi TP (2008) Knee kinematics, cartilage morphology, and osteoarthritis after ACL injury. Med Sci Sports Exerc 40(2):215–222. doi:10.1249/ mss.0b013e31815cbb0e

[13] Cross MJ, Wootton JR, Bokor DJ, Sorrenti SJ (1993) Acute repair of injury to the anterior cruciate ligament. A long-term followup. Am J Sports Med 21(1):128–131

[14] Daniel DM, Malcom LL, Losse G, Stone ML, Sachs R, Burks R (1985) Instrumented measurement of anterior laxity of the knee. J Bone Joint Surg Am 67(5):720–726

[15] Daniel DM, Stone ML, Sachs R, Malcom L (1985) Instrumented measurement of anterior knee laxity in patients with acute anterior cruciate ligament disrup-tion. Am J Sports Med 13(6):401–407

[16] Dortmans L, Jans H, Sauren A, Huson A (1991) Nonlinear dynamic behavior of the human knee joint-Part II: Time-domain analyses: effects of structural damage in postmortem experiments. J Biomech Eng 113(4):392–396

[17] Espregueira-Mendes J, Pereira H, Sevivas N, Passos C, Vasconcelos JC, Monteiro A, Oliveira JM, Reis RL (2012) Assessment of rotatory laxity in anterior cruciate ligament-

deficient knees using magnetic resonance imaging with Porto-knee testing device. Knee Surg Sports Traumatol Arthrosc 20(4):671–678. doi:10.1007/s00167-012-1914-9

[18] Farrokhi S, Voycheck CA, Klatt BA, Gustafson JA, Tashman S, Fitzgerald GK (2014) Altered tib-iofemoral joint contact mechanics and kinemat-ics in patients with knee osteoarthritis and episodic complaints of joint instability. Clin Biomech (Bristol,Avon) 29(6):629–635. doi:10.1016/j.clinbiomech.2014.04.014

[19] Feagin JA Jr, Curl WW (1976) Isolated tear of the anterior cruciate ligament: 5-year follow-up study. Am J Sports Med 4(3):95–100

[20] Fetto JF, Marshall JL (1979) Injury to the anterior cru-ciate ligament producing the pivot-shift sign. J Bone Joint Surg Am 61(5):710–714

[21] Galway HR, MacIntosh DL (1980) The lateral pivot shift: a symptom and sign of anterior cruciate liga-ment insufficiency. Clin Orthop Relat Res 147:45–50

[22] Ganko A, Engebretsen L, Ozer H (2000) The rolim-eter: a new arthrometer compared with the KT-1000. Knee Surg Sports Traumatol Arthrosc 8(1):36–39. doi:10.1007/s001670050008

[23] Gao B, Zheng NN (2008) Investigation of soft tissue movement during level walking: translations and rotations of skin markers. J Biomech 41(15):-3189–3195.doi:10.1016/j.jbiomech.2008.08.028,S0021-9290(08)00437-5 [pii]

[24] Garling EH, Kaptein BL, Mertens B, Barendregt W, Veeger HE, Nelissen RG, Valstar ER (2007) Soft-tissue artefact assessment during step-up using fluoroscopy and skin-mounted markers. J Biomech 40(Suppl 1):S18–S24. doi:S0021-9290(07)00108-X [pii]

[25] Georgoulis AD, Papadonikolakis A, Papageorgiou CD, Mitsou A, Stergiou N (2003) Three-dimensional tibiofemoral kinematics of the anterior cruciate ligament-deficient and reconstructed knee during walking. Am J Sports Med 31(1):75–79

[26] Goyal K, Tashman S, Wang JH, Li K, Zhang X, Harner C (2012) In vivo analysis of the isolated pos-terior cruciate ligament-deficient knee during func-tional activities. Am J

Sports Med 40(4):777–785. doi:10.1177/0363546511435783

[27] Harter RA, Osternig LR, Singer KM, James SL, Larson RL, Jones DC (1988) Long-term evaluation of knee stability and function following surgical recon-struction for anterior cruciate ligament insufficiency. Am J Sports Med 16(5):434–443

[28] Holden JP, Chou G, Stanhope SJ (1997) Changes in knee joint function over a wide range of walking speeds. Clin Biomech (Bristol, Avon) 12(6):375–382

[29] Hong L, Li X, Zhang H, Liu X, Zhang J, Shen JW, Feng H (2012) Anterior cruciate ligament recon-struction with remnant preservation: a prospective, randomized controlled study. Am J Sports Med 40(12):2747–2755. doi:10.1177/0363546512461481

[30] Hoshino Y, Araujo P, Ahlden M, Samuelsson K, Muller B, Hofbauer M, Wolf MR, Irrgang JJ, Fu FH, Musahl V (2013) Quantitative evaluation of the pivot shift by image analysis using the iPad. Knee Surg Sports Traumatol Arthrosc 21(4):975–980. doi:10.1007/s00167-013-2396-0

[31] Hoshino Y, Kuroda R, Nagamune K, Araki D, Kubo S, Yamaguchi M, Kurosaka M (2012) Optimal measure-ment of clinical rotational test for evaluating anterior cruciate ligament insufficiency. Knee Surg Sports Traumatol Arthrosc 20(7):1323–1330. doi:10.1007/ s00167-011-1643-5

[32] Hoshino Y, Kuroda R, Nagamune K, Yagi M, Mizuno K, Yamaguchi M, Muratsu H, Yoshiya S, Kurosaka M (2007) In vivo measurement of the pivot-shift test in the anterior cruciate ligament-deficient knee using an electromagnetic device. Am J Sports Med 35(7):1098–1104, 0363546507299447

[33] Hoshino Y, Wang JH, Lorenz S, Fu FH, Tashman S (2012) The effect of distal femur bony morphology on in vivo knee translational and rotational kinematics. Knee Surg Sports Traumatol Arthrosc 20(7):1331– 1338. doi:10.1007/s00167-011-1661-3

[34] Hosseini A, Gill TJ, Li G (2009) In vivo anterior cru-ciate ligament elongation in response to axial tibial loads. J Orthop Sci 14(3):298–306. doi:10.1007/ s00776-009-1325-z

[35] Irrgang JJ, Tashman S, Moore C, Fu FH (2012) Challenge

accepted: description of an ongoing NIH-funded randomized clinical trial to compare ana-tomic single-bundle versus anatomic double-bundle ACL reconstruction.Arthroscopy 28(6):745–747.doi:10.1016/j.arthro.2012.04.003; author reply 747–748

[36]　Janssen RP, du Mee AW, van Valkenburg J, Sala HA, Tseng CM (2013) Anterior cruciate ligament reconstruction with 4-strand hamstring autograft and accelerated rehabilitation: a 10-year prospec-tive study on clinical results, knee osteoarthritis and its predictors. Knee Surg Sports Traumatol Arthrosc 21(9):1977–1988.doi:10.1007/s00167-012-2234-9

[37]　Johnson DL, Urban WP Jr, Caborn DN, Vanarthos WJ, Carlson CS (1998) Articular cartilage changes seen with magnetic resonance imaging-detected bone bruises associated with acute anterior cruciate liga-ment rupture. Am J Sports Med 26(3):409–414

[38]　Jonsson H, Riklund-Ahlstrom K, Lind J (2004) Positive pivot shift after ACL reconstruction predicts later osteoarthrosis: 63 patients followed 5-9 years after surgery. Acta Orthop Scand 75(5):594–599. doi:10.1080/00016470410001484

[39]　Kocher MS, Steadman JR, Briggs KK, Sterett WI, Hawkins RJ (2004) Relationships between objec-tive assessment of ligament stability and subjective assessment of symptoms and function after anterior cruciate ligament reconstruction. Am J Sports Med 32(3):629–634

[40]　Kuroda R, Hoshino Y, Kubo S, Araki D, Oka S, Nagamune K, Kurosaka M (2012) Similarities and differences of diagnostic manual tests for ante-rior cruciate ligament insufficiency: a global sur-vey and kinematics assessment. Am J Sports 40(1):91–99.doi:10.1177/0363546511423634,036354651142 3634

[41]　Leitze Z, Losee RE, Jokl P, Johnson TR, Feagin JA (2005) Implications of the pivot shift in the ACL-deficient knee. Clin Orthop Relat Res 436:229–236

[42]　Li G, Van de Velde SK, Bingham JT (2008) Validation of a non-invasive fluoroscopic imaging technique for the measurement of dynamic knee joint motion. J Biomech 41(7):1616–1622. doi:10.1016/j.jbio-mech.2008.01.034, S0021-9290(08)00083-3

[43]　Lipke JM, Janecki CJ, Nelson CL, McLeod P, Thompson C, Thompson J, Haynes DW (1981) The role of incompetence of the anterior cruciate and lateral ligaments in anterolateral and anteromedial instability. A biomechanical study of cadaver knees. J Bone Joint Surg Am 63(6):954–960

[44]　Lopomo N, Signorelli C, Bonanzinga T, Marcheggiani Muccioli GM, Visani A, Zaffagnini S (2012) Quantitative assessment of pivot-shift using iner-tial sensors. Knee Surg Sports Traumatol Arthrosc 20(4):713–717. doi:10.1007/s00167-011-1865-6

[45]　Lopomo N, Zaffagnini S, Signorelli C, Bignozzi S, Giordano G, Marcheggiani Muccioli GM, Visani A (2012) An original clinical methodology for non-invasive assessment of pivot-shift test. Comput Methods Biomech Biomed Engin 15(12):1323–1328. doi:10.1080/10255842.2011.591788

[46]　Losee RE, Johnson TR, Southwick WO (1978) Anterior subluxation of the lateral tibial plateau. A diagnostic test and operative repair. J Bone Joint Surg Am 60(8):1015–1030

[47]　Ma Y, Thorhauer E, Tashman S (2014) Relationships between static laxity and dynamic knee function after ACL reconstruction. Paper presented at the 60th Orthopaedic Research Society Annual Meeting, New Orleans, 15–18 Mar 2014

[48]　Manal K, McClay Davis I, Galinat B, Stanhope S (2003) The accuracy of estimating proximal tibial translation during natural cadence walking: bone vs. skin mounted targets. Clin Biomech (Bristol, Avon) 18(2):126–131

[49]　Markolf KL, Park S, Jackson SR, McAllister DR (2008) Simulated pivot-shift testing with single and double-bundle anterior cruciate ligament recon-structions. J Bone Joint Surg Am 90(8):1681–1689. doi:10.2106/jbjs.g.01272

[50]　Matsushita T, Oka S, Nagamune K, Matsumoto T, Nishizawa Y, Hoshino Y, Kubo S, Kurosaka M, Kuroda R (2013) Differences in Knee Kinematics Between Awake and Anesthetized Patients During the Lachman and Pivot-Shift Tests for Anterior Cruciate Ligament Deficiency. Orthop J Sports Med 1(1):1–6

[51]　McLean SG, Oh YK, Palmer ML, Lucey SM, Lucarelli DG, Ashton-Miller JA, Wojtys EM (2011) The relationship

between anterior tibial acceleration, tibial slope, and ACL strain during a simulated jump landing task. J Bone Joint Surg Am 93(14):1310– 1317. doi:10.2106/jbjs.j.00259

[52] McQuade KJ, Sidles JA, Larson RV (1989) Reliability of the Genucom Knee Analysis System. A pilot study. Clin Orthop Relat Res 245:216–219

[53] Miranda DL, Schwartz JB, Loomis AC, Brainerd EL, Fleming BC, Crisco JJ (2011) Static and dynamic error of a biplanar videoradiography system using marker-based and markerless tracking techniques. J Biomech Eng 133(12):121002. doi:10.1115/1.4005471

[54] Miyazaki T, Wada M, Kawahara H, Sato M, Baba H, Shimada S (2002) Dynamic load at baseline can predict radiographic disease progression in medial compartment knee osteoarthritis. Ann Rheum Dis 61(7):617–622

[55] Monaco E, Labianca L, Conteduca F, De Carli A, Ferretti A (2007) Double bundle or single bundle plus extraarticular tenodesis in ACL reconstruction? A CAOS study. Knee Surg Sports Traumatol Arthrosc 15(10):1168–1174. doi:10.1007/s00167-007-0368-y

[56] Moro-oka TA, Hamai S, Miura H, Shimoto T, Higaki H, Fregly BJ, Iwamoto Y, Banks SA (2008) Dynamic activity dependence of in vivo normal knee kine-matics. J Orthop Res 26(4):428–434. doi:10.1002/ jor.20488

[57] Musahl V, Ayeni OR, Citak M, Irrgang JJ, Pearle AD, Wickiewicz TL (2010) The influence of bony mor-phology on the magnitude of the pivot shift. Knee Surg Sports Traumatol Arthrosc 18(9):1232–1238. doi:10.1007/s00167-010-1129-x

[58] Musahl V, Burkart A, Debski RE, Van Scyoc A, Fu FH, Woo SL (2002) Accuracy of anterior cruciate ligament tunnel placement with an active robotic sys-tem: a cadaveric study. Arthroscopy 18(9):968–973.doi:a0180968 [pii]

[59] Musahl V, Citak M, O'Loughlin PF, Choi D, Bedi A, Pearle AD (2010) The effect of medial versus lateral meniscectomy on the stabil-ity of the anterior cruciate ligament-deficient knee. Am J Sports Med 38(8):1591–1597. doi:10.1177/0363546510364402

[60] Musahl V, Hoshino Y, Becker R, Karlsson J (2012) Rotatory knee laxity and the pivot shift. Knee Surg Sports Traumatol Arthrosc 20(4):601–602. doi:10.1007/s00167-011-1844-y

[61] Noyes FR, Bassett RW, Grood ES, Butler DL (1980) Arthroscopy in acute traumatic hemarthrosis of the knee. Incidence of anterior cruciate tears and other injuries. J Bone Joint Surg Am 62(5):687–695, 757

[62] Ohashi B, Lopomo N, Zaffagnini S, Hoshino Y, Kuroda R, Samuelsson K, Irrgang J, Musahl V (2014) Quantitative measurement of a standardized Pivot-shift: comparison between the awake and the exami-nation under anesthesia in patients with acute ACL injury. Proc Orthop Res Soc 60:1671

[63] Oliver JH, Coughlin LP (1987) Objective knee evalu-ation using the Genucom Knee Analysis System. Clinical implications. Am J Sports Med 15(6):571–578

[64] Pappas E, Zampeli F, Xergia SA, Georgoulis AD (2013) Lessons learned from the last 20 years of ACL-related in vivo-biomechanics research of the knee joint. Knee Surg Sports Traumatol Arthrosc 21(4):755–766. doi:10.1007/s00167-012-1955-0

[65] Seto JL, Orofino AS, Morrissey MC, Medeiros JM, Mason WJ (1988) Assessment of quadriceps/hamstring strength, knee ligament stability, functional and sports activity levels five years after anterior cruciate ligament reconstruction. Am J Sports Med 16(2):170–180

[66] Smith RL, Donlon BS, Gupta MK, Mohtai M, Das P, Carter DR, Cooke J, Gibbons G, Hutchinson N, Schurman DJ (1995) Effects of fluid-induced shear on articular chondrocyte morphology and metabolism in vitro. J Orthop Res 13(6):824–831. doi:10.1002/ jor.1100130604

[67] Snyder-Mackler L, Fitzgerald GK, Bartolozzi AR 3rd, Ciccotti MG (1997) The relationship between passive joint laxity and functional outcome after anterior cruciate ligament injury. Am J Sports Med 25(2):191–195

[68] Sonesson S, Kvist J (2015) Dynamic and static tibial translation in patients with anterior cruciate ligament deficiency initially treated with a structured rehabili-tation protocol. Knee Surg Sports Traumatol Arthrosc. doi:10.1007/s00167-015-3714-5

[69] Tashman S (2008) Comments on "validation of a non-invasive fluoroscopic imaging technique for the measurement of

dynamic knee joint motion". J Biomech 41(15):3290–3291. doi:10.1016/j.jbio-mech.2008.07.038; author reply 3292–3293

[70] Tashman S, Araki D (2013) Effects of anterior cruciate ligament reconstruction on in vivo, dynamic knee function. Clin Sports Med 32(1):47–59. doi:10.1016/j.csm.2012.08.006

[71] Tashman S, Collon D, Anderson K, Kolowich P,Anderst W (2004) Abnormal rotational knee motion during running after anterior cruciate ligament recon-struction. Am J Sports Med 32(4):975–983

[72] Tashman S, Kolowich P, Collon D, Anderson K, Anderst W (2007) Dynamic function of the ACL-reconstructed knee during running. Clin Orthop Relat Res 454:66–73. doi:10.1097/BLO.0b013e31802bab3e

[73] Torg JS, Conrad W, Kalen V (1976) Clinical diagnosis of anterior cruciate ligament instability in the athlete. Am J Sports Med 4(2):84–93

[74] van Dommelen JA, Jolandan MM, Ivarsson BJ, Millington SA, Raut M, Kerrigan JR, Crandall JR, Diduch DR (2006) Nonlinear viscoelastic behavior of human knee ligaments subjected to complex load-ing histories. Ann Biomed Eng 34(6):1008–1018. doi:10.1007/s10439-006-9100-1

[75] van Eck CF, Loopik M, van den Bekerom MP, Fu FH, Kerkhoffs GM (2013) Methods to diagnose acute anterior cruciate ligament rupture: a meta-analysis of instrumented knee laxity tests. Knee Surg Sports Traumatol Arthrosc 21(9):1989–1997. doi:10.1007/ s00167-012-2246-5

[76] van Eck CF, van den Bekerom MP, Fu FH, Poolman RW, Kerkhoffs GM (2013) Methods to diagnose acute anterior cruciate ligament rupture: a meta-analysis of physical examinations with and without anaes-thesia. Knee Surg Sports Traumatol Arthrosc 21(8): 1895–1903. doi:10.1007/ s00167-012-2250-9

[77] Wu JL, Hosseini A, Kozanek M, Gadikota HR, Gill TJ, Li G (2010) Kinematics of the anterior cruciate ligament during gait. Am J Sports Med 38(7):1475–1482.doi:10.1177/036354 6510364240,0363546510364240

[78] Yagi M, Wong EK, Kanamori A, Debski RE, Fu FH, Woo SL (2002) Biomechanical analysis of an ana-tomic anterior cruciate ligament reconstruction. Am J Sports Med 30(5):660–666

[79] Yang JH, Yoon JR, Jeong HI, Hwang DH, Woo SJ, Kwon JH, Nha KW (2012) Second-look arthroscopic assessment of arthroscopic single-bundle posterior cruciate ligament reconstruction: comparison of mixed graft versus achilles tendon allograft. Am J Sports Med 40(9):2052–2060. doi:10.1177/0363546512454532

[80] Zantop T, Schumacher T, Diermann N, Schanz S, Raschke MJ, Petersen W (2007) Anterolateral rota-tional knee instability: role of posterolateral struc-tures. Winner of the AGA-DonJoy Award 2006. Arch Orthop Trauma Surg 127(9):743–752. doi:10.1007/ s00402-006-0241-3

第 5 章　MRI 对松弛度的评估

Hélder Pereira，Sérgio Gomes，José Carlos Vasconcelos，Laura Soares，Rogério Pereira，Joaquim Miguel Oliveira，Rui L. Reis，Joao Espregueira-Mendes

译者　陈　斌　谭洪波

审校　何利雷　李　忠　史　冲

5.1　简介

近年来，治疗前交叉韧带（ACL）损伤的手术方法不断改进。这些变化源于对膝关节运动学和生物力学的深刻理解以及 ACL 修复技术的发展。"双束概念"的提出以及对 ACL 部分撕裂的认识，引发了 ACL 重建和 ACL 增强的新技术。一些研究人员目前推荐根据患者的特点、具体要求和手术医生的经验进行个体化的 ACL 修复。

ACL 修复术后的不良结果可能与错误的术前诊断和术前计划相关。为了帮助患者选择最佳治疗方案，我们需要提高诊断的准确性。为了加强影像评估的作用，已经有研究进行了一些尝试并在进一步完善中。有一种最新的发展趋势是研究利用 X 线、超声或 MRI 进行韧带功能的动态评估。还有研究人员提出了机器人和电子设备的应用。

本章旨在阐述 ACL 撕裂的传统 MRI 特征以及对膝关节不稳定进行动态评估和客观量化。该理念提出，通过结合同步 MRI 评估来进一步增强临床体格检查的可靠性。

5.2　膝关节旋转不稳定的概念

临床体格检查仍然是评估膝关节损伤最重要的步骤之一。膝关节松弛度的评估和分级被认为是诊断的关键。最常被使用的临床检查试验是 Lachman 试验（最敏感）和轴移试验（最特异）。但这些临床体格检查很难对膝关节松弛度进行量化，因为它们的结果依赖于检查者的主观判断，缺乏可靠性。现在完成的研究中已经有一些客观评估 Lachman 试验的方法，但文献报道显示其与临床结果的相关性较差。

然而，轴移试验被认为比 Lachman 试验特异性更强，而且它也可能有助于临床诊断 ACL 部分撕裂。但是最近的一项研究认为轴移试验的临床分级也是主观且不统一的。在这项研究中，作者发现定量测量结果和轴移试验的临床分级之间的相关性也较弱。基于该结果，作者建议仅使用阳性/阴性分级，并用量化数值来记录轴移试验的结果。目前已经有许多针对这一想法的介绍，并且已开发了许多装置以试图客观量化轴移试验。

如果在 ACL 修复后，轴移试验检查仍为阳性，则表明其客观和主观的疗效均较差。报道显示在这种情况下，患者恢复运动能力的可能性更低且关节退变更严重。轴移试验的主要局限之一是，它是一种非负重检查，不能模拟在动态负重条件下膝关节旋转不稳的真实情况。

骨骼的形态结构是另一个影响膝关节稳定性和轴移现象的因素。据报道，较小的外侧胫骨平台与较高等级的轴移试验相关。也有研究人员认为胫骨后倾角的增加与较高等级的轴移试验相关。此外，也有报道称股骨远端的几何形态可影响膝关节动态旋转不稳。

除了骨骼的形态结构以外，韧带本身的特性也与轴移现象有关。ACL 的后外侧束（PL）被认为是控制旋转稳定性的主要因素，但前内侧束（AM）也起到了一定的作用。每束的相对作用取决于膝关节屈曲的角度。

综上所述，我们必须要将解剖学评估和功能评估结合起来。消除阳性轴移试验被认为是 ACL 修复手术的最重要的目标。因此，我们第一步应该对轴移现象进行客观量化。

MRI 已证明了他在膝关节解剖学研究中的价值。如果这种成像技术的"力量"可以与关节的动态评估相结合，必将改善术前和术后评估的准确性。此外，使用 MRI 进行的动态评估应能在膝关节的不同屈曲角度，并结合前后向的力和旋转力的状态进行评估。

5.3　ACL 撕裂在 MRI 上的综合评估

既往的研究报道了 MRI 诊断 ACL 损伤的敏感性一般为 78%~100%，特异性一般为 68%~100%。最近的研究显示，MRI 诊断的准确性约为 95%。ACL 近端撕裂、部分撕裂或慢性撕裂的诊断在临床上更加困难，且大多数的错误诊断属于上述情况。对于多发性韧带损伤，MRI 的敏感性也显著降低。近年来，3T MRI 检查提高了前内侧束和后外侧束的分辨能力。但它并没有显著提高 MRI 诊断 ACL 损伤的准确性。对 MRI 图像进行分析的结果显示，大约 70% 的 ACL 撕裂发生在韧带中部，7%~20% 的撕裂发生在股骨起点附近，只有 3%~10% 的撕裂发生在胫骨止点处。

膝关节的 MRI 成像旨在对 ACL、半月板、骨、关节软骨和其他韧带结构提供诊断图像。半月板和软骨最佳成像的要求比诊断 ACL 成像的要求更高。一般来说，适合半月板和软骨成像的方案也可以满意地显示出 ACL 的结构。因此尽管在膝关节屈曲约 30° 时评估 ACL 更好，但很多医疗中心仍然在膝关节伸直位进行扫描。

T2 序列与急性 ACL 断裂诊断的相关性最高。在大部分医疗中心，膝关节 MRI 检查的常规方案包括在 2~3 个正交平面中的 T2 加权序列（或质子加权脂肪抑制序列）和在矢状面或冠状面中的一个 T1 加权序列。最近，快速自旋回波脂肪饱和序列已证明比传统的 T2 加权自旋回波图像的诊断速度更快，对损伤更敏感，并且已经越来越多地取代了这些序列。

在阅读 MRI 图像时，读片者必须熟悉"正常"和"异常"特征，并常规观察所有平面的 ACL 影像。ACL 矢状面图像的获取方法随着时间的推移而有所改变。为了获得更

接近 ACL 长轴的图像，通常建议沿股骨内髁和外髁后缘相切的双髁线的垂线倾斜 10°~15° 进行斜矢状切面扫描。但现在也有一些医学中心建议在真正的矢状面（垂直于双髁连线）扫描来评估 ACL 和半月板更好（未发表的数据，佛罗里达州，梅奥诊所，Jacksonville 医生。骨骼放射学会提供，2009 年 3 月）。

5.3.1　急性 ACL 撕裂

ACL 组织结构的改变使得其急性撕裂的诊断具有很高的准确性，被认为是 ACL 撕裂的主要征象（要点 1）。在矢状面影像中，如果 ACL 的轴线明显比髁间窝投影线（Blumensaat 线）更水平（图 5.1），则被认为是异常的。据报道，ACL 长轴相对于胫骨平台的夹角（也称为"ACL 角"）小于 45° 对于诊断 ACL 断裂具有敏感性和特异性。

要点 1　急性 ACL 撕裂的主要和次要 MRI 征象总结

主要征象（确诊）	次要征象（其缺失不排除 ACL 撕裂的诊断）
看不到 ACL 影像	轴移骨挫伤 / 骨软骨骨折
通过异常增强的信号发现 ACL 断裂	胫骨前移
ACL 成角或呈波浪形	Segond 骨折：与 ACL 损伤相关性高
ACL 轴线异常	胫骨髁间嵴骨折：与 ACL 撕裂相关性较小

急性 ACL 断裂的常见征象是看不见 ACL 成像。在原本可见"正常"ACL 的地方出现局灶性水肿和（或）出血。内部信号的范围扩大和增强，但保留完整的束，被认为是间质性撕裂（或分层撕裂）。这种类型的撕裂必须与完整的 ACL 黏液样变性相鉴别。我们应该仔细观察轴位图像以评估髁间窝外侧壁 ACL 的近端，急性 ACL 断裂的次要征象是 MRI 表现与 ACL 本身不相符，但与损伤机制相关（要点 1）。无上述征象并不能排除前交叉韧带断裂的诊断。然而当主要征象不明确时，次要征象就起作用了。

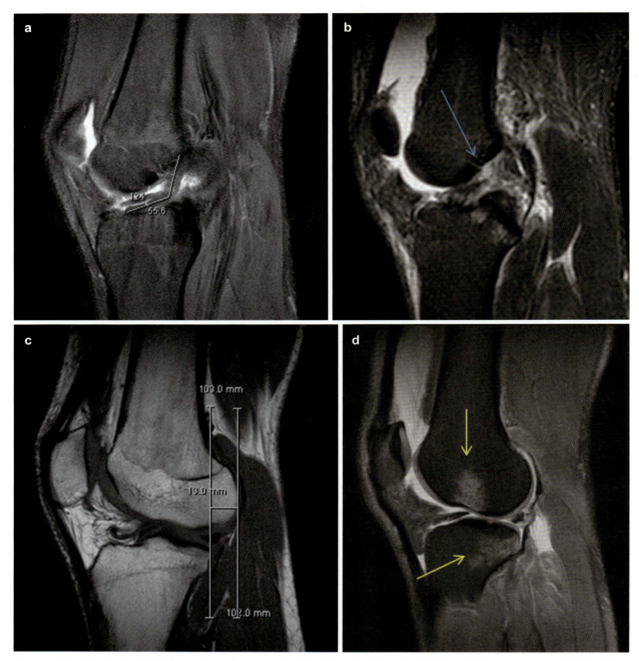

图 5.1　急性 ACL 撕裂的主要征象：a.ACL 成角；b.ACL 实质断裂导致信号强度异常增强（蓝色箭头）；c. 急性 ACL 撕裂的次要表现，胫骨前移（本例前移 10mm）；d. 股骨和胫骨挫伤（黄色箭头）

当 ACL 发生旋转损伤时，股骨外髁（LFC）相对于固定的胫骨发生外旋运动。这样股骨外髁对胫骨后外侧平台产生冲击，可能造成一侧和（或）两侧骨挫伤和（或）骨折。股骨外髁骨挫伤通常发生在外侧半月板前角附近。但如果这种损伤发生在较大屈膝角度位，这些骨挫伤会出现在更后方一些。胫骨骨挫伤 / 骨折通常发生在胫骨平台后外侧角。

胫骨前移间接提示前交叉韧带功能不全。如果向前移位超过 5mm，可能发生急性或慢性 ACL 撕裂。Segond 骨折（图 5.2）与前交叉韧带撕裂有 75%~100% 的相关性。Segond 骨折存在一种椭圆形的、垂直的、3mm×10mm 的骨折块，平行于胫骨外侧皮质，在胫骨平台以远约 4mm。这种类型的骨折既往被认为是由于半月板胫-骨关节囊韧带的中 1/3 受到牵拉所致的撕脱性骨折。髂胫束和外侧副韧带复合体也可能起到了作用。

约 5% 成人创伤性 ACL 功能不全者有胫骨髁间嵴骨折。ACL 止点损伤通常发生于胫骨嵴的前侧和外侧。因此，ACL 结构正常的患者可出现胫骨嵴骨折。导致前交叉韧带功能不全的胫骨髁间嵴撕脱骨折通常与过度伸展损伤机制有关。儿童胫骨嵴骨折多为单一骨折，成人胫骨嵴骨折多为高能量损伤。

此外，还有 5 种特殊的骨折在统计学上与 ACL 损伤相关，诊断时也应考虑到（表 5.1）。

一项研究报道，股骨和胫骨前侧的对吻骨挫伤提示过伸的损伤机制，且发现其与 ACL 撕裂有大约 50% 的相关性。腓骨近端撕脱性骨折也称为弓形征，提示膝过伸/膝内翻损伤，通常可影响外侧副韧带复合体，并且 ACL 也可能受伤。在严重的膝关节过伸损伤中，后交叉韧带可能受损，甚至可能发生腘窝的神经血管损伤。

5.3.2　慢性 ACL 撕裂

慢性 ACL 断裂通常与半月板损伤和继发性骨关节炎有关。慢性 ACL 损伤的 MRI 征象与急性损伤基本相同，但通常看不到骨挫伤和骨水肿，因此 T1 序列更为重要。

慢性 ACL 损伤最常见的 MRI 征象是 ACL 成像残缺不全。也有可能发现 ACL 成像完全消失并出现"空窝"征。

慢性撕裂的 ACL 残端可能附着于后交叉韧带（也被称为 PCL 上的 ACL）。这种现象在 MRI 上较少发现，但在关节镜下探查时很容易观察到。成熟的胶原瘢痕很难与低信号的正常胶原韧带组织鉴别。因此，无移位的慢性 ACL 断裂可能具有正常的 MRI 征象。

如果临床体格检查阳性（Lachman 试验或轴移试验

表 5.1　与 ACL 损伤相关的骨折

Segond 骨折（ACL 损伤的可能性极高）
股骨外髁凹陷性骨折（ACL 损伤的可能性高）
胫骨髁间嵴撕脱性骨折（ACL 损伤的可能性中度）
胫骨后外侧角骨折（ACL 损伤的可能性中度）
腓骨头撕脱骨折（ACL 损伤的可能性中度）

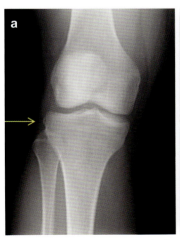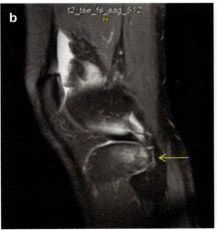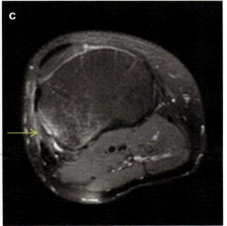

图 5.2　Segond 骨折在 X 线片很难识别（黄色箭头）（a），但是在 MRI T2 矢状位片（b）和轴位片（c）更容易发现。

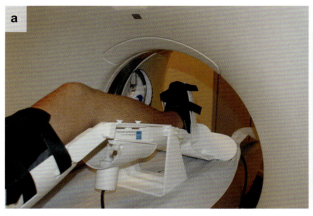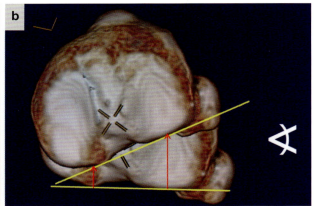

图 5.3　a.MRI 设备中的 Porto-Knee 测量仪（PKTD®）；b.PKTD 施加载荷后胫骨内旋和前移的 CT 三维重建轴向图

阳性），则 MRI 的阴性结果应被认为可能是假阴性。

5.3.3　ACL 部分撕裂

ACL 部分撕裂占所有 ACL 损伤的 10%~43%，据报道在儿童中的比例甚至更高。虽然 MRI 可以有效地区分正常和异常的 ACL，但在诊断部分损伤时的可靠性较差。即使是 3T MRI 也未能克服这一局限性。

5.4　膝关节动态和客观的 MRI 评估：Porto-Knee 测量仪（PKTD）

PKTD（图 5.3）是一种膝关节松弛度测试装置，设计用在 MRI 检查期间测量胫骨前-后平移和旋转的松弛度。通过这种方式，它将"解剖学"检查和"功能"评估结合在了一起。

PKTD 用聚氨酯材料做底座，使其可在 MRI 检查中使用。膝关节处于充气袖带膨胀引起的压力下，其允许检查者控制施加在小腿近端后部的最大负荷传递强度为 $46.7 \times 10^3 \text{N/m}^2$。

PKTD 使检查者通过脚踏板控制，可以在膝关节不同屈曲角度和不同外旋 / 内旋角度进行扫描。通过改变袖带的位置使压力从胫骨前方向后方施加，故其也可在需要的时候用于评估 PCL 损伤（图 5.4）。一旦 MRI 可以进行 1mm 间隔扫描和 CT 三维重建，就可研究膝关节旋转松弛度了。

通过胫骨平台最后缘的点画 1 条与胫骨平台垂直的线，经过股骨后髁最后缘点再画 1 条与其平行的直线，测量 2 条线之间的距离（mm）。将相同的点设定为骨性标志，我们可以通过内侧和外侧组件施加或不施加压力，加载或不加载旋转，重复测量（图 5.5）。

通过两点间的差距计算出胫骨内侧和外侧平台在不同旋转角度下的前移距离（mm）（无加压和加压）（图 5.6）。该方法可单独评估 ACL 功能不全侧或双侧对比。轴向图像可以测量股骨后髁连线和胫骨平台后缘连线之间的角度（°）（图 5.4、图 5.6）。这是 MRI 评估旋转松弛度的另一个方面，目前正在大量研究中。

临床试验已经证明，MRI-PKTD 方法在评估 ACL 功能不全膝关节前-后移位（与 KT-1000 相比）和旋转松弛度（与麻醉状态下的外侧轴移试验相比）方面是可靠的。

它还显示出了识别 ACL 部分撕裂的能力（后来被关节镜检查结果证实）。通过在检查过程中对 ACL 施加压力，该方法可同时评估 ACL 部分撕裂的机械力学改变并提高断裂束和残余束的"生物学的"/ 信号特征的可视化（要点 2）。

> **要点2　PKTD的优势：MRI评估方案**
> - 保留MRI所有解剖结构成像的可能性。
> - 可以在多个屈曲角度进行膝关节评估。
> - 在检查时可以加载前-后向和旋转载荷。
> - 使用骨性标记来测量移位。
> - 可以客观量化内侧间室和外侧间室产生的移位。
> - 动态评估有助于评估部分撕裂。
> - 可以评估后向稳定性（后交叉韧带或复合损伤）。

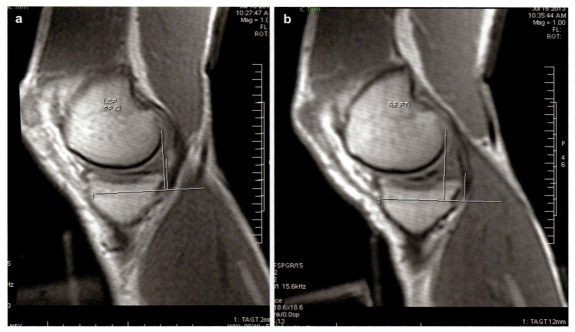

图 5.4　MRI-PKTD® 对后交叉韧带断裂患者的评估：a. 无负荷的矢状位图像，股骨内后髁和胫骨内侧平台之间的距离；b. 加载后向负荷和外旋后的矢状位图像，股骨内后髁和胫骨内侧平台之间的距离

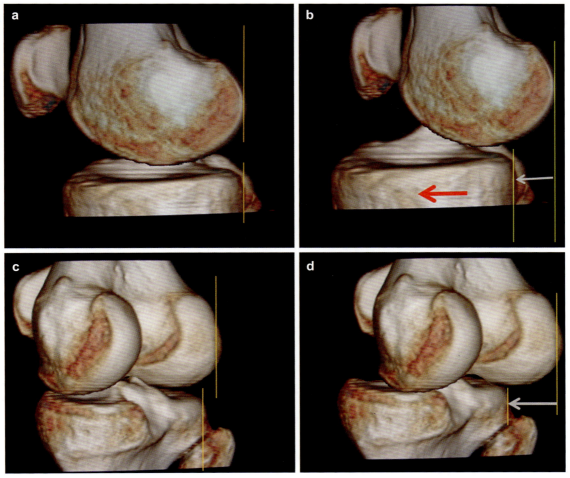

图 5.5　PKTD® 对内侧间室（a，b）和外侧间室（c，d）前移影响的 CT 三维重建图像

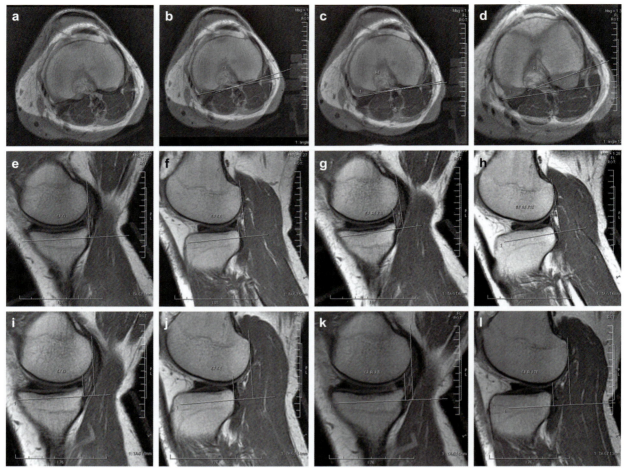

图 5.6 MRI-PKTD® 对 1 例 ACL 断裂患者的评估：a. 选择合适的骨性标志图像；b. 无载荷时，股骨后髁连线和胫骨平台后缘连线间的角度（5°）；c. 向前施加载荷并外旋时的角度（3°）；d. 向前施加载荷并内旋时的角度（12°）；e. 无载荷时的矢状位图像，内后髁和胫骨平台之间的距离（1mm）；f. 无载荷时的矢状位图像，外后髁与胫骨平台之间的距离（5mm）；g. 无前向载荷但有外旋时的矢状位图像，内后髁与内侧胫骨平台之间的距离（6mm）；h. 无前向载荷但有外旋时的矢状位图像，外后髁与外侧胫骨平台之间的距离（6mm）；i. 有前向载荷时的矢状位图像，内后髁和内侧胫骨平台之间的距离（8mm）；j. 有前向载荷时的矢状位图像，外后髁与外侧胫骨平台之间的距离（14mm）；k. 有前向载荷和内旋时的矢状位图像，内后髁与内侧胫骨平台之间的距离（5mm）；l. 有前向载荷和内旋时的矢状位图像，外后髁与外侧胫骨平台之间的距离（13mm）

目前的研究主要集中在改进这种测量评估的方法，以甄别 ACL 断裂的高危人群。

5.5 结论

用于研究膝关节的 MRI 方案应包括所有 3 个平面中的自旋回波序列或脂肪饱和的快速自旋回波序列图像，包括 T1 和 T2 加权矢状位图像。当前，在正交平面中常获得矢状位图像。检查者必须熟悉所有平面上 ACL 的正常和异常影像。应仔细检查 ACL 断裂的主要和次要征象。还要检查相关的骨折 / 损伤类型。我们应该意识到 MRI 对于部分撕裂和慢性撕裂的诊断准确性较低。在 ACL 的 MRI 研究中还有很大的进步空间。成像仪器、软件和造影剂等技术的不断进步可能会在不久的将来带来更快、信息量更大的 MRI 检查。每年都会出现新的序列类型。此外，与当前的静态成像相比，动态 MRI 评估正在开发中，将使评估变得更简单、更快捷和更有效。

参考文献

[1] Araujo PH, Kfuri Junior M, Ohashi B, Hoshino Y,Zaffagnini S, Samuelsson K, Karlsson J, Fu F, Musahl V (2014) Individualized ACL reconstruction. Knee Surg Sports Traumatol Arthrosc 22(9):1966–1975. doi:10.1007/s00167-014-2928-2

[2] Arilla FV, Yeung M, Bell K, Rahnemai-Azar AA, Rothrauff BB, Fu FH, Debski RE, Ayeni OR, Musahl V (2015) Experimental execution of the simulated Pivot-Shift Test: a systematic review of techniques. Arthrosc 31:2445–2454. doi:10.1016/j. arthro.2015.06.027

[3] Behairy NH, Dorgham MA, Khaled SA (2009) Accuracy of routine magnetic resonance imaging in meniscal and ligamentous injuries of the knee: com-parison with arthroscopy. Int Orthop 33(4):961–967. doi:10.1007/s00264-008-0580-5

[4] Benjaminse A, Gokeler A, van der Schans CP (2006) Clinical diagnosis of an anterior cruciate ligament rupture: a meta-analysis. J Orthop Sports Phys Ther 36(5):267–288. doi:10.2519/jospt.2006.2011

[5] Bjornsson H, Desai N, Musahl V, Alentorn-Geli E, Bhandari M, Fu F, Samuelsson K (2015) Is double-bundle anterior cruciate ligament reconstruction superior to single-bundle? a comprehensive system-atic review. Knee Surg Sports Traumatol Arthrosc 23(3):696–739. doi:10.1007/s00167-013-2666-x

[6] Brandon ML, Haynes PT, Bonamo JR, Flynn MI, Barrett GR, Sherman MF (2006) The association between posterior-inferior tibial slope and anterior cruciate ligament insufficiency. Arthrosc 22(8):894– 899. doi:10.1016/j.arthro.2006.04.098

[7] Brandser EA, Riley MA, Berbaum KS, el-Khoury GY, Bennett DL (1996) MR imaging of anterior cruci-ate ligament injury: independent value of primary and secondary signs. AJR Am J Roentgenol 167((1):121– 126. doi:10.2214/ajr.167.1.8659355

[8] Campos JC, Chung CB, Lektrakul N, Pedowitz R, Trudell D, Yu J, Resnick D (2001) Pathogenesis of the segond fracture: anatomic and MR imaging evidence of an iliotibial tract or anterior oblique band avulsion.Radiology 219(2):381–386. doi:10.1148/radiology.21 9.2.r01ma23381

[9] Chan WP, Peterfy C, Fritz RC, Genant HK (1994) MR diagnosis of complete tears of the anterior cruciate ligament of the knee: importance of anterior sublux-ation of the tibia. AJR Am J Roentgenol 162(2):355– 360. doi:10.2214/ajr.162.2.8310927

[10] Citak M, Suero EM, Rozell JC, Bosscher MR, Kuestermeyer J, Pearle AD (2011) A mecha-nized and standardized pivot shifter: technical description and first evaluation. Knee Surg Sports Traumatol Arthrosc 19(5):707–711. doi:10.1007/s00167-010-1289-8

[11] DeFranco MJ, Bach BR Jr (2009) A comprehensive review of partial anterior cruciate ligament tears. J Bone Joint Surg Am 91(1):198–208. doi:10.2106/ JBJS.H.00819

[12] Espregueira-Mendes J, Pereira H, Sevivas N, Passos C, Vasconcelos JC, Monteiro A, Oliveira JM, Reis RL (2012) Assessment of rotatory laxity in anterior cruciate ligament-deficient knees using magnetic resonance imaging with Porto-knee testing device. Knee Surg Sports Traumatol Arthrosc 20(4):671–678. doi:10.1007/s00167-012-1914-9

[13] Falchook FS, Tigges S, Carpenter WA, Branch TP, Stiles RG (1996) Accuracy of direct signs of tears of the anterior cruciate ligament. Can Assoc Radiol J (Journal l'Association canadienne des radiologistes) 47(2):114–120

[14] Fitzgerald SW, Remer EM, Friedman H, Rogers LF, Hendrix RW, Schafer MF (1993) MR evaluation of the anterior cruciate ligament: value of supplementing sagittal images with coronal and axial images. AJR Am J Roentgenol 160(6):1233–1237. doi:10.2214/ ajr.160.6.8498224

[15] Fruensgaard S, Johannsen HV (1989) Incomplete rup-tures of the anterior cruciate ligament. J Bone Joint Surg 71(3):526–530

[16] Giaconi JC, Allen CR, Steinbach LS (2009) Anterior cruciate ligament graft reconstruction: clinical, technical, and imaging overview. Top Magn Reson Imaging : TMRI 20(3):129–150. doi:10.1097/ RMR.0b013e3181d657a7

[17] Grzelak P, Podgorski MT, Stefanczyk L, Domzalski M (2015)

Ultrasonographic test for complete anterior cruciate ligament injury. Indian J Orthop 49(2):143– 149. doi:10.4103/0019-5413.152432

[18] Hoshino Y, Kuroda R, Nagamune K, Araki D, Kubo S, Yamaguchi M, Kurosaka M (2012) Optimal measure-ment of clinical rotational test for evaluating anterior cruciate ligament insufficiency. Knee Surg Sports Traumatol Arthrosc 20(7):1323–1330. doi:10.1007/ s00167-011-1643-5

[19] Hoshino Y, Musahl V, Irrgang JJ, Lopomo N, Zaffagnini S, Karlsson J, Kuroda R, Fu FH (2015) Quantitative evaluation of the Pivot Shift -relation-ship to clinical Pivot Shift Grade: a prospective inter-national multicenter study. Orthop J Sports Med 3(2 suppl):56–72. doi:10.1177/2325967115s00108

[20] Isberg J, Faxen E, Brandsson S, Eriksson BI,Karrholm J, Karlsson J (2006) KT-1000 records smaller side-to-side differences than radiostereomet-ric analysis before and after an ACL reconstruction. Knee Surg Sports Traumatol Arthrosc 14(6):529–535. doi:10.1007/s00167-006-0061-6

[21] Jonsson H, Riklund-Ahlstrom K, Lind J (2004) Positive pivot shift after ACL reconstruction predicts later osteoarthrosis: 63 patients followed 5–9 years after surgery. Acta Orthop Scand 75(5):594–599. doi:10.1080/00016470410001484

[22] Juhng SK, Lee JK, Choi SS, Yoon KH, Roh BS, Won JJ (2002) MR evaluation of the "arcuate" sign of pos-terolateral knee instability. AJR Am J Roentgenol 178(3):583–588. doi:10.2214/ajr.178.3.1780583

[23] Kato Y, Maeyama A, Lertwanich P, Wang JH, Ingham SJ, Kramer S, Martins CQ, Smolinski P, Fu FH (2013) Biomechanical comparison of different graft positions for single-bundle anterior cruciate ligament reconstruction. Knee Surg Sports Traumatol Arthrosc 21(4):816–823. doi:10.1007/ s00167-012-1951-4

[24] Kocher MS, Steadman JR, Briggs KK, Sterett WI, Hawkins RJ (2004) Relationships between objec-tive assessment of ligament stability and subjective assessment of symptoms and function after anterior cruciate ligament reconstruction. Am J Sports Med 32(3):629–634

[25] Kothari A, Haughom B, Subburaj K, Feeley B, Li X, Ma CB (2012) Evaluating rotational kinematics of the knee in ACL reconstructed patients using 3.0 Tesla magnetic resonance imaging. Knee 19(5):648–651. doi:10.1016/ j.knee.2011.12.001

[26] Kuroda R, Hoshino Y, Kubo S, Araki D, Oka S, Nagamune K, Kurosaka M (2011) Similarities and Differences of Diagnostic Manual Tests for Anterior Cruciate Ligament Insufficiency: A Global Survey and Kinematics Assessment. Am J Sports Med. doi:10.1177/0363546511423634, 0363546511423634 [pii]

[27] Lane CG, Warren R, Pearle AD (2008) The pivot shift. J Am Acad Orthop Surg 16(12):679–688, doi: 16/12/679 [pii]

[28] Lawrance JA, Ostlere SJ, Dodd CA (1996) MRI diag-nosis of partial tears of the anterior cruciate ligament. Injury 27(3):153–155

[29] Lee K, Siegel MJ, Lau DM, Hildebolt CF, Matava MJ (1999) Anterior cruciate ligament tears: MR imaging-based diagnosis in a pediatric population. Radiology 213(3):697–704.doi:10.1148/radiology.213.3.r99dc26697

[30] Lee SY, Matsui N, Yoshida K, Doi R, Matsushima S, Wakami T, Fujii M, Yoshiya S, Kurosaka M, Yamamoto T (2005) Magnetic resonance delin-eation of the anterior cruciate ligament of the knee: flexed knee position within a surface coil. Clin Imaging 29(2):117–122. doi:10.1016/j.clinimag.2004.04.024

[31] Leitze Z, Losee RE, Jokl P, Johnson TR, Feagin JA (2005) Implications of the pivot shift in the ACL-deficient knee. Clin Orthop Relat Res 436:229–236

[32] Mellado JM, Calmet J, Olona M, Gine J, Sauri A(2004) Magnetic resonance imaging of anterior cru-ciate ligament tears: reevaluation of quantitative parameters and imaging findings including a simpli-fied method for measuring the anterior cruciate liga-ment angle. Knee Surg Sports Traumatol Arthrosc 12(3):217–224. doi:10.1007/s00167-003-0431-2

[33] Mink JH, Levy T, Crues JV 3rd (1988) Tears of the anterior cruciate ligament and menisci of the knee: MR imaging evaluation. Radiology 167(3):769–774. doi:10.1148/ radiology.167.3.3363138

[34] Muller B, Hofbauer M, Rahnemai-Azar AA, Wolf M, Araki D, Hoshino Y, Araujo P, Debski RE, Irrgang JJ, Fu FH, Musahl V

(2015) Development of computer tablet software for clinical quantification of lateral knee compartment translation during the pivot shift test. Comput Methods Biomech Biomed Engin 19:1– 12. doi:10.1080/10255842.2015.1006210

[35] Murphy BJ, Smith RL, Uribe JW, Janecki CJ, Hechtman KS, Mangasarian RA (1992) Bone signal abnormalities in the posterolateral tibia and lateral femoral condyle in complete tears of the anterior cru-ciate ligament: a specific sign? Radiology 182(1):221– 224. doi:10.1148/radiology.182.1.1727286

[36] Musahl V, Voos J, O'Loughlin PF, Stueber V, Kendoff D, Pearle AD (2010) Mechanized pivot shift test achieves greater accuracy than manual pivot shift test. Knee Surg Sports Traumatol Arthrosc 18(9):1208– 1213. doi:10.1007/s00167-009-1004-9

[37] Noyes FR, Mooar LA, Moorman CT 3rd, McGinniss GH (1989) Partial tears of the anterior cruciate liga-ment. progression to complete ligament deficiency. J Bone Joint Surg 71(5):825–833

[38] Ochi M, Adachi N, Deie M, Kanaya A (2006) Anterior cruciate ligament augmentation procedure with a 1-incision technique: anteromedial bundle or postero-lateral bundle reconstruction. Arthroscopy 22(4):463 e461–465.doi:10.1016/j.arthro.2005.06.034,S0749-8063(05)01560-4 [pii]

[39] Ohashi B, Ward J, Araujo P, Kfuri M, Pereira H, Espregueira-Mendes J, Musahl V (2014) Partial ACL Ruptures: knee laxity measurements and Pivot Shift. In: Doral MN, Karlsson J (eds) Sports injuries. Springer, Berlin/Heidelberg, pp 1–16. doi:10.1007/978-3-642-36801-1_85-1

[40] Pereira H, Fernandes M, Pereira R, Jones H, Vasconcelos JC, Oliveira JM, Reis RL, Musahl V, Espregueira-Mendes J (2014) ACL injuries identifi-able for Pre-participation imagiological analysis: risk factors. In: Doral MN, Karlsson J (eds) Sports injuries. Springer, Berlin/Heidelberg, pp 1–15. doi:10.1007/978-3-642-36801-1_80-1

[41] Pereira H, Sevivas N, Pereira R, Monteiro A, Oliveira JM, Reis RL, Espregueira-Mendes J (2012) New tools for diagnosis, assessment of surgical outcome and follow-up. In: Hernández JA, Monllau JC (eds) Lesiones ligamentosas de la rodilla. Marge Médica Books Barcelona, Spain, pp 185–198

[42] Pereira H, Sevivas N, Pereira R, Monteiro A, Sampaio R, Oliveira J, Reis R, Espregueira-Mendes J (2014) Systematic approach from Porto School. In: Siebold R, Dejour D, Zaffagnini S (eds) Anterior cruciate ligament reconstruction. Springer, Berlin/Heidelberg, pp 367–386. doi:10.1007/978-3-642-45349-6_34

[43] Prince JS, Laor T, Bean JA (2005) MRI of anterior cruciate ligament injuries and associated findings in the pediatric knee: changes with skeletal maturation. AJR Am J Roentgenol 185(3):756–762. doi:10.2214/ ajr.185.3.01850756

[44] Prins M (2006) The Lachman test is the most sensitive and the pivot shift the most specific test for the diagnosis of ACL rupture. Aust J Physiother 52(1):66. doi:http:// dx.doi.org/10.1016/S0004-9514(06)70069-1

[45] Remer EM, Fitzgerald SW, Friedman H, Rogers LF,Hendrix RW,Schafer MF (1992) Anterior cruciate ligament injury: MR imaging diagnosis and patterns of injury. Radiogr Rev Publ Radiol Soc N Am,Inc 12(5):901–915. doi:10.1148/ radiographics.12.5.1529133

[46] Resnick D (1995) Diagnosis of bone and joint disor-ders. 3rd edn. WB Saunders Co, Philadelphia

[47] Robertson PL, Schweitzer ME, Bartolozzi AR, Ugoni A (1994) Anterior cruciate ligament tears: evalua-tion of multiple signs with MR imaging. Radiology 193(3):829–834. doi:10.1148/radiology.193.3.7972833

[48] Roychowdhury S, Fitzgerald SW, Sonin AH, Peduto AJ, Miller FH, Hoff FL (1997) Using MR imaging to diagnose partial tears of the anterior cruciate liga-ment: value of axial images. AJR Am J Roentgenol 168(6):1487–1491. doi:10.2214/ajr.168.6.9168712

[49] Rubin DA, Kettering JM, Towers JD, Britton CA (1998) MR imaging of knees having isolated and combined ligament injuries. AJR Am J Roentgenol 170(5):1207–1213. doi:10.2214/ajr.170.5.9574586

[50] Sonnery-Cottet B, Lavoie F, Ogassawara R, Scussiato RG, Kidder JF, Chambat P (2010) Selective antero-medial bundle reconstruction in partial ACL tears: a series of 36 patients with mean 24 months follow-up. Knee Surg Sports Traumatol

Arthrosc 18(1):47–51. doi:10.1007/s00167-009-0855-4

[51] Staubli HU, Noesberger B, Jakob RP (1992) Stress radi-ography of the knee. Cruciate ligament function studied in 138 patients. Acta Orthop Scand Suppl 249:1–27

[52] Stoller D (1997) Magnetic resonance imaging in orthopaedics and sports medicine. 2nd edn. Lippincott-Raven, Philadelphia

[53] Swain MS, Henschke N, Kamper SJ, Downie AS, Koes BW, Maher CG (2014) Accuracy of clinical tests in the diagnosis of anterior cruciate ligament injury: a systematic review. Chiropr Man Therap 22:25. doi:10.1186/s12998-014-0025-8

[54] Terzidis IP, Christodoulou AG, Ploumis AL, Metsovitis SR, Koimtzis M, Givissis P (2004) The appearance of kissing contusion in the acutely injured knee in the athletes. Br J Sports Med 38(5):592–596. doi:10.1136/bjsm.2003.006718

[55] Toye LR, Cummings DP, Armendariz G (2002) Adult tibial intercondylar eminence fracture: evalua-tion with MR imaging. Skeletal Radiol 31(1):46–48. doi:10.1007/s00256-001-0440-5

[56] Tung GA, Davis LM, Wiggins ME, Fadale PD (1993) Tears of the anterior cruciate ligament: primary and sec-ondary signs at MR imaging. Radiology 188(3):661–667. doi:10.1148/radiology.188.3.8351329

[57] Vahey TN, Broome DR, Kayes KJ, Shelbourne KD (1991) Acute and chronic tears of the ante-rior cruciate ligament: differential features at MR imaging. Radiology 181(1):251–253. doi:10.1148/ radiology.181.1.1887042

[58] Van Dyck P, De Smet E, Veryser J, Lambrecht V, Gielen JL, Vanhoenacker FM, Dossche L, Parizel PM (2012) Partial tear of the anterior cruciate liga-ment of the knee: injury patterns on MR imaging. Knee Surg Sports Traumatol Arthrosc 20(2):256–261. doi:10.1007/s00167-011-1617-7

[59] Van Dyck P, Vanhoenacker FM, Gielen JL, Dossche L, Van Gestel J, Wouters K, Parizel PM (2011) Three tesla magnetic resonance imaging of the ante-rior cruciate ligament of the knee: can we differen-tiate complete from partial tears? Skeletal Radiol 40(6):701–707. doi:10.1007/s00256-010-1044-8

[60] Van Dyck P, Vanhoenacker FM, Lambrecht V, Wouters K, Gielen JL, Dossche L, Parizel PM (2013) Prospective comparison of 1.5 and [3]0-T MRI for evaluating the knee menisci and ACL. J Bone Joint Surg Am 95(10):916–924. doi:10.2106/JBJS.L.01195

[61] Winters K, Tregonning R (2005) Reliability of mag-netic resonance imaging of the traumatic knee as deter-mined by arthroscopy. N Z Med J 118(1209):U1301

[62] Yasuda K, van Eck CF, Hoshino Y, Fu FH, Tashman S (2011) Anatomic single-and double-bundle anterior cruciate ligament reconstruction, part 1: basic science. Am J Sports Med 39(8):1789–1799. doi:10.1177/0363546511402659

[63] Yu JS, Goodwin D, Salonen D, Pathria MN, Resnick D, Dardani M, Schweitzer M (1995) Complete dislocation of the knee: spectrum of associated soft-tissue injuries depicted by MR imaging. AJR Am J Roentgenol 164(1):135–139. doi:10.2214/ ajr.164.1.7998526

[64] Zaffagnini S, Bignozzi S, Martelli S, Imakiire N, Lopomo N, Marcacci M (2006) New intraoperative protocol for kinematic evaluation of ACL recon-struction: preliminary results. Knee Surg Sports Traumatol Arthrosc 14(9):811–816. doi:10.1007/ s00167-006-0057-2

第6章 软件应用

Amir Ata Rahnemai-Azar, Justin W. Arner, Jan- Hendrik Naendrup,
Volker Musahl

译者 郭 林 马 超
审校 施洪臣 谭洪波

6.1 旋转不稳量化软件的应用

轴移试验是一项评估膝关节旋转不稳定的动态试验，通过向膝关节施加复杂的轴向和旋转应力实施。与其他膝关节体格检查相比，轴移试验与前交叉韧带（ACL）重建术后患者自我感觉和骨性关节炎发生密切相关。然而，由于不同检查者之间存在较大差异，且主观影响较大，试验结果的判读还比较困难。

有多种方法用于轴移试验时膝关节不稳的量化评估，如术中导航系统和电磁示踪系统。但由于应用费用高昂、操作有创和（或）烦琐，限制了其临床应用，同时也限制了与健侧肢体的对比评估。最近推出了两个名为"PIVOT"和"KiRA"的软件产品，试图通过测量轴移试验中胫骨外侧间室的前移和胫骨脱位的加速度来对这个试验进行量化。

6.1.1 PIVOT 软件

Bedi 等的研究证实，相对于胫骨旋转，胫骨前移是轴移试验分级中更具实际意义的动态因素。利用计算机导航系统，他们证实膝关节外侧间室的前移与轴移试验分级密切相关。轴移试验中胫骨前移的可视化是该专业软件的工作原理。利用数码摄像机记录检查的影像数据，而后进行分析。其中一种分析方法是利用 Image J 软件进行（Image J 软件将在本章节的 6.2.2 部分详细介绍）。但是这种分析方法比较耗时，并不适用于日常临床工作。

PIVOT 软件可以安装在一般的平板电脑上，用于记录和计算轴移试验过程中 30s 内的胫骨前移情况。为了

提高图像分析技术的可视化效果，我们需要在膝关节外侧画出 3 个骨性标志的圆形标记。这些画出的易识别标记包括：（1）股骨外上髁；（2）Gerdy 结节；（3）腓骨头。应当注意，画出的 3 个圆形标记的颜色应该与患者皮肤的颜色相区别，并且尽量使用单色背景，以最大限度地减少周围环境的干扰。

为了获取轴移试验的定量分析数据，检查过程中，助手使用平板电脑的数码摄像头记录标记点的移动（图6.1a）。PIVOT 软件对膝关节图像进行实时扫描，并根据软件的自定义算法调整亮度和对比度，使除标记点外的整个图像都暗化。然后，PIVOT 软件自动跟踪标记点的移动，并计算腓骨小头到 Gerdy 结节之间连线的垂线到股骨髁的距离，从而得到轴移试验定量分析数据（图6.2）。通过追踪标记，软件会给出一个还原图，显示轴移试验过程中的胫骨后向移动轨迹。在图中我们可以测量胫骨后向移动的最大和最小值，从而计算得到胫骨前移的定量值（图 6.1b）。此外，轴移试验的量化也可以在与对侧膝关节的比较或韧带重建术后康复期内随访时实施。因为使用的是无菌标记笔，轴移试验的定量分析也能在术中进行。

PIVOT 软件的有效性和实际应用已经在实验室进行了对照研究。明确了当测试距离保持在 75~126cm，偏移角小于 45° 时，该软件测量标记移动的最大误差小于6%。此外，利用电磁跟踪系统进行的尸体研究也评估了轴移试验过程中膝关节的 3D 运动情况，从另一角度验证了 PIVOT 软件的可靠性。事实证明，使用 PIVOT 软件测量膝关节外侧间室的前移与膝关节的 3D 运动具有很强的相关性，间室前移距离约为骨运动的 3 倍（Pearson's

相关系数=0.75~0.79，*P*<0.05）。而且，关于该方法可信度的自我检验也证明了其强大的可靠性（同类相关性系数=0.70~0.82）。

另一项针对 ACL 损伤患者的研究表明，PIVOT 软件能够持续稳定地检测、量化膝关节外侧间室的前移距离。而且软件定量分析结果表明轴移试验的临床分级与软件定量结果相关，随着膝关节外侧间室前移距离的增加，轴移试验的临床分级也会相应增加。

最近，PIVOT 软件被用来研究轴移试验过程中的膝关节旋转不稳定，并详细解析了膝关节内不同解剖构成在旋转不稳定中的作用。利用软件的定量分析结果，我们发现，在前交叉韧带损伤的患者中，伴有内侧半月板、外侧半月板或外侧关节囊损伤，以及外侧胫骨平台倾斜增加，会导致更高等级的旋转不稳。综上，PIVOT 软件给我们提供了一种便捷、无创且较为可靠的定量分析膝关节轴移试验的方法。

> **要点1**
> PIVOT软件可以在轴移试验测试中相对精准地测量外侧间室移动。实际的3D骨骼运动量大约是软件测量值的3倍。

6.1.2　惯性传感器

轴移试验过程中胫骨复位的加速度也能客观地反映轴移试验情况。有研究表明，胫骨复位的加速度这一参数与轴移试验临床分级正相关。轴移试验时胫骨复位加速度可以通过有创或无创两种方法量化，如电磁跟踪系统、外科导航系统和三轴惯性加速度计。如果使用惯性传感器无须外部参照点就可以对相对于已知起点的物体的位置和方向进行测量。

Lopomo 等介绍了一种无创获得轴移试验过程中胫骨复位加速度的方法，使用一个固定在皮肤上的商用三轴加速度传感器，该传感器的配套专用软件被称为 KiRA。传感器通过皮带无创固定在胫骨外侧前结节和 Gerdy 结节之间，且主轴与胫骨机械轴平行。选择这个位置固定传感器是为了确保最佳的稳定性和皮肤伪影最小化。此外，在这个位置外侧间室加速度也最容易获得（图 6.3a）。

在轴移试验中，3D 加速度将通过标配的 2.0 蓝牙设备无线发送到配备 KiRA 软件的平板电脑上。KiRA 软件的作用是从传感器接收数据，并自动将得到的胫骨复位加速度数据与数据库中的数据进行比对分析。KiRA 软件能调整重力分量的加速度模量，并在软件界面中提供实时模式下的加速度曲线。另外，KiRA 软件可以自动识别出与轴移现象有关的曲线，并通过该曲线分析计算出一系列加速度分量（图 6.3b）：

a_{max}：肢体加速度的最大值。

a_{mix}：肢体加速度的最小值。

a_{range}：加速度的范围，由 a_{max} 和 a_{mix} 的差异决定。

斜率：对应曲线的平均斜率，反映曲线平滑度。

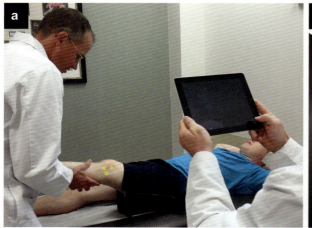
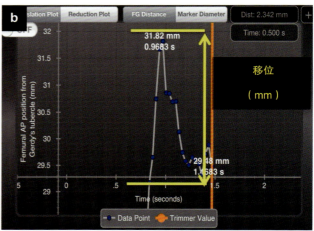

图 6.1　a.PIVOT 软件测试装置；b. 软件界面显示了复位曲线。复位的最大值和最小值之间的差异决定了外侧间室的前移

图 6.2　枢轴点的定义是股骨外髁标记点到腓骨小头与 Gerdy 结节之间连线的垂线距离。检查时枢轴点的前移代表膝关节外侧间室的前移

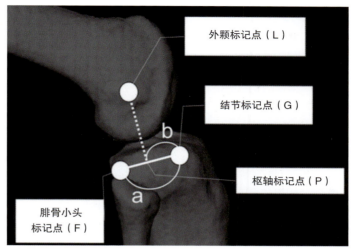

外髁标记点（L）

结节标记点（G）

枢轴标记点（P）

腓骨小头标记点（F）

通过电磁跟踪系统和外部导航系统的验证，KiRA 系统已被证实是一种可行的膝关节运动学测量方法。Araujo 等利用尸体标本，验证了 KiRA 系统与电磁示踪系统测量的胫骨复位加速度之间存在良好的相关性（Pearson's 相关系数 =0.75）。类似的研究中，通过手术导航系统测量的前后运动加速度与 KiRA 系统测量得到的绝对 3D 加速度相比，也显示出良好的正相关性（Pearson's 相关系数 =0.72，$P<0.05$）和适中的可预测性（$R_2=0.51$）。另有研究表明，KiRA 系统获得的加速度与轴移的临床分级密切相关。重要的是，KiRA 系统在内部测试中显示出良好的可靠性（ICC：0.76~0.90）。

在一项纳入 66 例膝关节 ACL 损伤患者的研究中，膝关节屈曲度较正常膝关节显著增高、降低、变大（平均差异 $=1.6 \pm 1.5 \mathrm{m/s^2}$，$P<0.05$），加速度斜率增大（平均差异 $=8.6 \pm 13.7 \mathrm{m/s^3}$，$P<0.05$）。上述参数中，$a_{range}$ 在正常膝关节和 ACL 急性损伤的膝关节之间差异很大，如果仅使用 a_{range} 进行诊断，膝关节 ACL 损伤诊断正确率约为 70%，而如果仅使用曲线斜率来诊断，膝关节 ACL 损伤诊断正确率约为 80%。但在临床实践中，仅仅通过轴移试验的检查结果来诊断 ACL 损伤并不常见，因为就目前报道来看，该方法诊断 ACL 损伤的准确性仍然有待提升。

使用 KiRA 软件量化胫骨复位加速度的方法较为容易，因为整个过程仅需一个小的传感器无线连接，且不需要任何解剖结构的注册。Berruto 等在 100 例 ACL 损伤患者中证明了 KiRA 的可靠性和良好的使用前景。他们还发现，高效使用 KiRA 软件系统需要一个学习曲线，即随着操作者经验的累积，ACL 损伤诊断的特异性将会显著增加。此外还要考虑到，胫骨复位加速度取决于轴移试验中施加的力量和技巧，这就说明了进行标准化手法检查以降低变异性是很必要的。

一些研究人员建议进一步开发新的算法，最终找出深入分析轴移试验数据获得 ACL 断裂的诊断方法。利用惯性传感器在全身麻醉下双侧肢体检查时获得的数据回归分析，前交叉韧带功能不全的诊断准确率可达 97%。增加受试者可提高算法的准确性。例如，要达到 97% 的诊断准确率，至少需要 61 名受试者的数据，而在轴移试验数据小于 20 名受试者的情况下，ACL 断裂诊断的准确性较差。值得注意的是，任何精度低于 100% 的诊断方法都需要与其他方法相结合，以消除可能的误诊并获得最佳结果。

要点 2
胫骨复位的加速度是轴移试验的一个决定因素。经过验证表明，KiRA 软件测量的胫骨复位加速度与胫骨复位的实际加速度有很强的相关性。

6.1.3　旋转不稳定量分析的展望

通过测量 6 个自由度的运动，Bull 等证明了每个前交叉韧带损伤的患者在轴移测试中都有不同的运动范围。也就是说，旋转不稳定的膝关节行轴移试验会表现出多

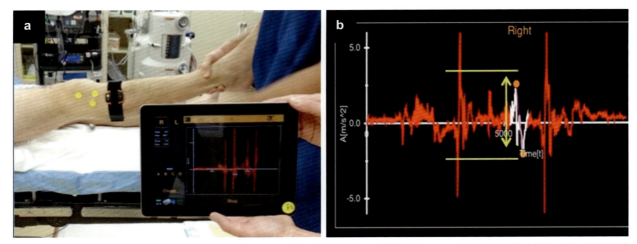

图 6.3　a. 安装 KiRA 软件和惯性传感器：传感器被紧紧固定在胫骨前外侧，胫骨结节和 Gerdy 结节之间，传感器的长轴与胫骨机械轴平齐；b. 通过 KiRA 软件获得加速度曲线。黄色箭头表示加速度值变化范围

种不同的运动维度。

目前临床上常用的一些客观定量分析轴移试验的方法，能够相对容易且可靠地反映膝关节旋转不稳定的不同方面。使用 PIVOT 系统和 KiRA 系统对 ACL 损伤患者的研究结果与 Bull 等的研究结果完全一致，这提示我们，膝关节旋转不稳普遍存在于 ACL 损伤的患者中（图 6.4）。也进一步强调了 ACL 损伤者个体化治疗的必要性，而不再是传统"一刀切"的治疗方法。

然而，上述两种软件并不是膝关节旋转不稳定量分析的"金标准"，也不代表其他软件不能用于测量膝关节的轴移运动。仅仅是因为上述两种软件的可重复性和准确性较高，这使得临床医生能够获取更客观可靠的轴移试验定量数据。我们的目标是通过使用这些软件，实现轴移试验定量分析，进而将膝关节旋转不稳患者进行归类分型，使医生更加重视个体化的损伤的评估，以期获得更好的治疗效果。

6.2　通用软件产品

除了以上提到的测定膝关节旋转不稳的软件，还有其他一些更加通用的技术被应用于日常的骨科临床工作中。这些软件产品包括从简单的用户界面到复杂的科研工具。

6.2.1　智能手机应用软件（Apps）

近年来，由于智能手机和平板电脑的便利性、易用性和潜在的利润，人们开发了各种各样的应用程序。其中大多是普通医疗软件，如用药参考和体重指数 BMI 计算软件等，并不是骨科专用软件。骨科手机专用软件应具有检查和评估程序、功能测定工具、影像学图片助手以及一些文献查询功能。那些应用软件有些是免费的，也有一些要求用户付费。这些软件大多由学术中心或企业支持开发，但很少有网站提供专门的骨科应用软件。

调查显示，许多医学生和老师依赖移动设备来满足他们的临床需求。但是值得注意的是这些应用软件提供的资源质量参差不齐，缺乏行业标准和专业审查，因此在临床应用之前，需要我们去进一步甄别这些知识的准确性。

6.2.2　医学图像处理软件

自 20 世纪 80 年代中期数字成像设备引入医疗领域以来，医学图像处理软件的数量开始了大幅增长。近年来人们开发了几种适用于骨科领域的图像处理软件，常用的图像处理软件包括 Image J 和 Osiri X。这两种软件很容易免费下载得到，且允许用户根据自身需求编辑分析影像学图片（例如普通 X 线片、MRI 图片）和其他医学图像（如免疫组化组织学图片、大体照片）。Image J 是

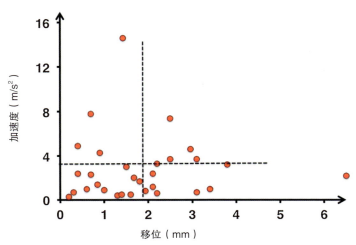

图 6.4　一项前交叉韧带损伤患者的研究结果。每个红点代表 1 例患者的轴移运动情况，横坐标为轴移试验中胫骨前移距离，纵坐标为胫骨复位加速度，这两个数据分别由 PIVOT 和 KiRA 系统获得。虚线表示胫骨前移距离和胫骨复位加速度的中位数

一个基于 Java 程序下的共享软件，可以编辑处理 TIFF、GIF、PNG、JPEG、BMP 和 DICOM 等多种格式的图片。

OsiriX 软件在 Mac OS X（苹果公司）操作系统下运行，具备与 Image J 相似的功能，能够处理不同格式的图片。使用 Osiri X 软件的目的是通过测量医学影像图片中不同解剖部位的骨关节形态、面积和体积大小，最终获取有益的信息。例如利用 Osiri X 软件，研究人员既可以测量 ACL 足印区的面积，也可以比较移植物中点到骨隧道入口的距离，从而分析移植物在骨隧道内的位移情况。此外，Osiri X 软件是开放的，因此允许用户自由添加编辑和插件，以实现不同的特殊功能。

另一些图像处理软件，主要用于临床图像分割和三维设计及建模的开发，例如 Mimics 和 Geomagic。骨科三维模型可以通过一系列二维医学图像数据或直接扫描物理对象来制作。这些软件通过有限元建模的方法模拟真实的几何形态，对研究真实的人体解剖结构具有重要的作用。然而，使用这些软件需要向开发公司支付高昂的版权费用，并且这些软件的学习曲线都相对较长。

6.2.3　远程医疗

所谓远程医疗是指当医务人员和患者之间距离较远时，利用信息化技术提供临床医疗服务的方法。远程医疗一般通过使用免费的公共通信软件（例如 Skype）或专业设计的医疗活动交流平台实现远程通信。这些远程通信技术被应用于远程医疗的不同领域，如远程影像学诊断、远程会诊、远程康复训练指导。

虽然远程医疗能够改善偏远地区的医疗保健水平，并降低诊疗费用，但远程医疗仍存在患者体格检查限制、侵犯个人隐私、个人资料泄露等问题。临床医生必须在医疗信息携带责任法案（HIPAA）的框架内，避免任何不符合规定的侵犯隐私安全的行为。此外，一些软件需要优质的带宽，这限制了远程医疗软件的实际使用。

6.2.4　教学工具

新技术的应用对于骨科医疗和教育培训产生了较为深远的影响。目前市场上的许多医疗教育软件，通过多媒体资源和交互式通信的方法，允许用户自学相应的课程。此外，技术的进步也允许用户对数据库和教科书进行大数据快速检索，这使得人们的学习和科研变得更加便捷。很容易获得的 Wheeless Orthopaedics 和 Orthobullets 参考文献越来越流行，但是很多人质疑它们过于简化。

骨科教学的一个发展方向是虚拟学习系统或所谓的"虚拟现实"技术。该系统最早开发于 20 世纪 40 年代初，当时主要用于机载飞行员模拟训练。目前，虚拟学习系统已经广泛扩展到包括医学在内的许多学科分支。这些系统通常需要配备专门的培训硬件和软件。

在骨科领域，虚拟学习系统已经被运用于髋关节、肩关节、膝关节等不同关节手术的模拟训练。虚拟学习模拟器允许学员不断重复练习，以获得相应的手术技能，在学习过程中，虚拟学习模拟器还能向学员提供信息反馈（图 6.5）。一些研究表明，提前进行虚拟骨科手术，

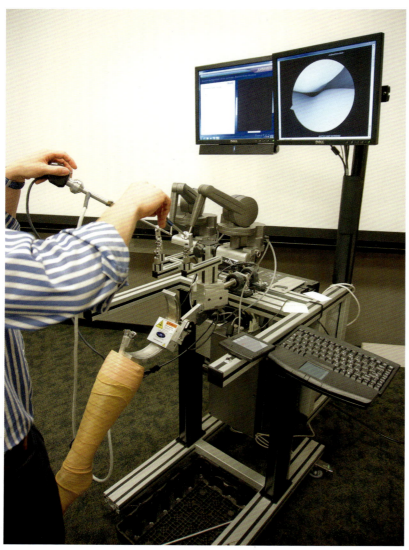

图 6.5 膝关节镜模拟器。"虚拟现实"技术模拟了膝关节镜手术的视野和手感。术者操作关节镜手术工具（镜头和探针），并在右侧屏幕上观察术野，触觉装置提供即时触觉反应。仿真操作软件（左侧屏幕）引导术者进行关节镜检查并向术者反馈信息

可以缩短实际手术时间、降低手术费用和提高手术安全性。但是进一步验证和前瞻性研究必须进行，才能最终得出更加合理的结论。

查对照，这些特性极大地提高了分析的准确性，这些技术方法有望在膝关节韧带损伤患者的治疗中发挥更加重要的作用。

6.3 结论

实际上，无论在手术前还是手术中，运用新的技术方法，对膝关节轴移试验中复杂的运动轨迹进行客观定量分析是可行的，这些测量分析方法为临床医生提供了轴移试验的定量检测数据。由于这些技术具有便携、无创和费用低廉等优点，且很容易可以通过健侧肢体的检

参考文献

[1] Ahlden M, Araujo P, Hoshino Y, Samuelsson K,Middleton KK, Nagamune K, Karlsson J, Musahl V (2012) Clinical grading of the pivot shift test cor-relates best with tibial acceleration. Knee Surg Sports Traumatol Arthrosc Off J ESSKA 20(4):708–712

[2] Araujo PH, Ahlden M, Hoshino Y, Muller B, Moloney G, Fu FH, Musahl V (2012) Comparison of three non-invasive quantitative measurement systems for the pivot shift test. Knee Surg Sports Traumatol Arthrosc Off J ESSKA 20(4):692–697

[3] Bedi A, Musahl V, Lane C, Citak M, Warren RF,Pearle AD (2010) Lateral compartment translation predicts the grade of pivot shift: a cadaveric and clini-cal analysis. Knee Surg Sports Traumatol Arthrosc Off J ESSKA 18(9):1269–1276

[4] Berruto M, Uboldi F, Gala L, Marelli B, Albisetti W (2013) Is triaxial accelerometer reliable in the evalu-ation and grading of knee pivot-shift phenomenon? Knee Surg Sports Traumatol Arthrosc Off J ESSKA 21(4):981–985

[5] Blank E, Lappan C, Belmont PJ Jr, Machen MS, Ficke J, Pope R, Owens BD (2011) Early analysis of the United States Army's telemedicine orthopaedic con-sultation program. J Surg Orthop Adv 20(1):50–55

[6] Borgstrom PH, Markolf KL, Wang Y, Xu X, Yang PR, Joshi NB, Yeranosian MG, Petrigliano FA, Hame SL, Kaiser WJ, McAllister DR (2015) Use of inertial sen-sors to predict pivot-shift grade and diagnose an ACL injury during preoperative testing. Am J Sports Med 43(4):857–864

[7] Boruff JT, Storie D (2014) Mobile devices in medi-cine: a survey of how medical students, residents, and faculty use smartphones and other mobile devices to find information. J Med Libr Assoc 102(1):22–30

[8] Bull AM, Earnshaw PH, Smith A, Katchburian MV, Hassan AN, Amis AA (2002) Intraoperative mea-surement of knee kinematics in reconstruction of the anterior cruciate ligament. J Bone Joint Surg 84(7): 1075–1081

[9] Daruwalla ZJ, Wong KL, Thambiah J (2014) The application of telemedicine in orthopedic surgery in Singapore: a pilot study on a secure, mobile telehealth application and messaging platform. JMIR Mhealth Uhealth 2(2):e28

[10] Debandi A, Maeyama A, Hoshino Y, Asai S, Goto B, Smolinski P, Fu FH (2013) The effect of tunnel place-ment on rotational stability after ACL reconstruction: evaluation with use of triaxial accelerometry in a por-cine model. Knee Surg Sports Traumatol Arthrosc Off J ESSKA 21(3):589–595

[11] Duncan SF, Hendawi TK, Sperling J, Kakinoki R, Hartsock L (2015) iPhone and iPad use in orthopedic surgery. Ochsner J 15(1):52–57

[12] Franko OI (2011) Smartphone apps for orthopaedic surgeons. Clin Orthop Relat Res 469(7):2042–2048

[13] Fujii M, Sasaki Y, Araki D, Furumatsu T, Miyazawa S, Ozaki T, Linde-Rosen M, Smolinski P, Fu FH (2014) Evaluation of the semitendinosus tendon graft shift in the bone tunnel: an experimen-tal study. Knee Surg Sports Traumatol Arthrosc. 2014 Dec 4. pp.1–5. [Epub ahead of print] PubMed PMID: 25472684

[14] Gomoll AH, O'Toole RV, Czarnecki J, Warner JJ (2007) Surgical experience correlates with perfor-mance on a virtual reality simulator for shoulder arthroscopy. Am J Sports Med 35(6):883–888

[15] Good DW, Lui DF, Leonard M, Morris S, McElwain JP (2012) Skype: a tool for functional assessment in orthopaedic research. J Telemed Telecare 18(2):94–98

[16] Hammel R, Kovalski N, Zimmerman DR (2010) Mobile telephone-based remote orthopedic consulta-tion. AJR Am J Roentgenol 195(4):W307

[17] Hefti F, Muller W, Jakob RP, Staubli HU (1993) Evaluation of knee ligament injuries with the IKDC form. Knee Surg Sports Traumatol Arthrosc Off J ESSKA 1(3–4):226–234

[18] Henn RF 3rd, Shah N, Warner JJ, Gomoll AH (2013) Shoulder arthroscopy simulator training improves shoulder arthroscopy performance in a cadaveric model. Arthrosc J Arthroscopic Relat Surg Off Publ Arthrosc Assoc N Am Int Arthrosc Assoc 29(6):982–985

[19] Hoshino Y, Araujo P, Ahlden M, Moore CG, Kuroda R, Zaffagnini S, Karlsson J, Fu FH, Musahl V (2012) Standardized pivot shift test improves measurement accuracy. Knee Surg Sports Traumatol Arthrosc Off J ESSKA 20(4):732–736

[20] Hoshino Y, Araujo P, Ahlden M, Samuelsson K, Muller B, Hofbauer M, Wolf MR, Irrgang JJ, Fu FH, Musahl V (2013) Quantitative evaluation of the pivot shift by image analysis using the iPad. Knee Surg Sports Traumatol Arthrosc Off J ESSKA 21(4):975–980

[21] Hoshino Y, Kuroda R, Nagamune K, Yagi M, Mizuno K, Yamaguchi M, Muratsu H, Yoshiya S, Kurosaka M (2007) In vivo measurement of the pivot-shift test in the anterior cruciate ligament-deficient knee using an electromagnetic device. Am J Sports Med 35(7): 1098–1104

[22] Hoshino Y, Musahl V, Irrgang JJ, Lopomo N, Zaffagnini S, Karlsson J, Kuroda R, Fu F (2015) Quantitative evaluation of the Pivot shift test, relation-ship to clinical pivot shift grade. Paper presented at the American Orthopaedic Society for Sports Medicine, Orlando

[23] Iriuchishima T, Ryu K, Aizawa S, Fu FH (2016) The difference in centre position in the ACL femoral foot-print inclusive and exclusive of the fan-like exten-sion fibres. Knee Surg Sports Traumatol Arthrosc Off J ESSKA 24:254–259

[24] Jackson WF, Khan T, Alvand A, Al-Ali S, Gill HS, Price AJ, Rees JL (2012) Learning and retaining simulated arthroscopic meniscal repair skills. J Bone Joint Surg Am 94(17):e132

[25] Jonsson H, Riklund-Ahlstrom K, Lind J (2004) Positive pivot shift after ACL reconstruction predicts later osteoarthrosis: 63 patients followed 5–9 years after surgery. Acta Orthop Scand 75(5):594–599

[26] Kim JG, Chang MH, Lim HC, Bae JH, Lee SY, Ahn JH, Wang JH (2015) An in vivo 3D computed tomo-graphic analysis of femoral tunnel geometry and aper-ture morphology between rigid and flexible systems in double-bundle anterior cruciate ligament recon-struction using the transportal technique. Arthrosc J Arthroscopic Relat Surg Off Publ Arthrosc Assoc N Am Int Arthrosc Assoc 31(7):1318–1329

[27] Kocher MS, Steadman JR, Briggs KK, Sterett WI, Hawkins RJ (2004) Relationships between objective assessment of ligament stability and subjective assess-ment of symptoms and function after anterior cruciate ligament reconstruction. Am J Sports Med 32(3):629–634

[28] Lane CG, Warren RF, Stanford FC, Kendoff D, Pearle AD (2008) In vivo analysis of the pivot shift phenom-enon during computer navigated ACL reconstruction. Knee Surg Sports Traumatol Arthrosc Off J ESSKA 16(5):487–492

[29] Lopomo N, Signorelli C, Bonanzinga T, Marcheggiani Muccioli GM, Visani A, Zaffagnini S (2012) Quantitative assessment of pivot-shift using inertial sensors. Knee Surg Sports Traumatol Arthrosc Off J ESSKA 20(4):713–717

[30] Lopomo N, Zaffagnini S, Signorelli C, Bignozzi S, Giordano G, Marcheggiani Muccioli GM, Visani A (2012) An original clinical methodology for non-invasive assessment of pivot-shift test. Comput Methods Biomech Biomed Engin 15(12):1323–1328

[31] Mabrey JD, Reinig KD, Cannon WD (2010) Virtual reality in orthopaedics: is it a reality? Clin Orthop Relat Res 468(10):2586–2591

[32] Maeyama A, Hoshino Y, Debandi A, Kato Y, Saeki K, Asai S, Goto B, Smolinski P, Fu FH (2011) Evaluation of rotational instability in the anterior cru-ciate ligament deficient knee using triaxial accelerom-eter: a biomechanical model in porcine knees. Knee Surg Sports Traumatol Arthrosc Off J ESSKA 19(8): 1233–1238

[33] Martin KD, Cameron K, Belmont PJ, Schoenfeld A, Owens BD (2012) Shoulder arthroscopy simula-tor performance correlates with resident and shoulder arthroscopy experience. J Bone Joint Surg Am 94(21): e160

[34] Mauer UM, Kunz U (2010) Management of neu-rotrauma by surgeons and orthopedists in a military operational setting. Neurosurg Focus 28(5):E10

[35] McCarthy AD, Moody L, Waterworth AR, Bickerstaff DR (2006) Passive haptics in a knee arthroscopy sim-ulator: is it valid for core skills training? Clin Orthop Relat Res 442:13–20

[36] Moffet H, Tousignant M, Nadeau S, Merette C, Boissy P, Corriveau H, Marquis F, Cabana F, Ranger P, Belzile EL, Dimentberg R (2015) In-home telere-habilitation compared with face-to-face rehabilita-tion after total knee arthroplasty: a noninferiority randomized controlled trial. J Bone Joint Surg Am 97(14):1129–1141

[37] Muller B, Hofbauer M, Rahnemai-Azar AA, Wolf M, Araki D, Hoshino Y, Araujo P, Debski RE, Irrgang JJ, Fu FH, Musahl V (2016) Development of computer tablet software for clinical quantification of lateral knee compartment translation during the pivot shift test. Comput Methods Biomech Biomed Engin 19: 217–228

[38] Musahl V, Hoshino Y, Ahlden M, Araujo P, Irrgang JJ, Zaffagnini S, Karlsson J, Fu FH (2012) The pivot shift: a global user guide. Knee Surg Sports Traumatol Arthrosc Off J ESSKA 20(4):724–731

[39] Pollard TC, Khan T, Price AJ, Gill HS, Glyn-Jones S, Rees JL (2012) Simulated hip arthroscopy skills: learning curves with the lateral and supine patient positions: a randomized trial. J Bone Joint Surg Am 94(10):e68

[40] Srivastava S, Youngblood PL, Rawn C, Hariri S, Heinrichs WL, Ladd AL (2004) Initial evaluation of a shoulder arthroscopy simulator: establishing con-struct validity. J Shoulder Elbow Surg Am Shoulder Elbow Surg [et al]) 13(2):196–205

[41] Tay C, Khajuria A, Gupte C (2014) Simulation train-ing: a systematic review of simulation in arthroscopy and proposal of a new competency-based training framework. Int J Surg 12(6):626–633

[42] Thomas GW, Johns BD, Marsh JL, Anderson DD (2014) A review of the role of simulation in devel-oping and assessing orthopaedic surgical skills. Iowa Orthop J 34:181–189

[43] Toomey RJ, Ryan JT, McEntee MF, Evanoff MG, Chakraborty DP, McNulty JP, Manning DJ, Thomas EM, Brennan PC (2010) Diagnostic efficacy of hand-held devices for emergency radiologic consultation. AJR Am J Roentgenol 194(2):469–474

[44] Top ortho apps. http://toporthoapps.com. Accessed 29 July 2015

[45] Wang JH, Kim JG, Ahn JH, Lim HC, Hoshino Y, Fu FH (2012) Is femoral tunnel length correlated with the intercondylar notch and femoral condyle geom-etry after double-bundle anterior cruciate ligament reconstruction using the transportal technique? An in vivo computed tomography analysis. Arthrosc J Arthrosc Relat Surg Off Publ Arthrosc Assoc N Am Int Arthrosc Assoc 28(8):1094–1103

[46] Wellmon RH, Gulick DT, Paterson ML, Gulick CN (2015) VValidity and Reliability of Two Goniometric Mobile Apps: Device, Application and Examiner Factors. J Sport Rehabil. [Epub ahead of print] PubMed PMID: 25945601

[47] Yang JH, Chang M, Kwak DS, Wang JH (2014) Volume and contact surface area analysis of bony tun-nels in single and double bundle anterior cruciate liga-ment reconstruction using autograft tendons: in vivo three-dimensional imaging analysis. Clin Orthop Surg 6(3):290–297

[48] Zaffagnini S, Lopomo N, Signorelli C, Marcheggiani Muccioli GM, Bonanzinga T, Grassi A, Raggi F, Visani A, Marcacci M (2014) Inertial sensors to quan-tify the pivot shift test in the treatment of anterior cru-ciate ligament injury. Joints 2(3):124–129

第二部分

历史回顾

第 7 章　膝关节旋转：瑞士学派

Michael T. Hirschmann，Werner Müller
译者　郭　林　刘力铭
审校　赵道洪　谭洪波

7.1　简介

膝关节旋转是各种主动和被动稳定结构之间复杂协同作用的结果。一个或多个特定相关结构损伤可能导致某种形式的旋转松弛。在这方面，仅有少数解剖结构独立负责某一特定功能。一般而言，膝关节的每项功能都是多种解剖结构相互作用的结果。

膝关节可提供 6 个自由度（DOF）的活动范围。旋转运动包括屈-伸、内旋-外旋和内翻-外翻。可以通过前后向、内外向以及膝关节的压迫和牵张来实现平移运动（图 7.1）。6 个运动自由度中的每一个都会在运动范围内产生复杂的功能。

本章旨在回顾和展望膝关节旋转，是如何通过肌肉、肌腱等主动结构与韧带、关节囊等被动结构的复杂相互作用实现的。此外，还对不同类型的旋转损伤和不稳进行了系统的分类和强调。

7.2　锁扣机制（自动旋转）

早在 1853 年，Meyer 就描述了膝关节在即将伸直的最后 20° 时发生的自动外旋，并认为股骨外侧髁的末端沟是解剖学上自动旋转的结果。在膝关节慢性松弛的病例中，可以观察到创伤后的膝反屈，这是因为当膝关节从屈曲向伸直运动时，作用于膝关节的外力没有得到充分控制。这可能导致股骨外侧髁撞击胫骨平台前方，Morscher 也描述过这一现象。

锁扣机制（自动旋转）发生在伸直即将结束时，解剖上需要股骨内外侧髁长度不一致才可能发生。此外，膝关节主动旋转的轴心（PCL 内侧、皮质后半隆起区域）和自动旋转轴（接近外侧胫骨平台中心）不是一回事。

> **要点 1**
> 锁扣机制代表伸膝最后 20° 时发生的自动外旋。由股骨内外侧髁长度不同被动控制以及腘肌腱主动控制。

7.3　主动旋转

主动旋转可以通过激活伸屈肌群来实现，这取决于旋转轴、"定点"和"动点"。显然，主动旋转代表着数条肌肉和肌腱之间复杂的相互作用。

7.3.1　主动旋转（伸肌）

通过伸肌的主动旋转主要是由股四头肌的功能来实现的。股四头肌由股直肌、股内侧肌、股外侧肌和股中间肌组成。

股四头肌由 4 个肌腹组成，包括股直肌、股内侧肌、股外侧肌和股中间肌。股直肌和股中间肌在髌骨与髌腱上的运动方向为 10°~15°，这种走行引起胫骨相对于股骨内旋。根据"定点"不同，可以发生胫骨内旋（比如当胫骨自由悬吊时）或股骨外旋（比如当胫骨固定时）。

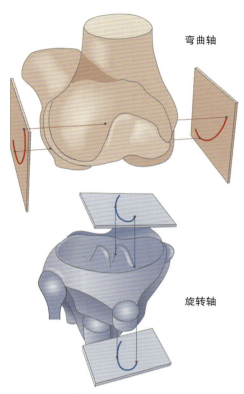

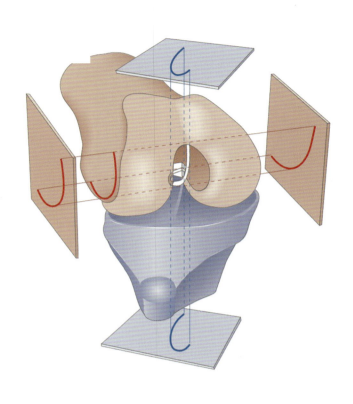

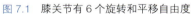

图 7.1　膝关节有 6 个旋转和平移自由度

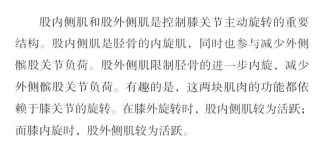

股内侧肌和股外侧肌是控制膝关节主动旋转的重要结构。股内侧肌是胫骨的内旋肌，同时也参与减少外侧髌股关节负荷。股外侧肌限制胫骨的进一步内旋，减少外侧髌股关节负荷。有趣的是，这两块肌肉的功能都依赖于膝关节的旋转。在膝外旋转时，股内侧肌较为活跃；而膝内旋时，股外侧肌较为活跃。

要点2
参与膝关节主动旋转的伸肌群主要是由股四头肌带动，由不同分束控制。

7.3.2　主动旋转（屈肌）

膝关节最重要的内旋肌是腘肌，它只作用于膝关节。其他的主动内旋肌群均作用于两个关节（髋和膝关节），包括缝匠肌、股薄肌、半腱肌和半膜肌。

腘肌复合体由 3 条主要的肌腱束组成。第 1 条肌腱束由半月板上、下方的滑膜反折部组成，也称为腘-板束，直接附着于外侧半月板后壁。第 2 条是腘腓韧带，连接

腓骨头和腘肌腱。这是腘肌复合体最厚的部分。第 3 条肌腱束走行在 LCL 下方直到其止点，止于 LCL 股骨止点的远端后方。

要点3
屈肌引起的膝主动旋转是通过腘肌、缝匠肌、股薄肌、半腱肌和半膜肌实现的。

腘肌腹位于胫骨近端的内侧背面。

腘腓韧带撕裂将导致腘肌腱旋转自由度增加。在这样的损伤中，腘肌腱不受腘腓韧带的约束，长度约为 1cm，从而导致更多的胫骨旋转。

腘肌腱有以下几个功能：

1. 胫骨内旋结构（股骨固定时）。

2. 股骨外旋结构（足固定时）。

3. 在接近伸直时与股二头肌和髂胫束一起作为外侧稳定结构。

4. 位于屈曲轴后方，是膝关节的屈膝结构。

要点4

腘肌复合体有3条肌腱分支，包括腘板束、腘腓韧带和走行于LCL下方至其止点的第3条肌腱分支。腘肌复合体最重要的功能是胫骨内旋（股骨固定时）、股骨外旋（足固定时），以及膝关节的侧向稳定和屈曲。

膝关节最重要的外旋结构是股二头肌，它只作用于一个关节。其他主动外旋结构均作用在两个关节：髋关节和膝关节。

股二头肌是外旋结构，尤其是短头肌，是腘肌的对抗结构。股二头肌的屈肌功能远大于腘肌。

其他重要的外旋肌群有阔筋膜张肌和臀大肌，它们通过带状结构间接作用，即髂胫束（ITT）。

要点5

只作用于一个关节的最重要的外旋结构是股二头肌。股二头肌的屈曲功能大于腘肌。其他的外旋结构有阔筋膜张肌和臀大肌，它们通过一个带状结构间接作用，即髂胫束（ITT）。

髂胫束附着于Gerdy结节处，起到膝关节前外侧稳定结构的作用。连接髂胫束和股骨远外侧髁的Kaplan纤维是一个动态的韧带连接，它传递阔筋膜张肌和臀大肌的强大力量。由于髂胫束与膝关节屈曲轴的关系，它具有极其重要的功能，既是屈肌又是伸肌。在伸展最后30°过程中，髂胫束作为伸展结构，在膝关节弯曲超过30°后作为屈曲和外旋结构。

要点6

髂胫束附着于Gerdy结节处，起到膝关节前外侧稳定结构的作用。连接髂胫束和股骨远外侧髁的Kaplan纤维是一个动态的韧带连接。它传递阔筋膜张肌和臀大肌的强大力量。在伸展最后30°过程中，髂胫束作为伸展结构，在膝关节弯曲超过30°后作为屈曲和外旋结构。

7.4　被动旋转稳定结构

上述主动旋转结构只有在被动稳定结构引导和限制下才能实现。膝关节旋转最重要的被动稳定结构包括交叉韧带、半月板和包括后方关节囊在内的囊-韧带结构。

现认为ACL有3个主要功能束：前内（AM）、后外（PL）和中间（IM）束。这些束依据各自在胫骨上的附着位置而命名。在被动运动中，ACL的AM部分随着膝关节屈曲而延长，而PL部分则缩短。PL束在膝关节屈曲20°时起主要稳定作用（图7.2、图7.3）。

要点7

膝关节旋转最重要的被动稳定结构包括交叉韧带、半月板和包括后方关节囊在内的关节囊-韧带样结构。

PCL是膝关节最强壮的韧带，由多个束组成。大多数研究者描述了2~3个束，包括前外侧束（ALB）、后内侧束（PMB）和中间束。然而，Mommersteeg等发现了6~10束甚至更多束。PCL的长度和宽度均大于ACL。

PCL是限制胫骨后移的主要结构，是限制胫骨外旋的次级结构。

半月板在胫骨平台上形成一个可移动的包容结构，以适应股骨髁的滚动、滑动和旋转运动。股骨髁和胫骨平台形状不匹配的地方由内外侧半月板代偿。此外，内侧半月板与内侧副韧带相连。内后角固定于后斜韧带（POL）上，是ACL的重要辅助结构，平行于PCL的走行，也是PCL的辅助结构。

要点8

股骨髁和胫骨平台形状不一致，由内外侧半月板代偿。

组成后方关节囊的纤维以"V"形的方式走行。内侧为腘斜韧带，与半膜肌形成三角，外侧为弧形韧带。

另一稳定后方关节囊的重要被动结构是腓肠豆和附

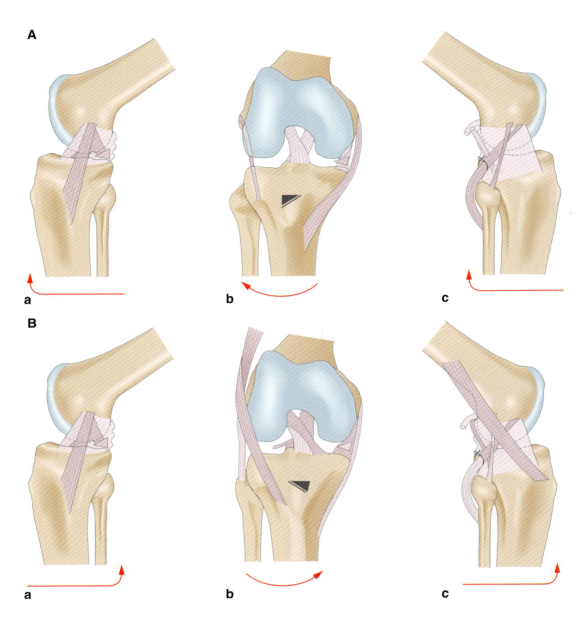

图 7.2　屈曲 30° 和 ER（第一排，2a）和 IR（第二行，2b）时的松紧度。a. 内侧；b. 正面；c. 外侧。屈曲 30° 和 ER（紧张：内侧副韧带、半膜肌角、外侧副韧带、腘窝角。松弛：ACL、PCL 松动少）。屈曲 30° 和 IR（紧张：半膜肌角、ACL、PCL、LFTLA、弓形韧带。松弛：MCL 和 LCL）

着结构。最显著的结构是腘斜韧带、腓肠豆腓侧韧带和腓肠肌外侧肌腱。

　　然而，只有 20% 的膝关节存在腓肠豆。此外，在早期的教科书和出版物中，前外侧关节囊的囊-韧带增厚结构曾被称为前外侧韧带（ALL）。也有人命名为外侧囊韧带、前斜韧带、ITT 的囊-骨层或外囊韧带。然而，对前外侧韧带的功能和解剖描述一直较为模糊，并未达成共识。

　　前外侧韧带起源于股骨外上髁近端，腘肌腱止点后方。附着于外侧半月板，并走行于胫股骨关节远端 5mm，

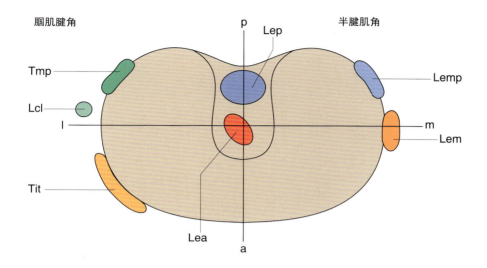

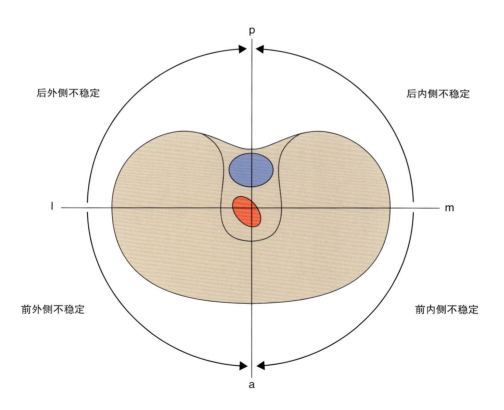

图 7.3 右侧胫骨平台示意图分为 4 个象限。图示膝关节 7 个主要的被动稳定结构。分别是：ACL、PCL（中枢轴）、MCL、后斜韧带、髂胫束、LCL、胭肌腱。a：前；p：后；m：内侧；l：外侧；PCL：后交叉韧带；MCL：内侧副韧带；POL：后斜韧带；ITT：髂胫束；ACL：前交叉韧带；LCL：外侧副韧带

Gerdy 结节后方。然而，对前外侧韧带的描述仍存在较大的差异。

　　前外侧韧带在屈曲和胫骨内旋时最为紧张。因此，在弯曲 >35° 时，它可以作为内旋的稳定结构，它对胫骨前移并无限制作用。

前外侧韧带代表增厚的前外侧关节囊。它起源于股骨外上髁近端，走行于腘肌腱止点后方，附着于外侧半月板，并走行于胫股骨关节远端 5mm，Gerdy 结节后方。在膝关节屈曲 >35° 时作为内旋稳定结构。

> **要点9**
> 后稳定结构包括较厚的后方关节囊、腘窝斜韧带、弓状韧带、腓肠豆以及与之相连的腘斜韧带、腓肠豆腓侧韧带、腓肠肌外侧肌腱。

7.5 旋转松弛的分类

　　旋转松弛典型例子见图 7.4～ 图 7.10。此外，复合旋转松弛见于临床实践中。

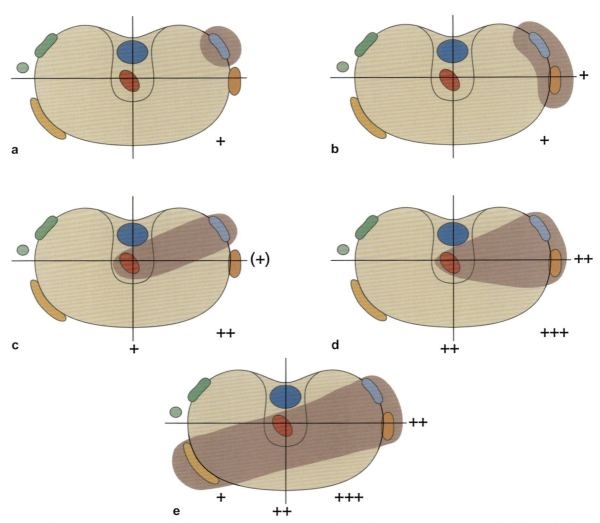

图 7.4　几种前内侧松弛：a. 后斜韧带损伤表现为前内侧松弛（＋）；b. 后斜韧带与 MCL 复合损伤，表现为前内侧不稳（＋）、外翻松弛（＋）；c. 后斜韧带和前交叉韧带的复合损伤，表现为前内侧松弛（＋＋）、中立旋转时前抽屉（＋），外翻松弛（＋）；d. 后斜韧带、MCL、ACL 复合病变，表现为前内侧不稳（＋＋＋），中立位时旋转前抽屉（＋＋），外翻松弛（＋＋）；e. 后斜韧带、MCL、ACL、LFTLA 复合病变，表现为前内侧松弛（＋＋＋）、中立位旋转时前抽屉（＋＋）、前外侧松弛（＋）、外翻不稳（＋＋）、外侧轴移试验（＋）、膝反屈（＋）

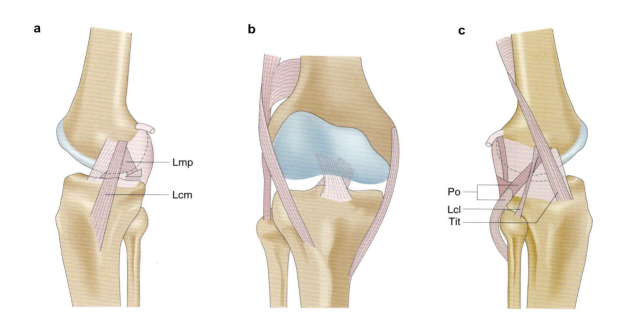

图 7.5　伸直位松紧度。紧张：MCL（Lcm）、后斜韧带（Lcmp）、LFTLA、LCL、腘窝角、后方关节囊、ACL、PCL。Po：腘肌肌腱

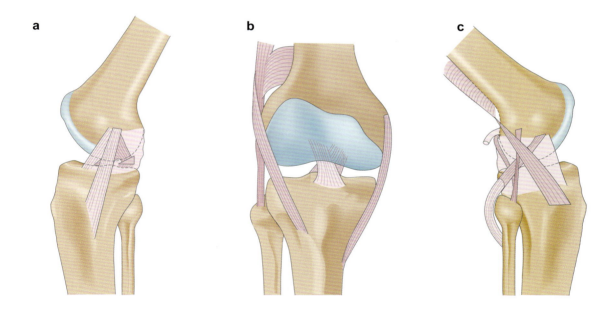

图 7.6　屈曲 30° 和正常旋转时松紧度。不如伸直时紧张：MCL、半膜肌角、LFTLA、LCL 和 PCL。松弛：ACL

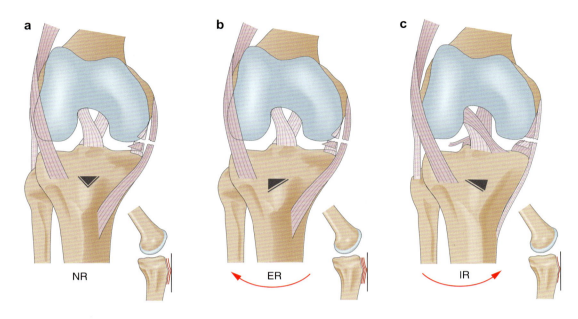

图 7.7　屈曲 30° 和胫骨前移时松紧度。a. 中立位旋转（NR），紧张：ACL；稍紧：半膜肌角、LFTLA。b. 外旋（AR），紧张：MCL、半膜肌角、LCL；松弛：ACL、PCL、LFTLA。c. 内转（IR），紧张：ACL、PCL、LFTLA；稍紧：半膜肌角

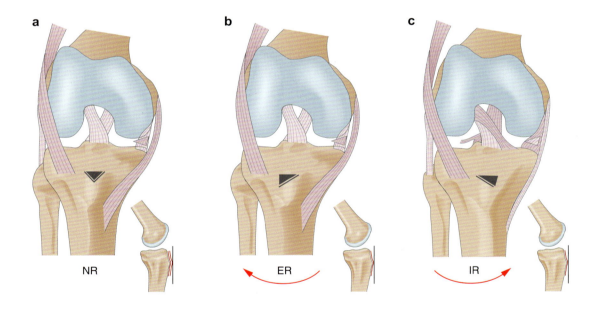

图 7.8　屈曲 30° 和胫骨前移伴 MCL 撕裂时松紧度。MCL 撕裂后，中立位旋转（NR）的胫骨前移：a. 与未损伤的膝关节相同；b. 外旋（AR）。内转（IR）增加，大于 NR；c. 和没有受伤的膝关节一样——交叉韧带和 LFTLA 都很紧张

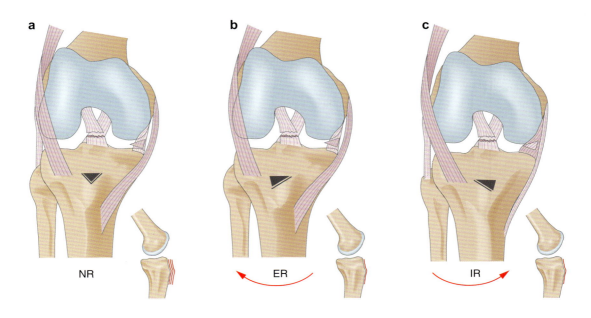

图 7.9　屈曲 30° 和胫骨前移伴 ACL 断裂时松紧度。前交叉韧带断裂后，胫骨前移：a. 中立位旋转（NR）增加，高于未损伤的膝关节；b. 外旋（AR）正常，没有增加，ACL 在此时是松弛的；c. 内旋（IR）正常，不增加，LFTLA 和半膜肌角作为稳定结构

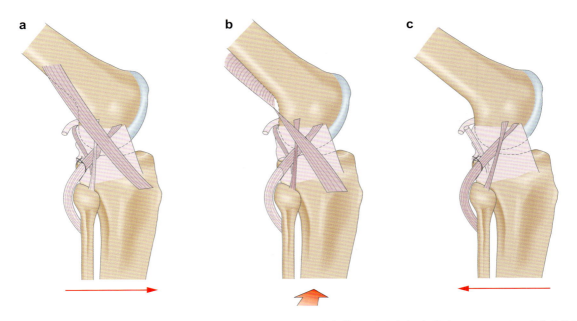

图 7.10　屈曲 30° 时外侧韧带结构。a. 胫骨前移时，紧张：LFTLA、部分弓状韧带；b. 内翻应力时，紧张：LFTLA、LCL、部分弓状韧带、腘肌腱；c. 胫骨后移时，紧张：LCL、腘肌腱、部分弓状韧带

7.5.1　前内侧旋转松弛

该类型旋转松弛的典型表现是胫骨内侧过度向前旋转，内侧关节间隙打开。受伤的结构通常是（按损伤严重程度排序）半膜肌腱复合体、内侧副韧带复合体和 ACL。

7.5.2　前外侧旋转松弛

该类型旋转松弛的典型表现是外侧胫骨过度向前旋转，外侧关节间隙打开。受伤的结构通常是（按损伤严重程度排序）前外侧胫股韧带（LFTLA）（ITT 的一部分）、ACL 和腘窝角。

7.5.3　后外侧旋转松弛

该类型旋转松弛的典型表现是外侧胫骨过度向后旋转，外侧关节间隙打开。损伤的结构通常是（按损伤严重程度排序）腘窝角、LCL 和 PCL。

7.5.4　后内旋转松弛

这种类型的旋转松弛的典型表现是，胫骨内侧向前过度旋转，外侧关节间隙打开。损伤的结构通常是（按损伤严重程度排序）半膜肌角、MCL、部分 ACL 和 PCL。

7.6　结论

本文回顾和展望了膝关节旋转是如何通过主动结构（肌肉和肌腱）和被动结构（韧带和关节囊）的复杂相互作用实现的。不同类型的旋转损伤被系统地分类和强调。

参考文献

[1]　Dodds AL, Halewood C, Gupte CM, Williams A, Amis AA (2014) The anterolateral ligament: anatomy, length changes and association with the segond frac-ture. J Bone Joint Surg Br 96(3):325–331. doi:10.1302/0301-620X.96B3.33033

[2]　Feagin J, Hirschmann MT, Muller W (2015) Understand, respect and restore anatomy as close as possible! Knee Surg Sports Traumatol Arthrosc. doi:10.1007/s00167-015-3635-3

[3]　Hirschmann MT, Muller W (2015) Complex function of the knee joint: the current understanding of the knee. Knee Surg Sports Traumatol Arthrosc. doi:10.1007/s00167-015-3619-3

[4]　Hughston JC, Andrews JR, Cross MJ, Moschi A (1976) Classification of knee ligament instabilities. Part I: the medial compartment and cruciate ligaments. J Bone Joint Surg Am 58(2):159–172

[5]　Hughston JC, Andrews JR, Cross MJ, Moschi A (1976) Classification of knee ligament instabilities. Part II: the lateral compartment. J Bone Joint Surg Am 58(2):173–179

[6]　Kapandji IA (1999) Funktionelle Anatomie der Gelenke. Band 2 Untere Extremität. Hippokrates Verlag GmbH, Stuttgart

[7]　Kennedy NI, Wijdicks CA, Goldsmith MT, Michalski MP, Devitt BM, Aroen A, Engebretsen L, LaPrade RF (2013) Kinematic analysis of the posterior cru-ciate ligament, part 1: the individual and collective function of the anterolateral and posteromedial bundles. Am J Sports Med 41(12):2828–2838. doi:10.1177/0363546513504287

[8]　Meyer H (1853) Die Mechanik des Kniegelenkes. Arch Anat Physiol Wiss Med:497–547

[9]　Mommersteeg TJ, Kooloos JG, Blankevoort L, Kauer JM, Huiskes R, Roeling FQ (1995) The fibre bundle anatomy of human cruciate ligaments. J Anat 187(Pt 2):461–471

[10]　Morscher E (1976) Traumatische Knorpelimpression an den Femurkondylen. Hefte Unfallheilkd 127: 71–78

[11]　Mueller W (1982) The knee: form, function, and liga-ment reconstruction. Springer, Berlin/Heidelberg/ New York

[12]　Muller W (1977) Current aspects of functional anatomy of the knee joint. Hefte Unfallheilkd (129):131–137

[13]　Musahl V, Zaffagnini S, LaPrade R, Hirschmann MT, Karlsson J (2015) The challenge of treating complex knee instability. Knee Surg Sports Traumatol Arthrosc. doi:10.1007/s00167-015-3665-x

[14]　Noyes FR, Cummings JF, Grood ES, Walz-Hasselfeld KA, Wroble RR (1991) The diagnosis of knee motion limits, subluxations, and ligament injury. Am J Sports Med 19(2):163–171

[15]　Vincent JP, Magnussen RA, Gezmez F, Uguen A, Jacobi M, Weppe F, Al-Saati MF, Lustig S, Demey G, Servien E, Neyret P (2012) The anterolateral ligament of the human knee: an anatomic and histologic study. Knee Surg Sports Traumatol Arthrosc 20(1):147–152. doi:10.1007/s00167-011-1580-3

[16]　Wijdicks CA, Kennedy NI, Goldsmith MT, Devitt BM, Michalski MP, Aroen A, Engebretsen L, LaPrade RF (2013) Kinematic analysis of the posterior cruciate ligament, part 2: a comparison of anatomic single-ver-sus double-bundle reconstruction. Am J Sports Med 41(12):2839–2848. doi:10.1177/0363546513504384

第 8 章 膝关节旋转：里昂学派

Sébastien Lustig，Timothy Lording，Dan Washer，Olivier Reynaud，
Philippe Neyret

译者 郭 林 雷 凯
审校 宗海洋 李 忠

8.1 简介

运用现代韧带重建技术治疗前交叉韧带（Anterior Cruciate Ligament，ACL）损伤的临床效果已得到广泛证实，然而仍有一部分患者膝关节存在旋转不稳。外侧关节囊外重建术是解决前外侧旋转松弛的方法，早在 20 世纪七八十年代就已广泛应用。时至今日，再次提出外侧关节囊外增强术可能是解决 ACL 重建失败的补救措施。在过去的 5 年间，随着对膝关节外侧关节囊复杂结构的深入理解，更清楚地认识到为什么膝关节前外侧韧带（Anterolateral Ligament，ALL）重建联合关节内 ACL 重建能够更好地改善 ACL 功能缺失后膝关节的旋转稳定性。

8.2 膝关节旋转控制：早期膝关节外侧结构修复的基本原理

ACL 损伤后通常会产生膝关节前移和旋转异常。早期无论是关节内还是关节外手术方式，关注点都放在试图解决胫骨前移方面。在 1979 年，Slocum 和 Larson 认识到 ACL 功能缺失所造成的膝关节旋转不稳的重要性，并进一步介绍了旋转松弛的概念，描述了"旋转稳定性试验"。他们的研究集中在与内侧损伤相关的前内侧旋转上，并通过鹅足腱转位术来维持胫骨内旋。

早在 1879 年就有证据表明 ACL 损伤合并有膝关节外侧结构损伤。在 X 线片发明之前，Ségond 在尸体标本中人为造成胫骨近端撕脱骨折，以复制 ACL 损伤。他推

测，髂胫束止点后侧的撕脱位点可能是外侧关节囊韧带中 1/3 的止点。Norwood 等研究发现 ACL 损伤的发生率与急性前外侧旋转不稳相关。在 36 例膝关节中，作者发现只有 4 例单发的 ACL 损伤，26 例 ACL 合并外侧结构损伤：外侧囊韧带和（或）髂胫束，6 例单发的外侧关节囊韧带损伤。

在旋转控制生物力学方面，外侧关节囊外修复术比关节内重建更具有优势。这是因为侧方重建结构的杠杆力臂更长，足以抵抗扭矩。Ellison 把 ACL 描述为"车轮的轮毂"，并指出在"车轮"边缘控制旋转比在"轮毂"上更容易。

> **要点1**
> 1. 早在1879年，就已经发现了ACL损伤时合并膝关节外侧结构损伤的证据。
> 2. 在旋转控制方面，膝关节外侧结构修复比关节内重建更具有生物力学优势。
> 3. 基于外侧长的杠杆力臂的横向重建，以此来抵抗扭矩。

8.3 最新进展

8.3.1 解剖

膝关节的解剖仍然不完全清楚，特别是外侧结构的功能解剖。许多学者描述了连接股骨外侧髁、外侧半月

板和胫骨外侧平台的组织结构。将这种结构描述为髂胫束的一部分、关节囊增厚部分或韧带本身，并被称为髂胫束的"关节囊-骨膜层""外侧中 1/3 关节囊韧带""外侧关节囊韧带"，最近更多描述为"膝关节前外侧韧带"。

Vincent 团队在 30 例连续全膝关节置换患者和 10 例人体标本中发现了一种组织结构，称之为前外侧韧带。尸体解剖发现这个结构 9 例出现在腘肌腱止点的正前方，1 例来自腘肌腱本身。外侧半月板与其前中 1/3 交界处紧密相连，其止点位于胫骨近端前外侧，距关节软骨 5mm，并始终位于 Gerdy 结节的后边缘。组织学分析显示有明显的纤维结构，一些纤维伸入外侧半月板。Claes 团队最新研究发现，41 例人体膝关节标本中有 40 例存在这种结构。他们还发现该结构起源于腘肌腱起点的后侧和近端，位于股骨外上髁，并注意到该结构与髂胫束之间无连接。

Terry 认为髂胫束囊骨层的损伤可能是 ACL 损伤后膝关节临床表现多样性的原因，忽视相关损伤的处理是 ACL 重建失败的公认原因。未来应着眼于韧带的规范命名和生物力学特性的研究。如果它对膝关节旋转松弛起到限制作用，那么外侧结构重建术可能比先前认为的更符合解剖学特点，并且将被视为真正的解剖学重建。

8.3.2 联合术

单纯的关节外修复已不再推荐，然而联合现代关节内修复的治疗效果目前尚不确切。

Engebretsen 认为髂胫束固定术使 ACL 移植物的受力平均降低了 43%。关节内-外重建之后的负荷分布已经得到证实，并且有人认为关节外修复可能在愈合阶段对重建的 ACL 产生保护作用。虽然在这些研究中关节内为非解剖重建，但在某些方面进一步证实关节外修复在联合手术中的作用。

Monaco 团队比较了 10 例解剖单束重建和 10 例导航下双束 ACL 重建联合关节外侧结构加强的病例。两组在关节前后平移方面无明显差异，但后者在屈膝 30° 时内旋明显减少。

早期外侧结构加强术更多地使用髂胫束作为移植材料。这种材料的强度取决于取材的宽度。然而它的强度通常比腘绳肌腱弱，并且所能承受的最大应力较低。最

近有人报道了使用腘绳肌腱进行外侧结构加强的技术。

Marcacci 介绍了一种利用腘绳肌腱进行关节内和关节外重建的技术。首先自胫骨结节内上方开口将股薄肌腱和半腱肌腱剥离并编织，然后将移植物穿过胫骨、股骨隧道至股骨外侧髁的顶部，在股骨外侧形成凹槽，以保持移植物稳定性和腱骨愈合，移植物两端用界面钉固定，残余编织腱深入髂胫束并固定在 Gerdy 结节处。

在对 54 例高水平运动员膝关节 11 年的随访中，经国际膝关节评分委员会评分（IKDC）获得了 90.7% 的优良率，仅 3 例（5.5%）出现了轻微的轴移试验阳性。

Neyret 描述了一种使用骨-髌腱-骨移植物 ACL 重建联合股薄肌行关节外加强的技术。股薄肌缝于骨-髌腱-骨两端任一骨块，形成一种连续的移植物。髌腱移植物顺行通过股骨和胫骨隧道，借助骨块的挤压锁定股骨隧道中的股薄肌腱，然后股薄肌的两端深入外侧副韧带，穿过经过 Gerdy 结节的骨道后彼此缝合固定。

> **要点2**
> 1.关节外修复联合现代关节内技术的临床效果尚不确切。
> 2.了解复杂的膝关节外侧解剖和生物力学的进展可更好地促进解剖术式的开展。
> 3. 一些研究人员报道了关节内和关节外联合重建 ACL 的优良的中期随访结果。

8.4 当前技术——艾伯特特里亚中心（里昂）

8.4.1 手术适应证

我们有几个在重建 ACL 时需辅以关节外肌腱加强的手术适应证。一般来说，我们的理念是在预期失败率增加的病例中选择手术。我们认为关节外肌腱固定术的主要指征是体格检查中膝关节轴移试验（+++）。在这些患者中，单纯关节内肌腱移植可能无法完全控制胫骨前移和膝关节内旋。这些通常是慢性 ACL 功能缺失的患者。在急性期进行关节外重建是不常见的。同样，广泛的过

度松弛患者我们会采用联合手术方式。我们也考虑对计划重返对抗运动的患者进行关节外加强。附加的限制可能有助于保护这些膝盖免受运动中的高负荷，并可能降低再撕裂率。我们还会考虑 20 岁以下患者行关节外肌腱固定术。已经证实这些患者在仅行关节内重建后再次撕裂的风险会增加。最后，我们在 ACL 翻修术中也会行外侧韧带加强术。ACL 重建失败的患者主观松弛度更大，尤其是那些伴有内侧半月板切除术的患者（因为内侧半月板后角有限制膝关节前后位松弛的作用，特别是 ACL 功能缺失的患者），并且在一些研究中关节外肌腱固定术提高了 ACL 翻修手术的疗效。

> **要点3**
> 关节内ACL重建术联合关节外肌腱重建术的适应证
> - 轴移试验（+++）。
> - 广泛的高度关节松弛。
> - 计划重返对抗运动。
> - 年龄＜20岁。
> - ACL翻修术（特别是曾行内侧半月板切除术的患者）。

8.4.2 手术禁忌证

对于伴有后外侧角损伤的 ACL 功能低下患者，关节外重建是禁忌的。在这种情况下，外侧的加强可能导致胫骨后外侧的半脱位。我们也不会对骨骼发育不成熟的患者进行关节外重建，因为这可能影响股骨的发育。以往的研究表明，在单行关节外重建术后，外侧胫股关节退变的风险增加。这可能是由于移植物张力过大导致间室过度紧张所致，也可能与当时标准的术后 4~6 周的固定时间有关。在外侧半月板完整的关节外固定的患者中，我们没有发现外侧胫股关节炎。

8.4.3 术前计划

在关节内 ACL 重建中体格检查仍然是决定是否增加关节外修复的最重要因素。检查者必须熟练地行 Lachman 试验评估膝关节前移和运用轴移试验测试膝关节旋转松弛度。KT-1000 测量和胫骨前应力位片可以帮助量化胫骨前向松弛度，但是测量单个胫股关节间室的平移，将更有助于确定哪些患者可从关节外修复中获益。一些研究技术，包括计算机辅助测量，正开发用于量化膝关节旋转松弛度，但这些还没有广泛应用于临床。所有怀疑膝关节损伤的患者均应拍 X 线片。Ségond 骨折往往伴随 ALL 损伤。根据我们的经验，MRI 不能帮助骨科医生决定何时采用关节外手术，在 ACL 翻修手术中，既往的手术记录可获知当前哪些移植物可用，以及移除先前放置的材料可能需要的器械。

8.4.4 外科技术

可以采用两种不同的手术方法。一种选择是使用一个扩大的前切口，完全暴露髌腱和髂胫束；或者使用两个切口：一个前内侧切口用于获取髌腱，另一个外侧切口用于关节外手术。切开皮肤、皮下，然后切取 10mm 宽的髌腱中央部分。髌骨块大小为 9mm×25mm，以便于移植物通过，而 25mm 长的胫骨块在髌腱附着处以 10mm 宽的梯形，远端长约 12mm。在每个骨块上钻一个孔穿过一条 2 号不可吸收缝线，然后将髌腱移植物放置在潮湿的盐水海绵中备用。

接下来，将外侧皮肤、皮下全层切开，显露髂胫束和 Gerdy 结节。使用手术刀和剪刀切取 10mm 宽、70~100mm 长的远端髂胫束条带（图 8.1）。在移植物的近端缝 2 针进行牵引，明确腓侧副韧带走行及其在股骨上的附着。丝线牵引髂胫束条带自腓侧副韧带下方穿过并收紧。然后行膝关节的镜下评估，处理相关的关节内病变及清理 ACL 残端。在导向器引导下股骨骨道钻孔，其起始于腓侧副韧带股骨侧止点后方 5mm（图 8.2），出口位于 ACL 股骨附着处中心位置，然后扩大骨道直径至 10mm，最后，使用标准技术在 ACL 胫骨足迹中心建立一个 9mm 的胫骨隧道。

一条缝线穿过股骨和胫骨骨道，另一条穿过股骨骨道并从前内侧入口牵出。骨-髌腱-骨移植物从股骨骨道进入，直到胫骨骨块即将进入股骨骨道。此时髂胫束条带穿过腓侧副韧带下方（图 8.3），然后牵入股骨骨道（图 8.4）。膝关节保持 30° 屈曲，中立位，借助髂胫束条带牵引线施加张力，借助骨塞将胫骨骨块压入股骨隧道，这为髌腱移植和关节外重建提供了安全的固定，然后将

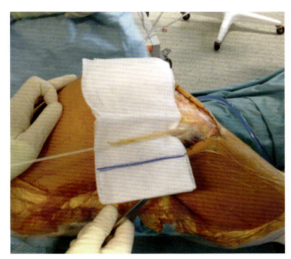

图 8.1　使用手术刀和剪刀切取 10mm 宽、70~100mm 长的远端髂胫束条带

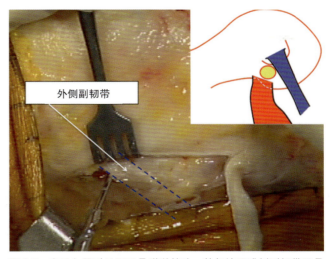

图 8.2　在导向器引导下股骨隧道钻孔，其起始于腓侧副韧带股骨侧止点后方 5mm

外侧副韧带

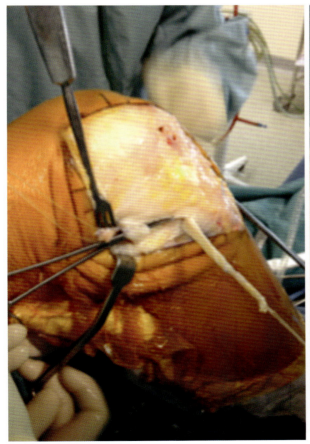

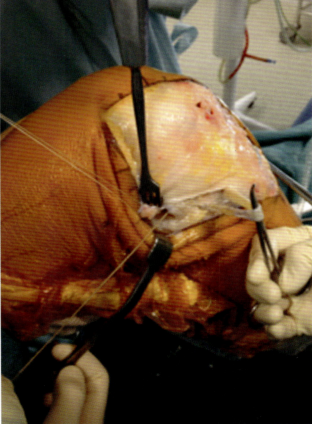

图 8.3　髂胫束条带穿过腓侧副韧带下方

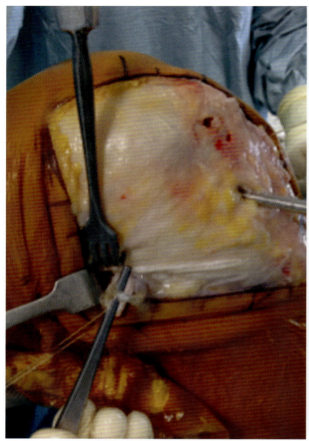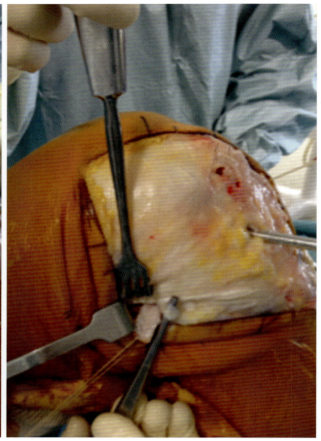

图 8.4   将髂胫束条带拉入股骨道

膝关节完全伸直，用 9mm 胫骨界面钉拉紧并固定髌骨骨块。髂胫束的裂口用 1 号可吸收缝线缝合，必要时行有限的外侧支持带松解，以避免髌骨外侧面压力增加。

8.4.5   术后管理

关节内 ACL 重建联合关节外韧带重建的患者与单纯行关节内重建 ACL 的患者术后康复方案大致相同。在术后 2 周，休息时将膝关节伸直 0° 位固定在的铰链支具中。患者可以在疼痛忍受的范围内活动。在疼痛、肿胀和股四头肌力量允许的范围内，逐渐增加负重。预计在 6 周内完成全范围运动，6 周后无须辅助支撑，术后的前 3 个月着重行闭链运动。对于单纯行 ACL 重建的患者，若膝关节活动度正常、无积液，且有足够的力量，是允许在 3 个月时进行跑步和运动训练的。在没有严重松弛情况下，术后 6 个月可以重返赛场，因为在轴移运动中关节外加强的韧带保护了重建的 ACL 移植物。

8.4.6   如何规避并发症

单纯关节内 ACL 重建术后可能出现的并发症同样发生于联合术式中，包括感染、僵硬、骨道定位错误和残余松弛。上述关节外 ACL 重建不应单独实施，因为它不能充分控制胫骨前移，也不能完全恢复年轻、活跃的患者正常膝关节运动。需要注意的是，必须避免因担心旋转松弛而过度加强。我们相信屈膝中立位并适当地收紧移植物可避免这种并发症。另外，移植物的安放点选择也很重要，股骨骨道外的起点选择对于重建 ALL 功能尤为重要。其次，术者还要确保胫骨骨块在股骨骨道内达到良好的固定效果。在移植物通过之前，适当地修剪移植物，并使用骨道调整器进行测试，可以最大限度地规避这类问题。髂胫束断裂会使外侧支持带过度紧张，并导致外侧髌骨面高应力。外侧支持带松解有助于避免这种并发症。最后，如果将移植物经腓侧副韧带浅层穿过，可能会出现疼痛和侧压痛，确保移植物自腓侧副韧带深层穿过可避免这种并发症。

8.5　结论

关节外韧带加强联合关节内重建可能是控制膝关节旋转松弛的一个重要手段。对复杂的膝关节外侧面解剖和生物力学的理解可进一步促进解剖手术的发展。改进的诊断技术有助于确定最有可能受益的患者。需要进一步的研究来阐明此术式在高风险和翻修病例中的适应证。

1. 膝关节外侧结构加强联合关节内重建可能是控制膝关节旋转松弛的一个重要手段。

2. 理解复杂的膝关节外侧面解剖和生物力学的进展可更好地促进解剖术式的开展。

3. 我们描述了一种个体化的技术：骨-髌腱-骨，ACL 重建结合髂胫束移植物关节外加强的技术。

4. 改进的诊断技术将有助于确定哪些患者最为受益。

参考文献

[1] Campos J, Chung C, Lektrakul N, Pedowitz R, Trudell D, Yu J et al (2001) Pathogenesis of the segond frac-ture: anatomic and MR imaging evidence of an ilio-tibial tract or anterior oblique band avulsion1. Radiology 219:381–386

[2] Claes S, Vereecke E, Maes M, Victor J, Verdonk P, Bellemans J (2013) Anatomy of the anterolateral liga-ment of the knee. J Anat 223:321–328

[3] Dejour H, Walch G, Neyret P, Adeleine P (1988) Results of surgically treated chronic anterior laxities: apropos of 251 cases reviewed with a minimum fol-low-up of 3 years. Rev Chir Orthop Reparatrice Appar Mot 74:622–636. (In French)

[4] Draganich L, Reider B, Ling M, Samuelson M (1990) An in vitro study of an intraarticular and extraarticular reconstruction in the anterior cruciate ligament defi-cient knee. Am J Sports Med 18:262–266

[5] Ellison A (1978) Anterolateral rotatory instability. In: Funk FJ Jr (ed) Symposium on the athlete's knee, sur-gical repair and reconstruction, American Academy of Orthopaedic Surgeons. Mosby, St. Louis, pp 178–193

[6] Engebretsen L, Lew W, Lewis J, Hunter R (1990) The effect of an iliotibial tenodesis on intraarticular graft forces and knee joint motion. Am J Sports Med 18:169–176

[7] Marcacci M, Zaffagnini S, Iacono F, Neri M, Loreti I, Petitto A (1998) Arthroscopic intra-and extra-articular anterior cruciate ligament reconstruction with gracilis and semitendinosus tendons. Knee Surg Sports Traumatol Arthrosc 6:68–75

[8] Marcacci M, Zaffagnini S, Giordano G, Iacono F, Presti M (2009) Anterior cruciate ligament reconstruction associated with extra-articular tenodesis: a prospective clinical and radiographic evaluation with 10-to 13-year follow-up. Am J Sports Med 37:707–714

[9] Monaco E, Labianca L, Conteduca F, De Carli A, Ferretti A (2007) Double bundle or single bundle plus extraarticular tenodesis in ACL reconstruction? Knee Surg Sports Traumatol Arthrosc 15:1168–1174

[10] Neyret P, Demey G, Servien E, Lustig S (2012) Traité de chirurgie de genou. Elsevier Masson, Issy-les-Moulineaux. (In French)

[11] Norwood L, Andrews J, Meisterling R, Glancy G (1979) Acute anterolateral rotatory instability of the knee. J Bone Joint Surg Am 61:704–709

[12] Noyes F, Butler D, Grood E, Zernicke R, Hefzy M (1984) Biomechanical analysis of human ligament grafts used in knee-ligament repairs and reconstruc-tions. J Bone Joint Surg Am 66:344–352

[13] Pearl A, Bergfeld J, American Orthopaedic Society for Sports Medicine (1992) Extraarticular reconstruc-tion in the anterior cruciate ligament deficient knee. Human Kinetics Publishers, Champaign

[14] Schindler O (2011) Surgery for anterior cruciate liga-ment deficiency: a historical perspective. Knee Surg Sports Traumatol Arthrosc 20:5–47

[15] Ségond P (1879) Recherches cliniques et expérimen-tales sur les épanchements sanguins du genou par entorse. Progès

Médicale, Paris. (In French)

[16] Slocum D, Larson R (1968) Rotatory instability of the knee. Its pathogenesis and a clinical test to demon-strate its presence. J Bone Joint Surg Am 50: 211–225

[17] Slocum D, Larson R (1968) Pes anserinus transplan-tation. A surgical procedure for control of rotatory instability of the knee. J Bone Joint Surg Am 50: 226–242

[18] Terry G, Hughston J, Norwood L (1986) The anatomy of the iliopatellar band and iliotibial tract. Am J Sports Med 14:39–45

[19] Terry G, Norwood L, Hughston J, Caldwell K (1993) How iliotibial tract injuries of the knee combine with acute anterior cruciate ligament tears to influence abnormal anterior tibial displacement. Am J Sports Med 21:55–60

[20] Vieira E, Teixeira da Silva R, dos Santos Berlfein P, Abdalla R, Cohen M (2007) An anatomic study of the iliotibial tract. Arthroscopy 23:269–274

[21] Vincent JP, Magnussen RA, Gezmez F, Uguen A, Jacobi M, Weppe F et al (2011) The anterolateral liga-ment of the human knee: an anatomic and histologic study. Knee Surg Sports Traumatol Arthrosc 20: 147–152

[22] Wright R, Huston L, Spindler K, Dunn W, Haas A et al., The MARS Group (2010) Descriptive epidemiol-ogy of the Multicenter ACL Revision Study (MARS) cohort. Am J Sports Med 38:1979–1986

第 9 章　膝关节旋转 : Torg 学派

Eric J. Kropf，Jared W. Colón，Joseph S. Torg

译者　郭　林　符振澜

审校　金旭红　李　忠

9.1　历史观点

在 20 世纪 70 年代，前交叉韧带（ACL）损伤的临床治疗发生了巨大变化。在此之前，ACL 损伤的诊断是比较困难的，常规的体格检查难以发现或重复性差。在此期间，临床上诊断 ACL 撕裂的主要手段是前抽屉试验。前抽屉试验是在膝关节屈曲 90° 时对胫骨施加前向应力，并可分别将足置于内旋、外旋和中立位。然而由于对诊断单纯 ACL 损伤的假阴性率太高，经常难以确诊。前抽屉试验往往在同时伴有严重的半月板或关节囊损伤时才会呈现"阳性"。

当发现前抽屉试验阳性时，常规的治疗手段是减少屈曲 90° 时的牵拉力，并尽量恢复关节囊的张力。这就需要长期固定膝关节以及非常严格的康复过程。在那个年代，ACL 很少被修复或重建。相反，处理方式是通过关节囊的挛缩或纤维化来提供稳定性，而 ACL 并没有发挥作用或根本不存在。因此，患者的膝关节功能难以恢复到健侧膝的水平。

在 1976 年，Joseph Torg 在《美国运动医学杂志》上发表了题为"运动员前交叉韧带不稳的临床诊断"的文章。这篇具有里程碑意义的论文首次对 Lachman 试验进行了清晰的描述，Lachman 试验是一种用于检查 ACL 稳定性的膝关节检查，并用于提高临床诊断的准确性和增进对 ACL 不稳定的理解。总而言之，这里概述的理论和观点推动了我们对膝关节松弛和不稳定理解的早期发展阶段。

从历史的角度来看 Torg 的工作是很重要的，这可以让我们认识到，他当时就认为正确诊断 ACL 功能不全很重要这一观点，与主流观点背道而驰。不过，他当时也清楚地认识到 ACL 还有很多"谜团"。围绕 ACL 损伤的观点存在很大差异，比如其受伤机制、诊断技术的有效性、治疗和管理方案等。这在 Helfet 发表的文章中就很明显，他在文章中提到，"有时候在内侧半月板手术中，同时发现 ACL 已经从它的胫骨止点上撕脱，但是在术前或术后膝关节并没有表现出前后方向的不稳定性，移除半月板即可解决所有问题。当时在手术前基本不可能同时诊断交叉韧带断裂。"在 Helfet 发表的其他文章中还提到"单纯的交叉韧带断裂很少见，故临床意义不大"。

此外，在 1970 年，Smillie 发表的文章提出了许多关于在临床检查中使用抽屉试验的问题。他在文中描述到，在单纯的 ACL 断裂时，抽屉试验的表现是"最微弱的"，如果抽屉试验"很显著时"，则内侧的韧带很可能也被波及了，因此在临床检查中用于诊断单纯 ACL 断裂是很有局限性的。Smillie 还认识到，由于急性损伤期的疼痛、关节积血及肌肉痉挛等因素，抽屉试验难以进行。最后，他还指出，当 ACL 单独断裂时，ACL 本身并不是控制不稳定的因素，修复并不一定能改善功能。如果同时伴有内侧半月板撕裂，治疗方法是内侧半月板切除，断裂的韧带可以忽略。

Helfet 和 Smillie 总结了当时的思路，即由于当时在诊断具有完好的半月板、关节囊及侧副韧带的单纯 ACL 撕裂时还存在局限性，故对单纯的 ACL 断裂及其临床意义尚缺乏深入的理解。另一方面，Lachman 试验及其理论的支持者对这一概念提出了挑战，并进行了深入研究。他们认为，提高对 ACL 损伤的认识和后续治疗的关键是改进临床诊断技术。

Lachman 试验的支持者中也有人反对前面提到的思

路，他们认为其对于 ACL 的陈述将问题过度简化了。支持者们认为 ACL 缺失会造成一个比当时所理解的更严重的长期问题，并指出有许多文献支持他们的观点。

在 1955 年，O'Donoghue 报道了严重的膝关节韧带损伤的最终随访结果，及其逐渐发展为内侧间室病变的过程。其研究发现，69 例患者中有 50 例（72%）ACL 撕裂，基于对这些病例的分析，O'Donoghue 认为 ACL 缺失最终会导致严重的残障。因此手术修复韧带是必要的和值得推荐的。

除了 O'Donoghue 的研究之外，Kennedy 等在同期的研究也支持这个观点。Kennedy 研究了 50 例 ACL 撕裂的患者，并发现单纯的韧带撕裂确实存在。他还发现 ACL 撕裂的膝关节中经常合并内侧半月板损伤（在他的研究中发生率为 40%）。然而他仍然认为在大部分修复或未修复 ACL 的患者中，都可以看到可接受的结果。

引用 Allman 在 1971 年说的话，在一些 ACL 撕裂且未行手术修复的患者中，损伤启动了一连串的事件并逐渐导致残障及膝关节整体结构的破坏，导致了"终结的开始"。作者接着描述了手术和非手术治疗各自在适应证中的不足，具有时代特点，但最重要的是作者强调了 ACL 功能的重要性。

相反，Torg 坚定地认为需要对 ACL 进行更深入的了解，这无疑会改进对运动员膝关节创伤的管理。在他的论文中，他首先描述了前抽屉试验，这在当时是诊断 ACL 断裂的经典临床检查。后来，他描述了 Lachman 试验，也是论文的重点，并改变了世界各地骨科医生的临床检查模式。

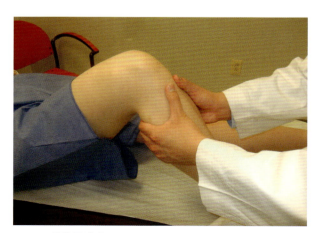

图 9.1　前抽屉试验

Torg 发表的观点与其他报道有两个不同之处。首先，他认识到 ACL 具有非常重要的临床意义，其次他认为有必要改进临床诊断方法，以更准确和更全面地理解 ACL 损伤的所有"奥秘"。Torg 强调，在推进对其理解的过程中，需要通过改进一项对所有医生来说最重要的工具：临床检查，才能制订出更好的诊疗方案。

9.2　前抽屉试验

在 1976 年，经典的骨科教学还依靠前抽屉试验来诊断 ACL 损伤。患者取仰卧位，膝关节屈曲 90°。然后，检查者通过向前拉动胫骨近端的后方，尝试将胫骨相对于股骨向前平移（图 9.1）。当观察到胫骨相对于股骨的前移时，即为前抽屉试验阳性。这个测试毫无疑问是可靠的，尽管它的起源是"模糊的"。在"运动员前交叉韧带不稳定性的临床诊断"一文中，描述了 172 例 ACL 断裂的患者。通过这些经验证实，前抽屉试验并不可靠。

Torg 认为，前抽屉试验呈假阴性、前交叉韧带损伤未被认识或未被充分认识主要有 3 个原因（要点 1）。首先，在急性 ACL 损伤时，通常伴有关节腔出血和反应性滑膜炎。这导致膝关节难以屈曲至 90°，因此很难准确地进行抽屉试验。其次，在受伤之后，身体会出现保护性的肌肉痉挛，比如肌肉发达、状态良好的运动员会产生强大的阻力。由此产生的问题是试图前移胫骨来对抗腘绳肌的痉挛是非常困难的。矢量分析也清楚地证明了这个问题。再次，与伸展时相比，在抽屉试验中，当膝关节屈曲至 90° 时内侧间室的解剖结构是胫骨有效前移的主要障碍。在屈曲时，股骨内髁的后凸面与内侧胫骨平台的凹面更匹配。最后，内侧半月板后角的存在进一步阻止了胫骨的前移，因为它对股骨内髁后侧面有支撑作用（图 9.2）。

> **要点 1　前抽屉试验假阴性的原因**
> 1. 急性关节腔出血导致膝关节无法屈曲至 90°。
> 2. 保护性的肌肉痉挛阻止胫骨前移。
> 3. 屈膝时的解剖形态阻碍了有效的胫骨前移。

图 9.2　股骨内髁、内侧半月板和胫骨平台在屈膝 90° 时、矢状面中的关系。内侧半月板的"门楔"效应，在前抽屉试验中阻碍胫骨的有效前移。MM：内侧半月板（Medial Meniscus）

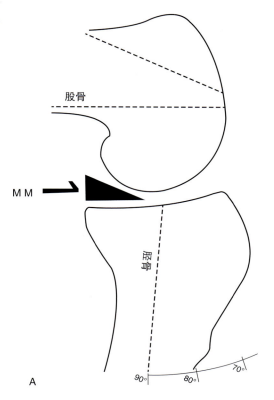

基于这些观察，Torg 的研究指出："只有在内侧半月板后角关节囊缘分离或内侧关节囊和（或）后斜韧带撕裂后，才会出现显著的前移。"发现 ACL 和内侧半月板的联合损伤会导致更严重的关节不稳，这是一项新的发现，并开始增进我们对膝关节韧带联合损伤的理解。

9.3　Lachman 试验

针对上述前抽屉试验存在的问题，"运动员前交叉韧带不稳的临床诊断"一文中提出了一种诊断 ACL 断裂的新方法——Lachman 试验。这个试验的名字来自 John W. Lachman 博士，他当时是 Temple 大学骨科的主席和教授。在"运动员前交叉韧带不稳的临床诊断"发表之前的几年里，Lachman 已经在教授这种"简单、可靠和可重复的临床试验来证明 ACL 的不稳定性"。

Lachman 试验是在患者仰卧时，在膝关节完全伸直至屈曲 15° 之间进行的。检查者一只手稳定股骨，另一只手从胫骨近端后方向前用力，试图将其相对于股骨向

前平移（图 9.3）。前交叉韧带撕裂阳性的表现被描述为，"本体感受和（或）视觉上胫骨相对于股骨的前移，其终点是'模糊的'或者'软绵绵的'"。这与 Lachman 试验阴性的"硬"终点形成了鲜明对比，其表明 ACL 是完整的。

另外，视觉评估也是诊断 ACL 失效的可靠手段。当从外侧面观察膝关节时，在阳性试验中出现的前移将消除髌腱在髌骨和胫骨止点前方形成的正常坡度。

Lachman 试验的出现是为了避免之前所提到的关于前抽屉试验存在的问题（要点 2）。首先，屈曲角度减小能使膝关节即使在积血或出现反应性滑膜炎的情况下也能处于一个舒适的位置，从而降低了自我紧张保护的可能性，避免妨碍检查。其次，随着前移胫骨所需的力量垂直作用于腘绳肌群拉力的矢量上，腘绳肌群痉挛的效果几乎全部被抵消了。最后，膝关节处于相对伸展的位置，接触区域位于胫骨平台、内侧半月板和股骨远端负重面之间。由于该平面相对于股骨后髁比较平坦，因此大大减少了胫骨前移的阻力（图 9.4）。Lachman 试验能够克服前抽屉试验的问题，使临床医生对诊断单纯的 ACL 损伤有更高的敏锐度。

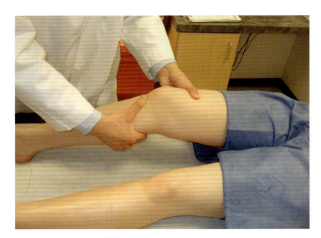

图 9.3　Lachman 试验

度测量仪来量化每一级别的前移程度。

　　Ⅰ级被定义为 Lachman 试验阳性时，胫骨前移的本体感受为"软"或"模糊的"终点。在检查时将拇指放在关节线上，并比较受伤腿与对侧腿之间的差异，可以进一步进行鉴别。在 Torg 的研究中，Ⅰ级撕裂胫骨前移范围是 1~6mm。Ⅱ级撕裂是在上述软终点的基础上，同时伴有可见的胫骨前移。Ⅱ级撕裂的一个显著特征是髌腱在髌骨和胫骨止点前方形成的正常坡度消失。Ⅱ级撕裂前移的范围是 3~9mm。当胫骨在检查者未施加压应力时呈被动半脱位，即为Ⅲ级撕裂。当放置 1 个 10cm×10cm×15cm 的垫块在关节面下的胫骨后方时，也能产生相同程度的半脱位。与Ⅱ级撕裂相同，髌腱形成的坡度也会消失。Ⅲ级撕裂胫骨前移范围是 6~16mm。Ⅳ级损伤的定义是，当患者坐立或站立时，屈曲膝关节，可以通过主动收缩股四头肌向前移动胫骨。肌肉收缩产生的力足以使胫骨前移。Ⅳ级撕裂胫骨前移范围 10~20mm。

要点2　Lachman试验的优势

1.消除急性关节腔积血对检查的影响。

2.抵消了腘绳肌痉挛的力量。

3.为胫骨前移提供最佳的解剖形态。

9.3.1　分级系统

　　在详细介绍 Lachman 试验的文章发表近 10 年后，Torg 和同事建立了一个基于胫骨前移程度的分级系统来评估 ACL 损伤对关节稳定性的影响程度。分级系统从Ⅰ级（最轻）到Ⅳ级（最广泛的损伤和不稳定）。使用膝关节动

　　该分级系统是指导不同程度膝关节不稳患者治疗和管理的基础。在推荐的治疗策略中，Ⅰ级撕裂可以采用佩戴支具的方式保守治疗和康复。Ⅱ级撕裂通常为联合损伤，除了 ACL，通常合并单个或两个半月板同时损伤。在这种情况下，建议使用关节镜治疗，结合佩戴支具以及后续的康复治疗。在一些病例中，采用了关节外的交叉韧带替代方法。对于年轻活跃的患者，Ⅲ级撕裂需要行 ACL 修复或重建以及半月板修复。最后，对于Ⅳ级撕

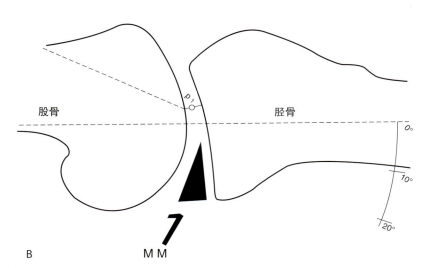

图 9.4　当膝关节伸直时，其内部结构的位置重新分布，削弱了内侧半月板的"门楔"效应，从而使胫骨前移更顺畅。MM：内侧半月板（Medial Meniscus）

裂，需要行 ACL 修复或重建，对于极度的不稳定可能还需要修复或紧缩内侧关节囊。

9.3.2　外部验证

在 1976 年"运动员前交叉韧带不稳的临床诊断"发表以后，有很多其他的作者在临床应用中验证了 Lachman 试验。1983 年，DeHaven 发现 Lachman 试验在诊断单纯的 ACL 撕裂时比前抽屉试验"可靠得多"，85% 未麻醉的患者和接近 100% 麻醉后的患者 Lachman 试验呈阳性。同年 Larson 还指出，Lachman 试验是用于诊断 ACL 损伤的"最准确和最敏感的试验之一"。Johnson 指出，Lachman 试验可以"大大提高临床检查的准确性"。

在 1982 年，Jonsson 等报道了 ACL 撕裂患者在未麻醉状态下前抽屉试验与 Lachman 试验的准确性对比。他们的结果表明，Lachman 试验具有更高的准确性，45 例患者中有 39 例 Lachman 试验阳性，而 45 例患者中只有 15 例的前抽屉试验呈阳性。Jonsson 等的结论是，Lachman 试验是一种"有价值的诊断工具"，应该被常规用于评估 ACL 的状态。

近期，Benjaminse 等于 2006 年对 2000 多例患者进行 Meta 分析后得出结论：Lachman 试验具有更高的准确性。这项研究汇总了 1980—1995 年发表的研究结果。在全世界范围内，Lachman 试验在 ACL 损伤的准确诊断方面都具有很强的生命力。

9.4　结论

40 年前，"运动员前交叉韧带不稳的临床诊断"一文强调了完整和准确的临床诊断的重要性，寻求提高检查技巧，并为更好地理解膝关节联合损伤模式打开了大门。这篇文章清楚地指出了不同的膝关节韧带损伤在膝关节松弛模式上的差异。Lachman 试验已经成为有效地诊断不同程度膝关节不稳的重要检查手段之一。在随后的几十年里，基于 Lachman 试验提供的临床信息，治疗方法得以发展和改进。

"Torg 学派"对于推动 ACL 的手术和管理的发展是不可或缺的。传统思想和体格检查的局限性受到了挑战。这加深了我们对膝关节不稳定、临床诊断方法的理解，以及对膝关节韧带联合损伤的认识。Torg 的贡献为我们今天对膝关节松弛和不稳定的理解奠定了坚实的基础。

在 1976 年，Joseph Torg 博士首次提出了 Lachman 试验，它已经成为诊断 ACL 功能不全的关键方法。Lachman 试验至今仍在推动治疗手段的发展。这种在临床中广泛应用的简单、可重复的检查方法，已经提高了我们诊断和量化 ACL 损伤的能力。这些工作代表了在早期时理解膝关节松弛和旋转不稳定性的重要进展。

参考文献

[1] Benjaminse A, Gokeler A, van der Schans CP (2006) Clinical diagnosis of an anterior cruciate ligament rupture: a meta-analysis. J Orthop Sports Phys Ther 36(5):267–288

[2] Chambat P, Guier C, Sonnery-Cottet B et al (2013) The evolution of ACL reconstruction over the last fifty years. Int Orthop 37(2):181–186

[3] DeHaven KE (1983) Arthroscopy in the diagnosis and management of the anterior cruciate ligament deficient knee. Clin Orthop Relat Res 172:52–56

[4] Gurtler RA, Stine R, Torg JS (1987) Lachman test evaluated. quantification of a clinical observation. Clin Orthop Relat Res 216:141–150

[5] Helfet A (1974) Disorders of the knee. Lippincott Co, Philadelphia, pp 92–93

[6] Hughston JC, Eilers AF (1973) The role of the poste-rior oblique ligament in repairs of acute medial (col-lateral) ligament tears of the knee. J Bone Joint Surg Am 55(5):923–940

[7] Johnson RJ (1983) The anterior cruciate ligament problem. Clin Orthop Relat Res 172:14–18

[8] Jonsson T, Althoff B, Peterson L et al (1982) Clinical diagnosis of ruptures of the anterior cruciate ligament: a comparative study of the lachman test and the anteriordrawer

sign. Am J Sports Med 10(2):100–102

[9] Kennedy JC, Weinberg HW, Wilson AS (1974) The anatomy and function of the anterior cruciate ligament. As determined by clinical and morphologi-cal studies. J Bone Joint Surg Am 56(2):223–235

[10] Larson RL (1983) Physical examination in the diag-nosis of rotatory instability. Clin Orthop Relat Res 172:38–44

[11] Nicholas JA (1973) The five-one reconstruc-tion for anteromedial instability of the knee. indications, technique, and the results in fifty-two patients. J Bone Joint Surg Am 55(5): 899–922

[12] O'Donoghue DH (1955) An analysis of end results of surgical treatment of major injuries to the ligaments of the knee. J Bone Joint Surg Am 37-A(1):1–13

[13] Smillie I (1970) Injuries of the knee joint. The Williams and Wilkins Co, Baltimore, p 152

[14] Torg JS, Conrad W, Kalen V (1976) Clinical diagnosis of anterior cruciate ligament instability in the athlete. Am J Sports Med 4(2):84–93

第 10 章　膝关节旋转：美国特种外科医院学派

Ryan M. Degen，Thomas L. Wickiewicz，Russell F. Warren，Andrew
D. Pearle，Anil S. Ranawat

译者　郭　林　付德杰
审校　刘文刚　宁志刚

10.1　简介

前交叉韧带（ACL）重建术是运动医学中最常见的手术之一，经过几个世纪的发展才达到目前的水平。事实上，从 19 世纪早期开始，科学家和临床医生就对 ACL 产生浓厚的兴趣。我们在 19 世纪 30 年代后期的文献中也发现了对其功能的最早期描述和随后损伤病例的报道。然而，直到 20 世纪初才进行第一次真正的 ACL 缝合修复手术。当时人们对缝合修复残余的 ACL 纤维的修复能力仍有担忧，在随后几年里，Hey Groves 和 O'Donoghue 提出了多种重建技术。但是，关于这些早期外科手术的描述却很少受到关注。原因在于，许多外科医生认为通过手术干预来治疗 ACL 损伤的疗效无法保障，从而引起关于 ACL 损伤手术治疗和非手术治疗的争论。直到 20 世纪 60 年代末，人们在发现了非手术治疗的不良结果后，才重新开始关注 ACL 修复手术。

10.2　ACL 修复

在 20 世纪 70 年代初，John Marshall（图 10.1）在美国特种外科医院（HSS）开始了他的外科职业生涯，担任运动医学服务中心主任。由于他之前做兽医时对狗的 ACL 研究有着浓厚的兴趣，因此他又开始了类似的研究，深入研究了 ACL 在人类身上的功能作用和意义。通过他的早期研究，Marshall 为我们留下了许多关于 ACL 的知识。他早期所做的尸体研究帮助我们识别了两种不同的韧带束，随后的组织切片研究帮助我们确定了韧带在抵抗胫骨前移和胫骨旋转中的作用。

Marshall 医生也对同事们的工作产生了浓厚的兴趣，包括 John Feagin 发表了最早的 ACL 修复术随访结果，还有 Anders Alm 研究了 1/3 髌腱在 ACL 重建中的应用。Marshall 医生不但注意到他们早期治疗的成功经验，还注意到保守治疗的患者有继发的关节内损伤，随访功能结果很差，因此他开始尝试对这些损伤进行初次手术修复。这类手术在技术上具有挑战性，需要利用多根缝线穿过 ACL 的残余纤维，然后穿过股骨和胫骨的骨隧道，打结拉紧对合撕裂韧带的两端（图 10.2）。研究人员指出，这种术式用于股骨止点处损伤比韧带中段撕裂要简单得多。虽然 Marshall 等的早期结果显示，在 70 例初次手术修复的病例集中发现了良好的结果，运动恢复率高达 93%，但所有患者的前抽屉试验中均发现了残留的松弛。与此同时，MacIntosh 还报道了在外侧髁后方修复股骨印记方法的成功应用，即所谓的"过顶位修复"。然而遗憾的是，在对 Marshall 和 MacIntosh 的病例集做进一步的随访研究显示，患者在进行初次手术缝合修复后，出现了相对较差且不可预测的结果，残余松弛和再损伤的发生率高。因此，人们认为仅靠缝合修复是不够的，并开始对其他重建手段进行进一步研究。Marshall 接着描述了对"过顶"手术的一种修改方案，即剥离髂胫束的中心束，在其远端保留在 Gerdy 结节的止点上，近端通过股骨外髁后方进入关节腔并于胫骨前方隧道引出。

这种关节外的增强修复手术在当时很快成为一种普遍的手术方式。虽然接受初次手术修复的患者中只有少数（<10%）选择了这种增强型手术，但是单纯的缝合修

复术因复发不稳定或手术失败率高被认为是不够的，因此增强型手术方式使用越来越多。同样，因为受到了保留原 ACL 而可能愈合的鼓舞，Warren 和 Wickiewicz 继续进行了一系列的初次修复手术，这些手术案例用半腱肌腱重建增强，这与髂胫束增强十分相像，固定在"过顶"位置。这种术式也要求术后 6 周的石膏固定制动。与单独缝合修复术相比，这两种增强修复术都产生了更好的结果。此外，与髂胫束或半腱肌增强术相比，原 ACL 残端缝合修复术的受益非常有限。因此初次手术缝合修复逐步被放弃，取而代之的是重建修复技术。

10.3 关节外重建

在向增强修复重建术过渡的同时，人们认识到由于关节囊损伤导致的旋转不稳定，可能是导致残余膝关节不稳定的更重要的因素。Helfet 指出，虽然十字韧带可以作为前移的限制结构，但它也可能只是作为"引导绳"，最终依靠关节囊结构来限制前移。如果 Helfet 的说法是真的，那么仅通过关节外重建或肌腱增强术就可以恢复

稳定性。因此在那个时间段报道了几种关节外手术方式以限制膝关节的旋转和并解决膝关节松弛。Nicholas 在 1972 年描述了"五联"手术，包括鹅足肌腱转移、内侧半月板切除、后内侧关节囊紧缩、MCL 后方增强、股内侧肌增强。此外，这一手术之后需有 6 周的石膏固定。虽然这一手术确实限制旋转，但未能解决胫骨前移增加的问题，并且有明显的关节活动度下降，所以最终被放弃。与之相类似的是，Lemaire 和 MacIntosh 都描述了关节外肌腱固定术，通过使用髂胫束来限制胫骨前移或前外侧旋转导致的半脱位。虽然这些关节外肌腱固定术都在报道患者病例中表现得较为成功，但 Kennedy 与随后的 Warren 和 Marshall 报道了仅依赖关节外肌腱固定术的效果不佳，建议重建 ACL。随着时间的推移，这些关节外手术被建议作为关节内重建的辅助手段，用于治疗那些可能由于更复杂的旋转不稳定而导致的关节不稳。

后来 MacIntosh 描述了一种关节外的重建方式，它使用连续的伸肌装置，包括股四头肌腱、髌前腱膜和髌腱。与改良过的"过顶位"法类似，髌腱胫骨止点完整保留，移植物向后穿过关节，通过股骨外侧髁后方，并缝合固定在骨膜上或与股骨远端拴桩固定。因为髌前腱膜很薄，Marshall 提出了一种改良的股四头肌腱替代 QTS 移植方

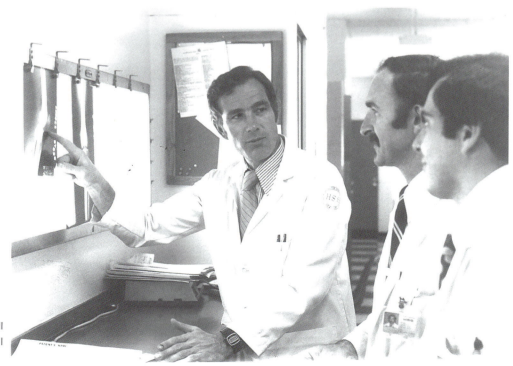

图 10.1 John Marshall 医生（左）和 Russell Warren 医生（右）

图 10.2 a. 用缝线穿过残余纤维进行 ACL 缝合修复；b. 然后通过骨隧道进行修复，并重新连接断端

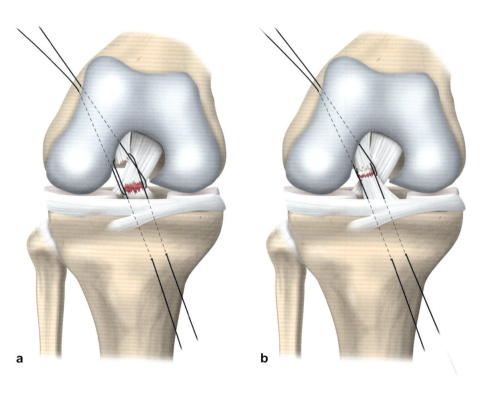

a   b

法，他建议采用折叠的股四头肌腱或合成材料来进行手术，这种手术方式被称为"Marshall MacIntosh 手术"，该手术在 20 世纪 70 年代末开始流行。Kornblatt 等在 HSS 对"Marshall MacIntosh 手术"或股四头肌腱替代手术进行了回顾。他们指出在平均 4 年的随访中，20% 的患者被归类为失败，40% 的患者有一定程度的轴移试验阳性。在一项类似的研究中，作者研究了使用四头肌腱替代移植物重建的同时增加侧方悬挂的方法。报道中显示，临床失败率下降到 4%，只有 11.5% 的患者可检测到残留的轴移，因此建议在进行这种类型的 ACL 重建时常规使用侧方悬挂术。然而这项研究结果使得临床手术方式有了改变，即在随后的几年时间里临床上采用了关节内重建手术方式。

要点1 ACL修复
1.使用原位缝合技术的初次ACL修复导致高失败率和残留松弛。
2.髂胫束肌腱增强固定术提高了临床成功率。
3.全关节镜下ACL现代修复技术的作用仍有待确定。

10.4 关节内重建

骨-髌腱-骨作为主要的移植物选择最先在德国报道，在 HSS 回顾了"Marshall MacIntosh 手术"的临床结果后，随后北美也开始采用这种手术方式。这一选择决定是以先前的文献为基础的，这些文献显示这种移植物具有良好的拉伸应力，且早期临床结果良好。在采用该移植物进行初次 ACL 重建后，随后对临床结果进行的回顾性分析显示失败率仅提高了 5%，其中 16% 的患者仍然有残留的轴移试验阳性，与"Marshall MacIntosh 手术"结果相比，这两项指数都有显著的改善。另一项后续研究回顾了侧方悬挂术在自体骨-髌腱-骨重建 ACL 中的作用。研究发现增加这项手术并没有带来任何好处，反而大约有 40% 的患者在术后会感到侧方膝关节疼痛。因此除非有明确的临床指征，作者建议用自体骨-髌腱-骨重建时不要使用侧方悬挂固定术。这些临床结果使得这种移植物得到普及和广泛应用，并成为许多美国骨科医生的首选。

10.5　全关节镜下重建或关节镜辅助下重建

20 世纪 80 年代早期，技术进步为关节镜设备的发展创造了条件。大约也是在那个时候，关节内重建被认为是 ACL 断裂的主要治疗方法。随着关节镜设备的普及和骨科医生对该项技术经验的提高，在 ACL 重建的手术过程中人们进行了很多努力使得隧道放置的准确性得到提高，同时也降低了手术的创伤程度。1985 年，关节镜首次作为双切口技术的一部分用于重建 ACL。它被用来观察胫骨隧道的钻孔过程，以由外向内的导向器方式建立股骨隧道，确保做出偏高偏后的股骨隧道。

最早一批在 HSS 进行的应用关节镜辅助重建结合术后早期活动的患者结果显示，在使用 KT-1000 进行关节测量时，93% 的膝关节平均前移小于 4mm，84% 的膝关节平均前移小于 3mm。在使用 HSS 评分系统的患者中，87% 的患者评分为良好到优秀。更重要的是，与同一家医院进行的开放性重建手术相比，术后髌股关节疼痛和膝关节僵硬并需要干预的发生率分别减少了 42% 和 33%。研究人员认为关节镜辅助重建方式是有帮助的，因为它们具有与开放重建类似的稳定作用，并且随着开放手术的减少，术后膝关节僵硬的发生率也逐渐降低，同时骨道解剖重建的直视程度也得到了改善。

随着时间的推移、操作技能的提高和手术技术的改进，全关节镜下重建逐渐成为随后几年的治疗标准。在 20 世纪 80 年代中后期，人类第一次在关节镜可视化的情况下实现了采用股骨定位导向器采用后切口由外向内进行钻孔。在 20 世纪 90 年代早期，这种手术转变为单切口经胫骨重建。在 20 世纪 90 年代中后期，单切口关节镜下 ACL 重建被认为是标准的治疗手段。后来，随着关节镜钻头和偏心导向装置的发明，这一技术得到了改进，允许在更具解剖性的位置上由内而外进行钻孔。

10.6　胭绳肌腱重建

尽管关节镜下自体髌腱重建 ACL 的效果良好，但该手术并非没有风险。髌股关节疼痛、髌骨骨折和低位

髌骨都是潜在的并发症，目前正在研究可替代移植物来源以减少相关并发症。Lipscomb 被认为是同时使用半腱肌和股薄肌腱重建 ACL 的第一人。虽然其循环载荷研究表明其力学性能与自体髌腱移植物相当，但在首次采用该移植物时可获得的临床资料十分有限。在 HSS 和 Williams 等报道了采用四股半腱肌腱自体移植进行 ACL 重建的患者术后 2 年内的随访结果，他们在 Lachman 试验和轴移试验中发现，89% 的患者胫骨前移减少，再损伤率为 7%。从临床结果评分来看，有 11% 患者的手术被认为是失败的。客观的测量数据显示，与自体髌腱移植重建的患者相比，胭绳肌腱重建的翻修率更高，然而主观评分结果并没有差别。肌腱自体移植物虽然取得了良好的效果，但略差于髌腱自体移植，其再断裂率比髌腱自体移植稍高。这可能与当时肌腱自体移植物的固定装置较差，没有根据性别不同设置相应的特异性康复方案，或与重建移植物的非解剖定位有关。我们也对移植物选择与术后感染率的关系进行了回顾性分析。有趣的是，与自体髌腱移植（0.49%）和同种异体移植物重建（0.44%）相比，自体肌腱移植重建术后的感染率更高（1.4%），但其确切原因尚不清楚。

> **要点2　ACL重建**
>
> 1. 与关节外重建相比，自体中 1/3 髌腱移植具有更好的稳定性和更低的失败率。
> 2. 自体髌腱移植的早期结果显示可能没有必要进行髂胫束肌腱固定术。
> 3. 隧道位置是恢复 ACL 等距和防止早期失败或残余不稳的关键。
> 4. 经胫骨股骨隧道的使用要慎重，因为它们虽然对垂直方向、非解剖重建具有益处，但旋转控制能力差。

10.7　次要稳定结构

除了 ACL 解剖重建对恢复膝关节稳定性的重要性外，在进行手术重建时，一些可以限制膝关节移位的次要稳定结构也必须考虑在内。这些结构的损伤或局部解

图 10.3　计算机导航跟踪装置评估活体 ACL 重建术后前移度

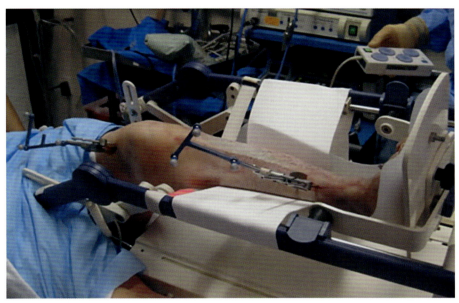

剖的变化可能会令重建的韧带遭受过度的压力，从而导致早期的手术失败。HSS 之前进行的尸体研究已经证明半月板保留的重要性。与单独的 ACL 损伤后胫骨平台前移相比，在 ACL 缺失合并内侧半月板切除的膝关节中，胫骨平台前移会显著增加。因此，有理论认为保存半月板可以保护重建的韧带和避免过度移位。如果缺失了 ACL 和切除膝关节的外侧半月板，似乎没有对胫骨前移造成同样的影响。然而，研究人员最近进行的一项计算机导航辅助下的针对前移度的随访研究显示，前后和旋转应力作用可诱发侧方间室前移，外侧半月板在抵抗该作用方面起着重要的作用。在单束 ACL 重建后的一项尸体研究表明，无论单独切除内外侧半月板或者联合切除，都可以限制 ACL 重建后抵抗轴移的能力。

　　侧方韧带也被证明在抵抗膝关节的前移和旋转中起着不可或缺的作用。解剖研究显示将内侧副韧带和外侧副韧带（作为后外侧韧带复合体的一部分）以及 ACL 同时横断，胫骨前移将明显增大。认识到这些损伤，不管是进行延迟重建以使副韧带愈合，或者对这些韧带进行联合修复或重建，都将减少 ACL 重建的负荷。与 LCL 和后外侧角损伤一样，髂胫束损伤已被证实会导致胫骨的前移和旋转。这最初是由 Bach 等证实的，他们认为髋关节外展可以减少髂胫束的张力，从而导致 ACL 损伤后的膝关节出现更大程度的轴向移位。最近的一项尸体研究

显示，在 ACL 横断后，髂胫束如果被切断，内侧和外侧间室的胫骨前移明显增大，相应地，轴移试验等级也相应提高。如果合并的有前外侧关节囊的损伤，这些结果可能为前外侧韧带重建提供支持。

　　最后，骨形态的变化也会影响胫骨前移位和轴移的幅度。尽管尸检未发现胫骨前移幅度跟后倾角增加有关，但后倾增加改变了胫骨的静止位置，可以使其向前方移动。然而在模拟的轴移试验中，胫骨后倾的增加会增加胫骨的前移，但确切的机制尚不清楚。一项后续研究量化了这种影响的程度，结果表明胫骨平台坡度和运动学测试之间的相关性很弱。然而该研究发现股骨外侧髁宽度和长度的增加与 ACL 损伤后胫骨前移度及轴移度的增加有关。这些患者是"外侧间室主导膝"，应该被认为是 ACL 损伤后不稳定，甚至是重建后的潜在风险发生的"高风险人群"。这些患者可能就会需要做关节外的重建手术。

要点3　次要稳定结构
1. 半月板和侧副韧带是重要的辅助稳定结构。
2. 应考虑尽量保留半月板并修复侧副韧带以为重建的ACL提供保护。
3. 胫骨后倾增加可能导致不稳和重建失败。

10.8　ACL 等长重建

在 20 世纪 90 年代中后期随着关节镜设备和技术的改进，后切口的使用变得没有必要，大多数的重建手术是通过全内技术完成的。然而失败率比预期的要高，只有 40% 的患者表示他们重建的膝盖感觉"正常"。随后，人们越来越重视手术重建的准确性。随着我们对 ACL 止点和植入物的复杂性以及其"两束"的功能的认识的提高，人们已经认识到，单束经胫骨重建常将移植物置于垂直的非解剖位置。我们机构所进行的一项比较研究调查了钻孔技术对隧道位置和精度的影响。虽然经胫骨和前内侧（AM）入路钻孔技术都能够准确地恢复股骨足迹解剖，但对于经胫骨组来说这是以牺牲胫骨足迹恢复为代价的。经胫骨组的胫骨隧道放置位置明显更靠后，以便获得股骨足迹以钻通股骨隧道，从而使移植物与经前内侧入路组相比更加垂直。这已被证明会降低抗旋转的能力，通常与重建后的残余轴移有关。

后续研究也发现了类似的结果。一项使用计算机导航软件（图 10.3）的研究对重建术后的运动进行了追踪，采用传统的经胫骨单束重建和水平单束重建，前内侧入路重建技术更符合要求。这项研究发现，水平移植物具有更好的抗前移力和旋转力的能力，这表明前内侧入路技术更能实现解剖重建并能改善单束重建的关节稳定性。在一项尸体研究中也发现了类似的结果，该研究对比了固定股骨隧道及 3 种不同胫骨隧道进行 ACL 重建后胫骨的前移程度。胫骨隧道越靠前，抗前移和旋转能力越强。唯一需要注意的是，胫骨隧道越靠前，则膝关节过伸直时发生韧带撞击的风险和再断裂的风险就会越大。

最后，另一项研究评估了隧道位置和移植物大小对无外力作用情况下膝关节运动学的影响。本研究发现，在重建过程中，最重要的是恢复原来的解剖足迹，在单束 ACL 重建中，较大的移植物不能弥补隧道位置错误带来的不良影响。手术导航软件也被用来评估不同的 ACL 等长重建方式，模拟重建前内侧束和后外侧束，印迹中心点重建和常规经胫骨重建（后外侧胫骨-前内侧股骨）。在本研究中，Pearle 等发现所有的重建都是不等长的，然而复制前内侧束位置的重建被证明等长性是最好的。虽然经胫骨隧道钻孔在胫骨和股骨上实现前内侧隧道位置通常具有挑战性，但这些数据表明，前内侧束的镜像走行可能对单束重建有利。

10.9　双束重建

无论是前内侧束重建或印迹中央单束重建，尽量恢复原本韧带的位置，已被证明改进了不受外力膝关节运动学和韧带的松弛状况。考虑到不同束的行为差异，双束重建被认为理论上可以提供更具动态优势的重建，它提高了韧带在膝关节屈曲的所有位置抵抗旋转和移位负荷的能力。遗憾的是，有很多临床对比研究将这一技术与传统的经胫骨非解剖重建进行了比较。HSS 生物力学实验室的一项研究表明，利用配对尸体模型，比较了双束重建和解剖前内侧入路单束重建对前移和轴移运动的影响。双束和中心单束重建都能充分减少 Lachman 试验中的前移水平。然而，双束重建比单束重建更能减少胫骨外侧平台的前移，从而更有效地减少无外力状态下膝关节的轴移水平。如果合并的有半月板损伤，这种差异就更明显了，从而令研究人员得出这样的结论，双束重建可用于膝关节处于"危险"状态的患者，比如同时伴有半月板损伤或术前有高水平的轴移的患者。然而由于支持双束重建的临床数据有限，对这些结论应该保持谨慎。唯一一项比较单束和双束重建的随机研究未能发现术后结果测量或前移测试有临床显著差异。此外 HSS 生物力学实验室的类似研究表明，与单束重建相比，双束重建可能会对膝关节运动产生过度的约束。

10.10　未来的方向

研究方向形成了一个完整的循环，我们目前的研究主要集中在改进既往的手术方式。这包括重新研究使用现代外科技术进行 ACL 修复的潜在作用和结果，以及对前外侧韧带重建的进一步研究，类似于 Lemaire 和 MacIntosh 的侧方关节外重建的概念。此外，进一步利用计算机辅助导航进行的尸体研究工作将继续产生关于最佳重建技术的有用信息。总而言之，我们从这些领域获得的信息将在未来几年产生令人兴奋的结果，同时这无疑将对外科重建技术产生持续的提升作用。

10.11　结论

ACL 损伤和相关的外科处理技术不断发展。虽然修复和重建的方法在过去几十年里有所改进，但重建方式仍不甚理想，需要继续进行研究以对现有技术做出改进，以使患者获得最佳的临床效果。

参考文献

[1] Alm A, Gillquist J, Strömberg B (1974) The medial third of the patellar ligament in reconstruction of the anterior cruciate ligament. A clinical and histologic study by means of arthroscopy or arthrotomy. Acta Chir Scand Suppl 445:5–14

[2] Bach BR, Warren RF, Wickiewicz TL (1988) The pivot shift phenomenon: results and description of a modified clinical test for anterior cruciate ligament insufficiency. Am J Sports Med 16:571–576

[3] Barker JU, Drakos MC, Maak TG, Warren RF, Williams RJ, Allen AA (2010) Effect of graft selec-tion on the incidence of postoperative infection in anterior cruciate ligament reconstruction. Am J Sports Med 38:281–286

[4] Battaglia MJ, Cordasco FA, Hannafin JA, Rodeo SA, O'Brien SJ, Altchek DW, Cavanaugh J, Wickiewicz TL, Warren RF (2007) Results of revision ante-rior cruciate ligament surgery. Am J Sports Med 35:2057–2066

[5] Bedi A, Maak T, Musahl V, Citak M, O'Loughlin PF, Choi D, Pearle AD (2011) Effect of tibial tunnel position on stability of the knee after anterior cruciate ligament reconstruction: is the tibial tunnel position most important? Am J Sports Med 39:366–373

[6] Bedi A, Maak T, Musahl V, O'Loughlin P, Choi D, Citak M, Pearle AD (2011) Effect of tunnel position and graft size in single-bundle anterior cruciate liga-ment reconstruction: an evaluation of time-zero knee stability. Arthrosc J Arthrosc Relat Surg Elsevier Inc 27:1543–1551

[7] Bedi A, Musahl V, O'Loughlin P, Maak T, Citak M, Dixon P, Pearle AD (2010) A comparison of the effect of central anatomical single-bundle anterior cruciate ligament reconstruction and double-bundle anterior cruciate ligament reconstruction on pivot-shift kine-matics. Am J Sports Med 38:1788–1794

[8] Bertoia JT, Urovitz EP, Richards RR, Gross AE (1985) Anterior cruciate reconstruction using the MacIntosh lateral-substitution over-the-top repair. J Bone Joint Surg Am 67:1183–1188

[9] Biau DJ, Tournoux C, Katsahian S, Schranz P, Nizard R (2007) ACL reconstruction: a meta-analy-sis of functional scores. Clin Orthop Relat Res 458: 180–187

[10] Bowers AL, Bedi A, Lipman JD, Potter HG, Rodeo SA, Pearle AD, Warren RF, Altchek DW (2011) Comparison of anterior cruciate ligament tunnel posi-tion and graft obliquity with transtibial and anterome-dial portal femoral tunnel reaming techniques using high-resolution magnetic resonance imaging. Arthrosc J Arthrosc Relat Surg Elsevier Inc 27:1511–1522

[11] Brophy RH, Pearle AD (2009) Single-bundle ante-rior cruciate ligament reconstruction: a comparison of conventional, central, and horizontal single-bun-dle virtual graft positions. Am J Sports Med 37: 1317–1323

[12] Buss DD, Warren RF, Wickiewicz TL, Galinat BJ, Panariello R (1993) Arthroscopically assisted recon-struction of the anterior cruciate ligament with use of autogenous patellar-ligament grafts. Results after twenty-four to forty-two months. J Bone Joint Surg Am 75:1346–1355

[13] Butler D, Noyes F, Grood E, Miller E, Malek M(1979) Mechanical properties of transplants for the anterior cruciate ligament. Orthop Trans 3:180–181

[14] Chambat P, Guier C, Sonnery-Cottet B, Fayard JM, Thaunat M (2013) The evolution of ACL reconstruc-tion over the last

fifty years. Int Orthop 37:181–186

[15] Clancy WG, Nelson DA, Reider B, Narechania RG (1982) Anterior cruciate ligament reconstruction using one-third of the patellar ligament, augmented by extra-articular tendon transfers. J Bone Joint Surg Am 64:352–359

[16] Davarinos N, O'Neill BJ, Curtin W (2014) A brief his-tory of anterior cruciate ligament reconstruction. Adv Orthop Surg 2014:1–6

[17] Feagin J (1972) Experience with isolated tears of the anterior cruciate ligaments. A report of 36 cases. Am Acad Orthop Surg Annu Meet Washington, DC

[18] Feagin JA, Curl WW (1976) Isolated tear of the ante-rior cruciate ligament: 5-year followup study. J Sports Med Am 3:95–100

[19] Furman W, Marshall JL, Girgis FG (1976) The anterior cruciate ligament. A functional analysis based on postmortem studies. J Bone Joint Surg Am 58:179–185

[20] Galano GJ, Suero EM, Citak M, Wickiewicz T, Pearle AD (2012) Relationship of native tibial pla-teau anatomy with stability testing in the anterior cruciate ligament-deficient knee. Knee surgery. Sport Traumatol Arthrosc 20:2220–2224

[21] Girgis FG, Marshall JL, Monajem A (1975) The cru-ciate ligaments of the knee joint. Anatomical, func-tional and experimental analysis. Clin Orthop Relat Res 106:216–231

[22] Harner CD, Honkamp NJ, Ranawat AS (2008) Anteromedial portal technique for creating the ante-rior cruciate ligament femoral tunnel. Arthroscopy 24:113–115

[23] Helfet A (1963) The management of internal derange-ments of the knee. Lippincott Williams & Wilkins, Philadelphia

[24] Hey-Groves EW (1917) Operation for the repair of the crucial ligaments. Lancet 2:274

[25] Howell SM, Wallace MP, Hull ML, Deutsch ML (1999) Evaluation of the single-incision arthroscopic technique for anterior cruciate ligament replacement. A study of tibial tunnel placement, intraoperative graft tension, and stability. Am J Sports Med 27:284–293

[26] Hussein M, van Eck CF, Cretnik A, Dinevski D, Fu FH (2012) Prospective randomized clinical evalua-tion of conventional single-bundle, anatomic single-bundle, and anatomic double-

bundle anterior cruciate ligament reconstruction: 281 cases with 3-to 5-year follow-up. Am J Sports Med 40:512–520

[27] Ireland J, Trickey EL (1980) Macintosh tenodesis for anterolateral instability of the knee. J Bone Joint Surg Br 62:340–345

[28] Kaplan N, Wickiewicz TL, Warren RF (1990) Primary surgical treatment of anterior cruciate ligament rup-tures. A long-term follow-up study. Am J Sports Med 18(4):354–358

[29] Kennedy JC, Stewart R, Walker DM (1978) Anterolateral rotatory instability of the knee joint. An early analysis of the Ellison procedure. J Bone Joint Surg Am 60:1031–1039

[30] Kornblatt I, Warren RF, Wickiewicz TL (1988) Long-term followup of anterior cruciate ligament recon-struction using the quadriceps tendon substitution for chronic anterior cruciate ligament insufficiency. Am J Sports Med 16:444–448

[31] Lemaire M (1975) Chronic knee instability. Technics and results of ligament plasty in sports injuries. J Chir (Paris) 110:281–294

[32] Levy IM, Torzilli PA, Gould JD, Warren RF (1989) The effect of lateral meniscectomy on motion of the knee. J Bone Joint Surg Am 71:401–406

[33] Levy IM, Torzilli PA, Warren RF (1982) The effect of medial meniscectomy on anterior-posterior motion of the knee. J Bone Joint Surg Am 64:883–888

[34] Lipscomb AB, Johnston RK, Snyder RB (1981) The technique of cruciate ligament reconstruction. Am J Sports Med 9:77–81

[35] MacIntosh DL (1974) Acute tears of the anterior cru-ciate ligament. Over-the-top repair. Am Acad Orthop Surg Annu Meet Dallas, Texas

[36] Marshall JL, Warren RF, Wickiewicz TL (1982) Primary surgical treatment of anterior cruciate liga-ment lesions. Am J Sports Med 10:103–107

[37] Marshall JL, Warren RF, Wickiewicz TL, Reider B (1979) The anterior cruciate ligament: a technique of repair and reconstruction. Clin Orthop Relat Res 143:97–106

[38] McCulloch PC, Lattermann C, Boland AL, Bach BR (2007) An illustrated history of anterior cruciate liga-ment surgery. J Knee Surg 20:95–104

[39] Musahl V, Citak M, O'Loughlin PF, Choi D, Bedi A, Pearle AD (2010) The effect of medial versus lateral meniscectomy on the stability of the anterior cruci-ate ligament-deficient knee. Am J Sports Med 38: 1591–1597

[40] Musahl V, Voos JE, O'Loughlin PF, Choi D, Stueber V, Kendoff D, Pearle AD (2010) Comparing stability of different single-and double-bundle anterior cruci-ate ligament reconstruction techniques: a cadaveric study using navigation. Arthroscopy 26:S41–S48

[41] Nicholas JA (1973) The five-one reconstruction for anteromedial instability of the knee. Indications, tech-nique, and the results in fifty-two patients. J Bone Joint Surg Am 55:899–922

[42] Noyes FR, Butler DL, Grood ES, Zernicke RF, Hefzy MS (1984) Biomechanical analysis of human liga-ment grafts used in knee-ligament repairs and recon-structions. J Bone Joint Surg Am 66:344–352

[43] O'Brien SJ, Warren RF, Pavlov H, Panariello R, Wickiewicz TL (1991) Reconstruction of the chroni-cally insufficient anterior cruciate ligament with the central third of the patellar ligament. J Bone Joint Surg Am 73:278–286

[44] O'Brien SJ, Warren RF, Wickiewicz TL, Rawlins BA, Allen AA, Panariello R, Kelly AM (1991) The ilio-tibial band lateral sling procedure and its effect on the results of anterior cruciate ligament reconstruction.Am J Sports Med 19:21–24; discussion 24–25

[45] O'Donoghue DH (1955) Analysis of end results of surgical treatment of major injuries to ligaments of the knee. J Bone Joint Surg 37A:1–13

[46] Pearle AD, Shannon FJ, Granchi C, Wickiewicz TL, Warren RF (2008) Comparison of 3-dimensional obliquity and anisometric characteristics of anterior cruciate ligament graft positions using surgical navi-gation. Am J Sports Med 36:1534–1541

[47] Petrigliano FA, Musahl V, Suero EM, Citak M, Pearle AD (2011) Effect of meniscal loss on knee stability after single-bundle anterior cruciate ligament recon-struction. Knee Surgery. Sport Traumatol Arthrosc 19:86–93

[48] Schindler OS (2012) Surgery for anterior cruciate ligament deficiency: a historical perspective. Knee Surg Sport Traumatol Arthrosc 20:5–47

[49] Sgaglione NA, Warren RF, Wickiewicz TL, Gold DA, Panariello RA (1990) Primary repair with semitendi-nosus tendon augmentation of acute anterior cruciate ligament injuries. Am J Sports Med 18:64–73

[50] Suero EM, Njoku IU, Voigt MR, Lin J, Koenig D, Pearle AD (2013) The role of the iliotibial band dur-ing the pivot shift test. Knee Surg Sport Traumatol Arthrosc 21:2096–2100

[51] Sullivan D, Levy IM, Sheskier S, Torzilli PA, Warren RF (1984) Medial restraints to anterior-posterior motion of the knee. J Bone Joint Surg Am 66:930–936

[52] Veltri DM, Deng XH, Torzilli PA, Warren RF, Maynard MJ (1995) The role of the cruciate and pos-terolateral ligaments in stability of the knee. A biome-chanical study. Am J Sports Med 23:436–443

[53] Voos JE, Suero EM, Citak M, Petrigliano FP, Bosscher MRF, Citak M, Wickiewicz TL, Pearle AD (2012) Effect of tibial slope on the stability of the anterior cruciate ligament-deficient knee. Knee Surg Sport Traumatol Arthrosc 20:1626–1631

[54] Warren RF, Marshall JL (1978) Injuries of the anterior cruciate and medial collateral ligaments of the knee. A retrospective analysis of clinical records – part I.Clin Orthop Relat Res 136:191–197

[55] Warren RF, Marshall JL (1978) Injuries of the anterior cruciate and medial collateral ligaments of the knee. A long-term follow-up of 86 cases – part II. Clin Orthop Relat Res 136:198–211

[56] Williams RJ, Hyman J, Petrigliano F, Rozental T, Wickiewicz TL (2004) Anterior cruciate ligament reconstruction with a four-strand hamstring tendon autograft. J Bone Joint Surg Am 86-A:225–232

第 11 章　关节动度测量技术的发展

Najeeb Khan，Eric Dockter，Donald Fithian，Ronald Navarro，
William Luetzow
译者　郭　林　熊　然
审校　李　忠　宁志刚

11.1　简介

在韧带损伤的评估中，骨科医生通过 Lachman 试验和轴移试验评估位移量、终点感和旋转的量。这些检查及检查结果取决于医生的经验、接受的培训和能力。体格检查的主观性，决定了临床上迫切需要一套针对膝关节松弛的客观的和标准化的测量方法。

20 世纪 70 年代末，为了更好地研究膝关节的运动学，研究人员不断开发关节动度测量仪以定量体格检查的结果。用仪器测量膝关节的活动度，可以帮助医生诊断和记录损伤侧膝关节相对于正常侧的病理松弛度，术后测量也可以根据健侧或假定正常的膝关节来评定关节松弛程度。客观及定量的韧带测量装置为患者之间更准确的比较提供了机会。

最初 25 年里，膝关节韧带关节动度测量仪以第一代装置和方法为主，由于当时的技术限制，这些设备和方法着重测量前后向单平面位移。第二代关节动度测量仪包括机器人技术、多平面测量技术和智能手机应用，可能会带给膝关节运动学更加深刻和细致的理解。本章将介绍这些装置的具体细节并比较第一代和第二代装置。

11.2　膝关节松弛度评估

有许多评估膝关节松弛度的技术：

临床试验 / 体格检查：这是最古老的评估膝关节松弛的方式，仍然是评估韧带功能的重要部分。没有额外的费用或副作用，即刻可以获得结果。然而骨科医生之间测量结果的可比性欠佳，骨科医生的习惯及患者因素（配合程度、肌肉的自我保护）都可能会影响结果，从而导致评估不准确。关节动度测量仪能对特定载荷提供更客观和可靠的位移量。临床和手术室可使用便携式设备。每一种装置都有各自的缺点，不同装置得到的结果不能通用或相互比较，或许下一代的关节动度测量仪能克服这些缺陷。

术中导航：麻醉下检查可消除肌肉保护和患者配合相关的问题。从计算机导航得到的数据可能更精确，但需要侵入性技术操作。数据只能从术中的肢体上获取是该装置的一个严重缺陷。

应力位摄片：这也是一种很好的技术，结果的重复性很好，但需要额外的设备、人力、放射线暴露和相应费用。

带有机械负荷应用的计算机系统：这至少代表了下一代韧带关节动度测量学的一个分支，这些系统尚未普遍用于临床，仍在开发中。

11.3　第一代膝关节韧带测量法

11.3.1　加州大学洛杉矶分校仪器化临床试验仪器

在 1978 年，加州大学洛杉矶分校（UCLA）的一位名叫 Keith Markolf 的研究员和机械工程师设计并测试了

第一个关节动度测量装置。这个装置以及后来类似的便携式装置，测量了前后（AP）和内翻/外翻平面的胫骨前移，并提供了胫骨前移的响应曲线。前移响应曲线是该装置的一个重要特征，能为检查人员提供刚度数据（图11.1）。

使用该装置时，确保患者的膝关节在屈曲 20° 位，并将股骨远端（包括股骨髁和髌骨）放置在可承重的底座上并稳妥固定。脚被固定在控制旋转的平板上，这样就可以测量胫骨内、外旋转。

在胫骨结节上施加弹簧加载的柱塞，通过一个安装有称重传感器的仪器向胫骨施加作用力。在绘图仪上获得了连续的力与位移数据。在施加 200N 的前向作用力时测量矢状运动，并在力量达到 100N 时计算前向刚度（前负荷曲线的斜率）。然而刚度的测量，在临床上并没有产生特别实用的数据。

与所有关节动度测量设备一样，准确的测试要求：（1）患者配合，放松肌肉，并移除所有外固定之类的装置，以免产生混杂因素；（2）重复进行初始化试验，使设备首先初始化在膝关节的静息状态。

一项体外研究显示，在 ACL 失效前，在 100N 的力作用下，选择性支撑结构被释放，然后进行生物力学测试，平均位移为（6.6±2.5）mm。全部尸体的膝关节在屈膝 30° 位出现最大的前向移位。这一结果在 14 年后被 Bach 等应用 KT-1000 关节动度测量仪重复验证成功。

加州大学洛杉矶分校的设备能够正确诊断 ACL 的功能缺失，准确率高达 95%，与其他关节动度测量仪相比有优势。尽管它主要被用作加州大学洛杉矶分校的一个研究设备，但 Markolf 设计建立的一些原则被其后很多的关节动度测量仪所采纳。

11.3.2　Genucom 膝关节分析系统

Genucom 膝关节分析系统是由 FARO 医疗技术公司在 20 世纪 80 年代早期开发的，它包含 1 个电子测角仪和 1 台计算机，能在 6 个自由度上进行膝关节运动的数字测量。使用这个装置时，将患者安置在固定胫骨的座位上。电子测角仪在前后向的平面上测量膝关节位移，测力计在 6 个平面上测量膝关节的受力和力矩。数字和图形数据显示在数字屏幕上。

早期的研究证实了 Genucom 设备在体格检查中确实有效，并提供了可靠的证据。然而有研究人员报道了在应用设备的过程中观察者的连贯性和可变性均存在问题。在 6 个平面上准确可靠地测量膝关节运动的尝试值得称赞，但却由于当时计算机性能和设计的局限而最终沦为了"时代的牺牲品"。大量的比较不同关节动度测量仪的设计的研究最终表明，与其他类似的关节动度测量仪相比，Genucom 设备的可靠性和临床实用性更低。临床医生已经基本上放弃了这种设备，现在已经不再使用了。

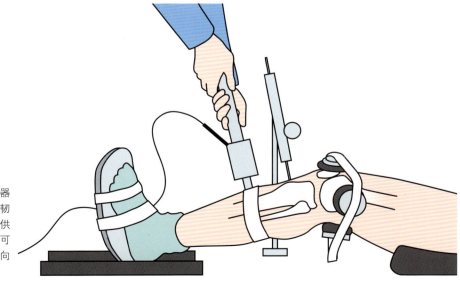

图 11.1　加州大学洛杉矶分校仪器化临床试验设备是第一台膝关节韧带的关节动度测量仪。该装置提供了一个连续的力-位移响应曲线，可以评估胫骨的矢状面运动和前后向终点的稳定性

11.3.3　史赛克膝关节松弛度测试仪

史赛克膝关节松弛度测试仪是在 20 世纪 80 年代中期引入的，这是一种简单的模拟装置，测量胫骨结节相对于髌骨的前后移位。虽然有一些临床医生支持其临床应用，但其他研究人员的报道指出，史赛克装置在灵敏度及不同观察者之间的可靠性方面亦存在问题。史赛克的这一设备也已不再生产，临床上已有较长时间未见应用。

11.3.4　Shino 膝关节动度测量仪

该仪器于 1987 年推出，为一个包含有一把椅子和一个单独用于控制大腿和小腿的重型钢制框架，后者连接有测量仪。使用该仪器时，膝关节的屈曲角度可调节，但建议设置在 20°。患者斜靠以使肌肉放松。使用胫骨结节正下方的夹钳固定并控制胫骨移动，前后向的作用力通过与齿轮系统相连的杠杆手动施加在胫骨上。位移量由齿轮系统放大，由应变计获得数据，传感器量化后输入计算机生成图形。

齿轮系统具有一个独特的功能，它允许检测者施加

超过 200N 的作用力，而不需要太大的力量。Shino 等报道了前交叉韧带损伤者的平均前移位量为（6.7 ± 3.3）mm。Edixhoven 等也开发了一种类似的装置，但由于该类装置的固定方式决定了其必然存在局限性，目前都已经不再应用于临床和研究（图 11.2）。

11.3.5　KT-1000

Dale Daniel 和他的同事在 1981 年建立了一个膝关节急诊诊所，该诊所每周出诊一天，收治曾在圣地亚哥任何一家医院就诊过的急性膝关节外伤患者。除严重的膝关节外伤性出血的病例以外，其他绝大部分病例都会在这家诊所住院治疗。而 KT-2000 和随后的 KT-1000 模型都是由 Dale Daniel 和工程师 Lawrence Malcolm 合作开发的，其目的是：（1）协助临床医生通过检测病理松弛度来确诊韧带是否断裂；（2）记录病理松弛度的具体测量值；（3）测量膝关节韧带重建手术所能恢复膝关节正常运动的能力。KT-1000 用于计算发生在关节线水平的位移量，最初的目的是建立一种测量装置，用于观测胫骨前后向及内侧 / 外侧平面的位移以及胫骨在近端 / 远轴上

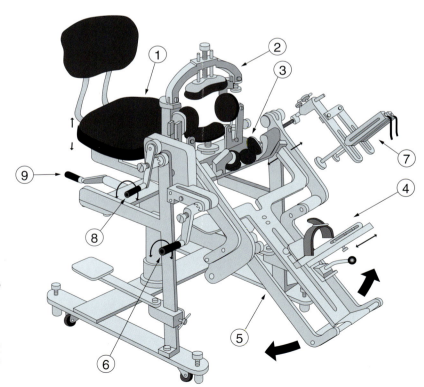

图 11.2　Shino 膝关节活动度测量仪。①座椅；②4 个可调节的覆盖软垫的金属壳，夹住远端大腿；③4 个软垫夹住胫骨近端；④允许胫骨充分旋转的足部铰链固定器；⑤腿部支托；⑥允许调节膝关节屈曲角度的手柄；⑦2 个位移传感器；⑧调节前后力的手柄；⑨调节椅子高度和角度的手柄

的旋转。当时的技术设计和计算机性能限制迫使开发人员将他们的目标仅限于测量胫骨的前后向位移。

Dale Daniel 为床旁研究从方法学和科学角度提供了理想的临床环境。Lawrence Malcolm 是圣地亚哥加利福尼亚大学的工程学教授，他制造了原型机，并最终制造了 KT-1000。他成立了医学测量公司，致力于膝关节韧带的关节动度测量。

物理治疗师 Mary Lou Stone 是膝关节韧带关节动度测量学研究和发展的关键人物。为了减少研究中的偏倚，除了主要研究者外，她也独立收集了（术前和术后）的所有关节动度测量数据。

KT-2000 先于 KT-1000，除增加了一个记录力-位移关系的 x-y 坐标式绘图仪之外，其他方面都很相似。KT-1000 有一个简单的模拟角度盘，这使得这个设备更加便携和易于使用。

11.3.5.1　检查技术

要想从 KT-1000 获得精确、准确和可重复的数据，需要检测者以可靠和标准化的方式来使用与放置该装置，它还需要患者良好的配合，在检查期间放松股四头肌和核心肌肉。

患者取仰卧位，膝关节支撑在稍屈曲的位置（20°~40°），以使髌骨能稳定在股骨滑车沟内。一个坚固的大腿支撑架放置在膝关节的近端，另一个支撑架让足呈休息位放置，以限制和平衡胫骨的外旋。KT-1000 放在腿的前方，用 2 条尼龙搭扣固定（图 11.3）。通常先测量健侧的膝

关节以确定患者的正常值，然后测量患侧的膝关节。近端的传感器垫与髌骨的下缘对齐，远端的传感器垫位于关节线远端的胫骨结节水平（图 11.4）。该装置测量的 2 个传感器垫之间的相对位移单位为 mm。检查者通过对腿部进行多次前后移动，确定膝关节的"零点"或静态位点，找到 1 个一致的静态位点后，校准该装置，再开始测量从这一位点算起的双向松弛度。

固定髌骨后，拉动装置上的手柄以向前移动胫骨。分别在 67N、89N 和 133N 处听到特征性的声音。从声乐角度来说，一个很有趣的特征是，三者对应的音调是 G5、Ab4 和 C5。为了测试手动最大位移，应首先手固定髌骨、控制小腿近端并用力向前拉（图 11.5），重复多次，直至测量到一致的前移量。根据检测者的力量和强度，本试验所产生的力量范围估计为 135~180N。

检查者利用指针式显示盘记录每个膝关节胫骨在 67N、89N 和 133N 和手动最大应力状态下的胫骨前移量（图 11.4）。计算手动最大值的侧-侧差值，此为最可靠的临床参数。柔韧指数的定义是 2 个位移力（67N、89N）之间胫骨位移的差异，经广泛的研究，发现其用处并不大。

重要的是，在健侧膝关节上使用的力量要与患侧的膝关节尽可能一致，关节动度测量仪的位置和力量载荷的角度尽量一致也很重要，因为位置错放和角度变化可能产生不一致和不准确的数据。KT-1000 的反复实践和使用经验，可提高测量的可靠性，患者避免产生自我保护及股四头肌收缩的能力，对获得可靠、精确和准确的结果也至关重要。使用该装置产生误差的两大来源是肌

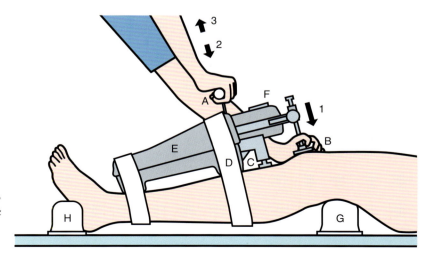

图 11.3　KT-1000 的组成部分：A. 力手柄；B. 髌骨传感器垫；C. 胫骨结节传感器垫；D. 尼龙搭扣带；E. 关节动度测量仪本体；F. 位移刻度盘；G. 大腿支撑；H. 足部支撑。1. 稳定手柄在大腿外侧，对髌骨传感器垫施加 8.9~22.2N 的压力，使其与髌骨接触。2，3. 施加前后力

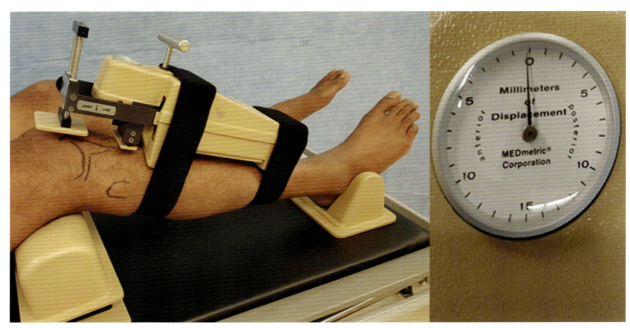

图 11.4　KT-1000 放置在患者膝上，并画出解剖标志（左）。模拟刻度盘显示前后方向的位移量（右）

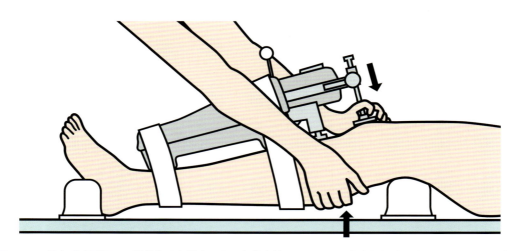

图 11.5　KT-1000，最大手动测量。四肢的位置包括大腿和足部的支撑。当一只手固定髌骨传感器垫时，另一只手直接向小腿近端施加尽可能大的前向位移力。注意避免伸直膝关节。

肉未放松，以及未能有效稳定髌骨传感器垫。

　　麻醉下的关节动度测量检查通常是为了消除患者的自我保护和恐惧，多项独立研究表明，在麻醉下采集的关节动度测量数据中的所有变量都有改善，包括位移和侧侧差异。

要点1
KT-1000测量误差的两个最主要来源是肌肉未完全放松，以及未能有效稳定髌骨传感器垫。

11.3.5.2　KT-1000 与 MRI

　　前交叉韧带完全撕裂的MRI检测灵敏度为67%~97%，较大的磁场场强更敏感。在 MRI 上区分完全性和部分性前交叉韧带撕裂的特异性要差得多，这是一个重要的区别，因为与部分性撕裂相比，完全性撕裂更容易导致需要手术治疗的临床失稳。

　　KT-1000 和 MRI 有相似的敏感性，在前交叉韧带部分和完全撕裂检查方面有更高的特异性。使用关节镜作为测量标准，KT-1000 可以将部分撕裂与完全撕裂区分开来的灵敏度为 80%，特异性为 100%。

Liu 等 1995 年报道，0.5T 场强的 MRI 对前交叉韧带撕裂诊断的敏感度为 97%，而对完全断裂的敏感度仅为 82%。KT-1000 检测的准确性更高（97%），其结论是在没有术前 MRI 的情况下，临床上仍可以可靠地诊断前交叉韧带断裂并决定施行前交叉韧带重建。然而，大多数临床医生会选择继续完成术前 MRI 检查，以评估并发的半月板和软骨损伤。MRI 检查最好作为关节动度测量仪的辅助工具，因为膝关节的病理松弛和功能障碍比关节内结构的影像学表现与患者满意度更密切相关。

11.3.5.3　KT-1000 和 ACL 损伤

独立的体外切片研究表明，以 89N 的力作用于完整的和损伤的前交叉韧带所产生的前移的平均差异为 6.7mm，前移量增加的幅度相当大（图 11.6）。在体表测试的结果亦相似。Daniel 以及 Malcom 等在一系列经典研究中建立了正常和异常膝关节的关节动度测量参数。正常受试者的双侧对比差异可达 2mm，并且发现存在宽泛的正常松弛度和很小的两侧对比差异。在手动最大前移试验中，正常受试者的平均差值为 0.8mm，而这些

正常膝关节的前移范围为 5~15mm，因此绝对的前移值几乎没有双侧对比的差异那么有帮助，因为范围很广。89N 或手动最大值时 3mm 或更大的双侧对比差异被认为是 ACL 功能不全的诊断。

慢性和急性 ACL 损伤时的平均最大位移与手法检查的双侧对比差异是相似的。Daniel 等报道慢性前交叉韧带损伤和急性损伤的双侧对比差异分别为 5.6mm 及 5.0mm。

绝对位移也可以有帮助，大于 10mm 的最大手法检查位移对 ACL 损伤敏感，而大于 3mm 的双侧对比差值既敏感又特异。手法检查的最大移位量在临床应用的首要地位在几个研究中均得到证实。

11.3.5.4　手术结果

直接的原位 ACL 修复在很大程度上被放弃，部分原因是关节造影数据显示修复后仍存在持续松弛。Higgins 和 Steadman 报道了 24 名滑雪者的 KT-1000 数据，他们接受了非增强 ACL 修复。ACL 修复后的最大手动双侧对比差异显示出一个很宽的范围（4.5~13.5mm±2.3mm），显然这些患者大部分都处于失败手术的阈值之上。尽管也有一些报告提示患者显示出良好的术后结果，但总的

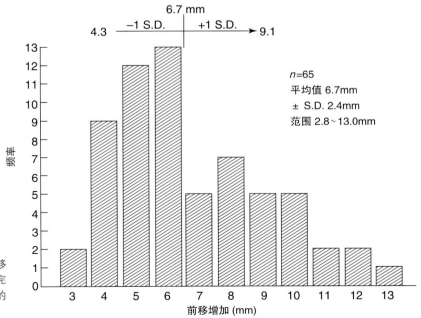

图 11.6　前交叉韧带（ACL）切片对前移位的影响。65 具新鲜尸体研究中 ACL 完整的膝关节与 ACL 横断的膝关节之间的前移量差异

来说，ACL 修复会导致不可靠和不可预测的结果。

多个研究报道了术前和术后关节动度测量数据，其中 Daniel 等最先进行了相关研究和报道。在一系列基于测量结果的经典研究中，Bach 等报道 2 年（最短）和随后 5~9 年的术后 KT-1000 数据。平均 36 个月，平均最大手动双侧对比差值从术前 6.5mm 减少到术后 1.1mm。长期研究的平均数据是相似的，只有 4% 的患者在术后的最大的手动双侧对比差值仍大于 5mm。Bach 等的报道显示，术后双侧对比差值大于 5mm 与明显的轴移试验阳性之间存在很强的相关性，表明重建失败。

3 个独立的 Meta 分析显示相较于自体腘绳肌腱，自体髌腱移植在术后最大手动双侧对比差值更少。两种移植物的选择均能有效改善临床松弛度，然而，髌腱自体移植更可能使患膝在重建后恢复到正常 Lachman 试验检查，正常的轴移试验检查，KT-1000 手动最大的双侧对比差小于 3mm，更低概率的屈膝角度丢失。但相比之下，腘绳肌移植物减少了髌股关节症状、膝关节疼痛和伸直滞缺的发生率。自体髌腱移植更能有效改善关节动度测量评分与患者满意度，其他研究也显示使用腘绳肌肌腱会导致更大的松弛度，但膝关节评分和重返赛场的概率均不具备统计学差异。最近的研究报道了类似的结果，包括 KT-1000 关节动度测量仪在腘绳肌和髌腱组之间的双侧对比差异，表面上看起来是由于手术技术进步和内固定材料改良的原因。

11.3.5.5 局限性

KT-1000 也存在很多的局限性。使用 KT-1000 有一个尚不算陡峭的学习曲线。使用者间的总体一致性可以高达 95%，经验是提高可靠性的最重要因素。施力的方向和速度是不易做到完全一致的，因此会影响观察者之间的一致性。其他的很多因素，如患者的体型、患者的配合程度、临床医生的经验，甚至检查者的左右手优势都可能影响结果。患者因素可以影响 KT-1000 数据。假设对侧膝关节正常，可以作为受伤膝关节的参照。也就是说对侧膝关节功能正常且无症状，就可以作为一个可接受的对照。如果之前对侧膝关节有过损伤和（或）手术，则双侧对比差异数据就存在明显的局限性。若患者无法完全放松股四头肌和主要肌肉组织，也无法避免肌

卫现象，则无法完成 KT-1000 检查。有些患者甚至可能需要考虑麻醉下检查。

另一个患者因素是肥胖。一个非常肥胖的腿在软组织包裹下的运动可能混淆关节线的真实运动，从而使关节动度测量数据失效。此外同侧 PCL 损伤使得 KT-1000 测试结果出现特殊情况，因为膝关节的静止状态是向后半脱位的，这显然增加了整体矢状面平移。

前移位测量的临床相关性受到质疑。可以说，膝韧带损伤最重要的结果是患者满意度。韧带损伤的关节动度测量为主观结果提供客观量化的数据。这在 ACL 重建术后患者中进行了广泛的研究。Kocher 等报道，术后膝关节松弛度和 Lachman 检查与术后症状和功能的主观变量无显著性关系。然而，轴移试验检查，而不是 KT-1000 数据，与满意度、本体感觉、整体膝关节功能、运动参与度及 Lysholm 评分有显著相关性。其他研究者也报道了关节动度测量数据与术后功能评分之间缺乏相关性的情况。多个研究者报道了 KT-1000 数据与功能运动模式恢复之间没有相关性，推测是由于 KT-1000 测试固有的纯矢状面测量的原因。前位移测量与 ACL 重建后骨关节炎的发生率也没有相关性。

也许 KT-1000 最重要的限制是它只测量前后向松弛度而不测量旋转。因此可以看到一个正常的 KT-1000 结果可以产生自一个错位的移植物，因为它也可以限制前后向运动，但同时仍存在轴移现象。这值得所有的研究者反思，尽管它的局限性是产生自设计原理和算法的限制，所有研究人员和开发人员在最初的 25 年时间里，关节动度测量都是以单平面测量为主。

尽管有这些挑战，关节动度测量仍然是膝关节外科医生评估膝关节运动的少数客观测量方法之一。客观可靠地测量膝关节运动的概念仍有待探索和研究。

KT-1000 的成功源于其可靠性、便携性、经济性、批量生产、易用性以及测量单个运动平面的简单目标。KT-1000 被认为是关节动度测量设备的标准，多年来一直是大多数期刊研究稿中的必需组成部分。这个装置有助于我们对膝关节运动的理解，并已在数百篇文章中使用。2015 年 7 月在 MEDLINE 上的一次搜索发现了 819 篇报道 KT-1000 使用情况的文章。对 PubMed 的类似搜索产生了 881 篇。然而当 KT-1000 在世界各地的许多临床实践中继续使用时，Medmetric 公司已经破产，KT-

1000 设备也不再生产。

11.3.6 Kneelax

Kneelax 关节动度测量仪本质上是 KT-1000 的现代化版本。在外观、技术操作和机械原理上相似，处理后的数据显示在计算机屏幕上。在一项验证性研究中，未发现 Kneelax 和 KT-1000 之间存在显著差异。这种设备在欧洲市场上有售。

11.3.7 Vermont Knee Laxity Device (VKLD)

VKLD 用于评估在非负重、负重和这两种情况之间的过渡状态下，胫骨相对于股骨的前后位移。将患者固定在一个倾斜的座椅上，双脚固定在独立的踏板上，可以用来模拟负重。有关该设备可靠性和准确性的数据很少，但现有资料均支持该设备的临床科研应用。VKLD 的开发人员是最早开始试图研究膝关节松弛测量和负重之间关系的研究者。但此设备目前在市场上不可用。

11.3.8 CA-4000 测角仪

以前称为 AcfFEX 膝关节特异性系统，这是一种测量胫骨前后位移、内翻 / 外翻角度、内 / 外旋转和屈膝角度的电测角器。该装置绑在大腿和小腿上，受试者取坐位，膝关节屈曲 30°。然后当电子测角仪提供数据时，测试者以手持式称重传感器施加外力。这种检查可以让患者在锻炼机上进行功能活动时重复进行。CA-4000 的独特之处在于它测量了 4 个自由度并允许功能测试。尽管大多数研究报告与其他关节动度测量仪相比具有良好的准确性和可靠性，但该设备已不再在市场上出售。

11.3.9 Dyonics 动态十字韧带测量仪

Dyonics 测量前后位移，是最早的计算机化关节动度测量仪之一。只有一项研究评估了这种装置，报道了比其他关节动度测量仪更高的假阳性结果。Dyonics 测量仪曾在 20 世纪 90 年代短暂上市，目前市面上已不再见到。

11.3.10 Rolimeter

Rolimeter 是一种紧凑、轻便、相对简单的测量矢状位移的装置。这是一个钢制装置，有两个垫子，垫子通过一根杆连接到患者身上（图 11.7）。和 KT-1000 一样，Rolimeter 固定在胫骨前部。胫骨结节水平的触针提供位移数据。在有经验和没有经验的使用者中的可靠性都很高，但最终显示经验可以优化结果。在区分正常的和前交叉韧带损伤的膝关节的能力方面，它至少和 KT-1000 一样精确。Rolimeter 和 KT-1000 的最大手动侧差数据与 KT-1000 的数据有很强的相关性，这证明 Rolimeter 是评估膝关节前松弛度的一种方法。Rolimeter 有许多优点。

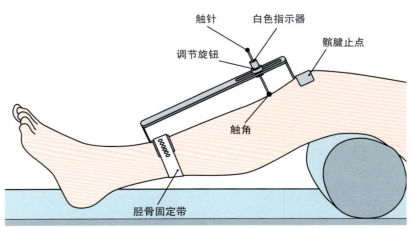

图 11.7 Rolimeter。这个装置位于髌骨中央，固定在腿上。触针放在胫骨结节上，可以测量髌骨和胫骨结节之间的位移

该装置设计简单，可消毒后在手术中应用。它也相对便宜，使用方便。也许最大的优势是，测力仪是目前市场上唯一的第一代关节动度测量仪。

> **要点2**
> KT-1000的成功源于其可靠性、便携性、经济性、批量生产、易用性以及测量单个运动平面的简单目标。KT-1000被认为是关节动度测量测试设备的标准，多年来一直是大多数期刊研究稿中的必需组成部分。

11.4 第二代膝韧带关节动度测量仪

单平面关节动度测量仪代表第一代膝关节韧带动度测量技术体系，而机器人、多平面测量和智能手机应用代表了第二代膝关节韧带动度测量技术体系。机器人系统将有助于将标准化的和具有相同大小、方向及速率的力反复作用于腿部。现代化软件的复杂性和效率的增加与硬件的小型化相结合，意味着测量膝关节运动的能力比在 1978 年那个时候描述的关节动度测量更精确、更准确和更复杂。

已经确定并开发了几种方法来量化轴心位移测试。然而临床专业人士仍然缺乏一个"金标准"的定量膝关节动态松弛的方法。

11.4.1 定量轴移试验应用

由于术后轴移试验与患者满意度差密切相关，因此普遍将术前和术后轴移试验的测量作为公认的目标。Cai 等已经开发了一种图像分析技术，用在广泛使用的掌上电脑上进行定量评估轴移试验。这种方法有着理想的前景，仍在开发中，并在本书的前一章中讨论过。

11.4.2 KneeKG 系统

KneeKG 系统是一种用于评估 3D 膝关节运动学的无

创导航技术。这项技术在临床和步态实验室有很大的应用前景，将在本书后面的章节中讨论

11.4.3 Rotameter 装置

Rotameter 装置是基于一种类似拨号试验的装置和测量方式，使患者俯卧，膝关节屈曲至 30° 进行测试。第一代关节动度测量仪的独特之处在于，Rotameter 装置只测量旋转角度和施加的扭矩，而不测量矢状面前移。患者的腿固定在一个靴子里，靴子固定在一个把手上，可以将不同的扭矩传递到膝关节上。开发人员的报道已经显示很高的可靠性，并与数字导航比较，这个设备有更优秀的临床应用表现。一项有术后 Rotameter 数据的临床试验显示，手术侧膝关节和对侧膝关节之间的旋转范围非常小（1° 或更小），甚至没有明显的旋转差异。本书后面章节将讨论这个装置。

11.4.4 GNRB 系统

GNRB 系统是一种计算机系统，它将前向负荷施加到膝关节以评估前向松弛。按检查者的说法，直线千斤顶可以逐渐增加推力：在小腿上部施加 67N、89N、134N、150N 或 250N 的推力。位移传感器（0.1mm 精度）记录胫骨结节相对于股骨的相对前移。相关软件不仅能够比较胫骨前移绝对量的两侧差异，还可以比较 100N 与最大施加力之间的斜率的差异。与 KT-1000 相比，该系统表现良好，可识别部分 ACL 撕裂，甚至比 TELOS 应力位 X 线拍摄法显示出更高的可重复性，这种设备在欧洲有售。

11.4.5 Robotic Knee Test (RKT) 系统

Branch 等研发的 RKT 系统。使用计算机驱动的动力系统对膝关节施加旋转力矩，评估旋转稳定性，并使用电磁测量系统测量运动学。评价者间的相关性检验值为 0.97，这使它成为一个非常可靠并且可重复验证的仪器。这种装置不是为术中使用而设计的，目前还没有上市。

RKT 系统将在本书的后续章节中讨论。

11.4.6　智能关节

Ferretti 等开发了一种基于智能手机的关节动度测量仪，通过专用的腿部支撑固定在腿部。最大手动测试提供了与 KT-1000 相同的胫骨前移数据，具有可比性和可靠的数据。在不久的将来，手机关节动度测量仪应用可能是测量胫骨前移位的 KT-1000 的可靠替代品。

11.5　结论

仪器测量可用于记录膝关节松弛，确定交叉韧带功能障碍的诊断，评估术后松弛恢复，并提供一种手段来比较各种参数的结果。由于年代的技术限制，第一代关节动度测量技术的重点是测量单平面前移。由于第一代关节动度测量技术仅测量前后向的平移，仅提供静态信息，可受患者（自我保护、配合）和临床医生（经验）因素影响。第二代关节动度测量技术有望带来更高的精确性、准确性、便携性以及测量多平面和旋转的能力。

韧带关节动度测量是临床评估的重要组成部分。无论使用何种设备，关节动度测量并不意味着取代病史、体检、影像学和其他诊断的重要性。当与病史、体检和影像学结合使用时，临床医生可以更好地了解膝关节伤情，并根据患者的目标制订适当的计划。

要点3
- 关节动度测量是临床评估的重要组成部分，为评估膝关节韧带损伤提供了客观的工具。
- 根据Markolf、Daniel和Malcolm研究和测试的原理，开发了多个第一代关节动度测量仪。尽管KT-1000已不再生产，仍然被认为是客观的前后向测量膝关节韧带松弛的"金标准"。
- 第二代关节动度测量仪具有创造更高的精度、准确性、可移植性以及在多个平面中测量松弛度的能力。

参考文献

[1] Anderson AF, Snyder RB, Federspiel CF, Lipscomb AB (1992) Instrumented evaluation of knee laxity: a comparison of five arthrometers. Am J Sports Med 20:135–140

[2] Bach BR Jr, Jones GT, Hager CA, Sweet FA, Luergans S (1995) Arthrometric results of arthroscop-ically assisted anterior cruciate ligament reconstruc-tion using autograft patellar tendon substitution. Am J Sports Med 23:179–185

[3] Bach BR Jr, Levy ME, Bojchuk J, Tradonsky S, Bush-Joseph CA, Khan NH (1998) Single-incision endoscopic anterior cruciate ligament reconstruction using patellar tendon autograft. Minimum two year follow-up evaluation. Am J Sports Med 26:30–40

[4] Bach BR Jr, Tradonsky S, Bojchuk J, Levy ME, Bush-Joseph CA, Khan NH (1998) Arthroscopically assisted anterior cruciate ligament reconstruction using patellar tendon autograft. Five-to nine year follow-up evaluation. Am J Sports Med 26:20–29

[5] Bach BR Jr, Warren RF, Flynn WM, Kroll M, Wickiewiecz TL (1990) Arthrometric evaluation of knees that have a torn anterior cruciate ligament. J Bone Joint Surg Am 72:1299–1306

[6] Balasch H, Schiller M, Friebel H, Hoffmann F (1999) Evaluation of anterior knee joint instabil-ity with the Rolimeter: a test in comparison with manual assessment and measuring with the KT-1000 arthrometer. Knee Surg Sports Traumatol Arthrosc 7: 204–208

[7] Ballantyne BT, French AK, Heimsoth SL, Kachingwe AF, Lee JB, Soderberg GL (1995) Influence of exam-iner experience and gender on inter-rater reliability of KT-1000 arthrometer measurements. Phys Ther 75:898–906

[8] Berry J, Kramer K, Binkley J et al (1999) Error esti-mates in novice and expert raters for the KT-1000 arthrometer. J Orthop Sports Phys Ther 29:49–55

[9] Boniface RJ, Fu FH, Ilkhanipour K (1986) Objective anterior cruciate ligament testing. Orthopedics 9:391–393

[10] Bouguennec N et al (2015) Comparative reproducibil-ity of TELOS and GNRB for instrumental measure-ment of anterior

tibial translation in normal knees. Orthop Traumatol Surg 101:301–305

[11]　Branch T, Browne J, Campbell J et al (2010) Rotational laxity greater in patients with contralateral anterior cruciate ligament injury than healthy volunteers. Knee Surg Sports Traumatol Arthrosc 18:1379–1384

[12]　Branch T, Mayr HO, Browne JE, Campbell JC, Stoehr A, Jacobs CA (2010) Instrumented examina-tion of anterior cruciate ligament injuries: minimizing flaws of the manual clinical examination. Arthroscopy 26:997–1004

[13]　Burks RT, Lelan R (1988) Determination of graft tension before fixation in anterior cruciate ligament reconstruction. Arthroscopy 4:260

[14]　Chouliaras V, Ristanis S, Moraiti C, Stergiou N, Georgoulis A (2007) Effectiveness of reconstruction of the anterior cruciate ligament with quadrupled hamstrings and bone-patellar tendon-bone autografts. An in vivo study comparing tibial internal-external rotation. Am J Sports Med 35:189–196

[15]　Chouliaras V, Ristanis S, Moraiti C, Tzimas V, Stergiou N, Georgoulis A (2009) Anterior cruciate ligament reconstruction with a quadrupled ham-strings tendon autograft does not restore tibial rota-tion to normative levels during landing from a jump and subsequent pivoting. J Sport Med Phys Fitness 49:64–70

[16]　Collette M, Courville J, Forton M, Gagnière B (2012) Objective evaluation of anterior knee laxity; compari-son of the KT-1000 and GNRB arthrometers. Knee Surg Sports Traumatol Arthrosc 20(11):2233–2238

[17]　Craig JC, Go L, Belchinger J et al (2005) Three-tesla imaging of the knee: initial experience. Skeletal Radiol 34:453–461

[18]　Dahlstedt LJ, Dalen N (1989) Knee laxity in cruciate ligament injury: value of examination under anesthe-sia. Acta Orthop Scan 60:181

[19]　Daniel D, Stone ML (1990) Instrumented measure-ment of knee motion. In: O'Connor J (ed) Knee liga-ments: structure, function, injury, and repair. Raven Press, New York, pp 421–426

[20]　Daniel DM, Malcom LL, Losse G et al (1985) Instrumented measurement of anterior laxity of the knee. J Bone Joint Surg 67A:720–726

[21]　Daniel DM, Stone ML, Sachs R, Malcom L (1985) Instrumented measurement of anterior knee laxity in patients with acute anterior cruciate ligament disrup-tion. Am J Sports Med 13:401–407

[22]　Eastlack M, Axe M, Snyder-Mackler L (1999) Laxity, instability, and functional outcome after ACL injury: copers versus noncopers. Med Sci Sports Exerc 31:210–215

[23]　Edixhoven P, Huiskes R, De Graaf R, van Rens TJ, Slooff TJ (1987) Accuracy and reproducibil-ity of instrumented knee-drawer tests. J Orthop Res 5:378–387

[24]　Feller JA, Webster KE (2003) A randomized compari-son of patellar tendon and hamstring tendon anterior cruciate ligament reconstruction. Am J Sports Med 31:564–573

[25]　Ferretti A, Valeo L, Mazza D, Muliere L, Iorio P, Giovannetti G, Conteduca F, Iorio R (2014) Smartphone versus knee ligament arthrometer when size does not matter. Int Orthop 38(10):2197–2199

[26]　Fleming BC, Johnson RJ, Shapiro E, Fenwick J, Howe JG, Pope MH (1992) Clinical versus instrumented knee testing on autopsy specimens. Clin Orthop Relat Res 282:196–207

[27]　Freedman KB, D'Amato MF, Nedeff DD et al (2003) Arthroscopic anterior cruciate ligament reconstruc-tion: a meta-analysis comparing patellar tendon and hamstring tendon autografts. Am J Sports Med 32:2

[28]　Goldblatt JP, Fitzsimmons SE, Balk E, Richmond JC (2005) Reconstruction of the anterior cruciate ligament: meta-analysis of patellar tendon versus ham-string tendon autograft. Arthroscopy 21(7):791–803

[29]　Harter RA, Osternig LR, Singer KM, James SL, Larson RL, Jones DC (1988) Long-term evaluation of knee stability and function following surgical recon-struction for anterior cruciate ligament insufficiency. Am J Sports Med 16:434–443

[30]　Harter RA, Osternig LR, Singer KM (1989) Instrumented Lachman tests for the evaluation of anterior laxity after reconstruction of the anterior cru-ciate ligament. J Bone Joint Surg Am 71:975–983

[31]　Higgins RW, Steadman JR (1987) Anterior cruciate ligament repairs in world class skiers. Am J Sports Med 15:439

[32] Highgenboten CL, Jackson AW, Jansson KA, Meske NB (1992) KT-1000 arthrometer: conscious and unconscious test results using 15, 20, and 30 pounds of force. Am J Sports Med 20:450–454

[33] Highgenboten CL, Jackson A, Meske NB (1989) Genucom, KT-1000, and Stryker knee laxity measuring device comparisons. Device reproducibil-ity and interdevice comparison in asymptomatic sub-jects. Am J Sports Med 17:743–746

[34] Holm I, Oiestad BE, Risberg MA, Aune AK (2010) No difference in knee function or prevalence of osteoarthritis after reconstruction of the anterior cruciate ligament with 4-strand hamstring autograft versus patellar tendon-bone autograft: a random-ized study with 10-year follow-up. Am J Sports Med 38(3):448–454

[35] Keays SL, Bullock-Saxton JE, Keays AC, Newcombe PA, Bullock MI (2007) A 6-year follow-up of the effect of graft site on strength, stability, range of motion, function, and joint degeneration after ante-rior cruciate ligament reconstruction: patellar tendon versus semitendinosus and Gracilis tendon graft. Am J Sports Med 35(5):729–739

[36] King JB, Kumar SJ (1989) The Stryker knee arthrom-eter in clinical practice. Am J Sports Med 17:649–650

[37] Kocher M, Steadman J, Briggs K, Sterett W, Hawkins R (2004) Relationships between objective assessment of ligament stability and subjective assessment of symptoms and function after anterior cruciate liga-ment reconstruction. Am J Sports Med 32:629–634

[38] Kowalk DL, Wojtys EM, Disher J et al (1993) Quantitative analysis of the measuring capabilities of the KT-1000 knee ligament arthrometer. Am J Sports Med 21:744

[39] Leitze Z, Losee RE, Jokl P, Johnson TR, Feagin JA (2005) Implications of the pivot shift in the ACL-deficient knee. Clin Orthop Relat Res 436:229–236

[40] Li S, Su W, Zhao J, Xu Y, Bo Z, Ding X, Wei Q (2011) A meta-analysis of hamstring autografts ver-sus bone-patellar tendon-bone autografts for recon-struction of the anterior cruciate ligament. Knee 18(5):287–293

[41] Liu SH, Osti L, Henry M, Bocchi L (1995) The diag-nosis of acute complete tears of the anterior cruciate ligament. Comparison of MRI, arthrometry and clini-cal examination. J Bone Joint Surg Br 77:586–588

[42] Lorbach O, Brockmeyer M, Kieb M et al (2012) Objective measurement devices to assess static rota-tional knee laxity: focus on the rotameter. Knee Surg Sports Traumatol Arthrosc 20(4):639–644

[43] Lorbach O, Kieb M, Brogard P, Maas S, Pape D, Seil R (2012) Static rotational and sagittal knee laxity measurements after reconstruction of the anterior cru-ciate ligament. Knee Surg Sports Traumatol Arthrosc 20(5):844–850

[44] Lustig S, Magnussen RA, Cheze L, Neyret P (2012) The KneeKG system: a review of the literature. Knee Surg Sports Traumatol Arthrosc 20(4):633–638

[45] Malcom LL, Daniel DM, Stone ML, Sachs R (1985) The measurement of anterior knee laxity after ACL recon-structive surgery. Clin Orthop Relat Res 196:35–41

[46] Markolf KL, Amstutz HC (1987) The clinical rel-evance of instrumented testing for ACL insufficiency. Experience with the UCLA clinical knee testing appa-ratus. Clin Orthop Relat Res 223:198–207

[47] Markolf KL, Graff-Radford A, Amstutz HC (1978) In vivo knee stability. A quantitative assessment using an instrumented clinical testing apparatus. J Bone Joint Surg Am 60:664–674

[48] Markolf KL, Mensch JS, Amstutz HG (1976) Stiffness and laxity of the knee: the contributions of the supporting structures – a quantitative in vitro study. J Bone Joint Surg Am 58:583

[49] McQuade KJ, Sidles JA, Larson RV (1989) Reliability of the genucom knee analysis system. A pilot study. Clin Orthop Relat Res 245:216–219

[50] Muellner T, Bugge W, Johansen S, Holtan C, Engebretsen L (2001) Inter-and intra-tester com-parison of the rolimeter knee tester: effect of tester's experience and the examination technique. Knee Surg Sports Traumatol Arthrosc 9:302–306

[51] Noyes F, Grood E, Cummings J, Wroble R (1991) Analysis of the pivot-shift phenomenon. The knee motion and subluxations induced by different exam-iners. Am J Sports

Med 19:148–155

[52] Oliver JH, Coughlin LP (1987) Objective knee evaluation using the Genucom Knee Analysis System. Clinical implications. Am J Sports Med 15:571–578

[53] Paine R, Lowe W (2012) Comparison of Kneelax and KT-1000 knee ligament arthrometers. J Knee Surg 25(2):151–154

[54] Papannagari R, Gill T, DeFrate L, Moses J, Petruska A, Li G (2006) In vivo kinematics of the knee after anterior cruciate ligament reconstruction. Am J Sports Med 34:2006–2012

[55] Patent 4712542. N.d. Print

[56] Patent 4969471. N.d. Print

[57] Pollet V, Barrat D, Meirhaeghe E, Vaes P, Handelberg F (2005) The role of the Rolimeter in quantifying knee instability compared to the functional outcome of ACL-reconstructed versus conservatively-treated knees. Knee Surg Sports Traumatol Arthrosc 13:12–18

[58] Prodromos CC, HanYS, Keller BL et al (2005) Stability of hamstring anterior cruciate ligament reconstruction at two to eight year follow. Arthroscopy 21:138–146

[59] Queale WS, Snyder-Mackler L, Handling KA, Richards JG (1994) Instrumented examination of knee laxity in patients with anterior cruciate deficiency: a comparison of the KT-2000, Knee Signature System, and Genucom. J Orthop Sports Phys Ther 19:345–351

[60] Rangger C, Daniel DM, Stone ML, Kaufman K (1993) Diagnosis of an ACL disruption with KT-1000 arthrometer measurements. Knee Surg Sports Traumatol Arthrosc 1:60–66

[61] Riederman R, Wroble RR, Grood ES, VanGinkel L, Shaffer BL (1991) Reproducibility of the knee signa-ture system. Am J Sports Med 19:660–664

[62] Rijke AM, Perrin DH, Goitz HT et al (1994) Instrumented arthrometry for diagnosing partial ver-sus complete anterior cruciate ligament tears. Am J Sports Med 22:294

[63] Robert H, Nouveau S, Gageot S, Gagniere B (2009) A new knee arthrometer, the GNRB: experience in ACL complete and partial tears. Orthop Traumatol Surg Res 95:171–176

[64] Sernert N, Helmers J, Kartus C, Ejerhed L, Kartus J (2007) Knee laxity measurements examined by a left-handed and a right-hand-dominant physiothera-pist, in patients with anterior cruciate ligament inju-ries and healthy controls. Knee Surg Sports Traumatol Arthrosc 15:1181–1186

[65] Sherman OH, Markolf KL, Ferkel RD (1987) Measurements of anterior laxity in normal and ante-rior cruciate absent knees with two instrumented test devices. Clin Orthop Relat Res 215:156–161

[66] Shino K, Inoue M, Horibe S, Nakamura H, Ono K (1987) Measurement of anterior instability of the knee. J Bone Joint Surg 69B:608–613

[67] Shultz SJ, Shimokochi Y, Nguyen AD, Schmitz RJ, Beynnon BD, Perrin DH (2007) Measurement of varus-valgus and internal-external rotational knee laxities in vivo, part I: assessment of measurement reliability and bilateral asymmetry. J Orthop Res 25:989–996

[68] Snyder-Mackler L, Fitzgerald G, Bartolozzi AI et al (2009) The relationship between passive joint laxity and functional outcome after anterior cruciate liga-ment injury. Am J Sports Med 25:191–195

[69] Steiner ME, Brown C, Zarins B, Brownstein B, Koval PS, Stone P (1990) Measurement of anterior-posterior displacement of the knee. A compari-son of the results with instrumented devices and with clinical examination. J Bone Joint Surg Am 72:1307–1315

[70] Strand T, Solheim E (1995) Clinical tests versus KT-1000 instrumented laxity test in acute anterior cruciate ligament tears. Int J Sports Med 16:51–53

[71] Thomas P et al (2010) Instrumented examination of anterior cruciate ligament injuries: minimizing flaws of the manual clinical examination branch.Arthroscopy 26(7):997–1004

[72] Torzilli PA, Panariello RA, Forbes A, Santner TJ, Warren RF (1991) Measurement reproducibility of two commercial knee test devices. J Orthop Res 9:730–737

[73] Tsai A, Musahl V, Steckel H et al (2008) Rotational knee laxity: reliability of a simple measurement device in vivo. BMC Musculoskelet Disord 9:35

[74] Tsai KJ, Chiang H, Jiang CC (2004) Magnetic reso-nance imaging of anterior cruciate ligament rupture. BMC Musculoskelet Disord 8:21

[75] Uh BS, Beynnon BD, Churchill DL, Haugh LD, Risberg MA,

Fleming BC (2001) A new device to measure knee laxity during weightbearing and non-weightbearing conditions. J Orthop Res 19:1185–1191

[76] Van Der Hart C, Van Den Bekerom M, Patt T (2008) The occurrence of osteoarthritis at a minimum of ten years after reconstruction of the anterior cruciate liga-ment. J Orthop Surg 3:24

[77] Vellet AD, Lee DH, Munk PL et al (1995) Anterior cruciate ligament tear: prospective evaluation of diagnostic accuracy of middle and high field strength MR imaging at 1.5 and 0.5 T. Radiology 197:826–830

[78] Wang CWBB (1990) Clinical diagnosis of ACL-deficient knees. J Orthop Surg 7:139

[79] Wroble RR, Grood ES, Noyes FR, Schmitt DJ (1990) Reproducibility of Genucom Knee Analysis system testing. Am J Sports Med 18:387–395

[80] Wroble RR, Van Ginkel LA, Grood ES, Noyes FR, Shaffer BL (1990) Repeatability of the KT-1000 arthrometer in a normal population. Am J Sports Med 18:396–399

第 12 章　IKDC 表格的发展

Allen F. Anderson，James J.Irrgang，Christian N. Anderson

译者　郭　林　彭　阳
审校　吴　波　梁晓松

12.1　历史方法

膝关节手术的发展取决于新手术技术的开展、完善及有效性评估。历史上，人们通过经验性评估来记录治疗措施的有效性。这种不完善的方法常常使得研究人员得出错误的结论。

问题不在于准确性，而在于人的特点，人对变量的理解存在主观性及评估结果的困难性。即使是最谨慎的研究人员也容易产生偏见，尤其是外科医生。检查者的知识水平和感知能力是一个重要的变量。即使富有经验的检查者在评估膝关节活动限度时经常会出现检测位移和旋转方面的差异。即使检查者检测出相同的位移，但对其正确的解读还依赖于对动作的准确感知。

膝关节自身结构复杂，评估标准数量多，使得准确评估变得更加的困难。Anderson 等发现，20 世纪 80 年代提出的检测方法数量过多、评估方法过于复杂多样使问题更加困难。他们报道在这 10 年中有 52 篇关于膝关节 ACL 损伤保守或手术治疗的文章发表在《美国运动医学杂志》和《美国骨与关节外科杂志》上。介绍了 28 种不同的手术方式，其中包括初次手术修复、5 种关节外术式、13 种关节内术式以及 9 种关节内外联合的重建术式。总共采用了 38 种不同的评分量表对这些术式结果进行了评估，大部分病例的评分结果为优和良。

通过对评分量表的比较，研究者之间达成了共识。他们认为量表之间的差异足以阻碍通过量表数据对临床结果的预测，并且这些量表之间不一致性会阻碍该领域的发展。

12.2　IKDC 标准膝关节评估表的建立

当时研究者的共识是统一的量表对于评估治疗效果至关重要。在美国 John Feagin 和瑞士 Werner Mueller 的领导下，在美国骨科运动医学会和欧洲膝关节外科和关节镜医学会的支持下，国际膝关节文献委员会（IKDC）于 1987 年成立，旨在建立标准化的国际文献系统。

该委员会的最初目标是建立一种一页式的表格，其中包括评估结果所必需的、基本的可重复标准，并制定一种足够简单的表格，供任何临床医生在有或没有研究人员帮助的情况下使用。其次该表格仅针对急性 ACL 损伤而建立，但可以为更全面的评估系统奠定基础，从而可以对膝关节功能进行有效的科学分析。第一步是在记录膝关节运动和功能上的标准术语达成共识。接下来对膝关节活动度限制性的临床检查方法进行评估，并采用了一种核心的测量方法。最后分析了关于活动记录、肢体功能评估和症状评估的方法，并设计出一种制式表格来记录这些观察结果。

12.3　标准术语的建立

文献中所用术语含义的差异已成为国际交流的障碍。为了增进交流，1987 年 8 月 IKDC 在纽约召开会议专门讨论标准术语。Noyes、Grood 和 Torzilli 提出了关于运动、膝关节位置和韧带损伤的定义。该委员会对标准的定义进行评估、修订和采用。下列定义包括：

运动：改变位置的动作或过程。运动被描述为变化的速度和方向。

移动：运动的净效果，两点之间的位置变化，而不考虑所遵循的路径。移动可以通过位移或旋转的变化来描述，每个位移或旋转都有 3 个自由度。

位移：刚体的运动，其中所有线都保持平行于其原始方向。按照惯例，膝关节位移为胫骨相对于股骨的运动。胫骨的位移可能是朝向内侧、前后或近端。位移以毫米为单位。通常用于测量位移的参考点位于关节内侧和外侧边缘之间的中间位置。

旋转：所有点绕轴运动的一种运动或位移。膝关节旋转可能是伸-屈、内旋-外旋和外展-内收。

运动范围：每个自由度在两个活动限度之间发生的移动。运动范围并不表示运动的极限。对于除屈伸以外的运动，运动范围还取决于膝关节屈曲角度。

膝关节活动限度：在 6 个自由度中的每一个自由度可能达到的极限运动位置。术语"膝关节活动限度"比"运动范围"更具体。它表示运动的开始和结束位置，包括运动范围。共有 12 个活动限度，每 6 个自由度有 2 个活动限度。韧带损伤增加了膝关节活动限度。欧洲的标准用 3 个词描述屈伸极限：最大伸展、中立位和屈曲。

耦合运动：由另一个自由度上施加的载荷导致的一个或多个自由度的位移或运动。临床检查过程中会发生耦合运动。在 Lachman 测试中施加的向前移位力会导致胫骨向前位移和向内旋转。向后移位力导致胫骨向后平移和向外旋转。运动量取决于施加的力和耦合运动的约束。例如，在 Lachman 测试中旋转的约束显著地减少了向前位移。

松弛：张力的缺失、变松，是指正常或异常的运动范围。在第一种情况下，松弛是指韧带缺乏张力，第二种是关节的变松。这个模棱两可的术语应该用来表示韧带缺乏张力。松弛程度应指出是正常的或异常的。松弛不该用于描述关节变松的情况，该运动应被特别指定。术语"前向位移"比"前向关节松弛"更好。

"不稳定"是另外一个模棱两可的术语，已在两种情况下使用。第一种，它用于描述"打软腿"症状；第二种，它是关节活动度增加的征象。与其用不稳定描述症状，不如用于描述事件（比如活动时"打软腿"）更好。将特定解剖结构认为是 ACL 不稳定的原因是不正确的。相反地，"不稳定"仅应在一般意义上用于表示由于外伤造成的胫骨过度运动。

> **要点 1**
> 文献中所用术语的隐含意义上的差异一直是国际交流的障碍。

12.4　膝关节活动限度的评估

用于确定膝关节活动限度的检查方法是定性的而且检查结果因检查者而异。即使是经验丰富的检查者，对移位的判断也会存在差异。位移和旋转的准确评估对于韧带损伤来说是必需的，因为这些韧带损伤通常增加不止一个方位的活动限度。在这种情况下，临床医生很难确定胫骨的起始或终止位置。

于 1988 年在瑞士苏黎世举行的第二次 IKDC 会议的目标是，就评估膝关节活动限度所必需的临床试验达成共识，以及确定使测量的准确性和可重复性最大化的条件。

会议一致认为，可重复性取决于特定的测试条件。临床试验和实验研究证实，测试开始时膝关节的位置会影响位移。必须确定测量位置，并规定力的大小、方向和作用点。位移的测量值应以毫米为单位，旋转的测量值应以度数为单位。这些条件中的任何变化都会导致对测试的不同解释。

随后，IKDC 于 1988 年 7 月在美国怀俄明州的杰克逊霍尔召开了第三次会议。这次会议的目的是确定苏黎世会议通过的临床试验的准确性和测试条件。完成了 3 个研究，来评估临床测量的可重复性，不同测试技术的差异以及评估膝关节位移的临床准确度。

11 名 IKDC 成员对 10 例患者进行了检查，以确定临床测量的可重复性。10 例患者中 9 例有韧带损伤。在检查之前，检查技术和记录系统已经标准化，并由检查人员进行了审核。患者还接受了 KT-1000、KSS 和 Genucom 的膝关节检查。

检查者估计了屈曲 25° 和 90° 时的前后位移（mm）和旋转度。标准化测试，在屈曲 25° 时用大腿支撑来放松。在屈曲 90° 时以脚底支撑肢体。矢状膝轮廓或股四头肌活动抽屉测试用于评估正常解剖位置。在膝关节屈曲 0° 和 25° 下测量内翻-外翻应力。在胫骨内旋、中立和外旋时进行轴移测试和反向轴移测试。这些测试按以下方式评分：0= 无，1= 滑行，2= 中度，3= 严重。

这项研究结果表明，即使受益于标准化的测试技术，检查者对位移的评估也存在明显的差异。最大的差异发生在前后位移的评估中。一名临床医生在所有 8 例患者中记录的侧向差异均大于 3mm，而另一位检查者仅报道了 1 例患者的侧向差异大于 3mm。数据分析表明，比起单纯前或后位移，检查者对于前后总移位有更好的相关性。

第二项研究旨在识别导致位移估计差异的检查技术差异。这项研究的另一个目的是确定临床医生对胫股位移估计的准确性。在这项研究中，IKDC 的 11 名成员检查了两个尸体膝关节，这些膝关节装有测量三维运动的设备。检查者对关节位移的估计与由仪器化的空间连杆系统记录的实际测量值进行了比较。将其中一个膝关节的 ACL 和 MCL 切断。该检查包括前后位移，内外侧关节张开度以及内 / 外旋转的估计。检查者在诊断这些韧带损伤方面准确无误。10 名检查者中有 8 名正确地诊断出 ACL 和 MCL 完全撕裂，另外 2 名诊断出了 ACL 和 MCL 的部分撕裂。检查者对旋转测试的准确性不高。11 位检查者中有 7 位将与 MCL 损伤相关的胫骨外旋误认为后外侧韧带损伤。该错误表明检查者无法确定胫骨内侧平台是否向前或胫骨外侧平台是否向后。即使对于有经验的检查者，评估旋转的测试也不准确。

Lachman 测试产生的胫骨前移的实际测量范围为 7~16mm。位移的差异与测试开始时膝关节位置的差异（范围为 2°~25°）和力的大小有关。耦合运动的约束并未显著地影响所测得的位移。只有 3 名检查者所估计的前位移量在测量值的 2mm 以内，5 例检查者估计量在 2~4mm 之间，并且 2 例检查者的估计量与测量值相差 5mm 以上。

检查者对于内 / 外旋转和内外侧关节张开度的评估均产生了明显的位移差异。在检查开始时，检查者之间

的膝关节屈曲角度差异很大。一些检查者在股骨髁与胫骨平台接触的情况下开始了内外侧张开测试，而其他人则没有。即便如此，检查者在估计内侧关节的张开度方面还是比较准确的。2 名检查者估计的位移均在测量位移值的 3mm 内。

总之，只有 6 名检查者估计真实的前后位移在 2mm 范围内，胫骨旋转在 5mm 以内，内侧关节张开度在 3mm 以内。

要点 2

临床检查的可重复性取决于指定测试条件，包括力的大小和方向，测量的位置以及力的施加点。但是即使在理想情况下，临床医生对位移的估计也可能存在较大差异。因此，临床医生对病理性膝关节松弛的客观估计最多是定性的，无法得到验证。

这些研究表明，肢体位置、测量部位和用力大小应标准化。即使在理想状态下，临床医生对位移的估计也可能存在很大差异。因此，应使用仪器或应力位影像学测量来评估临床结果。旋转测试比前后位移或内外侧位移更加难以评估。旋转半脱位的评估容易出现误差，旋转测试无法通过验证。

12.5 轴移测试分析

在杰克逊霍尔会议上进行的第三项研究中，IKDC 的每个成员都对工具化的尸体四肢进行了他们各自的轴移试验测试。像前后位移测试一样，检查者之间的膝关节开始测试位置也有所不同，尽管通常接近伸展位置。在检查者中，轴移期间记录的胫骨内侧平台的最大前移的差异范围为 6~17mm，外侧平台的最大半脱位范围为 14~20mm。

数据分析表明，在进行轴移测试时，检查者会限制膝关节的运动。膝关节前移和胫骨内旋的耦合运动被诱导产生前向半脱位。在进行测试时，内旋胫骨最多的检查者还限制了胫骨内侧平台的前移。一位检查者以内旋、中立和外旋方式进行了测试。胫骨平台内侧和外侧的最

大前移发生在胫骨的中立和外旋中。该委员会建议在进行轴移试验测试时避免胫骨内旋。

测量的可变性表明轴移试验只能被视为定性测试。当时，还没有体内测量装置来量化以毫米为单位的位移。因此，委员会建议对轴移试验进行分级：正常；1+，滑行；2+，弹跳；3+，显著。

在分析了这 3 项研究的数据之后，委员会建议膝关节屈曲 25° 时进行 Lachman 试验时，前后平移测量应在屈曲 70° 时进行以及内外侧关节张开度测量应在屈曲 20° 时进行。但是这些研究结果并未通过仪器或影像学手段进行验证。而轴移试验和反向轴移试验只能用作定性试验。

12.6　运动程度的记录

通过协商，委员会达成共识，非自愿的低水平运动量可能会掩盖膝关节功能的极限。委员会认为"重返运动"标准不准确，因为不同的活动对膝关节有不同的要求。IKDC 现场测试了一种用于评估难度、强度和暴露程度的综合表格。强度将活动级别描述为日常活动、轻度休闲运动、剧烈的休闲运动或竞技运动。暴露是指在特定功能水平和强度下每年小时数的最佳估计，仅在参与时间超过 50h/a 的情况下记录。

膝关节相关或非膝关节相关原因可能会导致运动程度的变化。竞技性活动的下降和参与度的下降是随着年龄增长所固有的，因此需要对任何引起活动程度改变的原因进行特定的分析。

在对综合表格进行现场测试之后，委员会选择了评估活动所需的最低标准。功能测试如下：Ⅰ，剧烈；Ⅱ，中度；Ⅲ，轻度；Ⅳ，久坐。这些标准是基于膝关节进行某些活动的要求。活动评估对不参加运动的患者同样重要。重体力劳动被定为Ⅱ级，轻松工作被定为Ⅲ级，日常生活活动被定为Ⅳ级。

在受伤前、治疗前和治疗后，记录患者无明显症状时所能进行的活动水平。此处不适用于滥用膝关节从而导致膝关节严重不适的情况（"膝关节过度使用者"）。IKDC 表格中包含两个问题，以确定膝关节如何影响活动。其中一个问题"您的膝关节如何影响您的活动水平？"，等级为 0~3 级。

12.7　症状和损伤

委员会认识到，症状和损伤的严重程度难以量化，数据收集容易产生偏差。即使这样，这个重要的类别也包含在每个等级量表中。

在现场测试中评估症状和损伤。疼痛、肿胀和"打软腿"的症状普遍存在于早期的膝关节评级系统中。"打软腿"症状提示由病理性胫股移位引起的活动。不应将其误认为是由虚弱或其他情况引起的双腿"打软"。尽管完全"打软腿"症状包括这些活动，但部分"打软腿"症状与摔倒或肿胀无关。

具有病理状况的患者经常会减少活动，以避免出现症状。为了检测这些患者并防止症状评分过高，该委员会采用了将症状与活动联系起来的理念。这样可以排除那些能够进行剧烈活动而无症状的患者。为了防止这些情况下对症状评分过低，量表要求患者对无症状下可参加的最高级活动进行分级，即使他们未参与该水平活动。

通常，损伤没有被包括在已发布的评分量表中，并且 IKDC 并未将其视为最低基本标准。IKDC 表格中的主观评估问题和症状评估可对损伤进行全面评估。

12.8　间室和放射学表现

恢复稳定性和防止退行性改变是膝关节重建的长期目标，但是很难评估达到该目标的成功率。因为无法进行直视下观察，膝关节早期的退行性改变无法得到准确评估，因为在骨关节炎病程的后期，X 线片才会发生变化。IKDC 表格中包含对摩擦音的评估，以检测早期的间室变化，但是从摩擦音的评估中只能得出有限的结论。数据的收集会受到检查者的偏见影响，而摩擦音可能并不表示关节软骨异常。与疼痛相关的摩擦音是一项重要发现，其评分更为严格。

影像学变化也进行定性分级。轻度表示股骨髁变平、软骨下硬化或小骨赘。除这些变化外，中度和重度等级的关节间隙逐渐变窄。

对于关节间室和 X 线影像学检查的评估并未包含在 IKDC 表格的最终评估中。因为这些数据是定性的，易受调查者的偏见影响。

12.9　功能测试

IKDC 强调应该批判地看待用于评估肢体功能的方法。步态分析、仪器化肌力测试（Cybex 评估）、敏捷性测试和跳跃测试可提供定量数据，比较受累膝关节与正常膝关节。仪器检查被排除在外，因为它需要昂贵的设备，而这些设备并非普遍可用。

单腿跳比敏捷性测试更准确，更容易执行。尽管正常得分里无法排除运动中"打软腿"，但异常得分与明显的功能限制相关。单腿跳测试是一种有用的筛选测试，可提供定量数据。像间室和 X 线影像学检查结果一样，这些结果被记录但未分级。

12.10　分级评估结果

结果分级是评估和比较不同治疗方法的基础。所使用的分级方法反映了理念上的差异，这些差异与等级量表本身一样富有多样性。大多数量表都使用数字系统为每个变量分配分数。在某些量表中，每个分数相加以产生个位数的总分，而在另一些量表中，结果则分为优秀、良好、一般或差。Tegner、Lysholm、Feagin 和 Blake 建议对症状、主观功能和临床表现分别评分。

数字评分系统之所以受欢迎，是因为它们易于理解，尽管一些研究人员批评赋值于变量的做法，并指出这种做法会导致某个变量对于整个膝关节的相对重要性进行任意判断。数字反映了研究人员的主观价值，不一定反映临床结果。Apley 曾经宣称"我们应该抵制数字评分简

单性的诱惑，应该放弃增加无关性评分的做法"。

IKDC 采用了 Noyes 等和瑞士膝关节组使用的系统，组中最低的等级决定组的等级，而最差的组等级决定最终的评估。

> **要点3**
> 原始的IKDC膝关节韧带标准评估表的贡献在于充当了基础表格，为更高级的评估系统提供基础。

IKDC 膝关节韧带标准评估表于 1993 年发表，但从未得到验证。它作为基本表格的贡献在于可以为更高级的评估系统奠定基础。IKDC 的未来目标是确定标准表格，确定其他重要且可重复的标准，并开发综合的评估方法。

12.11　循证医学

一种新的评估方式——循证医学，质疑了我们学习的基本基础。循证医学的一个重要原则是，在做出有关个别患者护理的决策时，认真、明确和慎重地使用当前的最佳证据。最好的研究证据将重点放在以患者为中心的研究上，这些研究涉及诊断的准确性、预后的识别能力以及外科手术的有效性和安全性。

从历史上看，因为没有结果评判工具，研究人员无法准确衡量与患者抱怨相关的生活质量（由于 ACL 撕裂，这些抱怨可能是主观的、痛苦的、不稳定的和功能受限的）。因此研究人员被迫使用替代性评估（运动范围、强度和松弛等客观措施）来满足外科医生和患者真正的需求。尽管这些修改后的评估方式可以精简为一个数字使之看起来更具有准确性，但评估者内部和评估者之间的可靠性差，因为这些措施包含检查者的主观测量因素，如 IKDC 的研究所记录。另外，它们与患者的重要健康领域相关性很差。因此身体结构和功能受损与能够参加的活动及参与度之间的关系不是直接的。例如一些研究人员证明了用 KT-1000 测量的前移与患者报告的能够参与的活动及参与度之间没有关系。

要点4

尽管这些症状能够归纳成一个数值使其看起来好像更加准确，但如IKDC研究所记录，这些症状包含检查者的主观测量要素，因此在评估者内部和评估者间的可靠性较差。

与客观措施相比，许多主观临床测量可能看起来不可靠或无效，但是，如果使用公认的科学方法进行严格测试，实际上可以证明其非常可靠和有效。活动程度和活动的参与度是患者最关心的问题。因此，与健康相关的生活质量应作为"患者状况如何"的主要结果指标，次要结果指标应为"膝关节的状况如何？"。

于 1997 年 3 月，应 John Feagin 的要求，AOSSM 董事会采取行动，支持对 IKDC 制作的膝关节韧带评估表进行修订。董事会对修订的想法源于最初表格的成功（如广泛使用所证明的），以及有机会将医学研究的先进成果整合到膝关节韧带表格中，从而使其更广泛地适用和可信。

委员会的 3 名成员和数据港的 Chad Munger 于 1997 年 6 月在太阳谷举行会议，并制订了以下目标：

● 更新 IKDC 表格的当前客观部分，加强对损伤的评估，并开发新的模块，用于客观评估膝关节的 PCL 和膝关节的髌骨组成

● 制定新的主观评估表，以评估患者报告的功能和症状测量结果

● 评估膝关节韧带评估表每个模块的心理测量学特性

● 发布和传播测试结果

此后，委员会在 1997 年 7 月至 10 月制订了工作计划、预算以及确保完整的国际代表和临床专业知识所需的其他人员清单。该委员会的初步工作计划估计了大约 2.5 年的开发和测试时间，包括心理测评和出版。于 1997 年秋天，开始了修订过程的工作。AOSSM 的成员包括 Allen Anderson（主席）、John Bergfield、ArtBoland、Mininder Kocher、John Feagin、Christopher Harner、Nick Motahi、John Richmond、Don Shelbourne 和 Glenn Terry。ESSKA 的成员包括 Hans Uli Staeubli、Roland Jakob、Philippe Neyret、Jorgen Hoeher 和 Werner Mueller。APOSSM 的成员包括 K.M. Chan、Masahiro Kurosaka、James Irrgang（理学硕士，物理治疗师，心理测量师 / 顾问）。数据港顾问：Chad Munger、John Fulkerson。委员会成员被分配到与 ACL、PCL 或髌股关节相关的 3 个工作组之一。每个成员都负责审查背景材料，以识别可以包含在表单目标部分中的新项目或对现有项目的修订。

另一个主要目标包括开发一个有效、可靠且敏感的 IKDC 主观膝关节表格，将其作为评估各种膝关节损伤（包括韧带和半月板损伤、关节软骨损伤和髌骨关节疼痛）的合适方法。在这方面，开发一种适用于在各种状况下影响膝关节的单一器械可以简化数据收集，并且还可以通过比较不同膝关节状况对某一个体症状、功能和体育活动水平的影响提供可能。该目标影响了 IKDC 开发的所有阶段。

最后，委员会认为至关重要的是，要在全球范围内达成共识，以建立标准的结果表，以提供统一的评估方法并促进结果共享和解决临床问题。

该委员会主要根据现有的健康评估模块设计了一个人口统计模块。该模块包括年龄、性别、种族和教育项目，以及经过全面测试的并发症指数。还包括一般健康调查表 SF-36，因为膝关节疾病患者可能还有其他与健康相关的问题，这些问题会在结果评估中以较低的分数反映出来。

在 1997 年 10 月—1998 年 3 月，完成了每种表格的 3 处修订，其中涉及数百项的添加、删除和修改。到 1998 年 3 月，委员会同意了该表格的可测试版本，包括 42 个问题。

那时，委员会聘请了与骨科界密切合作的心理计量师 James Irrgang 博士、PT、ATC，以协助设计和实施一项研究，用于评估修订后的表格的有效性、可靠性和敏感性。

人口统计、主观和客观评估模块的现场测试始于 1998 年 4 月。在 8~10 周的时间内，有 144 例患者完成了人口统计和主观模块。在同一时间段内，客观模块由 31 例患者完成。总结结果后提交给不列颠哥伦比亚省温哥华的委员会。主要发现如下：

● 人口统计模块上所有项目的缺失数据很少

● 主观模块上的许多项目缺失大量数据。对于与症状（疼痛、肿胀、"打软腿"和绞锁）相关的项目，尤其成问题。此外仪器检查项目丢失数据的比例更大，这表明需要减少仪器以减轻患者负担

- 客观模块中包含的许多项目缺失大量数据。这些项目占据了缺失数据中的很大一部分，其中包括以前的手术、程序和诊断代码，半月板的状态，运动范围以及KT-1000和弹跳测试

在委员会的投入下，实验结果被用于修改主观和客观模块。在1998年8月，对修订后的主观和客观模块进行了进一步的测试。222例患者完成了主观模块，而211例患者完成了客观模块。结果已汇总并于1998年11月报告给马萨诸塞州波士顿市的委员会。提交给委员会的结果摘要如下：

主观模块

- 解决了主观模块上项目缺少数据的问题。大多数项目的失访率不到10%，而失访率最高的项目仍然是与症状相关的

- 探索性因素分析表明，对主观模块的反应具有单一的显性特征。大多数项目在这个显性特征上有很高的负荷（项目和显性特征之间有很高的相关性）。大体上，该显性特征反映了症状、功能和体育活动的组合，这意味着将项目得分组合为单个总得分以反映个人的功能水平是合理的。委员会考虑剔除在显性因素中负荷较低的项目

- 还进行了Rasch分析以评估主观模块。总体而言，结果表明Rasch模型足以拟合数据。这些项目共同衡量了广泛的功能。确定了几个错配的项目（那些不符合Rasch模型的项目），并由委员会考虑剔除

- 使用各个项目进行逐步回归分析以预测总得分（项目得分的总和）。结果表明，通过该量表中的42个项目中的24个，可以预测总分数的99.9%。委员会在项目减少过程中使用了这些结果

客观模块

- 减少了在此版本的客观模块上缺失数据的问题。大多数丢失的数据与在病史和体格检查中未常规测量或

记录的信息有关，例如诊断和程序代码以及半月板的状态。体格检查中仍然高比例缺失数据的部分包括关节内捻发音、获取部位的病理以及单腿跳和KT-1000测试。膝关节伸直的记录数据中有很大一部分不能解释为表格中记录的内容

- 进行了探索性因素分析，以确定客观模块的结构。结果表明，客观模块中存在4个或5个因素，因此进行了正交旋转以阐明这些因素的含义。客观模块加载的第1个因素包括大部分松弛测试（Lachman、前后位移、内翻和外翻旋转以及轴移试验）。第2个因素代表关节的捻发音和放射线下关节间隙变窄。第3个因素代表运动减退。第4个和第5个因素分别代表后抽屉和反向轴移试验测试。假定这些因素之间的相关性为零。这些结果质疑了将客观模块的结果合并为一个分数的有效性

以上结果用于修改主观和客观模块。通过考虑单个项目的统计属性和内容，委员会将主观模块从42个项目减少到19个项目。为了修改客观模块，将体格检查的结果与历史数据分开。

在波士顿会议结束时，委员会要求提供有关主观模块简化版本的其他信息。这包括将个人的11分量表（0~10）的功能评分与使用原始IKDC指南中包含的4分量表（正常至严重异常）的功能评分进行比较。还要求证明这些物品对有或没有韧带损伤者的同样适用。上面分析的数据用于解决这些问题。为了更好地描述样本，要求提交原始数据的中心提供人口统计信息，包括受试者的年龄、性别和诊断。将结果提供给委员会在加利福尼亚州阿纳海姆举行的会议。

研究结果摘要如下：

- 11分量表上的功能等级类似于4分量表上的功能等级，两项之间的相关性是0.71

- 对简化的项目集的探索性分析阐明了项目反映背后的单一显性特征。除了与锁定相关的项目外，所有其他项目在此特征上的负荷都很高

- Rasch模型很好地拟合了数据。这些项目具有广泛

的衡量能力

• 为了比较有韧带损伤和没有韧带损伤的项目的性能，使用诊断代码将样本分成 2 个子样本（有韧带损伤的样本和没有韧带损伤的样本）。对每个子样本分别进行 Rasch 分析。如果每个小组的项目表现相同，则可以期望每个样本的项目统计信息（项目难度参数）相同。最后的结果支持了这一假设。因此看起来与没有韧带损伤的那些项目相比，有韧带损伤的那些项目表现相同。当按年龄划分样本时，发现了类似的结果（对于年轻人和老年人而言，这些项目的表现相同）

• 比较了 3 种计分方法。这包括对项目得分进行求和、使用因素分析的结果对项目得分进行求和并对项目进行加权，并使用 Rasch 模型对仪器进行计分。3 种评分方法均得出相似的结果。每种方法的分数分布也相似。此外，这 3 种评分方法之间的相关性范围为 0.993~0.998。因此，为简单起见，对分数求和是对主观模块评分的令人满意的方法

在 1999 年于加利福尼亚州阿纳海姆举行的委员会会议上，对主观模块中的某些项目进行了一些更改。为了评估这些变化的影响并描述主观模块最终版本的心理测量特性，在修订后的主观模块中又收集了其他数据。

在 2001 年，IKDC 膝关节主观评分量表（IKDC SKF）的最终版本由 18 个问题组成，共对 590 例韧带损伤、半月板损伤、髌骨关节疼痛和骨关节炎患者进行了调查，以提供进一步的证据证明该量表的性能不依赖于诊断。患者的平均年龄为 37.5 岁，男性占 52.6%。在样本中，有 76% 的人参加了体育活动。竞技运动员占 19%，日常运动员 57%。

要点7
2001年，IKDC SKF的最终版本由18个问题组成，对590例韧带损伤、半月板损伤、髌骨关节疼痛和骨关节炎患者进行了调查。

因子分析表明，将 IKDC 主观膝关节评分中的所有问题合并为一个分数是合理的。其他由患者报告的症状和功能测量方法应用了差异评分，它是基于作者对什么是重要的和应如何评分的认识，而不是根据统计学证据。

评估了 3 种不同的评分方法。其中包括增加无加权

分数的问题，使用因素分析中因素负荷的问题作为加权总和以及基于项目反应理论的方法。3 种评分方法之间的相关性都很高。另外，增加未加权分数的方法和基于项目反应理论的方法确定了相同的 5 个最高和最低得分受试者。鉴于这些结果以及添加的简便性，推荐将无加权分值也添加至其他 2 种评分方法中。

IKDC SKF 内部一致性水平是可以接受的。较高的系数 α（0.92）表示这些问题始终衡量着各种膝关节疾病患者的症状、功能和运动活动。内部一致性的基本概念是，患者从一个问题到下一个问题的回答一致性，其可以用来提供总测验分数的可靠性评估。

测试-再测试的可靠性和反应能力反映等级量表测验手段随时间变化的重要特征。当患者的状态保持不变时，测试-再测试的可靠性反映了与重复测量相关的测量误差。因此高水平的测试-再测试可靠性意味着当患者的症状、功能和体育活动保持恒定时，重复测量会产生一致的分数。IKDC SKF 的测试-再测试可靠性高（0.94）。

要点8
心理测量分析表明，IKDC SKF的功能类似，而与年龄、性别或诊断无关。

IKDC SKF 开发的主要目的是创造一种适用于各种膝关节损伤患者（包括韧带和半月板损伤、关节软骨病变和髌股关节疾病）的表格。项目反应理论用于确定 IKDC SKF 在年轻与老年人、男性与女性或不同膝关节疾病的患者中表现是否相同。结果表明，几乎没有例外和问题。因此无论年龄、性别或诊断如何，整个表格的功能都类似。

12.12　检测能力

测试的下一步是确定 IKDC SKF 的检测能力。检测能力是一个表格的能力，能够在患者状态发生变化时检测出最小的临床重要差异。为了证明检测能力，需要对预期会发生变化的患者分别在两种或更多情形下进行测量。为了提供检测能力的证据，IKDC SKF 对 207 例患有

各种膝关节疾病的患者进行了纵向管理。

总而言之，事实证明，IKDC SKF 是一种标准化良好的结果工具，可对各种膝关节功能障碍患者随时间变化在症状、功能和体育活动中的任何改变进行测量，是可靠、有效和敏感的。

> **要点9**
> 最小可检测变化（必须大于量表测量误差所必需的分数变化）的值为12.5。临床上最小的重要差异（患者感知与临床相关的变化所必需的分数变化）为11.5。

12.13　规范数据

IKDC SKF 标准化的下一步是收集规范数据。这项研究的主要目的是为临床医生和研究人员提供规范的数据，以将分数、分数变化以及来自不同年龄的男性或女性患者的分数置于在正常人群值范围内。规范化的比较有助于依赖 IKDC 表格的结果解读对患者的管理进行决策，而且也可以通过阐述患者与功能正常范围之间的距离来比较不同的患者组别。

"主观膝关节评估表"（SKF）邮寄给 8 组年龄 / 性别类别，每组 600 人（男性受试者和女性受试者分别为18~24 岁、25~34 岁、35~50 岁和51~65 岁）。参与者来自代表美国的 550 000 个非机构化人员的家庭（1 300 000 名受试者），并与美国人口普查局提供的有关地理区域、市场规模、收入和家庭规模的数据进行了匹配。

结果：获得可用的完整性为数据 5246 例膝关节。28% 的受试者报告一侧或双侧膝关节受伤、无力或其他问题。确定了整个受试者和没有膝关节问题史的一部分受试者数据作为标准化数据。IKDC 主观膝关节评估表上的分数因年龄、性别和膝关节病史而异。在 2006 年发布的规范性数据使临床医生能够解释膝伤患者相比于与其年龄和性别相匹配的同龄人的正常膝关节功能，并使研究人员能够确定治疗的临床结果。

> **要点10**
> 通过测试5246例受试者，在8个年龄/性别类别中的每一个类别中均确定了标准化数据。

12.14　儿科 IKDC

> **要点11**
> 开发了儿科IKDC，并确定了589例年龄在6~18岁的患有各种膝关节疾病的患者的心理测量特征。

评估 IKDC SKF 的心理测量特性的关键特征是证明对目标人群的有效性。使用经过验证的结果指标不一定适合儿科患者。患者对于问题报告的结果指标取决于对问题的理解与领悟，但儿童是无法达到的。因此，研究者进行了认知访谈，以确定儿童对 IKDC SKF 的理解程度。这项研究表明，儿童很难理解和回答某些问题。基于被误解的特定领域，研究者开发了改良的 IKDC SKF（儿科IKDC），并确定了 589 例 6~18 岁，患有各种膝关节疾病的患者的心理测量特征。儿科 IKDC SKF 表现出总体可接受的心理测验性能，可用于评估儿童和青少年各种膝关节疾病的结局。

12.15　未来方向

2014 年 10 月，AOSSM 理事会投票决定更新 IKDC SKF，方法是开发一种计算机适应性测试，并将其与患者报告的结果测量信息系统（PROMIS）的物理和功能计算机-适应性测试（CAT）集成。将现有的 IKDC SKF 转换为 CAT 的理由是，它可以使 IKDC SKF 继续更有效地用作衡量身体机能和其他健康状况的指标，而无须增加患者的管理项目总数。此外 IKDC SKF 可以与 PROMIS 身体功能和疼痛 CAT 集成在一起，以解决运动相关的膝关节损伤。这将是非常有价值的，并且可以进一步对患者报告结果的评测方法领域进行拓展，从而评估患者的运动功能。

2000
IKDC 膝关节检查表

患者姓名：_____　　出生年月日：_____ / _____ / _____

7 组	4 个等级				* 小组成绩			
	A 正常	B 几乎正常	C 异常	D 严重异常	A	B	C	D
1. 积液	无	轻微的	中等的	严重的	*	*	*	*
2. 被动运动缺陷					*	*	*	*
△缺少伸展	＜ 3°	3°~5°	6°~10°	＞ 10°				
△缺少屈曲	0°~5°	6°~15°	16°~25°	＞ 25°				
3. 韧带检查								
（手动、机器、X 射线）								
△拉赫曼（25° 屈曲）（134N）	–1~2mm	3~5mm（1+） ＜ –1~–3	6~10mm（2+） ＜ –3 僵硬	＞ 10mm（3+）				
△拉赫曼（25° 屈曲）（手动最大）	–1~2mm	3~5mm	6~10mm	＞ 10mm				
前端点	坚实		柔软					
△总体前后平移（25° 屈曲）	0~2mm	3~5mm	6~10mm	＞ 10mm				
△总体前后平移（70° 屈曲）	0~2mm	3~5mm	6~10mm	＞ 10mm				
△后抽屉测试（70° 屈曲）	0~2mm	3~5mm	6~10mm	＞ 10mm				
△中关节张开（20° 屈曲 / 外翻旋转）	0~2mm	3~5mm	6~10mm	＞ 10mm				
△后关节张开（20° 屈曲 / 内翻旋转）	0~2mm	3~5mm	6~10mm	＞ 10mm				
△外部旋转测试（30° 屈曲倾向）	＜ 5°	6°~10°	11°~19°	＞ 20°				
△外部旋转测试（90° 屈曲倾向）	＜ 5°	6°~10°	11°~19°	＞ 20°				
△轴移	均衡	+ 滑动	++ 沉闷声	+++ 明显的				
△反向轴移	均衡	滑动	明显的	显著的				
4. 间室检查			骨擦音和					
△前间室骨擦音	无	中等的	轻微疼痛	＞轻微疼痛	*	*	*	*
△中间室骨擦音	无	中等的	轻微疼痛	＞轻微疼痛				
△后间室骨擦音	无	中等的	轻微疼痛	＞轻微疼痛				
5. 病理	无	轻微的	中等的	严重的				
6.X 线检查发现								
中关节空间	无	轻微的	中等的	严重的				
后关节空间	无	轻微的	中等的	严重的				
髌骨关节	无	轻微的	中等的	严重的				
前关节空间（矢状位）	无	轻微的	中等的	严重的				
后关节空间（矢状位）	无	轻微的	中等的	严重的				
7. 功能测试					*	*	*	*
单腿弹跳（为对侧的百分比））	≥ 90%	89%~76%	75%~50%	＜ 50%				
** 最终评估								

* 小组成绩：组内最低成绩决定小组成绩。

** 最终评估：对急性和亚急性患者而言，组内最差的分数决定着最终评估。对于慢性患者则比较手术前后的评估。最终评估中只有 3 个组用于评估，但所有小组分数都必须记录。

△涉及的膝关节与正常或被认为正常的膝关节间的差异。

IKDC 委员会：Anderson,A., Bergfeld, J., Boland, A. Dye, S., Feagin, J., Harner, C. Mohtadi, N. Richmond, J. Shelbourne, D., Terry, G. ESSKA: Staubli, H., Hefti, F., Hoher, J., Jacob, R., Mueller, W., Neyret, P. APOSSM:Chan, K., Kurosaka, M.

12.16　结论

IKDC SKF 经过严格测试，是一种有效、可靠且敏感的工具，可用于评估各种膝关节疾病（包括韧带和半月板损伤、髌骨关节疼痛、软骨损伤和骨关节炎。有研究将 IKDC SKF 与其他结果指标进行比较，结果证明了 IKDC 在半月板、ACL 和软骨修复结果中显示更优越的计量特性。

严格的计量测验，标准化数据的可用性，拥有儿童版本以及与其他测试工具相比较，使得 IKDC SKF 赢得了全世界的认可和普及，被翻译成 19 种语言。表格和翻译版本可在 www.sportsmed.org 上获得。

参考文献

[1] Anderson AF, Federspiel CF, Snyder RB (1993) Evaluation of knee ligament rating systems. Am J Knee Surg 6:67–74

[2] Anderson AF, Irrgang JJ, Kocher MS, Mann BJ, Harrast JJ, Committee IKD (2006) The international knee documentation committee subjective knee evalu-ation form: normative data. Am J Sports Med 34(1): 128–135

[3] Apley AG (1990) An assessment of assessment. J Bone Joint Surg 72B:957–958

[4] Boykin RE, McFeely ED, Shearer D, Frank JS, Harrod CC, Nasreddine AY, Kocher MS (2013) Correlation between the child health questionnaire and the International Knee Documentation Committee score in pediatric and adolescent patients with an anterior cruciate ligament tear. J Pediatr Orthop 33(2):216–220

[5] Crawford K, Briggs KK, Rodkey WG, Steadman JR (2007) Reliability, validity, and responsiveness of the IKDC score for meniscus injuries of the knee. Arthroscopy 23(8):839–844

[6] Daniel DM (1991) Assessing the limits of knee motion. Am J Sports Med 19:139–146

[7] Feagin JA, Blake WP (1983) Postoperative evaluation and result recording in the anterior cruciate recon-structed knee. Clin Orthop 172:143–147

[8] Greco NJ, Anderson AF, Mann BJ, Cole BJ, Farr J, Nissen CW, Irrgang JJ (2010) Responsiveness of the InternationalKnee Documentation Committee Subjective Knee Form in comparison to the Western Ontario and McMaster Universities Osteoarthritis Index, modified Cincinnati Knee Rating System, and Short Form 36 in patients with focal articular cartilage defects. Am J Sports Med 38(5):891–902. Epub 2009 Dec 31

[9] Guyett G, Walter S, Norman G (1987) Measuring change over time: assessing the usefulness of evalua-tion instruments. J Chronic Dis 40:171–178

[10] Hambly K, Griva K (2008) IKDC or KOOS? Which measures symptoms and disabilities most important to postoperative articular cartilage repair patients? Am J Sports Med 37(9):1695–1704. Epub 2008 Jun 24

[11] Haverkamp D, Sierevelt IN, Breugem SJ, Lohuis K, Blankevoort L, van Dijk CN (2006) Translation and validation of the Dutch version of the International Knee Documentation Committee Subjective Knee Form. Am J Sports Med 34(10):1680–1684

[12] Hefti F, Muller W, Jakob RP et al (1993) Evaluation of knee ligament injuries with the IKDC form. Knee Surg Sports Traumatol Arthrosc 1:226–234

[13] Irrgang JJ, Anderson AF, Boland AL, Harner CD, Kurosaka M, Neyret P, Richmond JC, Shelborne KD (2001) Development and validation of the International Knee Documentation Committee Subjective Knee Form. Am J Sports Med 29:600–613

[14] Irrgang JJ, Anderson AF, Boland AL, Harner CD, Neyret P, Richmond JC, Shelbourne KD, International Knee Documentation Committee (2006) Responsiveness of the International Knee Documentation Committee Subjective Knee Form. Am J Sports Med 34(10):1567–1573

[15] Iversen MD, Lee b, Connell P, Anderson J, Anderson AF, Kocher MS. (2010) Validity and comprehensibil-ity of the international knee documentation commit-tee subjective knee evaluation form in children. Scand. J Med Sci Sports 20:e87–e95

[16] Kirshner B, Guyett G (1985) A methodological frame work for assessing health indices. J Chronic Dis 38:27–36

[17] Kocher MS, Steadman JR, Briggs KK, Sterett WI, Hawkins RJ (2004) Relationships between objective assessment of

ligament stability and subjective assessment of symptoms and function after anterior cruciate ligament reconstruction. Am J Sports Med 32(3):629–634

[18] Kocher MS, Smith JT, Iversen MD, Brustowicz K, Ogunwole O, Andersen J, Yoo WJ, McFeely ED, Anderson AF, Zurakowski D (2011) Reliability, valid-ity, and responsiveness of a modified International Knee Documentation Committee Subjective Knee Form (Pedi-IKDC) in children with knee disorders. Am J Sports Med 39(5):933–939

[19] Lertwanich P, Praphruetkit T, Keyurapan E, Lamsam C, Kulthanan T (2008) Validity and reliability of Thai version of the International Knee Documentation Committee Subjective Knee Form. J Med Assoc Thai 91(8):1218–1225

[20] Metsavaht L, Leporace G, Riberto M, Sposito MM, Batista LA (2010) Translation and cross-cultural adaptation of the Brazilian version of the International Knee Documentation Committee Subjective Knee Form: validity and reproducibility. Am J Sports Med 38(9):1894–1899

[21] Muller W, Biedert R, Hefti F, Jacob RP, Munzinger U,Staubli HU (1988) OAK knee evaluation: a new way to assess knee ligament injuries. Clin Orthop 232: 37–50

[22] Nitko AJ (1983) Educational tests and measurement: an introduction. Harcourt Brace Jovanovich Inc., New York

[23] Noyes FR, Barber SD, Mangine RE (1990) Bone patellar ligament bone and fascia lata allografts for reconstruction of the anterior cruciate ligament. J Bone J Surg 72A:1125–1136

[24] Noyes FR, Grood ES, Torzelli PA (1989) Current con-cepts review: the definitions of terms for motion and position of the knee and injuries of the ligaments. J Bone Joint Surg 71A:465–472

[25] Noyes FR, Cummings JF, Grood ES, Walz-Hasselfeld KA, Wroble RR (1991) The diagnosis of knee motion limits, subluxations and ligament injury. Am J Sports Med 19:163–170

[26] Noyes FR, Grood ES, Cummings JF, Wroble RR (1991) An analysis of the pivot shift phenomenon: the knee motions and subluxations induced by different examiners. Am J Sports Med 19:148–155

[27] Noyes FR, Barber SD, Mangine RE (1991) Abnormal lower limb symmetry determined by function hop test after anterior cruciate ligament rupture. Am J Sports Med 19:513–518

[28] Oak SR, O'Rourke C, Strnad G, Andrish JT, Parker RD, Saluan P, Jones MH, Stegmeier NA, Spindler KP (2015) Statistical comparison of the pediatric versus adult IKDC Subjective Knee Evaluation Form in ado-lescents. Am J Sports Med 43(9):2216–2221

[29] Padua R, Bondi R, Ceccarelli E, Bondi L, Romanini E, Zanoli G, Campi S (2004) Italian version of the International Knee Documentation Committee Subjective Knee Form: cross-cultural adaptation and validation.Arthroscopy 20(8):819–823

[30] Schmitt LC, Paterno MV, Huang S (2010) Validity and internal consistency of the International Knee Documentation Committee Subjective Knee Evaluation Form in children and adolescents. Am J Sports Med 38(12):2443–2447

[31] Slobogean GP, Mulpuri K, Reilly CW (2008) The InternationalKnee Documentation Committee Subjective Evaluation Form in a preadolescent popu-lation: pilot normative data. Am J Sports Med 36(1):129–132

[32] Snyder-Mackler L, Fitzgerald GK, Bartolozzi AR, Ciccotti MD (1997) The relationship between passive joint laxity and functional outcome after anterior cru-ciate ligament injury. Am J Sports Med 25:191–195

[33] Tanner SM, Dainty KN, Marx RG, Kirkly A (2007) Knee-specific quality-of-life instruments: which ones measure symptoms and disabilities most important to patients? Am J Sports Med 35(9):1450–1458

[34] Tegner Y, Lysholm J (1985) Rating system in the evalu-ation of knee ligament injuries. Clin Orthop 198:43–49

[35] van de Graaf VA, Wolterbeek N, Scholtes VA, Mutsaerts EL, Poolman RW (2014) Reliability and validity of the IKDC, KOOS, and WOMAC for patients with meniscal injuries. Am J Sports Med 42(6):1408–1416

[36] van Meer BL, Meuffels DE, Vissers MM, Bierma-Zeinstra SM, Verhaar JA, Terwee CB, Reijman M (2013) Knee injury and osteoarthritis outcome score or International Knee Documentation Committee Subjective Knee Form: which questionnaire is most useful to monitor patients with an anterior cruciate ligament rupture in the short term? Arthroscopy 29(4):701–715

第三部分

膝关节旋转松弛

第13章 膝关节静态旋转松弛的测量

Caroline Mouton，Daniel Theisen，Romain Seil

译者 闫 飞 崔运利

审校 余 霄 谭洪波 史 冲

13.1 简介

　　膝关节松弛的临床评估有助于膝关节损伤的术前诊断也有助于对稳定性重建手术是否成功进行术后评价。目前，临床上主要通过体格检查来主观评价膝关节旋转松弛，如胫骨外旋试验或轴移试验。并且前者是"静态"单轴测试，后者是"动态"多轴测试。在评估 ACL 损伤时，优先采用静态还是动态测试目前仍存在争论。相对于静态不稳，动态不稳的临床症状（"打软腿"）与轴移试验更具相关性，因此人们普遍认为后者对膝关节软组织损伤的诊断和随访更有价值。但对比动态测试，静态测试中膝关节的运动更简单，更利于标准化和利用设备来测试。过去 10 年，人们越来越重视利用仪器来测量膝关节静态旋转松弛，所以目前关于膝关节旋转松弛的活体检测数据报道很少。一篇系统综述，报道了 74 篇关于控制负荷下测试膝关节旋转的文章，其中 61 篇应用的是尸体标本，只有 13 篇提供的是活体测试数据。这些数据初步显示，膝关节旋转松弛的测量要比矢状松弛的测量复杂得多。

　　本章旨在概述当前测量膝关节静态旋转松弛的相关知识。

13.2 影响膝关节旋转的结构：我们能测量什么？

　　必须谨慎地进行膝关节旋转松弛测试，因为通常在一个方向上，需要进行测量的维持膝关节稳定的结构不止一个。所以在研究中，单独地分析某个结构具有很大的挑战性。在屈膝 0°~30° 时，膝关节旋转的主要约束结构是后斜韧带和髂胫束，次要约束结构包括前交叉韧带（ACL）、内侧副韧带（MCL）、半月板、腘肌腱和前外侧韧带（ALL）。在屈膝 60° 时，内旋首先受 MCL 和髂胫束深层纤维的约束，然后受 ACL、半月板、腘肌腱和前外侧韧带的约束。在外旋方面，膝关节完全伸展时，主要受外侧副韧带（LCL）的约束，其次是半月板、MCL 深纤维和腘腓韧带复合体。屈膝 30°~90°，外旋的主要约束是 MCL、LCL 和腘肌腱的浅层纤维，次要约束是后交叉韧带（PCL）、半月板和腘腓韧带复合体。

　　由于维持稳定的结构随着膝关节屈曲程度不断转变，患者体位和（或）膝关节静态旋转松弛测量装置应当根据分析的结构需要不断变换。例如，一项尸体研究显示，膝关节在屈曲 0°~30° 时，ACL 缺损明显增加关节旋转松弛，而继续增加屈曲角度，则不稳消失。因此对于 ACL

损伤患者应在最大屈曲 30° 以内进行旋转不稳的评估。膝关节屈曲低于 30° 时，ACL 损伤会明显导致 2.4°~4° 的内旋增加。体内研究也观察到相同增量的变化（相对于未损伤的患者，ACL 慢性损伤的膝关节内旋增加了 3°）。鉴于 ACL 缺乏导致的旋转增量相当有限，非侵入测量的挑战主要是如何实现这种微改变的精准测量。

13.3　静态松弛测量：如何开始？

为了正确理解膝关节静态旋转松弛测量，应该认真考虑患者体位、测量方法、测试方案、设备精度等几个因素。患者体位（如膝关节和髋关节屈曲度）影响膝关节松弛测量。保持屈膝 20° 不变，髋关节接近伸展时比曲髋 90° 时，观察到的膝关节旋转值更大；髋关节位置不变，膝关节旋转角度在屈曲 90° 时比屈曲 20° 时大。

设备选择也因测量方法而不同（用于测量扭矩的传感器位置差异或放置位置的差异）。在所有报道的仪器中，扭力均施加在脚上，随后部分扭力被测量装置和膝以外的下肢关节吸收，因此最终施加在膝关节上的扭力在不同的设备之间可能有所不同，这取决于髋关节和踝关节的固定效果。关于膝关节旋转的测量，一些装置在足部获得数据，还有一些直接测量胫骨旋转获得。如 Shoemaker 和 Markolf 在其试验中施加 1 个 10N·m 的扭矩，估算出足部旋转是胫骨旋转的 2 倍，即 2/3 的测量角度。踝关节和髋关节的固定也会影响每个设备测试结果的特异性，而通过放置在胫骨上的电磁传感器直接评估胫骨旋转，可以避免足部旋转带来的误差。

研究人员和膝关节骨科医生也应该意识到如何实现测试方案的标准化。施加的扭矩量通常为 5~15N·m，取决于固定的效果和患者在设备内的舒适性。这个范围的扭矩是安全的，因为膝关节韧带的结构完整性只有在胫骨受到超过 35N·m 的直接扭矩时才会受到损害。几位研究人员已经证实，测量内外旋转的范围比分别测量内旋和外旋更可靠。所以大多数研究人员应用这种扭矩从内旋到外旋或从外旋到内旋，从而获得一个完整的旋转周期。一些情况下，迟滞现象不应被忽视，因为它可

能影响测量的重复性。避免这种现象的一个解决办法是对内旋和外旋进行单独的测量，包括"预处理试验"。影响重复性的原因还可能与试验的起始位置错误有关，这时患者的安装可能有误，应仔细监测。

前面提到的所有方面都会影响到仪器测量的精度，需要进一步研究。然而，对于精密度的确定，有必要从比较研究中得出有意义的结论，因为它解释了测量误差。如果差异存在有意义的临床相关性，那发现随访中的异常有助于得出更真实的结论。研究往往局限于 ICC 的计算，这在很大程度上取决于数据的分散性，而且不能提供对设备精度的清晰理解。传统的方法是使用最小可检测变化（MDC）。MDC 表示给定设备在能确实发生了真正变化时的最小变量值。

13.4　膝关节静态旋转松弛测量装置：如何测量膝关节旋转？

专门设计的膝关节松弛度测量装置，可以客观、标准地评估膝关节松弛度。有研究人员展示了非侵入性测量膝关节旋转度的设备，该设备需施加一个已知的扭矩（图 13.1）。而与成像有关的仪器和（或）评估复杂的膝关节运动，如轴移试验、联合膝关节旋转与前移、旋转与外翻运动的测试的仪器不会被展示。据作者所知，以下报道的设备目前都没有被商业化。

13.4.1　Genucom 膝关节分析系统

该装置是在 20 世纪 80 年代后期研制的，能够测量前后松弛以及旋转和内翻-外翻松弛。具有 6 个自由度的动态测量仪，测量膝关节上的力或扭矩，并且有一个测量位移的电子前角仪。该装置测量旋转的能力一直没有得到充分的开发，部分缘于其重复性差。事实上，在屈膝 20° 时，胫骨旋转的最小显著性差异达到 17.5°，换句话说，需要改变 17.5° 才能真正表明一个受试者的松弛程度有变化。

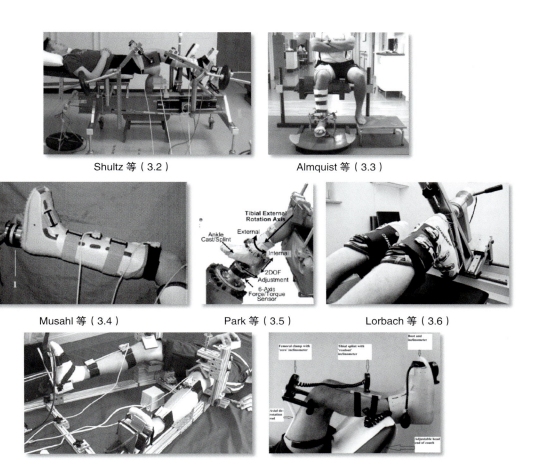

Shultz 等（3.2）　　　　Almquist 等（3.3）

Musahl 等（3.4）　　　Park 等（3.5）　　　Lorbach 等（3.6）

Branch 等（3.7）　　　　Alam 等（3.8）

图 13.1　无创装置测量膝关节静态旋转松弛，所有设备都允许施加已知的扭矩

13.4.2　Vermont 膝关节松弛检测装置

Vermont 膝关节测量装置可以测量前-后旋转和内翻-外翻松弛。受试者仰卧，屈膝 20°，屈髋 10°，夹具在股骨髁上固定大腿。旋转角度通过电子传感器在胫骨上测量。内旋、外旋和内-外旋总角度相关系数（ICC）大于 0.86。内旋和外旋的绝对测量误差的 95% 置信区间（CI）达到 5°~7°。

13.4.3　Rottometer 旋转测量仪

患者坐在一张改装过的椅子上，屈膝屈髋 90°。为限制胫骨股骨旋转，在膝关节上方用夹具固定大腿，踝关节固定由 2 枚螺钉固定跟骨，4 枚螺钉放置在内踝和外踝完成。一个可调扳手用来施加扭矩，一根标杆跟随脚板指示产生旋转角度。一项射线立体测量（RSA）的

比较研究表明，Rottometer 测量仪近 100% 地高估了胫骨股骨的旋转。根据扭矩和膝关节屈曲程度的不同，测试者间 ICC 为 0.49~0.85，在最高扭矩（9N·m）和较高的膝关节屈曲程度（90°）时 ICC 最高。两位检查者测量之间的 95%CI，下界是 -7.9°，上界是 3.8°。

13.4.4　Musahl 等研发的装置

这个装置包括一个空气泡沫步行靴子，靴子上连有一个手柄杆，杆上安装一个 6° 自由度传感器。手柄杆上的气泡水平仪确定是否位于旋转中立位。测量胫骨相对于股骨旋转时，在靴子上、胫骨近端内侧和大腿前表面分别放置电磁传感器。检查者施加扭矩时固定住腿部，这可能会影响肌肉放松和屈曲角度。一项尸体标本的初步研究，报告内部的和受试者间 ICC 较高（>0.94）。在 11 名健康受试者中，在屈膝 90° 时，受试者间 ICC 最大

（0.88）。测量的 95%CI 标准差在屈膝 90° 时达到 3.2°，在 30° 时达到 5.1°。正常膝关节双侧差异的平均值为 3.5°。

13.4.5　Park 等研发的装置

Park 等提出了第一种测量膝关节旋转松弛的机动装置。患者坐在一张改装的椅子上，屈髋 85°，屈膝 60°，大腿用夹子固定，3 个 LED 标记被放置在胫骨前内侧表面，以测量旋转角度。在重复性方面，该试验装置无详细资料可供参考。

13.4.6　Rotameter 旋转测量仪

Rotameter 旋转测量仪存在两款原始版本。两款测试仪中，受试者均采用同胫骨外旋试验相同的俯卧位，并用尼龙扣带把大腿固定在一个半锥形的槽里，臀部伸展，屈膝 30°。受试者穿着连接手柄杆的靴子（第一款为自制靴，第二款为大小适中的滑雪靴），手杆可以施加扭矩并同时测量旋转角度。一项尸体研究表明，第一款旋转测量仪与膝关节导航系统之间存在很高的相关性（皮尔逊相关系数 >0.85）。然而，Rotameter 测量仪在力矩为 5N·m、10N·m 和 15N·m 时，测量的旋转角度总值往往被高估，平均值分别达到 5°、10° 和 25°。所以，第一款旋转测量仪评估的可靠性值得怀疑。观察到评估者间信度（>0.88）比组内信度（>0.67）ICC 更大，表明在两名检查者在进行检查之前并未对被检查者进行预设置，也就没有关于测量的置信区间误差的报道。至于第二款的旋转测量仪测得的旋转值低于第一款，是由于患者测试装置的标准化和关节固定的改进。最小变化值（MDC）被确定为内旋 4.2°，外旋达到 5.9°。考虑到个体差异，还建立了个性化规范参考标准。

13.4.7　机器人测试系统

Branch 等开发了一款定制的机器人膝关节系统，可适应患者下肢自然力线，避免腿部解剖结构变化引起的张力改变。患者仰卧，屈膝 25°，股骨和髌骨钳夹固定，踝关节固定在旋前、背屈位以限制其在测试期间旋转，利用设置在足部的测斜仪测得旋转角度。胫骨近端设置

电磁传感器，显示的胫骨旋转角度平均为足部总旋转测定值的 48.7%。作者根据这些结果对他们的测量结果进行了校正，这可能会带来偏差，因为这种校正可能因个体差异变化（95%CI：45.3%~52.1%）。在扭矩为 5.65N·m 时，旋转总角度的测试者间 ICC 达到了 0.97。

13.4.8　旋转测量装置

该装置由 3 部分组成：（1）股骨夹具；（2）胫骨夹板，其上固定有测量旋转的测斜仪；（3）带扭矩扳手的靴子。受试者屈膝 90°，相对于胫骨上的测量值，放置在足部的旋转测量值平均为它的 136%（95%CI，102%~171%）。而与放置在胫骨上的电磁传感器测量值相比，后者略微增高（平均 2°：95%CI，-4.5°~0.4°）。测试者间 ICC 达到 0.9。

> 要点 1
> - 膝关节静态旋转松弛只评估膝关节旋转，动态测试要求在多个方向限制膝关节（如轴移试验）。
> - 有助于膝关节旋转的结构很多（如半月板、外侧韧带等），膝关节旋转度也取决于膝关节的屈曲程度。
> - 膝关节旋转松弛的测量比前后松弛的测量要复杂得多。
> - 截至目前，共报道了 8 种在体膝关节旋转松弛测量装置。施加的扭矩为 5~15N·m。根据他们报道数据反应的精准性，任一测试都不足以在日常实践中推广使用。
> - 髋关节屈曲度、膝关节屈曲度、测量力矩和旋转的传感器放置位置，以及测试方案都会明显影响旋转松弛的测试结果。

13.5　正常膝关节的旋转松弛

生理性膝关节松弛是指膝关节先天性松弛。最近的文献表明，生理性膝关节松弛可能会增加膝关节损伤风险，并对治疗结果产生影响。因此，更好地理解生理性松弛对运动员和受伤的患者都有好处。

13.5.1　松弛与膝关节功能的关系

人们普遍认为，膝关节松弛与膝关节功能无关。事实上，文献列出的 ACL 重建后患者观察到膝关节双侧松弛差异与临床治疗结果无关。然而有报道，生理性膝关节过度松弛的受试者具有与 ACL 非接触损伤机制相关的运动模式。它们在运动周期触地相时，髋关节、膝关节在横向、矢状面和冠状面会显示出更大的运动幅度。膝关节前后松弛较明显的受试者膝关节力矩也会相应增加，并且肌肉激活的起始时间也会延迟，但可由较强的肌肉运动训练所补偿。而膝关节旋转松弛较明显的患者的力矩和肌肉激活的起始时间的研究还鲜有开展。这些初步发现表明那些存在松弛的个体可以从适合他们松弛状态的神经肌肉强化训练中获益，并且也可能对膝关节损伤的保护和患者的康复产生直接影响。

13.5.2　损伤危险因素

人们普遍认为，较高的松弛程度（由 Beighton 评分定义）会增加肌肉骨骼损伤风险。同样的原理也适用于生理性膝关节旋转松弛。在成年期，对于膝关节前松弛，ACL 损伤患者的对侧膝关节与对照组的健康膝关节相比，平均表现出更大的内旋运动。Mouton 等设置 1 个阈值，以帮助区分健康受试者与 ACL 损伤患者的对侧膝关节之间的旋转松弛。超过松弛度的设定阈值，达到阈值的 2.45 倍（95%CI，1.37~4.36）更有可能归为受伤组。这些发现必须通过前瞻性研究来证实，但他们表示前瞻性筛查也许很有利于确定受试者发生非接触性 ACL 损伤以及其他膝关节损伤的风险因素。

13.5.3　稳定性重建不佳的危险因素

髌骨肌腱移植重建 ACL 术后，发现生理旋转松弛增加的患者有较低的 Lysholm 和 IKDC 主观评分。由于术前评分没有报道，目前尚不清楚这一发现是 ACL 损伤重建的结果，还是损伤本身导致的结果。尽管如此，这些结果仍引出一个问题，即与其他患者相比，膝关节松弛度大的患者是否更受益于适度的个性化治疗（比如移植物选择）。

13.5.4　旋转松弛的影响因素

先前的研究已经证实膝关节外旋超过内旋约 50%。然而膝关节旋转松弛的研究要比简单地测量内旋和外旋复杂得多。生理性松弛实际上受多个个性化特征影响。女性的膝关节旋转松弛程度大于男性，体重与膝关节旋转松弛程度呈负相关。还没有报道表明身高与膝关节旋转松弛有关系。

众所周知小儿膝关节存在生理性松弛。这种旋转松弛在青少年期间不断改善，女孩在 14 岁，男孩在 16 岁时松弛都会趋于稳定。而残留膝关节松弛度的增加往往与 ACL 损伤关系密切。在成年期，年龄的影响存在争论。Shultz 等报道，年长的受试者松弛度更低。然而这些研究中受试者年龄范围有限：男性为（22±3）岁，女性为（21±3）岁。相比之下，另两项包含更多受试者且年龄跨度更大的研究中，无论男性、女性，都没有发现年龄因素对松弛度产生显著影响。

虽然有几项研究表明，女性的月经周期中，膝关节前后松弛度可能有所变化，但仅有一项研究分析了月经周期对膝关节旋转松弛的影响。在前人研究的基础上，作者在 2 个不同时间点对女性的膝关节旋转松弛进行评估。这 2 个时间点分别是在月经期和黄体早期，在这两个时间点之间，女性膝关节旋转松弛现象没有增加。

膝关节松弛与小腿力线之间可能存在关系。与松弛度下降的受试者相比，松弛度增加的健康受试者有较大的舟骨下垂［增加：（7.1±5.0）mm，减少：（5.2±3.1）mm，较小的 Q 角（增加：12.9°±3.9°，减少：11.6°±4.7°），较轻的胫骨扭转（增加：14.8°±7.3°，减少：18.6°±5.2°），更低的股四头肌峰值力矩（增加：（2.3±0.4）N·m/kg，减少：（2.5±0.4）N·m/kg），较短的股骨长度［增加：（41.3±2.6）cm，缩短：（44.5±2.5）cm］。但是也有一些小差异，临床价值尚未确定。另一项研究表明，存在足内翻的受试者比没有足内翻的受试者内旋更明显。

据报道，运动也会影响膝关节的旋转松弛。Shultz 等在间歇运动测试方案中，测量 59 名志愿者的膝关节旋转松弛度。测量节点为热身前、后 15min，运动结束后 1h，观察到的最大平均变化为 1.7°±4.9°（与热身前相比增加 7%）。每个性别中有 33% 的人的旋转高于 5.2°，这表明所有参与者对训练的反应可能并不一致。因此 Shultz 等也证实了先前的研究，表明运动可以使膝关节旋转松弛增加。有趣的是，由于膝关节旋转松弛随运动增加，女性会有更大的膝外翻倾向和更多膝关节处的能量吸收。而外翻的重要性也与受试者的膝关节生理性松弛有关。

最后骨关节炎可能影响膝关节松弛。横断面研究发现，旋转松弛随着膝关节骨性关节炎的严重程度而降低。因此在未来的研究中，会考虑将骨关节炎作为一个影响膝关节松弛的潜在混合因素。

13.5.5 规范参考标准

定义"过度"膝关节松弛，必须首先建立每个检测设备的规范参考标准，以定义"正常"松弛。Mouton 等提出了一种方法来计算膝关节前后和旋转松弛的标准化评分，该方法充分考虑了个体特征影响。对于膝关节旋转松弛，性别和体重显著影响其测量值，可以被解释为影响内外旋不可忽视的变量（46%~60%）。因此，考虑用后一参数来计算个体得分。评分的个体化具有可以直接在个体间进行比较的优势，而不必顾及性别或体重的差异。最终得分代表受试个体与健康对照组平均值的差异。一个单位代表健康对照组的标准差。由于之前用一个标准差来描述阈值，作者决定使用它来分类膝关节松弛，降低（得分 <−1 分）、正常（得分在 −1~1 分之间）和增高（得分 >1 分）。对于内旋、外旋，个体得分要遵循正态分布（图 13.2、图 13.3）。

膝关节前后松弛和旋转松弛相关性差提示它们可以数据互补。因此，单一的测量方式不可能全面地描述膝关节静态松弛。膝关节松弛的特异性测量方案已被提出。Mouton 等将前后位移结合到内、外旋转中，只有 32% 的受试者表现出正常轨迹（3 个方向的得分均在 −1~1 分），33% 的受试者被认为存在至少一个方向的过度松弛，40% 的受试者被认为至少一个方向的轻度松弛，5% 的受试者被认为存在两个方向上的松弛（图 13.4）。所确定的多样性松弛特征解释了膝关节多向松弛的复杂性及对膝关节损伤和相关病变进行个性化康复的必要性。

13.6 受伤膝关节的旋转松弛

相对于仅需考虑生理性松弛的健康膝关节，病理性松弛还要考虑受伤膝关节及与对侧健康膝关节之间的差异。松弛度测量可用于补充 ACL 损伤确诊中临床和影像学评估的不足。目前，借助关节测量仪进行 ACL 损伤的诊断主要聚焦在膝关节前、后松弛测量上。然而一些同时出现的其他松弛，如旋转松弛也建议测量，以完善 ACL 损伤的诊断。尸体研究中，切断 ACL 会导致胫骨内旋增加 2.4°~4°。在活体研究，相似的处置可观察到胫骨内旋增加 3°。更明确的是后外侧束可能在限制旋转方面起作用，因为切断后会导致内旋大幅增加。

到目前为止，文献中只报道了 Rotameter 检测 ACL 损伤的敏感性和特异性。设定两侧膝关节内旋差异阈值为 3.2°，当施加力矩为 5N·m 时，可正确识别 38% 的患者（灵敏度），并拒绝 95% 的健康受试者（特异性）（图 13.5）。虽然 Rotameter 的灵敏度好像很低，但仍优于先前 Meta 分析中报道的轴移试验中 24% 的灵敏度。此外，与膝关节向前移位的普通分析（200N 时两侧膝关节向前移位的差异）相比，进一步分析膝关节内旋使诊断敏感

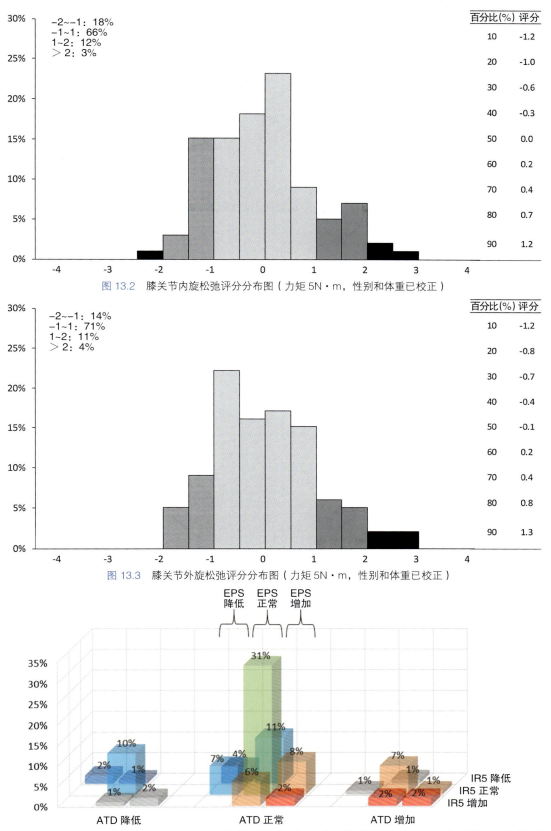

图 13.2　膝关节内旋松弛评分分布图（力矩 5N·m，性别和体重已校正）

图 13.3　膝关节外旋松弛评分分布图（力矩 5N·m，性别和体重已校正）

图 13.4　以百分比（%）表示的松弛度分布图。降低：松弛评分 <−1 分；正常：松弛评分在 −1~1 分之间；增加：松弛评分 >1 分。ATD200 胫骨前移位（作用力 200N），IR5 内旋（力矩 5N·m），ER5 外旋（力矩 5N·m）

性提高了 9%（从 75% 提高到 84%）。为了进一步提升 ACL 损伤的诊断，应考虑曲线（代表膝部僵硬）斜率。因为它已经被证明能将膝关节前移和旋转的特异性提高到 100%。所以，同时考虑膝关节移位和僵硬才能提供一个没有假阳性的测试。

应该强调的是，尽管考虑到相关的损伤，如半月板或副韧带损伤可能会影响松弛度测量结果对 ACL 损伤诊断的解释，但这些考虑仍然存在不足。因为报道显示，只有 40% 的 ACL 断裂是孤立的。

旋转松弛的测量也可能与膝关节外侧角损伤息息相关。这些损伤导致胫骨外旋增加 6°~14°，造成后外侧旋转不稳定。这种情况比 ACL 损伤更重要，也可能更容易检测。临床上，后外侧角损伤是用胫骨外旋试验来评估的。在受伤的膝关节中，大于或等于 15° 的增量表明后外侧角损伤。胫骨外旋试验不能客观评估后外侧旋转不稳，据作者所知，还没有关于这种损伤应用仪器测量结果的报道。

最后，由于膝关节骨性关节炎影响旋转性膝关节松弛，膝关节旋转性松弛的测量是反映骨关节炎类型和严重程度的一个潜在指标。

13.7　重建膝关节的旋转松弛

理想情况下，膝关节重建手术的目的是纠正膝关节

在所有方向的松弛，并防止膝关节的进一步退化。因此，术后膝关节松弛度的测量作为术后一项监控措施是有意义的。测量可以随访移植物的演变，并发现潜在的异常，如拉长、再次撕裂等。

ACL 重建患者的随访，仍然是基于手动测试和（或）膝前后松弛的测量。大多数考虑膝关节旋转的研究是关于轴移试验的分析，因此缺乏关于静态膝关节旋转松弛测量的数据。然而，监测可能有助于发现异常，因为在移植开孔位置不好或移植物失败中可以观察到术后松弛增加。

目前尚不清楚 ACL 重建对膝关节旋转松弛的影响及其重建后的变化。据 Lorbach 等报道，用骨-髌腱-骨移植进行 ACL 重建手术 27 个月后，在静态旋转松弛方面重建膝关节与正常膝关节没有显著差异。此外，Branch 等的研究结果表明，使用半腱肌或股薄肌肌腱，无论是单股或双股重建，在膝关节的内旋差异方面左右侧没有不同。然而，这些研究人员没有在报道中提及术前松弛的测量，因此不能得出 ACL 重建能减少膝关节旋转松弛的结论，或许这些患者在手术前膝关节稳定已经恢复正常。而且，他们随访患者期间测量松弛度时仅仅选择了一个时间点。

根据现有的术后松弛知识，目前还没能总结出最好的重建技术。Bignozzi 等发现，用导航系统，解剖双束 ACL 重建后，总旋转范围（内外旋转）明显缩小。此外 Hofbauer 等证实，使用导航系统，解剖双束重建比单束 ACL 重建（7.1°）相比明显地减少了内旋（15.6°）。然

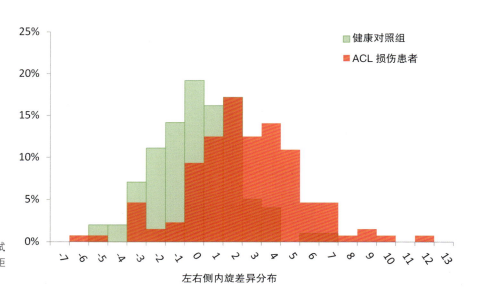

图 13.5　健康和 ACL 损伤受试者的左右侧内旋差异分布（力矩 5N·m）

而一组系统回顾研究表明，与单束 ACI 重建相比，解剖双束 ACL 重建既不会使轴移试验的程度降低，也不会导致膝关节旋转松弛度的更大降低。

在进行外科干预后膝关节松弛度测量很少得到考虑。例如，已经证明内侧半月板切除会影响膝关节松弛。至于后外侧角损伤，Tardy 等首次报道了解剖重建 PLC 后膝关节静态旋转松弛，重建后平均外旋与健康对照组相似。然而作者发现 40% 的患者胫骨内旋仍有显著增加。他们认为这一发现或是由于手术技术原因，或是由于膝关节本身存在相关病变和或是受伤当时存在未识别的软组织损伤。

要点3
• 结合膝关节旋转松弛测量与前后松弛测量，可改善ACL损伤的诊断。测量也可能有助于确定后外侧角损伤的诊断。
• ACL损伤的诊断可能因膝关节相关结构的损伤而误诊，也可能由于膝关节旋转而误诊。
• 膝关节旋转松弛度测量如果作为术后对照，可以改善膝关节损伤和疾病的随访，特别是在膝关节重建后（如ACL或后外侧角损伤）。然而，还没有关于患者前瞻性随访的报道。

13.8　结论

膝关节松弛度测量是可以更好地辅助临床检查和影像检查。通过对膝关节松弛度的测量进行系统化整理可以帮助临床医生建立膝关节损伤的诊断和随访，从而系统地发现任何异常表现。

利用关节测量仪测量膝关节静态旋转松弛还处于相对较新阶段，随着理解的深入必将会进一步发展。到目前为止，关于膝关节旋转松弛，我们知道外旋大于内旋，女性大于男性，体重与松弛度呈负相关。其他影响因素仍在研究中。

人们对生理性膝关节松弛的兴趣正在增加。据报道，患有生理性膝关节过度松弛的受试者均有非接触性ACL损伤运动史。这可以部分解释为什么与对照组相比，

ACL 损伤受试者的对侧健康膝关节会观察到更多的松弛。这种过度的生理性松弛也可以解释 ACL 重建后的效果不佳。业界日益增长的兴趣，使得对参考进行规范的必要性日趋明显。然而，分析旋转松弛或多向膝关节松弛及对其影响因素的考虑，使得膝关节松弛概括起来也高度复杂。

像前后松弛测量一样，膝关节旋转松弛测量已经证明可以提高 ACL 损伤患者的诊断，因此应该鼓励研究人员评估自己设备的诊断能力。关于术后膝关节旋转松弛测量的知识还处于发展阶段，在重建的选择、重建的效果及其演变方面仍然还认识不足。

对静态膝关节旋转松弛的测量可以改善我们对其生理学、病理学的认识，并改善了膝关节重建后的松弛程度，并可能有助于提高膝关节损伤或相关病变的个性化治疗水平。

参考文献

[1]　Alam M, Bull AM, Thomas R, Amis AA (2013) A clinical device for measuring internal-external rota-tional laxity of the knee. Am J Sports Med 41(1): 87–94

[2]　Alam M, Bull AM, Thomas RD, Amis AA (2011) Measurement of rotational laxity of the knee: in vitro comparison of accuracy between the tibia, overlying skin, and foot. Am J Sports Med 39(12):2575–2581

[3]　Almquist PO, Arnbjornsson A, Zatterstrom R, Ryd L, Ekdahl C, Friden T (2002) Evaluation of an external device measuring knee joint rotation: an in vivo study with simultaneous Roentgen stereometric analysis. J Orthop Res 20(3):427–432

[4]　Almquist PO, Ekdahl C, Isberg PE, Friden T (2011) Measurements of knee rotation-reliability of an exter-nal device in vivo. BMC Musculoskelet Disord 12:291

[5]　Almquist PO, Ekdahl C, Isberg PE, Friden T (2013) Knee rotation in healthy individuals related to age and gender. J Orthop Res 31(1):23–28

[6]　Andersen HN, Dyhre-Poulsen P (1997) The anterior cruciate

ligament does play a role in controlling axial rotation in the knee. Knee Surg Sports Traumatol Arthrosc 5(3):145–149

[7] Baxter MP (1988) Assessment of normal pediatric knee ligament laxity using the genucom. J Pediatr Orthop 8(5):546–550

[8] Beighton P, Horan F (1969) Orthopaedic aspects of the Ehlers-Danlos syndrome. J Bone Joint Surg Br 51(3):444–453

[9] Benjaminse A, Gokeler A, van der Schans CP (2006) Clinical diagnosis of an anterior cruciate ligament rupture: a meta-analysis. J Orthop Sports Phys Ther 36(5):267–288

[10] Bignozzi S, Zaffagnini S, Lopomo N, Fu FH, Irrgang JJ, Marcacci M (2010) Clinical relevance of static and dynamic tests after anatomical double-bundle ACL reconstruction. Knee Surg Sports Traumatol Arthrosc 18(1):37–42

[11] Branch TP, Browne JE, Campbell JD, Siebold R, Freedberg HI, Arendt EA, Lavoie F, Neyret P, Jacobs CA (2010) Rotational laxity greater in patients with contralateral anterior cruciate ligament injury than healthy volunteers. Knee Surg Sports Traumatol Arthrosc 18(10):1379–1384

[12] Branch TP, Siebold R, Freedberg HI, Jacobs CA (2011) Double-bundle ACL reconstruction demon-strated superior clinical stability to single-bundle ACL reconstruction: a matched-pairs analysis of instrumented tests of tibial anterior translation and internal rotation laxity. Knee Surg Sports Traumatol Arthrosc 19(3):432–440

[13] Coplan JA (1989) Rotational motion of the knee: a comparison of normal and pronating subjects. J Orthop Sports Phys Ther 10(9):366–369

[14] Csintalan RP, Inacio MC, Funahashi TT (2008) Incidence rate of anterior cruciate ligament recon-structions. Perm J 12(3):17–21

[15] Desai N, Bjornsson H, Musahl V, Bhandari M, Petzold M, Fu FH, Samuelsson K (2014) Anatomic single-versus double-bundle ACL reconstruction: a meta-analysis. Knee Surg Sports Traumatol Arthrosc 22(5):1009–1023

[16] Di Iorio A, Carnesecchi O, Philippot R, Farizon F (2014) Multiscale analysis of anterior cruciate rup-tures: prospective study of 49 cases. Orthop Traumatol Surg Res 100(7):751–754

[17] Flynn JM, Mackenzie W, Kolstad K, Sandifer E, Jawad AF, Galinat B (2000) Objective evaluation of knee laxity in children. J Pediatr Orthop 20(2): 259–263

[18] George MS, Dunn WR, Spindler KP (2006) Current concepts review: revision anterior cruciate ligament reconstruction. Am J Sports Med 34(12):2026–2037

[19] Granan LP, Forssblad M, Lind M, Engebretsen L (2009) The Scandinavian ACL registries 2004-2007: baseline epidemiology. Acta Orthop 80(5):563–567

[20] Grood ES, Stowers SF, Noyes FR (1988) Limits of movement in the human knee. Effect of sectioning the posterior cruciate ligament and posterolateral struc-tures. J Bone Joint Surg Am 70(1):88–97

[21] Halewood C, Amis AA (2015) Clinically relevant bio-mechanics of the knee capsule and ligaments. Knee Surg Sports Traumatol Arthrosc. doi:10.1007/ s00167-015-3594-8

[22] Higuchi H, Terauchi M, Kimura M, Kobayashi A, Takeda M, Watanabe H, Takagishi K (2003) The relation between static and dynamic knee stability after ACL reconstruction. Acta Orthop Belg 69(3): 257–266

[23] Hinton RY, Rivera VR, Pautz MJ, Sponseller PD (2008) Ligamentous laxity of the knee during child-hood and adolescence. J Pediatr Orthop 28(2): 184–187

[24] Hofbauer M, Valentin P, Kdolsky R, Ostermann RC, Graf A, Figl M, Aldrian S (2010) Rotational and translational laxity after computer-navigated single-and double-bundle anterior cruciate ligament recon-struction. Knee Surg Sports Traumatol Arthrosc 18(9):1201–1207

[25] Hsieh HH, Walker PS (1976) Stabilizing mechanisms of the loaded and unloaded knee joint. J Bone Joint Surg Am 58(1):87–93

[26] Hsu WH, Fisk JA, Yamamoto Y, Debski RE, Woo SL (2006) Differences in torsional joint stiffness of the knee between genders: a human cadaveric study. Am J Sports Med 34(5):765–770

[27] Jakob RP, Staubli HU, Deland JT (1987) Grading the pivot shift. Objective tests with implications for treat-ment. J Bone Joint Surg Br 69(2):294–299

[28] Johannsen HV, Lind T, Jakobsen BW, Kroner K (1989)

Exercise-induced knee joint laxity in distance runners. Br J Sports Med 23(3):165–168

[29] Kim SJ, Choi DH, Mei Y, Hwang BY (2011) Does physiologic posterolateral laxity influence clinical outcomes of anterior cruciate ligament reconstruc-tion? J Bone Joint Surg Am 93(21):2010–2014

[30] Kocher MS, Steadman JR, Briggs KK, Sterett WI,Hawkins RJ (2004) Relationships between objective assessment of ligament stability and subjective assess-ment of symptoms and function after anterior cruciate ligament reconstruction. Am J Sports Med 32(3): 629–634

[31] Lam MH, Fong DT, Yung PS, Chan KM (2012) Biomechanical techniques to evaluate tibial rotation. A systematic review. Knee Surg Sports Traumatol Arthrosc 20(9):1720–1729

[32] Lane JG, Irby SE, Kaufman K, Rangger C, Daniel DM (1994) The anterior cruciate ligament in control-ling axial rotation. An evaluation of its effect. Am J Sports Med 22(2):289–293

[33] LaPrade RF, Johansen S, Wentorf FA, Engebretsen L, Esterberg JL, Tso A (2004) An analysis of an ana-tomical posterolateral knee reconstruction: an in vitro biomechanical study and development of a surgical technique. Am J Sports Med 32(6):1405–1414

[34] Lee MC, Seong SC, Lee S, Chang CB, Park YK, Jo H, Kim CH (2007) Vertical femoral tunnel placement results in rotational knee laxity after anterior cruciate ligament reconstruction. Arthroscopy 23(7):771–778

[35] Lorbach O, Kieb M, Brogard P, Maas S, Pape D, Seil R (2012) Static rotational and sagittal knee laxity measurements after reconstruction of the anterior cru-ciate ligament. Knee Surg Sports Traumatol Arthrosc 20(5):844–850

[36] Lorbach O, Pape D, Maas S, Zerbe T, Busch L, Kohn D, Seil R (2010) Influence of the anteromedial and posterolateral bundles of the anterior cruciate liga-ment on external and internal tibiofemoral rotation. Am J Sports Med 38(4):721–727

[37] Lorbach O, Wilmes P, Maas S, Zerbe T, Busch L, Kohn D, Seil R (2009) A non-invasive device to objectively measure tibial rotation: verification of the device. Knee Surg Sports

Traumatol Arthrosc 17(7): 756–762

[38] Lorbach O, Wilmes P, Theisen D, Brockmeyer M, Maas S, Kohn D, Seil R (2009) Reliability testing of a new device to measure tibial rotation. Knee Surg Sports Traumatol Arthrosc 17(8):920–926

[39] Markolf KL, Graves BR, Sigward SM, Jackson SR, McAllister DR (2007) Effects of posterolateral recon-structions on external tibial rotation and forces in a posterior cruciate ligament graft. J Bone Joint Surg Am 89(11):2351–2358

[40] Markolf KL, Kochan A, Amstutz HC (1984) Measurement of knee stiffness and laxity in patients with documented absence of the anterior cruciate liga-ment. J Bone Joint Surg Am 66(2):242–252

[41] McCarthy M, Camarda L, Wijdicks CA, Johansen S, Engebretsen L, Laprade RF (2010) Anatomic postero-lateral knee reconstructions require a popliteofibular ligament reconstruction through a tibial tunnel. Am J Sports Med 38(8):1674–1681

[42] McQuade KJ, Crutcher JP, Sidles JA, Larson RV (1989) Tibial rotation in anterior cruciate deficient knees: an in vitro study. J Orthop Sports Phys Ther 11(4):146–149

[43] McQuade KJ, Sidles JA, Larson RV (1989) Reliability of the genucom knee analysis system. A pilot study. Clin Orthop Relat Res 245:216–219

[44] Mouton C, Seil R, Agostinis H, Maas S, Theisen D (2012) Influence of individual characteristics on static rotational knee laxity using the Rotameter. Knee Surg Sports Traumatol Arthrosc 20(4):645–651

[45] Mouton C, Seil R, Meyer T, Agostinis H, Theisen D (2014) Combined anterior and rotational laxity mea-surements allow characterizing personal knee laxity profiles in healthy individuals. Knee Surg Sports Traumatol Arthrosc. doi:10.1007/s00167-014-3244-6

[46] Mouton C, Theisen D, Meyer T, Agostinis H, Nuhrenborger C, Pape D, Seil R (2015) Noninjured knees of patients with noncontact ACL injuries dis-play higher average anterior and internal rotational knee laxity compared with healthy knees of a nonin-jured population. Am J Sports Med 43(8):1918–1923

[47] Mouton C, Theisen D, Meyer T, Agostinis H, Nührenbörger C, Pape D, Seil R (2015) Combined anterior and rotational knee laxity measurements improve the diagnosis of anterior cruciate ligament injuries. Knee Surg Sports Traumatol Arthrosc. doi:10.1007/s00167-015-3757-7

[48] Mouton C, Theisen D, Pape D, Nuhrenborger C, Seil R (2012) Static rotational knee laxity in anterior cru-ciate ligament injuries. Knee Surg Sports Traumatol Arthrosc 20(4):652–662

[49] Musahl V, Bell KM, Tsai AG, Costic RS, Allaire R, Zantop T, Irrgang JJ, Fu FH (2007) Development of a simple device for measurement of rotational knee lax-ity. Knee Surg Sports Traumatol Arthrosc 15(8): 1009–1012

[50] Musahl V, Citak M, O'Loughlin PF, Choi D, Bedi A, Pearle AD (2010) The effect of medial versus lateral meniscectomy on the stability of the anterior cruciate ligament-deficient knee. Am J Sports Med 38(8): 1591–1597

[51] Musahl V, Seil R, Zaffagnini S, Tashman S, Karlsson J (2012) The role of static and dynamic rotatory laxity testing in evaluating ACL injury. Knee Surg Sports Traumatol Arthrosc 20(4):603–612

[52] Myklebust G, Bahr R (2005) Return to play guide-lines after anterior cruciate ligament surgery. Br J Sports Med 39(3):127–131

[53] Nielsen S, Ovesen J, Rasmussen O (1984) The ante-rior cruciate ligament of the knee: an experimental study of its importance in rotatory knee instability. Arch Orthop Trauma Surg 103(3):170–174

[54] Oliver JH, Coughlin LP (1987) Objective knee evalu-ation using the Genucom Knee Analysis System. Clinical implications. Am J Sports Med 15(6): 571–578

[55] Park HS, Wilson NA, Zhang LQ (2008) Gender dif-ferences in passive knee biomechanical properties in tibial rotation. J Orthop Res 26(7):937–944

[56] Pollet V, Barrat D, Meirhaeghe E, Vaes P, Handelberg F (2005) The role of the Rolimeter in quantifying knee instability compared to the functional outcome of ACL-reconstructed versus conservatively-treated knees. Knee Surg Sports Traumatol Arthrosc 13(1):12–18

[57] Rupp S, Muller B, Seil R (2001) Knee laxity after ACL reconstruction with a BPTB graft. Knee Surg Sports Traumatol Arthrosc 9(2):72–76

[58] Salmon LJ, Russell VJ, Refshauge K, Kader D, Connolly C, Linklater J, Pinczewski LA (2006) Long-term outcome of endoscopic anterior cruciate liga-ment reconstruction with patellar tendon autograft: minimum 13-year review. Am J Sports Med 34(5):721–732

[59] Shoemaker SC, Markolf KL (1982) In vivo rotatory knee stability. Ligamentous and muscular contribu-tions. J Bone Joint Surg Am 64(2):208–216

[60] Shultz SJ, Carcia CR, Perrin DH (2004) Knee joint laxity affects muscle activation patterns in the healthy knee. J Electromyogr Kinesiol 14(4):475–483

[61] Shultz SJ, Dudley WN, Kong Y (2012) Identifying multiplanar knee laxity profiles and associated physi-cal characteristics. J Athl Train 47(2):159–169

[62] Shultz SJ, Kirk SE, Johnson ML, Sander TC, Perrin DH (2004) Relationship between sex hormones and anterior knee laxity across the menstrual cycle. Med Sci Sports Exerc 36(7):1165–1174

[63] Shultz SJ, Levine BJ, Nguyen AD, Kim H, Montgomery MM, Perrin DH (2010) A comparison of cyclic variations in anterior knee laxity, genu recur-vatum, and general joint laxity across the menstrual cycle. J Orthop Res 28(11):1411–1417

[64] Shultz SJ, Sander TC, Kirk SE, Perrin DH (2005) Sex differences in knee joint laxity change across the female menstrual cycle. J Sports Med Phys Fitness 45(4):594–603

[65] Shultz SJ, Schmitz RJ (2009) Effects of transverse and frontal plane knee laxity on hip and knee neuro-mechanics during drop landings. Am J Sports Med 37(9):1821–1830

[66] Shultz SJ, Schmitz RJ, Beynnon BD (2011) Variations in varus/valgus and internal/external rotational knee laxity and stiffness across the menstrual cycle. J Orthop Res 29(3):318–325

[67] Shultz SJ, Schmitz RJ, Cone JR, Copple TJ, Montgomery MM, Pye ML, Tritsch AJ (2013) Multiplanar knee laxity increases during a 90-min intermittent exercise protocol. Med Sci Sports Exerc 45(8):1553–1561

[68] Shultz SJ, Schmitz RJ, Cone JR, Henson RA, Montgomery MM, Pye ML, Tritsch AJ (2015) Changes in fatigue, multiplanar knee laxity, and land-ing biomechanics during intermittent exercise. J Athl Train 50(5):486–497

[69] Shultz SJ, Schmitz RJ, Nguyen AD, Levine BJ (2010) Joint laxity is related to lower extremity energetics during a drop jump landing. Med Sci Sports Exerc 42(4):771–780

[70] Shultz SJ, Shimokochi Y, Nguyen AD, Schmitz RJ, Beynnon BD, Perrin DH (2007) Measurement of varus-valgus and internal-external rotational knee lax-ities in vivo – part I: assessment of measurement reli-ability and bilateral asymmetry. J Orthop Res 25(8): 981–988

[71] Shultz SJ, Shimokochi Y, Nguyen AD, Schmitz RJ, Beynnon BD, Perrin DH (2007) Measurement of varus-valgus and internal-external rotational knee lax-ities in vivo – part II: relationship with anterior-posterior and general joint laxity in males and females. J Orthop Res 25(8):989–996

[72] Slocum DB, Larson RL (2007) Rotatory instability of the knee: its pathogenesis and a clinical test to demon-strate its presence. 1968. Clin Orthop Relat Res 454:5– 13; discussion 13–14

[73] Stoller DW, Markolf KL, Zager SA, Shoemaker SC (1983) The effects of exercise, ice, and ultrasonogra-phy on torsional laxity of the knee. Clin Orthop Relat Res 174:172–180

[74] Tardy N, Mouton C, Boisrenoult P, Theisen D, Beaufils P, Seil R (2014) Rotational profile alterations after anatomic posterolateral corner reconstructions in multiligament injured knees. Knee Surg Sports Traumatol Arthrosc 22(9):2173–2180

[75] Torry MR, Myers C, Pennington WW, Shelburne KB, Krong JP, Giphart JE, Steadman JR, Woo SL (2011) Relationship of anterior knee laxity to knee translations during drop landings: a bi-plane fluoroscopy study. Knee Surg Sports Traumatol Arthrosc 19(4):653–662

[76] Tsai AG, Musahl V, Steckel H, Bell KM, Zantop T, Irrgang JJ, Fu FH (2008) Rotational knee laxity: reli-ability of a simple measurement device in vivo. BMC Musculoskelet Disord 9:35

[77] Uh BS, Beynnon BD, Churchill DL, Haugh LD, Risberg MA, Fleming BC (2001) A new device to measure knee laxity during weightbearing and non-weightbearing conditions. J Orthop Res 19(6):1185–1191

[78] Uhorchak JM, Scoville CR, Williams GN, Arciero RA, St Pierre P, Taylor DC (2003) Risk factors associated with noncontact injury of the anterior cruciate ligament: a prospective four-year evaluation of 859 West Point cadets. Am J Sports Med 31(6):831–842

[79] Veltri DM, Deng XH, Torzilli PA, Warren RF, Maynard MJ (1995) The role of the cruciate and pos-terolateral ligaments in stability of the knee. A biomechanicalstudy. Am J Sports Med 23(4):436–443

[80] Wada M, Imura S, Baba H, Shimada S (1996) Knee laxity in patients with osteoarthritis and rheumatoid arthritis. Br J Rheumatol 35(6):560–563

[81] Wang CJ, Walker PS (1974) Rotatory laxity of the human knee joint. J Bone Joint Surg Am 56(1):161–170

[82] Weir JP (2005) Quantifying test-retest reliability using the intraclass correlation coefficient and the SEM. J Strength Cond Res 19(1):231–240

[83] Wolf JM, Cameron KL, Owens BD (2011) Impact of joint laxity and hypermobility on the musculoskeletal system. J Am Acad Orthop Surg 19(8):463–471

[84] Woodford-Rogers B, Cyphert L, Denegar CR (1994) Risk factors for anterior cruciate ligament injury in high school and college athletes. J Athl Train 29(4):343–346

[85] Zarins B, Rowe CR, Harris BA, Watkins MP (1983) Rotational motion of the knee. Am J Sports Med 11(3):152–156

第 14 章 应力位 X 线片在评价前交叉韧带功能不全中的应用

Panagiotis G. Ntagiopoulos，David H. Dejour

译者 余 霄 施洪臣

审校 倪建龙 谭洪波

14.1 简介

膝关节松弛的仪器测量对于前交叉韧带（ACL）断裂的术前诊断和 ACL 重建的术后评估都是一项有用的辅助工具。许多研究表明，在 ACL 断裂的诊断中使用关节测量仪有其潜在的优点和缺点。通过对膝关节松弛度（例如松弛度量）进行客观量化，可以区分受伤的膝关节和非受伤的膝关节，并且可以帮助识别有缺陷的结构。此外，松弛度测量还可以作为一种客观工具用于量化或验证新的手术重建方式。但是对这种能测量膝关节松弛度的"黄金仪器"的追求，受到这样一个事实的限制，即需要对他们给出的结果进行合理解释，而大多数结果却依赖于检查者本身。

自从 ACL 重建的解剖学和生物力学中引入"双束"概念以来，文献中关于使用松弛度测量仪的兴趣主要在两个方面：（1）鉴别 ACL 完全撕裂和部分撕裂；（2）测量 ACL 功能不全时膝关节的旋转松弛。

最初，有些研究人员对 ACL 部分撕裂是否存在或普遍存在产生过质疑，但现在这些质疑已经被 ACL 部分撕裂的详细诊断报告和不同的治疗选择的详细报道所取代。即使在经验丰富的骨科医生手中，此类损伤的术前临床诊断也很困难。

许多骨科医生根据 ACL 的损伤模式、撕裂的不同纤维束以及损伤的类型来选择治疗方法，比如完全性撕裂时单束或双束重建，部分撕裂时对残束进行增强，甚至不全撕裂时的保守治疗。这就提出了准确评估和测量 ACL 松弛度的必要性，以便术前识别损伤类型并选择正确的治疗方案。

要点1

结合临床检查和常规影像学检查（如MRI）对松弛测量仪的结果进行评估。

临床检查和常规影像学检查（如 MRI）相结合可以对松弛测量仪的结果进行评估。当标准的临床检查或复杂的影像学检查，即使是在经验丰富的骨科医生手中也不能产生一致的结果时，对于能够准确诊断 ACL 断裂模式的工具的需求就更大了。仅仅使用影像学设备来描述 ACL 损伤的确切类型似乎是不够的，而 MRI 结果又需要合理地使用，主要是因为部分撕裂的类型很多，而且 ACL 部分撕裂的影像学表现有时和完全断裂或黏液样变性具有类似的特征。

目前，测量膝关节松弛程度的仪器有很多，其中最流行的是著名的 KT-1000 型 ™ 和 KT-2000 型 ™ 膝关节韧带测量仪（KT-1000 型、KT-2000 型），还有简单易用的 Rolimeter™ 和应力下 X 线 TELOS™ 设备。尽管有一些数据质疑其有效性，许多研究仍比较了不同测量方法与 KT-1000 型 ™ 的差别，并重点关注了这些设备方法的测量结果。但也还有一些研究关注了不同的测量方法对 ACL 部分撕裂的结果差异。

术前诊断 ACL 部分撕裂的重要性来自保留 ACL 残端时进行 ACL 双束重建在膝关节稳定性方面起到协同作用。残留纤维为移植物提供额外的机械稳定性，尤其是在术后即刻，重建后移植物的血运通过残余纤维和血管来加强，保留 ACL 残端中的神经机械感受器有利于移植物本体感觉功能的恢复，并且保存完整的 ACL 纤维有助于更精确的隧道定位。与单束或双束重建相比，在 ACL

部分撕裂的情况下韧带增强可以获得更好的膝关节稳定性、降低松弛测量结果、更好的本体感觉、更低的膝关节僵硬发生率。对于术前已确诊或怀疑 ACL 部分撕裂的患者,如果残留纤维束功能正常,可能会影响手术设计(如移植物的选择,获取移植物前的关节镜诊断)以及某些手术步骤选择、比如膝关节的镜下判断、髁间窝成形的程度、合适的隧道位置、钻孔导向器方向和移植物的直径。

为了寻找不完全性 ACL 撕裂的诊断方法,作者设计了两项不同的研究,将术前临床检查和应力位 X 线松弛度测量结果进行相关分析,并测试经关节镜证实的不同 ACL 损伤类型在临床检查、应力位 X 线片和 MRI 检查中是否有不同的术前表现。

14.2　应力位 X 线测量膝关节松弛度

我们进行了两项不同的前瞻性研究,包括在 6 个月内接受初次单纯 ACL 重建的所有连续性病例,只包括单纯初次 ACL 重建的成年患者,而对侧膝关节健康。所有患者均行 Lachman 试验和轴移试验,术前客观评估手段包括 15kg 的双侧 TELOS™ 应力位 X 线。TELOS™ 方法是测量患侧膝关节和健侧膝关节胫骨前移绝对值的差值,试验方法类似于在透视下进行 Lachman 试验。患者侧卧于被评估侧,小腿中部后方水平放置加压板,在踝关节水平放置一个支撑架,另一个支撑架位于髌骨上方约 5cm 处。然后嘱患者放松肌肉,屈膝至 20°,施加

图 14.1　TELOS™ 应力下侧位 X 线片：a. 利用纯侧位 X 片片测量胫骨内侧前平移量（MATT）,即计算分别平行于胫骨干后皮质的股骨内侧髁后方轮廓切线和胫骨内侧髁后方轮廓切线间的距离。测量健侧膝胫骨前移量的侧-侧差值；b. 用胫骨外侧前平移量（LATT）测量胫骨外侧髁后方切线与股骨外侧髁后方切线间的位移

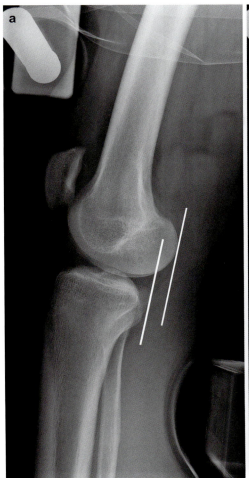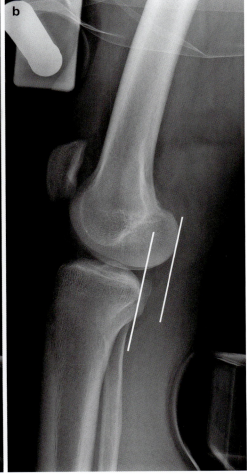

15kg 的前向重量后，应力逐步增加，拍摄 X 线片。胫骨前移量通过测量平行于胫骨干后皮质的直线距离即胫骨内侧髁后轮廓的切线（胫骨内侧前平移，MATT）与股骨内侧髁后轮廓的切线距离（图 14.1a）。用胫骨前外侧移位（LATT）来测量外侧间室的位移，从胫骨外侧髁切线到股骨外侧髁切线后方的位移（图 14.1b）。对双膝进行测试，并记录两侧差异。

14.3 应力位 X 线片对比压力计（Rolimeter）

在第一项研究中，我们比较了应力位 X 线片和压力计的测量结果，以便对 ACL 完全性撕裂和部分撕裂时的胫骨前移进行量化。两种测量仪器间的差异无统计学意义，用 Telos ™ 测量的胫骨前移侧—侧差值为（6.4 ± 4.3）mm，而用 Rolimeter ™ 装置测量的结果为（4.5 ± 2.9）mm（Spearma 试验 $r=0.30$，$P<0.000028$）。另一方面，用 Telos ™ 和 Rolimeter ™ 测量 ACL 完全撕裂时的胫骨前移量（分别为（7.4 ± 4.4）mm 和（5.3 ± 2.6）mm），对比所有类型前交叉韧带部分撕裂时胫前平移量 [分别为（4.0 ± 3.3）mm 和（2.6 ± 2.6）mm]，差异均有统计学意义。TELOS™ 结果显示的松弛度值高于压力计，并且应力位 X 线片测量阈值为 5mm 对于鉴别 ACL 完全性撕

裂和部分撕裂密切相关。大多数 ACL 部分撕裂患者应力位 X 线片上胫骨前移的平均侧-侧差值<5mm（图 14.2、表 14.1）。

> **要点2**
> Telos™结果显示的松弛度值高于压力计，并且应力位X线片测量阈值为5mm对于鉴别ACL完全性撕裂和部分撕裂密切相关。大多数ACL部分撕裂患者应力位X线片上胫骨前移的平均侧-侧差值＜5mm。

14.4 应力位 X 线片在 ACL 完全性撕裂与部分撕裂中的诊断价值

第一项研究的结论是，应力位 X 线片测量胫骨前移>5mm 可以确定 ACL 完全撕裂膝关节严重松弛；当胫骨前移<5mm 时，外科医生可能会强烈怀疑 ACL 是否存在残余束，尤其是轴移试验阴性时。

> **要点3**
> 第一项研究的结论是，应力位X线片测量胫骨前移>5mm可以确定ACL完全撕裂伴膝关节严重松弛；当胫骨前移＜5mm时，骨科医生可能会强烈怀疑ACL是否存在残余束，尤其是轴移试验阴性时。

表 14.1 关节镜下前交叉韧带损伤类型与 Telos™ 应力位拍片和 Rolimeter™ 术前测量结果的相关性

前交叉韧带损伤类型	胫骨前移的仪器测量	
	Telos ™	Rolimeter ™
完全性撕裂	（7.4 ± 4.3mm）[*,a]	（5.3 ± 2.6）mm[*,b]
部分撕裂	（4.0 ± 3.3）mm[c]	（2.6 ± 2.6）mm[d]
前内侧束（AM）完整	（8.0 ± 3.8）mm[NS]	（5.6 ± 5.2）mm[NS]
后外侧束（PL）完整	（3.3 ± 3.1）mm[NS]	（2.6 ± 1.8）mm[NS]
"后交叉韧带（PCL）存在"	（2.9 ± 2.8）mm[NS]	（3.4 ± 1.4）mm[NS]

[NS]: 与其他类型的部分撕裂相比不明显。

[*]: 与部分撕裂相比，$P<0.00001$

[a]: 区间为 25% ± 75%(IQR)，（4.2 ± 10.0）mm; 区间平均值 (IQM) 为 5.9mm

[b]:IQR, 5.3~2.6mm; IQM, 3.5mm

[c]:IQR, 2.1~4.9mm; IQM, 2.6mm

[d]:IQR, 1~4mm; IQM, 3mm

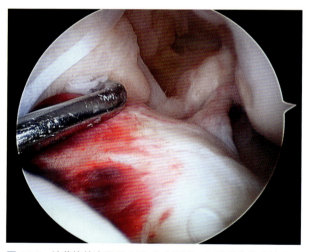

图 14.2 关节镜检查显示 ACL 完全撕裂，韧带所有的连接均已从股骨切迹处消失

14.5　应力位 X 线片在诊断 ACL 部分撕裂伴功能性残端与部分撕裂伴无功能性残端中的价值

在第二项研究中，虽然进行了应力位 X 线片检查，但关节镜下对 ACL 断裂的评估还包括肉眼观察和使用探钩进行触诊。当 ACL 完全缺失时，撕裂被归类为"完全性"，而当 AM 束单独断裂并且在"4 字位"使用探钩进行触诊时见 PL 束完整，则撕裂被归类为"PL 完整型"。在 PL 束单独破裂的情况下，撕裂被归类为"AM 完整型"。最后当在 PCL 上发现 ACL 的韧带残端"愈合"时，撕裂被归类为"PCL 愈合型"（图 14.3~ 图 14.5）。通过探钩触诊，进一步动态评估 ACL 残端的机械完整性，剩下的残端被分类为"有效的"或"无效的"，这分别取决

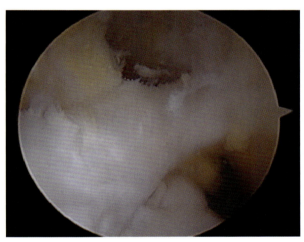

图 14.3　关节镜下显示的"PL 完整型"撕裂

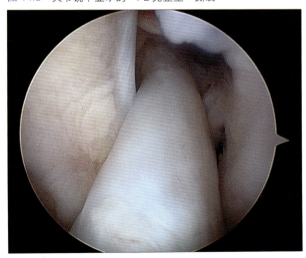

图 14.4　关节镜下显示的"AM 完整型"撕裂

于固体纤维是否存在或检查者进一步削弱它们的能力。

我们观察到完全性撕裂的 MATT（9.1 ± 3.4）mm 和 LATT（9.4 ± 4.3）mm 与各类型部分撕裂的 MATT（5.2 ± 2.9）mm 和 LATT（4.9 ± 3.5）mm 有显著性差异。不同类型的部分撕裂间相互比较时胫骨前移度差异无显著性意义（$P>0.05$）（表 14.2）。

不考虑损伤类型，我们计算了所有经关节镜证实的 ACL 有效部分撕裂与无效部分撕裂时胫骨前移的平均值（表 14.2）。完全性撕裂、无效的部分撕裂和有效的部分撕裂的 MATT 中位数分别为 9mm、6mm 和 4mm（$P<0.00001$）。完全性撕裂、无效的部分撕裂和有效的部分撕裂的 LATT 中位数分别为 10mm、6mm 和 4mm（$P<0.00001$）。

应力位 X 线片与临床检查轴移试验相结合有以下的预后价值：（1）侧–侧差值（LATT）小于 4mm，轴移试验结果 0 或 +1 对诊断 ACL 部分撕裂的敏感性为 0.76，特异性为 0.90；（2）侧–侧差值 4~6mm 和阳性轴移试验对诊断 ACL 部分撕裂的敏感性为 0.56，特异性为 0.92；（3）侧–侧差值大于 6mm 且阳性的轴移试验对 ACL 完全性撕裂的敏感度为 0.88，特异度为 0.96（表 14.3）。

> **要点4**
> 应力位X线片和轴移试验相结合有以下预后价值：（1）对小于4mm的侧–侧差值和轴移试验0或+1的ACL部分撕裂是有效的；（2）侧–侧差值为4~6mm且轴移试验阳性，对ACL部分撕裂效果不佳；（3）侧–侧差值大于6mm且轴移试验阳性显示ACL完全撕裂。

临床检查在膝关节前交叉韧带缺损诊断方法中的重要性无须进一步强调。但是临床检查很难量化；因为检查人员之间的结果经常重叠，并且非常依赖于检查人员的水平，并一定程度上受到测试人员的影响。根据 Petersen 和 Zantop 的说法，轴移试验似乎是识别 PL 束撕裂最可靠的检查方法。这得到了其他作者的支持，他们在 PL 破裂的情况下记录了增加的正轴移结果，而前抽屉试验和 Lachman 试验可能是 0 或 +1。相反，很少有数据表明，较少的 AM 束撕裂会导致 Lachman 试验中较大的松弛，并且在轴移试验中会出现轻微的松弛甚至是

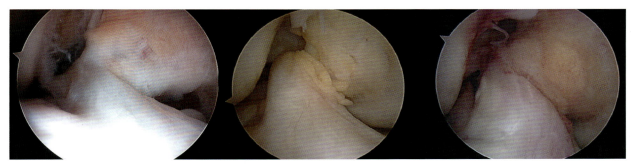

图 14.5   关节镜下显示"PCL 愈合"型部分撕裂，股骨侧止点已经从切迹处消失，但韧带残端在 PCL 上"愈合"了

表 14.2   ACL 损伤类型与临床检查结果的相关性

ACL 损伤类型	膝关节松弛度的临床检查					
	Lachman 试验		轴移（Pivot）试验			
	延迟（侧–侧差值 <5 mm）	柔软（侧–侧差值 >5 mm）	等于 0	滑动 +1	碰撞 +2	严重 +3
完全撕裂 (%)	1	99[a]	2	12	48[b]	38[b]
AM 完整 (%)	68	32	37	42	5	16
PL 完整 (%)	75	25	23	47	28	2
"PCL 愈合" (%)	56	44	20	65	15	0

与"延迟"相比，[a]: $P<0.00001$
与 0 和 +1 相比，[b]: $P<0.00001$

阴性结果。但 Petersen 指出，对孤立的 PL 和 AM 束破裂的轴移试验和 Lachman 试验的临床研究尚未进行。我们的结果表明，轴移试验（+2 和 +3）中的松弛是鉴别前交叉韧带完全性撕裂（86%）与不完全性撕裂（9.6%，$P<0.0001$）最一致的临床指标，但对不同类型的 ACL 部分撕裂（PL 撕裂占 30%，AM 撕裂占 21%，$P>0.01$）的区分效果不佳。因此在我们的研究人群中，70% 的 AM 撕裂和 79% 的 PL 撕裂出现相等或 +1 的轴移。这一发现与 DeFranco 和 Bach 的观点一致，他们认为正轴移试验是诊断 ACL 功能障碍和手术必要性的主要依据。Lachman 试验具有相似的诊断价值，因为我们记录了 99% 的完全性撕裂与 20.3% 的 ACL 部分撕裂且松弛大于 5mm（$P<0.0001$），不同类型的 ACL 部分撕裂在 75% 的 AM 撕裂与 32% 的 PL 撕裂中显示 Lachman 松弛（$P<0.01$）。这也是因为有效的 PL 完整型撕裂比有效的 AM 完整型撕裂的发生率更高。

特别是不结合临床检查使用时，测量膝关节松弛的仪器化方法对前后松弛提供了有用的数字分级，但同样依患者而异（肌肉保护），需要额外的设备和对患者

的 X 线检查，提供静态而不是动态的结果，并最终采用相同的测试仪结果。根据 Siebold 和 Fu 的研究，KT-1000 下 PL 断裂导致的结果（相差 1~3mm）并不明显低于完全撕裂，而 AM 撕裂与健侧对比存在 2~4mm 的差异。完全性撕裂胫骨前移位（MATT 平均值 9.1mm，Latt9.4mm）与部分撕裂（MATT 平均值 5.2mm，LATT 平均值 4.9mm，$P<0.0001$）差异有统计学意义。但不同类型的 ACL 部分撕裂的松弛度比较无显著性差异，尽管应力 X 线显示完全性 ACL 撕裂的松弛程度（LATT 中位数 10mm）高于部分 ACL 撕裂，但不同类型的部分撕裂的松弛结果相似。"PCL 愈合"组的结果小于完全性撕裂组，大于 AM 或 PL 撕裂组，但无显著性差异，可能显示了 ACL 残端在 PCL 上愈合时提供的"假稳定"程度。这也得到了 Bach 和 Warren 的支持，他们描述了一种类似的 ACL 撕裂，通过瘢痕组织附着或愈合在 PCL 上，留下看起来像是完全或部分 ACL 撕裂的组织突起。松弛程度仪器化测定法可作为评估和量化膝关节前后位松弛的有效辅助手段，可确定 ACL 完全性撕裂或是否存在有效的残端，但它不够灵敏，不足以识别哪一束损伤。

表 14.3　关节镜下前叉韧带损伤类型与 Telos™ 应力片术前胫骨前移侧向差的相关性

ACL 损伤类型	胫骨前移位的平均侧向差（中位数）	
	MATT[a]	LATT[b]
完全性撕裂	（9.1 ± 3.4）mm[*,c]（9mm）	（9.4 ± 4.3）mm[*,d]（10mm）
全部部分撕裂	（5.2 ± 2.9）mm[e]（5mm）	（4.9 ± 3.5）mm[f]（5mm）
AM 完整	（5.2 ± 3.6）mm[g,NS]（5mm）	（5.2 ± 3.2）mm[h,NS]（5mm）
PL 完整	（5.1 ± 2.8）mm[i,NS]（5mm）	（4.7 ± 3.7）mm[j,NS]（5mm）
"PCL 愈合"	（7.0 ± 2.5）mm[NS]（7mm）	（6.9 ± 3.5）mm[NS]（7mm）
"有效"的部分撕裂	（4.4 ± 2.4）mm[*,k]（4mm）	（4.1 ± 3.1）mm[*,l]（4mm）
"无效"的部分撕裂	（7.0 ± 2.5）mm[*,m]（6mm）	（6.9 ± 3.5）mm[*,n]（6mm）

[NS]：与其他部分撕裂组相比无显著性差异
[*]：与部分撕裂相比，$P<0.00001$
[a]：胫骨前内侧移位
[b]：胫骨前外侧移位
[c]：分位数范围 25%~75%（IQR）=7.0~11.0mm
[d]：IQR=7.0~12.0mm
[e]：IQR=3.2~7.0mm
[f]：IQR=3.5~7.5mm
[g]：IQR=3.7~8.0mm
[h]：IQR=3.5~7.0mm
[i]：IQR=3.0~7.0mm
[j]：IQR=3.0~6.7mm
[k]：IQR=3.0~6.0mm
[l]：IQR=5.0~9.0mm
[m]：IQR=2.0~6.0mm
[n]：IQR=4.0~9.0mm

我们还用探头来测试剩下的纤维的功能。"PL 完整"组残留 PL 束 "有效"的发生率（67%），与 "AM 完整"组和 "PCL 愈合"组的 "有效"残留纤维束的发生率（17%）相比，差异有统计学意义（$P<0.0001$）。在我们的患者群体中，在大多数情况下经关节镜确诊，ACL 部分撕裂

主要是 AM 束撕裂时，剩余的 PL 束是有功能和有效的（MATT 中位数差为 4mm），可以保留用于 ACL 增强（图 14.6），而在不太常见的 PL 束撕裂中，剩下的纤维在标准的单束或双束前交叉韧带重建中，大多数都是低效的（MATT 中位数差为 6mm），只能作为隧道的定位。根据我们的研究结果，我们记录了完全性撕裂的 MATT 阈值为 9mm，区分有效和无效部分撕裂的阈值为 5mm。

在前交叉韧带重建时，伴随半月板损伤需要进一步手术治疗（即半月板部分切除或半月板缝合）的前叉韧带完全性撕裂患者（50%）明显高于所有类型的部分撕裂患者（32%，$P<0.001$）。完全性撕裂组从损伤到手术的时间也高于部分撕裂组。这一结论也得到了其他作者的支持，这可能是因为完全 ACL 断裂可能需要更大的力量，或者在部分撕裂情况下可能由于较轻微的不稳定症状而恢复运动，从而导致未诊断和未治疗的部分撕裂进展为有症状的完全 ACL 撕裂并继发半月板损伤。

14.6　结论

总之，在我们的医疗机构中，有各种可用的诊断工具可以识别出部分 ACL 撕裂及可能有功能的残端。尽管 ACL 部分撕裂与完全性撕裂的定性诊断要到关节镜检查时才有定论，但是否手术治疗和手术类型的选择可以通过临床检查和仪器化测验的结果来影响。轴移试验（+2 或 +3）与 ACL 完全性撕裂相符，而 0 或 +1 的轴移与部分 ACL 撕裂密切相关。用应力 X 线进行测量，从所有类型的部分撕裂到完全撕裂，结果都是按比例递增的，但无法确定部分撕裂的损伤模式。ACL 部分撕裂后有效的残端在应力 X 线上的侧-侧差小于 4mm，轴移试验结果为 0 或 +1，因此强调了在 ACL 手术中保留剩余纤维的重要性。胫骨前移位 4~9mm 的差异（MATT），特别是合并 +2 或 +3 轴移，与部分撕裂的诊断相一致，而残留的撕裂处无效，只能作为隧道位置的标志点（图 14.7），并且记录完全性 ACL 撕裂时大于 9mm（MATT）的侧-侧差值。仔细评估前叉韧带缺损患者，合理使用临床检查工具，如应力 X 线，可以帮助骨科医生在手术前及早识别是否存在功能正常的残端。在这种情况下，根据损伤

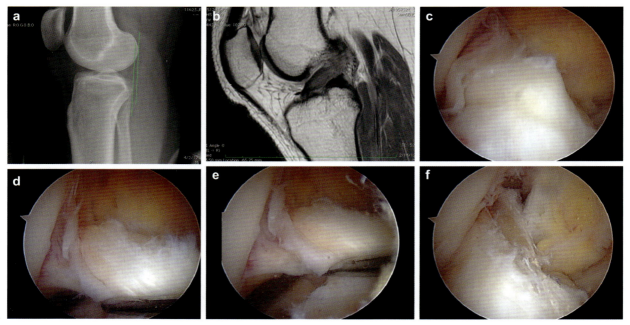

图 14.6　一个有效的"PL 完整"案例示例，其中 a.Telos™ 记录到胫骨前移 2mm 的微小侧向差异；b.MRI 显示存在剩余的纤维组织，但没有确定损伤类型；c. 关节镜下观察和识别损伤类型；d. 对残余组织的完整性进行评估；e. 确认"4"字征位置下韧带纤维的机械完整性；f.AM 束增强的示意图

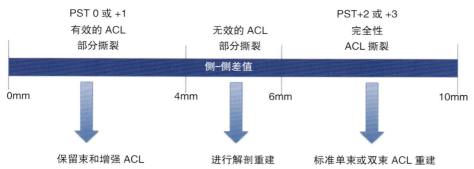

图 14.7　根据研究结果得出的不同类型的 ACL 部分和完全撕裂的诊断与治疗路径

类型，保留韧带纤维的需求可能导致不同的治疗方法或特定的手术计划。

参考文献

[1]　Amis AA, Dawkins GP (1991) Functional anatomy of the anterior cruciate ligament. Fibre bundle actions related to ligament replacements and injuries. J Bone Joint Surg Br 73(2):260–267

[2]　Beldame J, Bertiaux S, Roussignol X, Lefebvre B, Adam JM, Mouilhade F, Dujardin F (2011) Laxity measurements using stress radiography to assess anterior cruciate ligament tears. Orthop Traumatol Surg Res 97(1):34–43. doi:10.1016/j.otsr.2010.08.004, S1877-0568(10)00248-3 [pii]

[3]　Borbon CA, Mouzopoulos G, Siebold R (2012) Why perform an ACL augmentation? Knee Surg Sports Traumatol Arthrosc

20(2):245–251. doi:10.1007/ s00167-011-1565-2

[4] Branch TP, Mayr HO, Browne JE, Campbell JC, Stoehr A, Jacobs CA (2010) Instrumented examina-tion of anterior cruciate ligament injuries: minimizing flaws of the manual clinical examination. Arthroscopy 26(7):997–1004. doi:10.1016/j.arthro.2010.01.019, S0749-8063(10)00090-3 [pii]

[5] Cha PS, Brucker PU, WestRV, Zelle BA, Yagi M, Kurosaka M, Fu FH (2005) Arthroscopic double-bundle anterior cruciate ligament recon-struction: an anatomic approach. Arthroscopy 21(10):1275.doi:10.1016/j.arthro.2005.07.018 ,S0749-8063(05)01106-0 [pii]

[6] Colombet P, Dejour D, Panisset JC, Siebold R, French Arthroscopy S (2010) Current concept of partial ante-rior cruciate ligament ruptures. Orthop Traumatol Surg Res 96(8 Suppl):S109–S118. doi:10.1016/j. otsr.2010.09.003, S1877-0568(10)00183-0 [pii]

[7] Eriksson E (1997) Isolated partial rupture of the ante-rior cruciate ligament. Knee Surg Sports Traumatol Arthrosc 5(2):65

[8] Graham GP, Johnson S, Dent CM, Fairclough JA (1991) Comparison of clinical tests and the KT1000 in the diagnosis of anterior cruciate ligament rupture. Br J Sports Med 25(2):96–97

[9] Hole RL, Lintner DM, Kamaric E, Moseley JB (1996) Increased tibial translation after partial sectioning of the anterior cruciate ligament. The posterolateral bun-dle. Am J Sports Med 24(4):556–560

[10] Hurley WL, Denegar C, Buckley WE (2008) The rela-tionship between grading and instrumented measure-ments of anterior knee joint laxity. J Sport Rehabil 17(1):60–67

[11] Kim SJ, Kim HK (1995) Reliability of the anterior drawer test, the pivot shift test, and the Lachman test. Clin Orthop Relat Res 317:237–242

[12] Lane CG, Warren R, Pearle AD (2008) The pivot shift.J Am Acad Orthop Surg 16(12):679–688. 16/12/679 [pii]

[13] Liu W, Maitland ME, Bell GD (2002) A model-ing study of partial ACL injury: simulated KT-2000 arthrometer tests. J Biomech Eng 124(3):294–301

[14] Musahl V, Hoshino Y, Ahlden M, Araujo P, Irrgang JJ, Zaffagnini S, Karlsson J, Fu FH (2012) The pivot shift: a global user guide. Knee Surg Sports Traumatol Arthrosc. doi:10.1007/s00167-011-1859-4

[15] Oe K, Kushida T, Okamoto N, Umeda M, Nakamura T, Ikehara S, Iida H (2011) New strategies for anterior cruciate ligament partial rupture using bone marrow transplantation in rats. Stem Cells Dev 20(4):671– 679. doi:10.1089/ scd.2010.0182

[16] Petersen W, Zantop T (2006) Partial rupture of the anterior cruciate ligament. Arthroscopy 22(11):1143– 1145, S0749-8063(06)01115-7 [pii]

[17] Pugh L, Mascarenhas R, Arneja S, Chin PY, Leith JM (2009) Current concepts in instru-mented knee-laxity testing. Am J Sports Med 37(1):199–210.doi:10.1177/0363546508323746, 0363546508323746 [pii]

[18] Rijke AM, Perrin DH, Goitz HT, McCue FC 3rd (1994) Instrumented arthrometry for diagnosing par-tial versus complete anterior cruciate ligament tears. Am J Sports Med 22(2):294–298

[19] Robert H, Nouveau S, Gageot S, Gagniere B (2009) A new knee arthrometer, the GNRB: experience in ACL complete and partial tears. Orthop Traumatol Surg Res 95(3):171–176. doi:10.1016/j.otsr.2009.03.009, S1877-0568(09)00051-6 [pii]

[20] Siebold R, Fu FH (2008) Assessment and augmen-tation of symptomatic anteromedial or posterolat-eral bundle tears of the anterior cruciate ligament.Arthroscopy 24(11):1289–1298. doi:10.1016/j.arthro.2008.06.016, S0749-8063(08)00510-0 [pii]

[21] Tjoumakaris FP, Donegan DJ, Sekiya JK (2011) Partial tears of the anterior cruciate ligament: diag-nosis and treatment. Am J Orthop (Belle Mead NJ) 40(2):92–97

[22] Van Dyck P, Vanhoenacker FM, Gielen JL, Dossche L, Van Gestel J, Wouters K, Parizel PM (2011) Three tesla magnetic resonance imaging of the ante-rior cruciate ligament of the knee: can we differen-tiate complete from partial tears? Skeletal Radiol 40(6):701–707. doi:10.1007/s00256-010-1044-8

[23] Wiertsema SH, van Hooff HJ, Migchelsen LA, Steultjens

MP (2008) Reliability of the KT1000 arthrometer and the Lachman test in patients with an ACL rupture. Knee 15(2):107–110. doi:10.1016/j. knee.2008.01.003, S0968-0160(08)00008-2 [pii]

[24] Dejour D, Ntagiopoulos PG, Saggin PR, Panisset JC. Arthroscopy (2013) The diagnostic value of clinical tests, magnetic resonance imaging, and instrumented laxity in the differentiation of complete versus partial anterior cruciate ligament tears 29(3):491–9

[25] Panisset JC1, Ntagiopoulos PG, Saggin PR, Dejour D. (2012) A comparison of Telos™ stress radiogra-phy versus Rolimeter™ in the diagnosis of different patterns of anterior cruciate ligament tears.Orthop Traumatol Surg Res. 98(7):751–8

第 15 章　膝关节脱位的分类、诊断以及解剖学分析

Jakob van Oldenrijk，Romain Seil，William Jackson，David Dejour

译者　刘俊利　郭维民

审校　魏利成　华伟伟　胡　清

15.1　简介

　　膝关节脱位（KD）是骨科医生面临的一大难题。当遇到急性膝关节脱位时，无论是在现场还是在急诊，进行恰当的治疗前，首先需要判断损伤的严重程度。尽管存在广泛的多韧带断裂和肢体损伤的高风险，但损伤的程度在初期表现往往不明显。据估计，KD 占所有骨科损伤的比例为 0.02%~0.2%，高能损伤约占 KD 的一半，尤其是摩托车（18%）、机动车辆碰撞（7%）和行人被车撞（7%）等车祸损伤。运动损伤是 KD 的另一个主要原因，约占 47%。然而由于患者经常出现膝关节功能下降，故这些统计不会完全真实体现 KD 的发病率。众所周知，单纯依靠体格检查来评估损伤的严重程度是不可靠的。此外随着当今肥胖人口的增加，低速度膝关节脱位的发生频率越来越高，与之相关的神经血管损伤的发生率也越来越高。据文献报道，BMI 每增加 1，韧带重建术后并发症的发生率就增加 9.2%。在病态肥胖患者中，即使是轻微的伤害，如踩到路边或简单的跌倒也可能导致 KD。这些患者尤其难以进行体格检查。

　　急性多韧带膝关节损伤和真正的 KD 是很难区分的。因此，将高怀疑指数应用于急性多韧带损伤的评估更为实用。本章的目的是描述急性多韧带损伤的损伤模式和诊断方法，并讨论各种治疗方案背后的基本原理。

15.2　分类

　　系统的分类能够帮助确定恰当的治疗策略和预后，便于对病例进行比较和交流。根据股骨相对于胫骨的位置，Kennedy 将膝关节脱位分为：前、后、外侧、内侧和旋转。旋转脱位进一步细分为前内侧位、前外侧位、后内侧位和后外侧位。然而，在日常实践中患者复位后很难使用该系统进行分型。

　　由 Schenk 提出并由 Wascher 修改的膝关节解剖性脱位分类为相关结构提供了更详细的见解。Ⅰ 型膝关节脱位包括前交叉韧带撕裂，PCL 功能正常，并有不同程度的侧副韧带受累。Ⅱ 型膝关节脱位是前后交叉韧带完全断裂的膝关节脱位，并伴有侧副韧带功能性损伤。Ⅲ 型膝关节脱位是后内侧或后外侧韧带复合体的断裂，大写"L"表示外侧，大写"M"表示内侧受累。Ⅳ 型膝关节脱位与前后交叉韧带、后内侧韧带和后外侧韧带全部撕裂有关。Ⅴ 型膝关节脱位是一种涉及多韧带损伤的骨折脱位，其进一步的亚分类反映了所涉及的韧带数目。增加的大写字母"C"表示合并血管损伤，而大写字母"N"表示神经损伤。

　　膝关节脱位的解剖学分类则相对比较直接。然而确定治疗策略需要区分能够自行修复的病变（撕裂）和有良好自行愈合可能性的病变（骨膜剥离）。因此区分韧

带近端骨附着处、肌-腱移行处、韧带中段实质部或者远端骨附着处的损伤是对 KD 解剖学分类的一个有价值的补充。最后，评估松弛度的严重程度需要在 MRI 的阳性结果基础上结合稳定性测试和应力位 X 线片检查共同进行确定。

15.3   临床评估及影像

15.3.1   初始评估

在发生高能量导致的膝关节脱位的情况下，根据最新的创伤生命支持指南（ATLS）进行初步评估，以排除和治疗危及生命的损伤。如果可能，应在现场或直接在急诊进行复位，以避免肢体迟发缺血的发生。辅助检查，如 X 线片检查不应省略。复位后，对神经血管状态进行评估，并进行 X 线检查以确认充分复位。还需要 CT 成像来确认是否合并相关部位的骨折。如果有软组织的卡压，复位闭合是不可能完成的，则需要立即进行手术探查。例如在膝关节后外侧脱位时，股骨髁可能会穿过内侧包膜，造成酒窝征，导致内侧结构反折内陷。真正的外侧脱位或内侧脱位也可能引起软组织挫伤甚至卡压在关节间隙。开放性膝关节脱位虽然少见，但极易导致感染，且据文献报道其血管神经损伤发生率高达 63%。一旦出现严重的软组织损伤并伴有明显的不稳或可疑的血管损伤，应当立即使用 MRI 兼容的外固定装置来稳定软组织。

由于疼痛和肿胀，通常不采用急诊体格检查来评估膝关节的稳定性，如果必要应该谨慎进行。用外翻和内翻应力检查侧副韧带的完整性，用 Lachman 试验和后抽屉试验评估交叉韧带完整性。然而,在这个阶段使用内翻/外翻联合旋转力进行更广泛的稳定性测试是不明智的,因为它可能导致最初未移位的骨折再次脱位或进一步移位。应当在初步骨折稳定后，在麻醉后谨慎进行进一步的测试。

15.3.2   血管评估

任何 PCL 损伤、双韧带损伤或疑似膝关节脱位的患者都应检查是否有血管损伤。膝关节脱位后血管损伤的总风险约为 18%。在不可复位的膝关节脱位中这种风险可能增加 21%~44%。值得注意的是，一项研究报道慢性膝关节脱位后的血管损伤率为 41%。血管损伤发生率最高的是 KD-Ⅲ L 损伤（33%）和后部脱位（25%）。如果血运重建是在 6h 内实现，截肢率大约 10%，如果延迟超过 8h，则上升至 86%。

血管损伤可表现为肢体变冷、苍白、青紫，远端搏动缺失、不对称或毛细血管延迟充盈。这种情况需要急诊手术进行血管重建，并且需要在手术前进行动脉血管造影。然而远端血管搏动消失对于检测血管损伤不够敏感。据文献报道膝关节脱位合并血管损伤后只有 30% 会出现远端血管搏动消失。尽管最佳方法仍有争议，但体格检查应伴有至少一项辅助检查。目前文献中最常提到的诊断方式是血管造影（90%），其次是彩超（24%）、踝肱指数（ABI）（19%）和磁共振血管造影（9.5%）。

尽管血管造影假阳性率为 2.4%~7%，并且存在相当大的并发症风险，如出血、形成血栓、假性动脉瘤、动静脉瘘、造影剂过敏反应和肾功能衰竭，但血管造影仍被认为是"金标准"。因此 Stannard 等提出了一种选择性血管造影的算法。如果在最初的检查中出现血管闭塞或血管异常的迹象或病史，患者将进行血管造影。在缺乏这些发现的情况下，患者要求住院观察并在最初的 48h 内每 2~4h 行神经血管评估。如果出现异常，立即进行血管造影。在排除膝关节脱位后血管损伤的各种办法中，踝肱指数（ABI）是一种快速、无创、简单和低成本的方法。Mills 等的研究表明当 ABI 值小于 0.9，对膝关节脱位后血管损伤的敏感性、特异性和阳性预测值为 100%。然而，在有血管闭塞性病史的患者中，ABI 指数可能呈假阳性。如果肢体灌注良好且 ABI 大于 0.9，一些学者建议住院观察并在 24h 内重复评估神经血管状态。

血管内膜撕裂无血流限制的损伤无法被 ABI 检测出，由于疾病转归未知，因此其治疗方法存在争议。在最初的保守治疗后，需要手术干预的小内膜撕裂的进展在之前已经被描述过。可是犬模型结果显示只有 3% 的非限制血流的内膜撕裂进展到 50% 以上的管腔狭窄。目前，大多数学者提倡观察一段时间。考虑到非限制血流的内膜撕裂的可能进展，其他研究人员建议如果可能的话，对所有膝关节脱位患者（无论 ABI 值是否异常）均行血

管造影、CT 血管造影或血管磁共振检查。此外在韧带重
建手术后，偶尔可见非限制血流的内膜撕裂。由于手术
中使用止血带，非限制血流的内膜撕裂可能进展为完全
断流。在膝关节脱位后的多韧带重建中，应避免使用止
血带，并在手术前获得稳定的动脉和静脉血流。另一种
非侵入性且便宜的辅助检查是双功能多普勒彩色超声，
尽管它在膝关节脱位中的应用还没有专门的研究。Bynoe
等对 198 例四肢和颈部钝性和穿透性损伤患者进行研究，
结果表明它的敏感度为 95%，特异性为 99%，总体准确
率为 98%。2 例假阴性结果的患者为轻微穿透性霰弹枪
损伤，不需要进一步治疗。

15.3.3　神经学评估

　　临床医生应警惕膝关节脱位后的神经损伤，尤其
是腓总神经损伤。报道称腓总神经损伤的总发病率为
13%~40%，尤其在 PCL 和 PLC 断裂的情况下尤为常见
（15%~45%）。只有不足 30% 的腓神经损伤可完全恢
复，其余需要行神经松解术、一期修复术、二期神经移
植术或肌腱转位术等手术治疗。Mook 等描述了一种多韧
带膝关节损伤后疑似神经损伤的治疗程序。当遇到疑似
腓总神经损伤的急性膝关节损伤时，第一步是评估 PLC
在 MRI 上的完整性，并确定是否有必要行手术治疗对其
进行修复。如果 PLC 损伤或其他合并损伤需要修复时，
可同时行腓总神经探查修复术。否则是否手术可依据受
伤 6 周后肌电图检查结果而定。

15.3.4　骨折

　　在怀疑多韧带损伤时，应仔细检查 X 线片以确定是
否有轻微骨折迹象，必要时再进行 CT 检查。胫骨髁间
棘撕脱骨折和 Segond 骨折是前交叉韧带损伤的常见表
现。胫骨棘撕脱可能非常轻微，仅可在髁间切迹见一小
块碎片，并在其周围伴随不规则性小皮质隆起。Meyers
和 McKeever 分类将胫骨棘撕脱骨折分成 4 种类型，从微
小或非移位型 Ⅰ 型骨折到粉碎性移位型 Ⅳ 型骨折。胫骨
平台后侧皮质的不规则改变侧位 X 线片显示为 PCL 撕脱
骨折。PCL 撕脱骨折分为 3 型：Ⅰ 型撕脱性骨折不移位，
Ⅱ 型骨折为撕脱骨折碎片连接韧带发生分离，而 Ⅲ 型骨

折完全移位。

　　Segond 骨折是胫骨外侧平台撕脱骨折，它与前交
叉韧带损伤高度相关。弧形征（或弧形撕脱骨折）或侧
位片显示腓骨茎突后外侧复合体的小椭圆形撕脱（图
15.1）。它可能包含外侧副韧带和股二头肌腱的损伤，
通常与前交叉韧带损伤相关（图 15.2、图 15.3）。通常
是暴力过伸、内翻和外旋的结果。过强的内翻暴力可导
致髂胫束从其在 Gerdy 结节上撕脱，尽管这种情况很少
见（图 15.4）。

　　尽管由于骨性支持的丧失而导致严重的不稳定性，
但伴有骨折的膝关节脱位通常比无骨折的膝关节脱位较
少出现广泛的韧带损伤。然而相比纯粹的韧带脱位，
骨折脱位所致的韧带损伤的严重程度往往不被认识。
Gardner 等研究发现，在 Schatzker Ⅱ 型骨折中胫骨平台
增宽大于 5mm 或塌陷大于 4mm 的患者中，PCL 和 LCL
损伤的发生率接近 30%。25% 的膝关节脱位伴有胫骨平
台骨折，19% 的膝关节脱位伴有股骨骨折。与严重的轴
向压缩力导致的胫骨平台骨折相比，脱位导致的骨折发
生韧带损伤的风险更高。Tscherne 和 Lobenhoffer 指出了
5 种不同类型的胫骨平台骨折可能是由于膝关节脱位所
致：D1 为内髁劈裂骨折；D2 为整个髁部骨折，包括胫
骨棘；D3 为边缘撕脱骨折；D4 为边缘压缩骨折；D5 为
4 部分骨折包括累及股骨外髁、内髁及胫骨棘。这些骨
折类型应该高度怀疑伴随韧带的损伤。

15.3.5　二次评估

　　在最初阶段的几个小时内采取生命急救和保肢措施
后，最好在两周内，进行早期的 MRI 检查，它可以进一
步明确损伤的程度。先前的研究已经显示早期的 MRI 发
现与术中评估有极好的相关性，MRI 成像应包括腓骨头。
一旦疑似 PLC 损伤，沿腘肌腱的 MRI 斜冠状成像可以为
评估后外侧复合体提供良好的视野。区分实质部撕裂和
能再复位修复的附着部撕裂是很重要的，后者可能更适
合早期修复或保守治疗。Twaddle 等对 49 例膝关节脱位
患者的具体损伤模式及其位置进行了阐释。这些病例均
在 3 周内完成手术，并将 MRI 结果在术中进行了验证。
他们发现约 19% 的 ACL 损伤、51% 的 PCL 损伤、68%
的 MCL 损伤和 84% 的 LCL 损伤均能再原位复位修复。

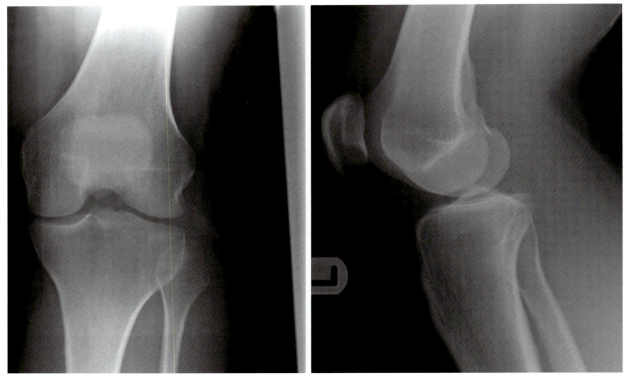

图 15.1　正位（左）和侧位（右）膝关节 X 线片显示的是一名 29 岁女子的左膝，她遭受了高速摩托车损伤。X 线片清楚地描绘了弓形征：腓骨头撕脱骨折

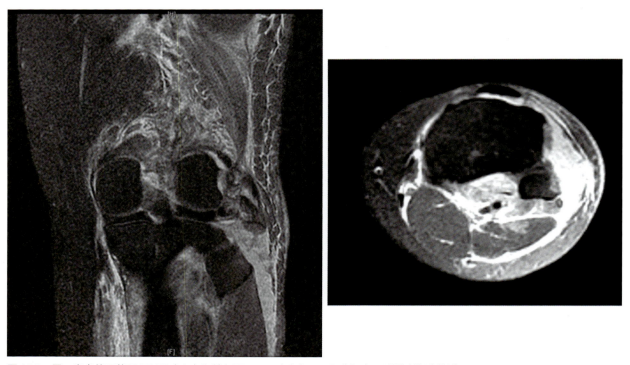

图 15.2　同一患者的冠状面 PD FS（左）和轴向面 PD FS（右）MRI 图像证实了腓骨头撕脱骨折

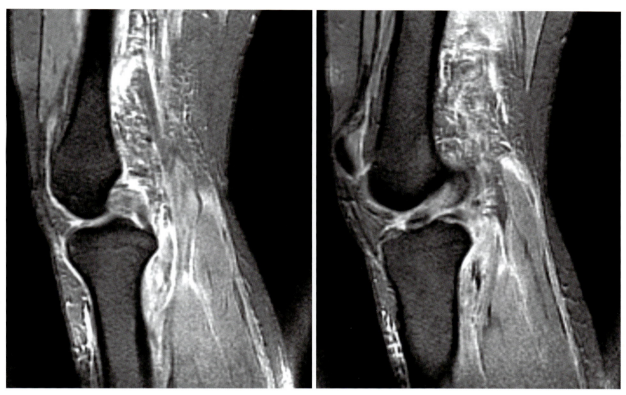

图 15.3　同一患者矢状面 PD FS MRI 图像显示近段 PCL 撕裂（左）和 ACL 撕脱骨折（右）

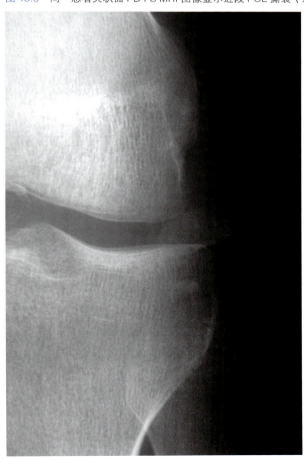

图 15.4　左膝正位 X 线片显示髂胫束撕脱骨折

通过 X 线、CT 和 MRI 上确定损伤的结构后，稳定性测试可以更正确地实施。评估松弛度和旋转不稳定性对确定治疗策略很有价值，但可能需要在麻醉下进行检查。若存在膝关节不稳，应力位摄片时需要在熟练的骨科医生帮助下才能进行。外旋反张试验是一种评估后外侧角（PLC）稳定性的试验。随着腿的伸展，通过大脚趾抬起腿导致了反张和过伸，提示 ACL 和 PLC 合并损伤。在这个试验中，将反张的程度与对侧进行比较，检查者的另一只手将大腿固定在桌子上，以充分评估反张的程度，注意避免严重不稳定的膝关节脱位。除了反张增加外，还可观察到膝内翻或外旋。Laprade 等在外旋反张试验阳性中证实了胫骨相对于股骨的前半脱位。这就解释了为什么在 134 例连续的后外侧角损伤患者中，10 例外旋反张试验阳性的患者均出现 ACL 和 PLC 联合损伤。该试验在合并 ACL 和 PLC 损伤的患者中，有 30% 发生率。

拨盘实验或后外侧旋转试验可以在仰卧位或俯卧位进行。当关节屈曲 30° 或 90° 时，施加一个外旋力，然后与对侧肢体进行比较。若外旋较健侧增加为 0°~30° 则表示是单发的 PLC 损伤。若是屈膝 90° 时外旋角度增加表示 PLC 与 PCL 联合损伤。反向轴移测试是另一种演示 PLC 损伤的方法。膝关节弯曲至 90°，同时施加外翻力和外旋。通过伸展腿，髂胫束收紧，从而减少半脱位，产生喀啦声。由于约 35% 的病例为阳性，阳性结果必须与健侧进行比较。后外侧抽屉试验进行时，膝关节屈曲 90°，足外旋 15°，而后抽屉试验则在足中立位进行。后外侧抽屉试验阳性提示腘肌复合体损伤。后抽屉实验则用来评估 PCL 的完整性。后抽屉试验三级或胫骨向后侧位移大于 10mm 与 PLC 损伤和 PCL 完全断裂关系密切。

单发的膝关节内侧副韧带损伤，在 30° 屈膝的外翻应力下表现为松弛，而广泛的外翻松弛表明一个更广泛往往涉及后内侧角的损伤。在中立位和足内旋时进行后抽屉试验可将单发的 PCL 损伤与 PCL 合并后内侧角（PMC）损伤区分开来。内旋可以使后内侧结构作为二级约束减少后侧移位的程度。在 PCL 联合 PMC 联合损伤中，内旋不能阻止前后移位，甚至可能增加前后移位的程度。前内侧旋转不稳定性（AMRI）可通过屈曲 30° 外旋时施加外翻应力或屈曲 90° 外旋时进行前抽屉试验来证实。麻醉下的应力 X 线片能够定量关节韧带松弛度。James 等最近的一项系统综述确定了 10 项关于在多韧带损伤中使用应力 X 线片的研究。尽管越来越多的研究均有高特异性和敏感性，但对于哪种技术是最合适的目前还没有达成共识。

要点　旋转稳定性试验	
试验	症状
外旋反屈试验	ACL + PLC 损伤
拨盘试验 / 后外侧旋转试验	
10°~30° 屈膝	单发 PLC
90° 屈膝	合并 PLC + PCL
反向轴移实验	PLC 或常规
后外侧抽屉试验	PLC
内旋后抽屉试验	合并 PCL + PMC
外旋前抽屉试验	AMRI
外旋外翻 30° 屈膝应力试验	AMRI

15.4　解剖学考虑

在确定所有受损的解剖结构，明确其位置和松弛程度后，就可以确定适合每个患者的个体期望的治疗策略。目前的证据不主张保守治疗膝关节多韧带损伤。为保留关节功能，关节不稳定、韧带结构挛缩、活动度的恢复均需要手术治疗。对膝关节多韧带损伤保守治疗的经验主要基于二三十年前发表的一小批患者的治疗结果，当时非手术治疗是治疗的标准。

在多韧带损伤中，问题仍然是哪些解剖结构需要仔细修复、哪些结构可以保守治疗？基于受损结构的自然发展和愈合能力，以及它们对关节运动学和长期预后的综合影响来确定治疗策略。一旦发现前后交叉韧带损伤，一些骨科医生可能会主张在一次手术中治疗所有的损伤，从而促进快速康复。另一些医生则更偏向于分期手术以首先恢复关节运动功能，只有在必要时才进行进一步手术。虽然一些交叉韧带和侧副韧带损伤具有再生能力，但额外的 PMC 或 PLC 不稳定合并交叉韧带损伤对关节运动有负面的协同作用。

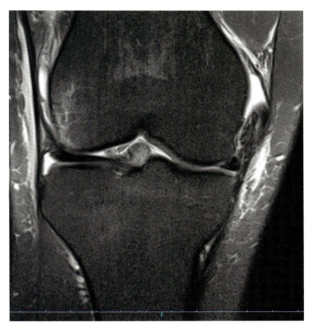

图 15.5　冠状面 MRI 图像显示近端 MCL 由股骨内侧髁撕脱

15.4.1　交叉韧带

　　膝关节脱位后 ACL 和 PCL 损伤的治疗策略仍存在争议。有些人主张在 2~3 周就进行 PCL 重建并进行侧副韧带修复，在必要时才进行前交叉韧带重建。在分期手术中，目的在于尽快恢复膝关节的运动功能，从而避免手术时间延长，渗出液增加，并可能减少术后僵硬。二期 ACL 重建仅在关节功能不稳的情况下进行。

　　其他研究人员认为膝关节脱位后重建不需要分阶段进行，并报道了一期重建的良好临床效果。早期前后交叉韧带重建最好在损伤 1 周以后进行，以使关节囊有愈合的时间，从而减少液体外渗的风险。但手术时机不应超过伤后 2~3 周以避免关节周围瘢痕形成。前后交叉韧带早期重建特别适用于功能要求高、需要快速恢复的运动员。在运动员膝关节脱位后进行前后交叉韧带一期重建的决定应该基于现实的期望。Hirschmann 等对一系列膝关节脱位病例进行了中位随访时间为 8 年的随访，其中 24 名运动员中有 19 名在前后交叉韧带一期联合 PLC 重建后能够早期恢复竞技类运动。然而 24 人中只有 8 人达到了他们受伤前的运动水平。主要的障碍是持续的疼痛（42%）和屈曲受限，此外还有一定程度的本体感觉改变。结果受手术时机和损伤模式的影响。受伤

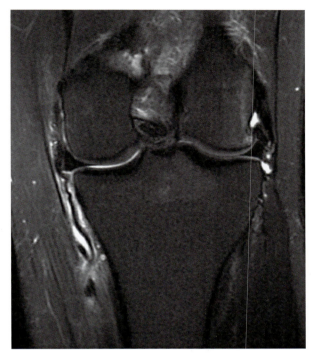

图 15.6　冠状面 MRI 图像显示远端 MCL 撕脱移位到鹅足肌腱外侧

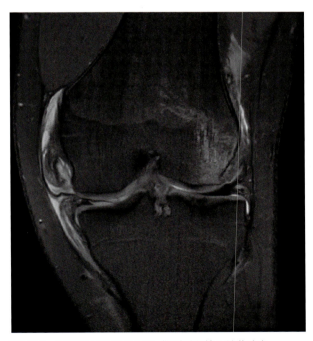

图 15.7　冠状面 MRI 显示 MCL 撕裂后翻转入关节腔内

20 天以上的患者更有可能放弃他们的职业运动。此外与 KD-Ⅲ L 和 KD-Ⅳ 损伤相比，KD-Ⅲ M 损伤患者的预后更佳。

　　有些骨科医生为了避免前后交叉韧带一期重建的挑

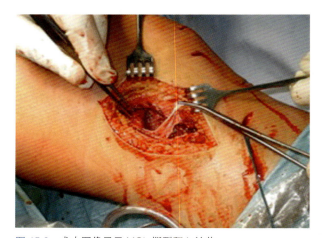

图 15.8　术中图像显示 MCL 撕裂翻入关节

战，宁愿选择稳定 ACL 或 PCL 重建。PCL 具有良好的再生能力，即使是在轻微不稳性的多韧带损伤患者中也可能治愈。几项研究显示，在保守治疗的单发 PCL 损伤患者的长期随访中，客观和功能结果均良好。在最初的愈合阶段可能需要佩戴模拟前抽屉状态的专门支具，以减少愈合肌腱的后平移和拉长。PCL 在膝关节运动学中起着重要的作用。据报道，在重建或保守治疗单发的 PCL 撕裂后，膝关节内侧间室罹患骨关节炎的总体风险约为 41%，其中 11% 为中重度骨关节炎。对单发的 PCL 损伤实施重建手术并没有减少这种风险。

在广泛的膝关节副损伤导致膝关节高度不稳后，PCL 在这种情况下愈合的能力是不足的。Mariani 等的研究表明，独立的 PCL 损伤或应力位 X 线片显示后侧半脱位少于 8mm 的 PCL 合并 MCL 不完全撕裂可以自行愈合。这些患者在 1 年后的 MRI 上均显示 PCL 恢复连续性且胫骨向后侧移位的程度减少。相反，PCL 撕裂合并 MCL 和 PLC 损伤且后侧半脱位大于 12mm 的患者则无法愈合。这些患者没有恢复足够的关节稳定性。

因此，对于移位的 II 型和 III 型 PCL 撕脱骨折或 PCL 损伤合并 PLC 或后内侧角（PMC）损伤的患者，建议在膝关节脱位时进行 PCL 的初始稳定治疗，这部分内容将在接下来的章节中进一步解释。单发 PCL 损伤，经保守治疗后仍残留后抽屉试验 III 型不稳定的患者，需要进行二期 PCL 重建术。

15.4.2　内侧结构

由于 MCL 具有良好的愈合能力，大多数急性的、完全或部分 MCL 撕裂均可以进行保守治疗，而不用去理会其损伤程度如何。但是内侧副韧带损伤作为多韧带损伤的一部分时，其治疗则较为复杂。Kovachevich 等的系统综述中没有发现任何关于多发韧带伤中内侧副韧带保守治疗与手术治疗疗效对比的研究。

选择 MCL 损伤的适当治疗方法需要对膝关节进行松弛度评估，并从撕脱损伤中辨别出是否合并实质部的损伤。沃纳等总结了 KD-IV 和 KD-III M 患者在发生股骨侧损伤时的非手术治疗（图 15.5）指征为，应力正位 X 线片上的左右关节间隙差小于 5mm 且未出现外翻扩大。重建实质部撕裂同时修复胫骨侧撕脱损伤。胫骨撕脱比股骨撕脱更需要手术修复。此外若浅层内侧副韧带从胫骨中撕裂下来，它可能会移位到鹅足肌腱的外侧（图 15.6），甚至翻转到关节内（图 15.7、图 15.8），从而阻碍了 MCL 的愈合过程。这种情况类似于拇指尺侧副韧带损伤或 Stener 损伤，需要手术修复或重建。

对于内侧损伤的松弛度评估也应包括旋转试验。KD-III M 和 KD-IV 脱位的大部分患者表现为 PMC 损伤，尤其是后斜韧带（64%~84%）、半膜肌腱（38%~64%）、内侧半月板后角（38%~41%）和半月板韧带（28%~50%）。如果没有手术修复或重建，PMC 的损伤可能无法愈合，尤其是合并多韧带损伤。PMC 损伤可导致持续性前内旋转不稳（AMRI）。PCL（后交叉韧带）和 PMC（膝关节后内侧角）的联合病变是两种结构稳定的标志。PCL 损伤导致胫骨平台后侧半脱位，从而改变后内侧等距点，增加内侧间室骨关节炎的风险。这种后半脱位因合并内侧损伤而大大增强。因此单纯的 PCL 重建不能完全恢复稳定。未能识别和治疗相关的膝关节后内侧角损伤会增加 PCL 重建失败概率，增加膝关节内侧间室骨关节炎的风险。

15.4.3　后外侧角

膝关节后外侧角损伤（PLC）可能导致严重的旋转不稳定，并危及交叉韧带重建的结果。在膝关节脱位时，PLC 常常也受累及。Becker 等描述了 43% 的膝关节多韧

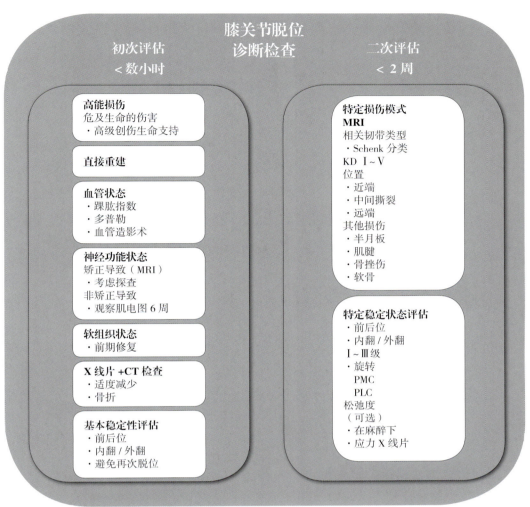

图 15.9　膝关节脱位的诊断检查流程

带损伤或膝关节脱位合并了前交叉韧带（ACL）、后交叉韧带（PCL）和膝关节后外侧角（PLC）损伤。运用 MRI 检查，我们可以发现 77% 的 PLC 损伤。这些损伤主要表现为外侧副韧带 LCL（95%）、腘肌（89%）和股二头肌（37%）受累。此外，89% 的 PLC 损伤与腓神经损伤有关。大部分的 LCL 损伤均为股骨起点处撕脱或胫骨止点处撕脱。

PLC 是一个复合体并且因为解剖变异描述的不同导致多个命名。PLC 结构可分为静态稳定结构和动态稳定结构。静态稳定结构包括外侧（腓侧）副韧带（LCL）、腘肌腱、后外侧关节囊和腘腓韧带。动态稳定结构包括股二头肌腱、髂胫束和腘肌。

单发的 LCL 只会导致内翻不稳定，而 LCL 与深层韧带复合伤则会增加内翻应力时后侧移位及外旋不稳定的程度。这一现象在屈膝 30° 时最为明显。额外的 PCL 损伤增强了后侧移位和内翻外旋。严重的 PLC 损伤几乎没有再生能力，保守治疗往往会导致较差的结果。早期手术修复或重建可使 PLC 失稳患者获益，手术最好在伤后 3 周内进行。这也解释了早期行 MRI 检查联合特异的旋转体格检查在评价 PLC 不稳定时的重要性。

15.5　结论

膝关节脱位的诊断流程总结（图 15.9）。在高能受伤的情况下，危及生命的伤害需要优先考虑。如果情况允许，应立即进行复位。X 线或 CT 检查可以帮助复位并确定是否合并骨折。临时的外固定支架可以帮助严重受损的软组织减少肿胀。由于膝关节脱位的发生率较高，临床医生应警惕任何膝关节多韧带损伤合并的神经血管损伤。尽管入院 24h 和重复评估似乎比较谨慎，踝肱指数（ABI）值小于 0.9 强烈表明动脉血管损伤仍然存在。当临床医生有任何顾虑时，使用血管造影或双功多普勒检查是明智的。如果 MRI 上明显显示出神经损伤的手术指征，那么早期手术干预可以改善症状。否则，建议在 6 周后进行肌电图复查并随诊。最初几天的稳定性测试应该非常小心，不要造成非移位性骨折的移位或关节再次脱位。

在损伤后的前 2 周通过 MRI 进一步明确损伤模式，然后进行具体的稳定性评估。在确定了损伤的韧带以后，根据 KD 分类对损伤进行分类。确定韧带撕裂的位置为近端、远端还是实质部可以帮助我们决定其愈合潜力及是否保守治疗或手术。可通过松弛度测试来判断韧带损伤的程度，但偶尔也需要在麻醉或应力位下进行 X 线检查。旋转稳定性测试是揭示 PLC 或 PMC 损伤合并交叉韧带损伤负协同运动效应的关键。

确定膝关节脱位后的治疗策略需要首先认识到损伤的严重程度，明确所有损伤结构的程度和位置，并了解它们对关节运动综合影响。

参考文献

[1] Azar FM et al (2011) Ultra-low-velocity knee disloca-tions. Am J Sports Med 39(10):2170–2174

[2] Barnes CJ, Pietrobon R, Higgins LD (2002) Does the pulse examination in patients with traumatic knee dislocation predict a surgical arterial injury? A meta-analysis. J Trauma 53(6):1109–1114

[3] Becker EH, Watson JD, Dreese JC (2013) Investigation of multiligamentous knee injury patterns with asso-ciated injuries presenting at a level I trauma center. J Orthop Trauma 27(4):226–231

[4] Boisgard S et al (2009) Bicruciate ligament lesions and dislocation of the knee: mechanisms and classification. Orthop Traumatol Surg Res 95(8): 627–631

[5] Boisrenoult P et al (2009) Vascular lesions associ-ated with bicruciate and knee dislocation ligamentous injury. Orthop Traumatol Surg Res 95(8):621–626

[6] Bynoe RP et al (1991) Noninvasive diagnosis of vas-cular trauma by duplex ultrasonography. J Vasc Surg 14(3):346–352

[7] Chahal J et al (2010) Injury patterns to the postero-medial corner of the knee in high-grade multiliga-ment knee injuries: a MRI study. Knee Surg Sports Traumatol Arthrosc 18(8):1098–1104

[8] Chapman JA (1985) Popliteal artery damage in closed injuries of the knee. J Bone Joint Surg Br 67(3):420–423

[9] Claes S et al (2014) The segond fracture: a bony injury of the anterolateral ligament of the knee. Athroscopy 30:1475–1482

[10] Cooper DE (1991) Tests for posterolateral instability of the knee in normal subjects. Results of examination under anesthesia. J Bone Joint Surg Am 73(1):30–36

[11] Davies H, Unwin A, Aichroth P (2004) The postero-lateral corner of the knee. Anatomy, biomechanics and management of injuries. Injury 35(1):68–75

[12] Dedmond BT, Almekinders LC (2001) Operative versus nonoperative treatment of knee dislocations: a meta-analysis. Am J Knee Surg 14(1):33–38

[13] Engebretsen L et al (2009) Outcome after knee dis-locations: a 2–9 years follow-up of 85 consecu-tive patients. Knee Surg Sports Traumatol Arthrosc 17(9):1013–1026

[14] Fanelli GC, Edson CJ (2002) Arthroscopically assisted combined anterior and posterior cruciate ligament reconstruction in the multiple ligament injured knee: 2-to 10-year follow-up. Arthroscopy 18(7):703–714

[15] Fanelli GC, Feldmann DD (1999) Management of combined anterior cruciate ligament/posterior cruci-ate ligament/posterolateral complex injuries of the knee. Oper Tech Sports Med 7(3):143–149

[16] Gauffin H, Rockborn P (2014) Knee dislocations: is reconstruction of the posterior cruciate ligament cru-cial? Eur J Orthop Surg Traumatol 24(3):371–377

[17] Georgiadis AG et al (2013) Changing presentation of knee dislocation and vascular injury from high-energy trauma to low-energy falls in the morbidly obese. J Vasc Surg

57(5):1196–1203

[18] Gottsegen CJ et al (2008) Avulsion fractures of the knee: imaging findings and clinical significance. Radiographics 28(6):1755–1770

[19] Hermans S, Corten K, Bellemans J (2009) Long-term results of isolated anterolateral bundle reconstructions of the posterior cruciate ligament: a 6-to 12-year fol-low-up study. Am J Sports Med 37(8):1499–1507

[20] Hirschmann MT et al (2010) Surgical treatment of complex bicruciate knee ligament injuries in elite athletes: what long-term outcome can we expect? Am J Sports Med 38(6):1103–1109

[21] Howells NR et al (2011) Acute knee dislocation: an evidence based approach to the management of the multiligament injured knee. Injury 42(11):1198–1204

[22] Hughston JC, Norwood LA Jr (1980) The postero-lateral drawer test and external rotational recurvatum test for posterolateral rotatory instability of the knee. Clin Orthop Relat Res 147:82–87

[23] Ibrahim SA et al (2013) Surgical management of traumatic knee dislocation with posterolateral corner injury. Arthroscopy 29(4):733–741

[24] Jackson WF et al (2008) Endoscopically-assisted single-bundle posterior cruciate ligament reconstruc-tion: results at minimum ten-year follow-up. J Bone Joint Surg Br 90(10):1328–1333

[25] Jacobi M et al (2010) Acute isolated injury of the pos-terior cruciate ligament treated by a dynamic anterior drawer brace: a preliminary report. J Bone Joint Surg Br 92(10):1381–1384

[26] James EW, Williams BT, LaPrade RF (2014) Stress radiography for the diagnosis of knee ligament inju-ries: a systematic review. Clin Orthop Relat Res 472(9):2644–2657

[27] Johnson ME, Foster L, DeLee JC (2008) Neurologic and vascular injuries associated with knee ligament injuries. Am J Sports Med 36(12):2448–2462

[28] Juhng SK et al (2002) MR evaluation of the "arcu-ate" sign of posterolateral knee instability. AJR Am J Roentgenol 178(3):583–588

[29] Kapur S et al (2009) Acute knee dislocation: review of an elusive entity. Curr Probl Diagn Radiol 38(6):237–250

[30] Kennedy JC (1963) Complete Dislocation of the Knee Joint. J Bone Joint Surg Am 45:889–904

[31] Kovachevich R et al (2009) Operative management of the medial collateral ligament in the multi-ligament injured knee: an evidence-based systematic review. Knee Surg Sports Traumatol Arthrosc 17(7):823–829

[32] Krych AJ et al (2014) Is peroneal nerve injury associ-ated with worse function after knee dislocation? Clin Orthop Relat Res 472(9):2630–2636

[33] Laprade RF et al (2014) Improving outcomes for pos-terolateral knee injuries. J Orthop Res 32(4):485–491

[34] LaPrade RF, Ly TV, Griffith C (2008) The external rotation recurvatum test revisited: reevaluation of the sagittal plane tibiofemoral relationship. Am J Sports Med 36(4):709–712

[35] LaPrade RF et al (2002) The effect of injury to the posterolateral structures of the knee on force in a pos-terior cruciate ligament graft: a biomechanical study. Am J Sports Med 30(2):233–238

[36] LaPrade RF, Wentorf F (2002) Diagnosis and treat-ment of posterolateral knee injuries. Clin Orthop Relat Res 402:110–121

[37] LaPrade RF, Wentorf FA, Crum JA (2004) Assessment of healing of grade III posterolateral corner injuries: an in vivo model. J Orthop Res 22(5):970–975

[38] Levy BA et al (2009) Decision making in the multiligament-injured knee: an evidence-based sys-tematic review. Arthroscopy 25(4):430–438

[39] Levy BA, Stuart MJ (2012) Treatment of PCL, ACL, and lateral-side knee injuries: acute and chronic. J Knee Surg 25(4):295–305

[40] Levy BA et al (2005) Screening for extremity arterial injury with the arterial pressure index. Am J Emerg Med 23(5):689–695

[41] Lohmann M, Lauridsen K, Vedel P (1990) Arterial lesions in major knee trauma: pedal pulse a false sign of security? Arch Orthop Trauma Surg 109(4):238–239

[42] Loomer RL (1991) A test for knee posterolateral rota-tory instability. Clin Orthop Relat Res 264:235–238

[43] Lopez-Vidriero E, Simon DA, Johnson DH (2010) Initial evaluation of posterior cruciate ligament injuries: history, physical examination, imaging stud-ies, surgical and nonsurgical indications. Sports Med Arthrosc 18(4):230–237

[44] Manske RC, Prohaska D (2008) Physical examina-tion and imaging of the acute multiple ligament knee injury. N Am J Sports Phys Ther 3(4):191–197

[45] Marchant MH Jr et al (2011) Management of medial-sided knee injuries, part 1: medial collateral ligament. Am J Sports Med 39(5):1102–1113

[46] Mariani PP et al (2005) Evaluation of posterior cru-ciate ligament healing: a study using magnetic reso-nance imaging and stress radiography. Arthroscopy 21(11):1354–1361

[47] McKee L et al (2014) Current concepts in acute knee dislocation: the missed diagnosis? Open Orthop J 8:162–167

[48] Medina O et al (2014) Vascular and nerve injury after knee dislocation: a systematic review. Clin Orthop Relat Res 472(9):2621–2629

[49] Meyers MH, McKeever FM (1970) Fracture of the intercondylar eminence of the tibia. J Bone Joint Surg Am 52(8):1677–1684

[50] Mills WJ, Barei DP, McNair P (2004) The value of the ankle-brachial index for diagnosing arterial injury after knee dislocation: a prospective study. J Trauma 56(6):1261–1265

[51] Molund M et al (2014) Posterior tibial tendon transfer improves function for foot drop after knee dislocation. Clin Orthop Relat Res 472(9):2637–2643

[52] Montgomery SR et al (2013) Surgical management of PCL injuries: indications, techniques, and outcomes. Curr Rev Musculoskelet Med 6(2):115–123

[53] Mook WR et al (2013) Nerve injury complicating multiligament knee injury: current concepts and treatment algorithm. J Am Acad Orthop Surg 21(6): 343–354

[54] Niall DM, Nutton RW, Keating JF (2005) Palsy of the common peroneal nerve after traumatic dislocation of the knee. J Bone Joint Surg Br 87(5):664–667

[55] Nicandri GT, Chamberlain AM, Wahl CJ (2009) Practical management of knee dislocations: a selective angiography protocol to detect limb-threatening vascular injuries. Clin J Sport Med 19(2):125–129

[56] Nicandri GT, Dunbar RP, Wahl CJ (2010) Are evidence-based protocols which identify vascular injury associated with knee dislocation under-utilized? Knee Surg Sports Traumatol Arthrosc 18(8):1005–1012

[57] Noyes FR, Barber-Westin SD (2005) Posterior cruci-ate ligament revision reconstruction, part 1: causes of surgical failure in 52 consecutive operations. Am J Sports Med 33(5):646–654

[58] Ohkoshi Y et al (2002) Two-stage reconstruction with autografts for knee dislocations. Clin Orthop Relat Res 398:169–175

[59] Peskun CJ, Whelan DB (2011) Outcomes of opera-tive and nonoperative treatment of multiligament knee injuries: an evidence-based review. Sports Med Arthrosc 19(2):167–173

[60] Potter HG et al (2002) Magnetic resonance imag-ing of the multiple-ligament injured knee. J Orthop Trauma 16(5):330–339

[61] Quinlan AG, Sharrard WJ (1958) Posterolateral dislo-cation of the knee with capsular interposition. J Bone Joint Surg Br 40-B(4):660–663

[62] Ridley TJ et al (2014) Effect of body mass index on patients with multiligamentous knee injuries. Arthroscopy 30(11):1447–1452

[63] Ritchie JR et al (1998) Isolated sectioning of the medial and posteromedial capsular ligaments in the posterior cruciate ligament-deficient knee. Influence on poste-rior tibial translation. Am J Sports Med 26(3):389–394

[64] Robinson JR et al (2006) The role of the medial collateralligament and posteromedial cap-sule in controlling knee laxity. Am J Sports Med 34(11):1815–1823

[65] Sawchuk AP et al (1990) The natural history of intimal flaps in a canine model. Arch Surg 125(12):1614–1616

[66] Schenk R (2003) Classification of knee dislocations.Oper Tech Sports Med 11(3):193–198

[67] Sekiya JK et al (2008) A clinically relevant assess-ment of posterior cruciate ligament and posterolateral corner injuries. Evaluation of isolated and combined deficiency. J Bone Joint Surg Am 90(8):1621–1627

[68]　Shelbourne KD, Clark M, Gray T (2013) Minimum 10-year follow-up of patients after an acute, isolated posterior cruciate ligament injury treated nonopera-tively. Am J Sports Med 41(7):1526–1533

[69]　Shelbourne KD, Jennings RW, Vahey TN (1999) Magnetic resonance imaging of posterior cruciate ligament injuries: assessment of healing. Am J Knee Surg 12(4):209–213

[70]　Stannard JP et al (2004) Vascular injuries in knee dis-locations: the role of physical examination in deter-mining the need for arteriography. J Bone Joint Surg Am 86-A(5):910–915

[71]　Taylor AR, Arden GP, Rainey HA (1972) Traumatic dislocation of the knee. A report of forty-three cases with special reference to conservative treatment. J Bone Joint Surg Br 54(1):96–102

[72]　Tibor LM et al (2011) Management of medial-sided knee injuries, part 2: posteromedial corner. Am J Sports Med 39(6):1332–1340

[73]　Tscherne H, Lobenhoffer P (1993) Tibial plateau frac-tures. Management and expected results. Clin Orthop Relat Res 292:87–100

[74]　Tufaro A et al (1994) Adverse outcome of nonopera-tive management of intimal injuries caused by pen-etrating trauma. J Vasc Surg 20(4):656–659

[75]　Twaddle BC, Bidwell TA, Chapman JR (2003) Knee dislocations: where are the lesions? A prospective evaluation of surgical findings in 63 cases. J Orthop Trauma 17(3):198–202

[76]　Varnell RM et al (1989) Arterial injury complicating knee disruption. Third place winner: Conrad Jobst award. Am Surg 55(12):699–704

[77]　Walker RE et al (2013) Radiologic review of knee dislocation: from diagnosis to repair. AJR Am J Roentgenol 201(3):483–495

[78]　Wascher DC (2000) High-velocity knee dislocation with vascular injury. Treatment principles. Clin Sports Med 19(3):457–477

[79]　Weimann A et al (2012) Reconstruction of the pos-terior oblique ligament and the posterior cruciate ligament in knees with posteromedial instability. Arthroscopy 28(9):1283–1289

[80]　Werner BC et al (2014) Ultra-low velocity knee dis-locations: patient characteristics, complications, and outcomes. Am J Sports Med 42(2):358–363

[81]　Werner BC et al (2014) Medial injury in knee dis-locations: what are the common injury patterns and surgical outcomes? Clin Orthop Relat Res 472(9):2658–2666

[82]　White EA et al (2013) Cruciate ligament avul-sion fractures: anatomy, biomechanics, injury pat-terns, and approach to management. Emerg Radiol 20(5):429–440

[83]　Wijdicks CA et al (2010) Injuries to the medial collat-eral ligament and associated medial structures of the knee. J Bone Joint Surg Am 92(5):1266–1280

[84]　Wright DG et al (1995) Open dislocation of the knee. J Orthop Trauma 9(2):135–140

[85]　Yeh WL et al (1999) Knee dislocation: treat-ment of high-velocity knee dislocation. J Trauma 46(4):693–701

[86]　Yu JS et al (1995) Complete dislocation of the knee: spectrum of associated soft-tissue injuries depicted by MR imaging. AJR Am J Roentgenol 164(1):135–139

第 16 章　Knee KG 系统

Bujar Shabani，Dafina Byty qi，Laurence Cheze，Philippe Neyret，
Sebastien Lustig
　　译者　魏利成　崔运利
　　审校　孙　立　谭洪波

16.1　简介

　　为了对膝关节疾病进行诊断和有效的治疗，必须准确地描述损伤的病理力学。虽然可以通过临床体格检查获得重要的信息，但需要更精确和客观的工具来定量评估膝关节的运动力学，特别是评估旋转不稳。

　　步态分析因其可以量化生物力学改变从而成为一种创新的工具，而运用生物力学我们可以估计膝关节平面发生的内在的力学变化。准确地获得膝关节平面上运动并不总是简单的；不管是内侧和外侧股骨髁，骨骼表面皮肤的运动会有显著的变化，这种变化对运用非侵入性手段来获得准确的运动数据却是最大的障碍。另一方面，步态分析技术虽然减少了皮肤运动伪影，但它们仍然是有一定侵入性的，且临床应用较为昂贵。因此以一种临床上可行的方式建立一个客观的评估膝关节运动的方法，是评价膝关节功能的关键，并为治疗提供有价值的反馈。所以 Knee KG™ 附件系统及 Knee KG™ 应运而生。研究人员运用它们可以测定轴向稳定性，从而提供可靠的运动分析。

16.2　装置的概念

　　1992 年在加拿大蒙特利尔的影像和骨科研究实验室，为了研究隧道定位对 ACL 移植物的拉伸、扭转和弯曲的影响，Knee KG™ 应运而生。在回顾了现有的科学文献之后，研究人员得出结论，需要一种评估装置来准确地量化三维状态下膝关节的生物力学。

　　由于测量膝关节运动受到软组织伪影的影响，新系统的设计首先是膝关节周围皮肤–骨运动的量化。基于这项研究，Sati 等提出了一种以半刚性方式固定下肢骨骼标志的系统，该系统由一个称为固定带的股骨侧和一个单独的胫骨侧组成。主要目的是开发一种无创仪器，以获得准确的膝关节内在的运动力学，第二个目的则是该仪器应足够实用，以便在临床中常规使用。

　　X 线透视发现使用这个称为外骨骼的系统，外在标志相对于内在骨骼的运动大大减少。该固定带证明获得的三维运动力学数据是准确的，该数据可用于评估 ACL 及 ACL 移植物在体内的变形。Knee KG™ 系统设计成只需很小的地面空间，但可最大限度地发挥功能。

要点1　Knee KG的设计组合

精确的膝关节3D立体检查

快速检查（20min）

实时

动态

负重

简单

有效

可靠

16.3　验证

虽然软组织伪影仍然是评估膝关节内在运动力学的主要问题，但验证 Knee KG™ 系统准确性的第一步，就是确定半柔性的皮肤附着系统相对于底层的骨骼的相对移动有多精确。Sati 等对此进行了评价，用标准的透视法，将附着系统获得的测量结果和实际的骨运动进行对比，研究人员发现，在 65° 的运动弧度内，该系统测量所得膝关节运动，膝关节外展和内收的平均精度为 0.4°，屈伸活动的平均精度为 2.3°，前后移位为 2.4mm，轴向平移为 1.1mm。

为了提高系统的准确性，小组开发了一种新的外骨骼附着系统，使用类似的 X 线透视评估了这个新系统的准确性。结果表明，当使用外骨骼附着时，误差平均降低 4.3~6.2 倍。Hagemeister 等评估了这一系统的准确

性，他们发现住院患者在外展 / 内收、内旋 / 外旋和屈 / 伸运动方面的重复性为 0.86~0.97。在另一项研究中，Hagemeister 等确定了测量的可重复性，膝关节旋转范围为 0.4°~0.8°，平移范围为 0.8~2.2mm。应该指出的是，这种精度很可能代表最佳情况，可能不反映实际的临床结果，特别是在极端的身体习惯或运动模式的情况下。

Labbe 等确定了在步行过程中，记录膝关节三维运动力学的附件系统的内部和观察者之间的可靠性。他们认为三维运动力学数据是高度可靠的，组内相关系数（ICC）值范围为 0.92（屈 / 伸），0.94（外展 / 内收），0.88（胫骨内旋 / 外旋）。高 ICC 值表明，即使重新安装，外骨骼记录三维膝关节运动力学的可靠性仍很高。因此，评估可以由几个不同的临床医生进行，而不影响可靠性。通过与尸体研究和小变异分析的比较，预测某些体内韧带的弯曲和扭转形变，该系统被证明是足够准确的。

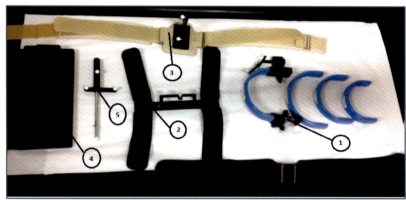

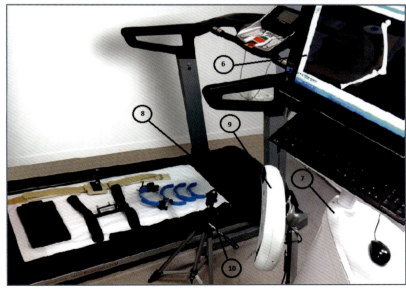

图 16.1　Keen KG™ 系统系统及其部件：1. 股骨固定带（4 个可更换的固定弓带）；2. 胫骨固定带；3. 骶髂带；4. 足部位置指引；5. 指针；6. 计算机；7. 小推车；8. 跑步机；9. 摄像机；10. 参照物

16.4　数据收集

　　Knee KG™ 系统由一个定位系统和一个红外运动捕捉系统组成，该定位系统允许传感器以准刚性方式安装在固定在膝盖上的固定带中。该固定带包括固定在膝关节两侧的股骨部分和通过弹性尼龙带固定的传感器组成的胫骨部分（图 16.1）。Knee KG 系统还包括一个数据分析和采集软件，它能够实时显示屏幕上三维的膝关节运动的图像，测试数据结果存储在硬盘驱动器里，自动打印，并在定制的报告中得出结果。数据库包含为每个测试者创建了 4 种生物力学模式、3 个方向的膝关节活动（屈 / 伸、外展 / 内收、胫骨内旋 / 外旋）和胫骨前后的平移。在 Knee KG™ 检查时，患者必须穿短裤才能安装外骨骼。在安装股骨部分时，操作者必须触诊膝关节内、外髁上方，以定位股二头肌与髂胫束之间的外侧间隙和股内侧肌与缝匠肌肌腱之间的内侧间隙。然后，操作者可以将两个弹性加压片放在这两个位置，并将它们固定在适当的位置，同时受试者将弹性尼龙搭扣缠在大腿上（图 16.2、图 16.3）。

　　在胫骨部分的安装中，第一步是定位胫骨的前内侧，然后操作员将胫骨板放置于此。板的上部必须位于胫骨结节的下方，且当踝关节屈 / 伸时，其下部不得移动。

　　操作者将腓肠肌（小腿）上方和下方的弹性尼龙搭扣带固定，以防止肌肉收缩时通过拉伸弹性尼龙搭扣带干扰测量（图 16.2）。通常仅需几个屈 / 伸运动和短暂的步行，就可以确定这些装置是否正确地安装在腿上。

　　一旦安装过程完成，校准程序将按照 Hageemeister 等的描述进行。这一过程可分为两部分：第一，定位踝关节、膝关节和髋关节中心；第二，根据预先确定的姿势，计算股骨和胫骨的两侧距离、前后距离和轴向远近距离。校准开始于 4 个解剖部位的定位：内踝、外踝、内髁和外髁（图 16.4）。股骨头的位置是利用下肢运动

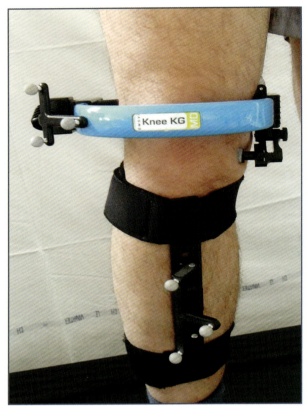

图 16.2　配有 Knee KG™ 跟踪器系统的右膝前视图

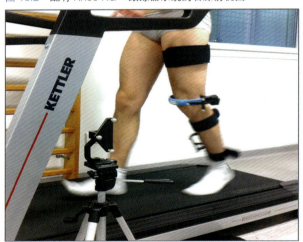

图 16.3　Knee KG™ 检查

的功能来进行定位的。当受试者进行腿部的环旋转动作时，Knee KG™ 记录了 5s 的传感器活动，通过传感器传入的数据系统可以计算出股骨头中心所在的最佳位置。然后 Knee KG™ 计算确定股骨头中心的最佳点（图 16.5）。

　　下一步的校准包括定位膝关节中心的位置（图 16.6）。受试者进行重复的腿部屈 / 伸（最大屈曲 60°），一旦运动被记录下来，Knee 3D™ 就可以为该运

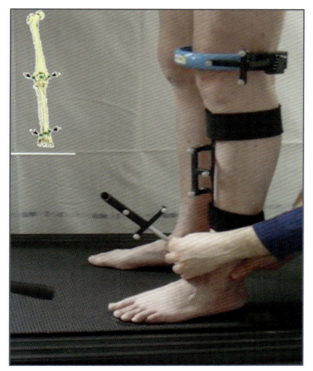

图 16.4　4 个解剖标志的确定

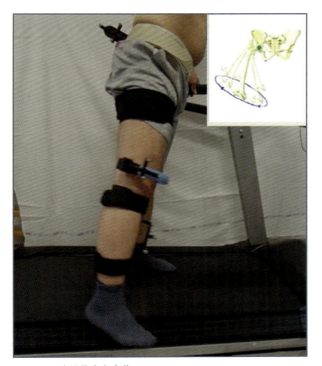

图 16.5　髋关节中心定位

动计算一个内外中心轴，然后基于这个轴，以及在前面的步骤中测量的股骨内、外两髁的位置，两髁连线的中点被投射在这个轴上，便定位了膝关节的中心。通过上

面的步骤，Knee 3D™ 计算出膝关节的中心。校准的最后阶段是在轻微屈曲-过伸运动中，当膝关节在 0° 位，确定横断面的旋转中立位（图 16.7）。

当由训练有素的技术人员执行时，信息采集需要 15~20min，所有的运动都被红外摄像机以 60Hz 的频率捕获。在开始试验之前，所有患者都步行了 10min，以适应在跑步机上行走。最后患者在跑步机上以舒适步态步行超过 45s 后开始记录试验（图 16.3）。在数据采集过程中，控制单元实时设置虚拟模型的位置和方向，用户可以根据患者的实际骨骼运动情况观察虚拟骨骼的运动情况。

一旦数据收集完成，用户就可以确定确认步态周期从何处开始，并自动删除异常值。然后自动生成一份报告，明确所有 3 个运动平面和步态周期各阶段的生物力学缺陷。

16.5　临床应用

Knee KG™ 系统提供的膝关节运动客观视觉评估可能有助于将症状与特定异常步态力学联系起来。它可以精确量化膝关节功能，突出其 3D 生物力学模式。Knee KG™ 报告还可以对治疗前与治疗后的生物力学变化进行比较。本节将重点介绍这两种评估之间的生物力学差异。有许多研究表明，对于 ACL 断裂、ACL 重建及患有骨关节炎的病例，该系统能够评估其膝关节功能。

ACL 断裂重建患者的定量评估

在下列情况下，Knee KG™ 提供的精确、定量的旋转数据是较为合适的评估工具：

- 评价 ACL 损伤的危险因素
- 预测某些体内韧带的弯曲和扭转形变
- 评估 ACL 重建后，膝关节是否能够恢复对抗运动
- 阐述三维生物力学评价在 ACL 损伤患者中的重要性

St-Onge 等评估了滑雪跌倒过程中"鬼影足"损伤的机制，绑定轴点和绑定释放特性对 ACL 应变的影响。他们发现一种有两个轴点的绑定方式，一个在前面，另一个在后，这可能成为减少前交叉韧带损伤发生的一种解

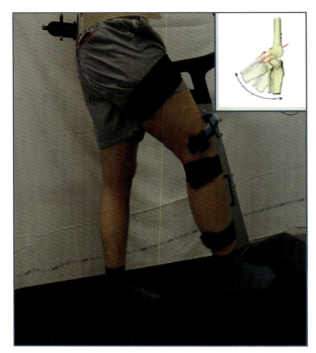

图 16.6　膝关节中心定位

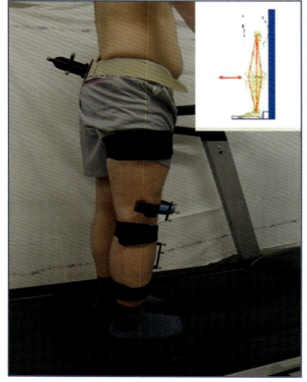

图 16.7　轴向定位的最后一步：膝关节完全伸展的姿势

决方法。

　　Fuentes 等评估了 ACL 重建后，膝关节在生物力学上是否能够恢复有身体接触的对抗性运动。

　　他们认为，ACL 重建后 3D 生物力学的改变将持续 6 个月，这可以解释为什么大多数患者在这段时间内没有回到他们的受伤前的运动水平。在另一项研究中，Fuentes 等评估了慢性 ACL 损伤患者，通过调整步态来避免膝关节前外侧旋转不稳定。他们假设，膝关节 ACL 损伤的患者在动作的终末阶段，会避免将他们的膝关节处于一个可能导致膝关节前外侧旋转不稳的位置。他们证实患者确实采用了这种"轴移回避"步态，可能是为了防止膝关节前外侧旋转不稳定。膝关节 ACL 损伤的患者通过"1. 显著减少膝关节内在旋转力矩"和"2. 在步态周期的终末阶段采取一个比较高的膝关节屈曲角度"来获得他所想要的步态。值得注意的是，在本研究中，受伤后时间是 22 个月，这表明慢性 ACL 损伤患者采用的是轴移回避步态。与此同时，Shabani 等使用 Knee KG™ 系统来评估了 ACL 损伤 5.7 个月后，膝关节在步态各阶段的表现。他们认为 ACL 损伤（ACL–D）的膝关节在步态启动阶段表现出明显较小的伸膝角度，在步态的中期阶段表现出较多的胫骨内旋，而在步态周期的任何阶段，前后平移都没有显著性差异。因此本研究的结果表明，ACL–D 膝可能出现功能适应，以防止过度的前后平移，但未能避免旋转不稳。

　　在下一个研究中，Shabani 等比较了患者接受 ACL 重建的膝关节与患者对侧健康膝关节，以及试验对照组的 3D 运动模式。他们的研究认为，ACL 重建术后膝关节（ACLR）在整个站立阶段的伸膝角度明显大于 ACL 损伤膝关节（ACLD），然而与健康对照膝相比，ACLR 膝关节仍表现出伸膝缺陷。在横断面，术前和术后资料均无显著性差异。但是 ACLR 膝与健康对照膝之间存在显著差异，ACLR 膝具有较大的胫骨内旋，两组间的前后位平移或冠状面平移无显著性差异。值得注意的是，正常的对侧膝关节存在生物力学适应。ACLR 与健康对照组膝（矢状位、轴位）有显著性差异，ACLR 与正常对侧膝无明显差异。

Knee KG™ 是一种非侵入性的、三维的、准静态的、实时的评估工具，它似乎为确定膝关节的生物力学行为提供了客观地评估。该系统有可能提高对膝关节损伤或退行性变化的生物力学认识，以及像轴移试验阳性所检查到的那样更准确地量化旋转不稳。

通过了解运动损伤的病理机制，生物力学研究促进了运动医学中运动损伤预防的进步。

需要在整个治疗过程中（术前和术后评估），始终如一的准确评估关节，并尽量弥补临床体格检查的缺陷。

已发表的数据表明，前交叉韧带（ACL）和膝关节骨性关节炎（OA）的病理生物力学诊断准确率分别为 82.8% 和 93%（敏感性 79%，特异性 100%）。

参考文献

[1] Sell TC, Ferris CM, Abt JP, Tsai YS, Myers JB, Fu FH, Lephart SM (2006) The effect of direction and reaction on the neuro-muscular and biomechanical characteristics of the knee during tasks that simu-late the noncontact anterior cruciate ligament injury mechanism. Am J Sports Med 34:43–54

[2] Lustig S, Magnussen RA, Cheze L, Neyret P (2012) The KneeKG system: a review of the literature. Knee Surg Sports Traumatol Arthrosc 20:633–638

[3] Sati M, de Guise JA, Larouche S (1996) Quantitative assessment of skin-bone movement at the knee. Knee 3:179–190

[4] Sati M, de Guise JA, Larouche S (1996) Improving in vivo knee kinematic measurements: application to prosthetic ligament analysis. Knee 3:179–190

[5] Sati M, de Guise JA, Drouin G (1997) Computer assisted knee surgery: diagnostics and planning of knee surgery. Comput Aided Surg 2:108–123

[6] Ganjikia S, Duval N, Yahia L, de Guise J (2000) Three-dimensional knee analyzer validation by sim-ple fluoroscopic study. Knee 7:221–231

[7] Hagemeister N, Yahia L'H, Duval N, de Guise J (1999) In vivo reproducibility of a new non-invasive diagnostic tool for the three dimensional knee evalua-tion. Knee 6:175–181

[8] Hagemeister N, Parent G, Van de Putte M, St-Onge N, Duval N, de Guise J (2005) A reproducible method for studying three-dimensional knee kinematics. J Biomech 38:1926–1931

[9] Labbe DR, Hagemeister N, Tremblay M, de Guise J (2008) Reliability of a method for analyzing three-dimensional knee kinematics during gait. Gait Posture 28:170–174

[10] St-Onge N, Chevalier Y, Hagemeister N, Van De Putte M, De Guise J (2004) Effect of ski binding parameters on knee biomechanics: a three-dimensional computa-tional study. Med Sci Sports Exerc 36:1218–1225

[11] Fuentes AHHI, Sudhoff I, Fernandes J, Ranger P, de Guise JA (2007) New 3D biomechanical and imaging technologies to evaluate the effect of anterior cruci-ate ligament reconstructions: preliminary results. Clin J Sport Med 17:165

[12] Fuentes A, Hagemeister N, Ranger P, Heron T, de Guise JA (2011) Gait adaptation in chronic anterior cruciate ligament-deficient patients: pivot-shift avoid-ance gait. Clin Biomech (Bristol, Avon) 26:181–187

[13] Shabani B, Bytyqi D, Lustig S, Cheze L, Bytyqi C, Neyret P (2015) Gait changes of the ACL-deficient knee 3D kinematic assessment. Knee Surg Sports Traumatol Arthrosc 23:3259–3265

[14] Shabani B, Bytyqi D, Lustig S, Cheze L, Bytyqi C, Neyret P (2015) Gait knee kinematics after ACL reconstruction: 3D assessment. Int Orthop 39(6):1187–1193

第 17 章　测量股骨和胫骨相对运动的机器人系统

Thomas P. Branch，Shaun K. Stinton，Jon E. Browne，Timothy D. Lording，Nathan K. deJarnette，William C. Hutton

译者　黄　术　崔运利

审校　刘俊利　谭洪波

> 我常说，当你能衡量你所说的，并用数字来表达它时，你对它有所了解；但当你不能衡量它时，或你不能用数字来表达它时，你的知识是贫乏而不令人满意的。
>
> ——Lord Kelvin（1883）

17.1　简介

当一个患者出现膝关节损伤时，临床医生通过手法检查来确定膝关节的松弛度。一只手固定股骨，用另一只手去活动胫骨，临床医生"感觉"到胫骨在受伤膝关节上的运动，并将其与另一侧膝关节的运动进行比较。这种"感觉"被临床医生称为 3D 运动；它是一种主观测试，受每个临床医生的经验所影响。训练、经验和测试期间进行的特定检测的差异可能会在查体中引入人为因素或偏倚。因此想检测膝关节损伤导致的胫骨和股骨松弛度的微小变化，并将这些变化与特定结构的损伤关联起来是比较困难的。

在人工查体中，临床医生寻求准确的诊断，其目的是确定哪些结构受损以及受损程度。临床医生的个人经验和查体技能对患者的预后影响最大。但是有一些与患者相关的变量可以影响人工查体的结果，例如疾病、分心、患者的行为、肿胀、渗出、疼痛、患者监护等。此外患者的身高或体型会使查体变得困难，例如体重 150kg 的美国足球运动员。在患者的左腿和右腿进行一致的测试也很有挑战性。机器人测试被认为是在测量膝关节松弛时限制这些混杂变量的一种方法。

在这一章中，将探讨影响机器人测量膝关节活动度的相关因素。我们也将探讨在机器人测试的发展过程中遇到的几个关键问题。

第一个问题是在考虑旋转和平移的情况下确定膝关节的中心。膝关节中心的位置会影响股骨和胫骨之间的相对平移，当然也会影响左右对比。胫骨和股骨坐标系的三维离散度直接影响到胫骨旋转 0° 和内翻 / 外翻旋转的程度。为了将测量误差降到最低，这种运动设置必须在肢体以及所有被评估的患者之间保持一致。

第二个问题是在不影响胫骨与股骨的相对位置的情况下，进行人工检查和膝关节活动度评估。胫骨是中间骨，也就是说，胫骨可以在脚踝 / 脚和股骨之间"自由浮动"。通常情况下，股骨是静止的，胫骨保持在检查者确定的位置。理想情况下，小腿固定在脚上，胫骨可以根据重力和膝韧带的状态自行定位。合成位置代表评估条件下膝韧带的"平衡"状态。这代表了"整条腿"测试的一种形式。在设置过程中必须注意记录该"初始"位置或数据。韧带撕裂对这个初始位置有影响。本质上整个腿部的初始位置（髋关节和膝关节屈曲度、髋关节外展和仰卧位）定义为韧带的"平衡"状态。考虑到在评估位置的重力，这种平衡状态存在于当胫骨和股骨之间的所有完整韧带的张力总和为零时。当韧带撕裂并失去其约束能量 / 力时，就会转移到新的初始位置或平衡位置。胫骨在这个新的平衡位置上的绝对和相对位置可能为临床医生提供损伤的线索。如果在分析过程中不考虑初始位置或平衡位置，可能会出现误差的诊断。

第三个问题涉及用于计算胫骨和股骨之间运动变化的数学方法。在测试过程中，股骨的运动受到限制，而胫骨位于膝关节屈曲的特定角度，并允许以 6 个自由度移动。当临床医生检查膝关节时，他们"感觉"到胫骨和股骨之间的运动。这个"感觉"包含了所有 6 个自由度的平移和旋转。应选择一种数学方法，通过代表胫骨相对于股骨的所有 6 个自由度的变化来最好地反映这种临床"感觉"。

第四个问题是考虑在检查过程中传达膝关节临床感觉运动的最佳方法。传统上，临床医生在每次测试中都感觉到关节活动的程度和每个终点的柔顺性或"柔软性"：前 / 后、内翻 / 外翻和胫骨轴向旋转试验。当这种"感觉"与临床医生在整个检查过程中施加的力相关时，就可以产生完整的"载荷-变形曲线"。通过标准化设置、原点和坐标系映射、扭矩 / 载荷应用和数学分析，可利用功能数据分析（FDA）技术比较研究中的多个载荷-变形曲线。这些曲线可以使用统计分析的方法来比较两个曲线的范围和形状，为临床医生提供膝关节韧带松弛的临床"感觉"的视觉表示。需要处理 4 个问题：（1）中立位置 / 旋转的位置；（2）没有胫骨位置的干扰或以韧带平衡状态为特征的整条腿（whole leg）状态测试；（3）使用独立的自由体分析来模拟临床医生对膝关节松弛的"感觉"，以及膝关节受损的诊断；（4）数据分析功能的使用。当使用机器人系统测量股骨和胫骨之间的相对运动时，数据分析可以提供这种临床"感觉"的可视化表示对于识别膝关节损伤非常重要。

> **要点 1**　膝关节松弛测试机器人系统的优点。
>
> 1.机器人系统在不影响股骨和胫骨的"自然"平衡位置的情况下测试整个腿部。
>
> 2.它允许在模拟测试期间查体的方向上进行标准化的施力，从而最大限度地减少人为因素造成的偏差和误差。
>
> 3.这种一致的施力允许在同一天和多天的试验之间具有极好的重复性。

17.2　膝关节松弛试验机器人系统的发展

膝内侧可视化的标准方法包括 X 线片、CT 检查和

MRI 检查。这些"静止"图像在诊断膝韧带损伤时的价值通过使用波尔图膝关节测试仪等设备对膝关节施加应力而得到增强。MRI 能够显示膝关节的主要韧带。前交叉韧带撕裂的诊断准确率可达 90%；然而 MRI 并没有显示韧带在整个膝关节内是如何协同工作的。更具体地说，这些静态图像可能能够识别单个受损韧带，但不能让临床医生了解特定受损韧带如何影响整个膝关节的稳定性。虽然主要的膝韧带仍然很受关注，但较小和不太突出的韧带的损伤可能对整个膝关节的稳定性有重要的影响。

KT-1000 以多种形式（如 KT-1000、KT-2000 和 CompuKT）被用于大量的同行评审研究。许多研究已经发表，报道其有效性、可靠性和再现性。KT-1000 装置和其他仪器设备（如 Rolemeter、Stryker KT 等）报道了不一致的结果，因为"人为因素"并未完全从检查过程中消除。换言之这些装置依赖于测试者来设置和控制作用力的方向和速率。尽管有缺点，KT-1000 装置仍然被用来量化膝关节的前后位移。

Kocher 等建议与 KT-1000 测得的前后位移相比，轴移试验与患者总体满意度有更好的相关性。由于枢轴移位动作似乎是胫股轴向旋转、前 / 后平移和内翻 / 外翻旋转的组合，因此尝试量化试验的胫股轴向旋转分量。

我们第一次尝试在 2004 中量化胫股轴向旋转是一种手动系统，使用数字扭矩扳手和标准的 SCO-LION 测角器，其中患者在仰卧位测试，两个膝关节屈曲到 90°（图 17.1a）。该系统的升级版本在整个胫骨轴向旋转试验中添加了数据的数字采集，膝关节在屈曲 30° 处模拟拨号实验（图 17.1b）。我们对制作完全的负荷变形曲线进行分析很感兴趣。膝关节在 30° 时，在测试过程中，有人担心脚 / 踝关节和股骨的额外旋转。

为了回答关于测试方法的几个简单问题，我们进行了多项内部研究。第一项研究包括 10 名受试者，他们均进行了从大腿到足的石膏固定。每名受试者在 6 种情况下进行测试，每一种情况均为石膏固定范围的减少或髌骨固定装置的改变。在每一次试验中，受试者被放置在由内侧和外侧股骨垫固定股骨近端的装置上、而股骨远端则紧靠在圆柱形桩上，足跟部则固定在踝足矫形器（AFO）中。在股骨远端，要么用一个简单的带固定在两个柱子之间，要么用一个髌骨带压迫髌骨，以帮助控制股骨旋转。在图 17.2 中给出了旋转顺应性（载荷变形

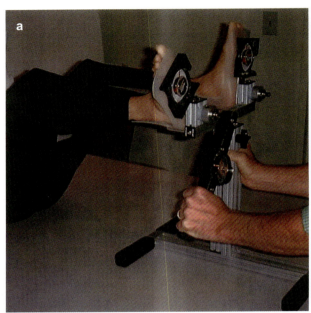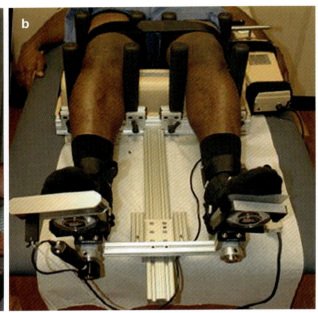

图 17.1　a. 第一个旋转膝关节测试系统利用了人工施力和视觉读数测角仪；b. 升级版的膝关节测试系统使用数字化数据采集，但仍需要手动施力

曲线的最后 10% 的斜率）和总轴向旋转的结果。接下来的研究依次确定了施力速度对旋转顺应性的影响。4 例患者在 4 种不同的旋转速度下使用数据采集装置进行测试。随着施力速度的增加，对旋转顺应性有明显的影响（图 17.2）。这两项研究确定了在试验过程中控制加载速度和加载点的重要性。利用这一新的认识，开发了设备和软件的改进版本（图 17.1b）。股骨内侧、外侧锁定，髌骨压入滑车，用电子测角仪测量足部旋转，用数字扭矩扳手施加扭矩。软件收集数据并向实验人员提供扭矩施加速度的即时反馈。因为运动是在脚的水的水平上测量的，所以运动代表小腿的旋转，而不仅是膝关节的旋转。

虽然这个装置被证明是可靠的而且可重复，但是它没有测量胫骨相对于股骨运动。于是我们将测角仪替换为电磁跟踪系统和胫骨传感器，用于测量胫骨旋转，而不是整个小腿旋转（图 17.3）。该系统还引入了电机作为数字扭矩扳手的替代品，以标准化施加力的大小和方向。在引入了用于运动测量的电磁系统和用于一致施力的电机之后，电动仪器的可靠性非常好。用这个系统测量了 34 例患者；这些患者进行了单侧前交叉韧带重建。数据显示患者满意度与正常膝关节更低的小腿轴向旋转之间有明显的相关性（图 17.4）。使用国际膝关节文献委员会（IKDC）和视觉模拟评分（VAS）评分进行满意

度研究时，研究人员发现正常膝关节的轴向旋转角度越大（膝关节越松弛）的患者在重建膝关节后满意度越低。虽然关节活动被理解为关节中两个骨骼之间的相对运动量，但"关节活动范围"的概念被引入，作为旋转装置测量的胫股总旋转量和 KT-1000 测量的前后平移的量。

基于该装置所证明的可靠性和可重复性，我们得出结论，在使用体内测量的生物力学特性作为预测未来患者满意度的手段方面，有必要进行额外的研究。其目的是使用生物力学特性作为一个客观的测试来帮助临床医生识别胫股轴向旋转所特有的损伤，同时提供可接受的敏感性、特异性、阳性预测值和阴性预测值。为了提高可靠性和重现性，我们也进行了误差分析。

17.3　膝关节生物力学测试中的误差来源

如果测量装置和方法产生的误差大于变化本身，则很难测量或量化由于膝关节韧带损伤而导致的股骨和胫骨之间的微小运动变化。为了实现在膝关节松弛试验中使用可用于诊断测试的机器人系统获得生物力学值的目

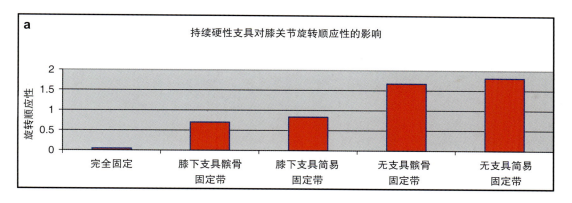

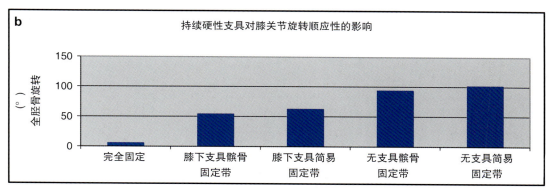

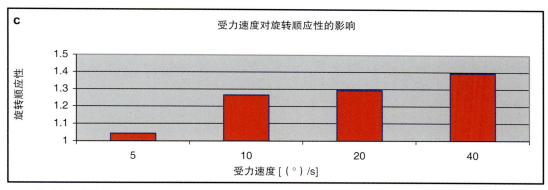

图 17.2　a. 石膏对膝关节旋转柔度的影响（低柔度＝高刚度）。在测试期间测量脚的旋转时，测量包括髋关节、膝关节和脚／踝关节的旋转；b. 石膏对小腿胫骨总旋转的影响。膝下石膏减少了脚踝的运动，而髌骨带减少了股骨的运动；c. 施力速度对膝关节旋转顺应性的影响。膝关节随速度变化的顺应性表明结构是黏弹性的。在测试过程中，需要注意在负载和速度方面使用一致的力，以减少误差

标，必须尽可能减少所有可能的误差形式。测试期间可能会产生很多类型的误差（表 17.1）。最重要的是研究者偏倚，这类偏倚可以存在于任何测试中。当研究者选择或否定测试的某个方面时，就会产生偏倚。为描述两个骨骼之间的运动而选择的数学方法也可能是一个潜在的误差来源。

表 17.1　生物力学膝关节试验中的潜在误差来源

潜在误差来源
1. 患者的设置
2. 关节中心的定义
3. 坐标系的定义
4. 数学方法
5. 溢出效应

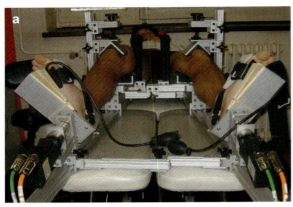
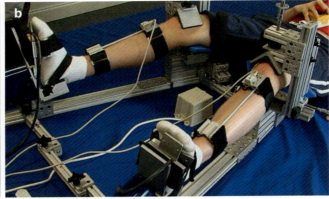

图 17.3   a. 为提高结果的一致性而使用的电机并入后的膝关节测试系统。每个髌骨也被锁定在滑车沟使用髌骨垫和夹子；b. 增加电磁跟踪系统后的膝关节测试系统，用于单独测量胫骨旋转

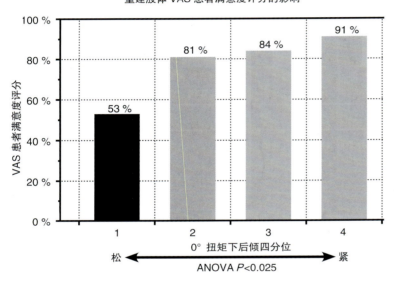

**0° 扭矩下正常下肢后倾对
重建肢体 VAS 患者满意度评分的影响**

图 17.4   小腿轴向旋转量与患者满意度之间的相关性。最低四分位数（最宽松的膝关节）的患者报告的患者满意度得分显著降低

17.3.1   关节中心的定义

许多分析技术要求研究人员使用 X 线片来确定膝关节的中心，研究人员必须确定 X 线片上中心的位置。尺子或计算机可用来测量胫骨的前后宽度和内外侧宽度。这些信息可以用来确定胫骨的"中心"，然后将其定义为膝关节的"中心"。当试图以这种方式选择膝关节中心时，会出现几个问题：（1）X 线片是"真"侧位片还是"真"正位？（2）测量膝关节样本时，每次测量值是否相同？（3）在体内测试时，临床医生 / 技术人员如何进行 X 线片测量，并将其应用于皮肤和肌肉完好无损的患者？无论采用何种方法，如果研究人员选择关节中心，人为误差就会产生。

17.3.2   坐标系的定义

为了确定两个骨骼之间的相对旋转，每个骨骼必须有一个提前定义的坐标系。典型的前后运动（AP 运动）不允许沿 Y 轴发生，并且内 / 外旋转应围绕 Z 轴。为了使坐标系正交（每个轴垂直于另一个轴），必须在 Y 轴和 Z 轴之间建立 X 轴。绕 X 轴的屈伸可能不代表该膝关节的真实屈伸活动。研究人员必须选择哪个轴是主要的，哪个轴是次要的，哪个轴是第三轴。通过这样的选择，研究人员将误差引入测量中。如果选择一个非正交坐标系来迫使膝关节运动更好的用于临床，则两个骨骼之间的某些运动会被其中一个非正交轴隐藏或添加到其中。

17.3.3　患者设置和力 / 力矩应用

　　研究人员用来检查胫骨和股骨之间关系的方法可能会在测试中引入偏差，从而产生误差。例如如果脚部向上抬起，膝盖完全伸直，有些膝关节就会有自然的反屈。这种现象是由于在那个位置的膝关节韧带处于紧张的状态。当膝关节屈曲时，胫骨相对于股骨的位置仍可能存在韧带平衡状态的改变。此外胫骨的起始或平衡位置可能会影响韧带损伤的最终结果。膝关节的反屈可能代表受损的后外侧结构，而不是一个正常或健康的膝关节位置。该装置可同时刚性地固定胫骨和股骨，这可能为韧带损伤提供潜在的线索，因为胫骨相对于股骨的平衡位置或状态受此影响。在测试过程中，当设备固定关节的两侧时，研究人员必须选择骨骼的初始位置，从而产生偏差和错误。

要点 2　使用机器人系统分析膝关节松弛的关键概念。

1. 在测试过程中动态确定零扭矩/负载的位置，减少研究人员的偏差和误差。
2. 在全腿（whole leg）测试中，初始位置代表胫骨和股骨之间的"自然"平衡关系。
3. 与外科医生的临床检查一样，独立的自由体分析允许在测试期间对胫骨相对于股骨的运动有完整的 6 个自由度（三维）理解。

17.3.4　数学方法

　　1983 年，Grood 和 Suntay 开发了一个非正交关节坐标系来描述两块骨头之间的临床运动。这项数学技术简化了一根骨头相对于另一根骨头的旋转和平移的计算。然而这项技术在完成计算过程简化的同时对计算内容进行了舍弃。骨骼的位置必须彼此保持一定的一致性。以膝关节为例，整个测试过程中胫骨和股骨的长轴必须保持平行。如果不发生这种情况，则平移和旋转会受到沿其他轴的运动的干扰。当一个轴沿或绕一个轴的运动可以被另一个轴增加或抵消时，这种运动干扰称为"外溢"。也就是说，如果股骨的内翻或外翻方向相对于胫骨有变化，那么在内侧或外侧的运动会外溢为关节的拉伸或挛缩。类似的，所有的屈曲假定沿股骨的屈曲轴运动，而此时胫骨本身也可以作为一个独立结构进行屈伸。"溢出"的典型临床例子是膝关节真正的侧位片和"有偏差"的侧位片之间的差异（图 17.5）。描述两块骨头之间运动的数学方法会增加测试本身的误差。

　　在测试过程中因为不管理误差累积的后果，在测试的准确性、可靠性和再现性方面是显而易见的。测试过程中的累积误差会在数据中产生"噪声"，因此损伤或条件之间的真实差异可能不容易识别。通过控制误差的来源，这种"噪声"可以降到最低水平，这样生物力学特性可以预测是否存在解剖损伤。

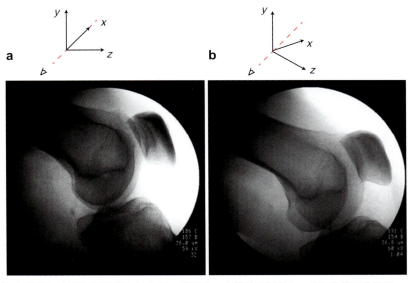

图 17.5　当真侧位片（a）稍微旋转导致偏移视图（b）时，溢出的一个简单示例发生，从而使其更难解释

17.4 使用机器人系统进行膝关节松弛测试时的误差管理

膝关节机器人测试的精确性、可重复性和可靠性的关键在于所用设备的选择、患者设置的细节、描述两骨之间运动的数学方法的选择以及分析测试过程中产生的信息的方法。正确的设备确保在整个测试过程中精确测量位置和扭矩。预设置对于减少与选择胫骨和股骨的坐标系及原点相关的误差仍然至关重要。正确的数学方法可以减少一个坐标系中的某个轴无意溢出到另一个轴时产生的影响。例如其结果是一些与 MCL 损伤所见的外翻旋转增加可能是"溢出"，并在测试过程中表现为胫骨屈曲增加。最后所选择的分析方法减少了研究人员偏倚的影响，并为临床医生提供直截了当的方法从而更好地理解股骨和胫骨之间的"活动"。

17.4.1 测量装置

选择一个电磁跟踪系统来记录胫骨相对于股骨的位置。使用 6 个自由度传感器，该系统基于均方根误差（0.88mm 和 0.48°，95% 置信区间）精确到 0.48mm 和 0.30° 以内。两个位置之间的相对运动保持最高的精度，而磁场内的绝对位置保持较低的精度。伺服电机和扭矩传感器的组合可以以恒定的速率向目标扭矩施加力，误差小于 1%。

17.4.2 患者设置

为了使该过程更加可靠，我们开发了用于在设备中设置患者的方法和对机器进行的修改，以将测试误差降至最低（图 17.6a）。患者以仰卧位进入装置，脚放置在远端的踝支具上。膝关节固定于垫子上，使股骨远端紧靠护垫，膝关节弯曲 30°。胫骨近端脱离垫，自由活动。患者的腿位于股骨外展 30° 的位置，同时允许股骨位于后侧护垫的中心。然后将脚绑在合适的位置，这样可以在轴向旋转和内翻/外翻中施加力。然后将内侧和外侧股骨垫移动到股骨远端、近端的位置，以帮助在测试期间减少股骨微扰。

股骨远端后侧的护垫能够在内、外方向进行移动，

同时髌骨垫也放置在股骨远端，这样可以在腿部进行内翻、外翻活动时始终给髌骨提供对应的压力。然后将垫子放置到位，用 133.5N 的力将髌骨夹在股骨远端滑车上，通常这个力是作用于髌骨上可以忍受的最大力。两个股骨以类似的方式固定在机器上，设置方法允许重复性。然后每只脚旋转，直到第二脚趾垂直于 Y 轴和股骨远端休息的股骨垫。该位置用于作为每次运动时作为股骨 Z 轴旋转的 0°，也就是胫骨相对于股骨的轴向旋转角度。

一个浮动的股骨传感器放置在髌骨固定钳中，传感器可以测量股骨 Y 轴的运动也就是向前/向后方向的测试（图 17.6b）。它是通过传感器和与髌骨直接接触的塑料棒之间的刚性连接。由于股骨是由皮肤、脂肪和肌肉覆盖的骨，所以在轴向旋转和内翻/外翻旋转时测量误差被引入到测量过程中。在该设置中，内翻/外翻旋转是指围绕股骨 Y 轴（前后）的旋转，但也存在绕 Z 轴（长轴）旋转的一些运动。这两种都是在测试过程中测量的，但 Z 轴的运动受已描述的在测试过程中无法完全控制股骨旋转的影响。这是体内评估中公认的误差。使用股骨解剖标志作为构造股骨起点和坐标系的方法，由于在患者群体中通过触诊识别它们时变异性太大而被放弃。

胫骨传感器放置在胫骨近端的内侧"喇叭口"处，而不受力/扭矩施加系统的干扰。这个位置的皮肤到骨头的距离在胫骨上是最低的，并且在测试期间提供了胫骨的良好跟踪点位于胫骨内侧平台和胫骨外侧平台的正中线、内踝和外踝的正中线，对应于该部分骨头上最突出的点。当双膝处于平衡位置时，记录每个胫骨结节的最前点。

17.4.3 原点和坐标系的定义

胫骨坐标系的原点被定义为患者设置期间胫骨平台内侧点和外侧点之间的中点。胫骨坐标系的 Z 轴是利用从胫骨起点到内踝和外踝的中点的向量构建的。在初始设置时，Y 轴与足的第二脚趾平行，与先前的股骨远端垫垂直。适当的数学运算（交叉积产生一个垂直于"交叉"的其他两个向量的向量）用于创建胫骨的正交坐标系。股骨原点及其坐标系由机器上的点构成。股骨起点取自机器上的点，髌骨夹代表股骨远端的总 AP 深度。这些点的中心成为股骨坐标系的原点。Y 轴垂直于股骨后垫。

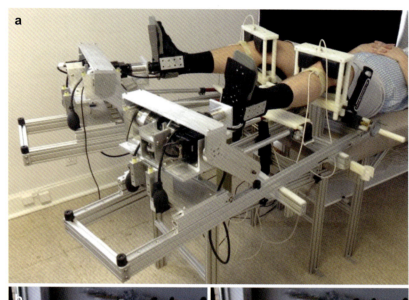

图 17.6　a. 在测试装置中将患者放置好近端
胫骨固定有电磁传感器的；b. 仅跟踪股动脉
AP 运动的股骨传感器的特写视图。一个塑料
片放在髌骨顶部，一个线性轴承只允许测量
AP 在箭头方向的运动。髌周垫由高密度泡沫
材料制成，穿着舒适

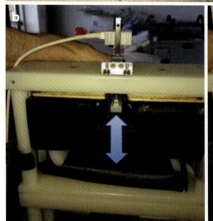
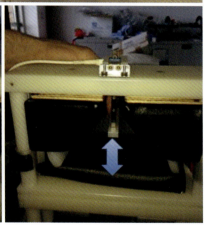

Z 轴是在初始设置时从胫骨坐标系的 Z 轴取来的。再次使用适当的数学运算来创建股骨的正交坐标系。

　　重要的是要了解为什么 Z 轴的胫骨也用于股骨的 Z 轴。作为临床医生，我们锚定股骨，观察或感觉胫骨相对于股骨的运动。因此胫骨的运动是从股骨向胫骨顶部"观察"的。如果胫骨平台表面的运动很重要，那么垂直于胫骨平台表面的视图对临床医生来说是最好的。因此，胫骨坐标系 Z 轴投影到股骨的 Z 轴，为"从股骨看胫骨"提供了最好的视角。Z 轴从胫骨到股骨的复制应该接近真正的机械轴。这种复制的 Z 轴用于股骨而不是机械轴，有几个原因。我们研究了在股骨旋转过程中逐点采集预测股骨头中心的数学方法。股骨头旋转中心的估计与解剖中心的 3DCT 检查识别一起进行。用这些数学方法预测股骨头解剖中心的误差，从试验到复验误差

高达 2.5cm。随后注意到，在胫骨和股骨坐标系中使用 Z 轴评价胫骨时误差范围较合理，不存在与估计股骨头中心相关的测量误差的风险。此外从踝中点和胫骨近端构造的胫骨 Z 轴提供了两个肢体中最一致的可测量的解剖学特征。

17.4.4　数据比较

　　当比较患者的左右肢时，有两种方法可用。第一种方法依靠单独的设置来比较右胫骨和左胫骨的运动。它为技术人员供了一个"视野"。当比较右膝和左膝时，最重要的视野是"全景视野"。全景视野是坐在床头，看着两名技术人员同时移动右膝和左膝可以看到的视野（图 17.7a）。每个膝关节在空间中移动，并从"床头"

的角度进行记录。第二个最重要的视野是从右腿的股骨和左腿的股骨看，称为"股骨视野"。这个视野相当于一个镜头置在每个股骨远端，观察每根胫骨相对于同侧股骨的运动，并分别记录运动（图17.7b）。可以比较每根胫骨运动的"股骨视图"，同时记住左右运动是彼此的镜像。这种方法的准确性取决于在"全景观"中以相同但镜像相反的位置设置每根股骨的能力。如前所述，每根胫骨（左右）在设置时将具有"初始平衡位置"。在患者设置过程中，这种"平衡"的位置或状态可以被视为每根胫骨的一个独特特征，应记录下来以便进一步评估。

第二种比较左右侧的方法是利用设置过程中记录的解剖点。每组点记录胫骨和股骨解剖位置的最佳测量值。至于在前后平移测试中股骨起点的最佳位置，如上所述的股骨中心和平移到髌骨前部是最一致的。这消除了使用髌骨夹钳的前后中心来构建股骨起点的相关问题。对于胫骨，先前描述的胫骨起源平移和垂直于 Z 轴的胫骨结节的水平是最一致的。因此在测量股骨和胫骨之间 AP 平移的侧对侧差异时，使用髌骨前部和胫骨前结节之间的相对平移来保持一致并减少误差。对于胫骨轴向旋转，踝关节轴可用于侧到侧比较，利用解剖测量一致性和减少误差。如果在初始设置时获得每根股骨的对称外展，

那么内翻/外翻测试应具有极好的一致性。

17.4.5　数学方法

分析胫骨和股骨作为两个独立的自由体有许多优点。第一个也是最重要的优点是，旋转自由体上的任何点相对于第二自由体上的任何点具有相同的旋转。换句话说，两个自由体之间的旋转与任何原点无关。研究人员不能因为被迫选择一个来源而使研究结果产生偏差，因此测试中不会引入误差。第二个优点是，可以轻松地移动每个骨骼的选定原点，以表示每个测试的最佳"全景视图"位置。测量两个骨骼之间的平移取决于对原点的选择。这对于 AP 测试是最重要的，并且可以使用前面描述的解剖技术进行调节。这项技术允许研究人员使用旋转矩阵来描述两个物体之间的运动。这种数学技术的第三个优点是，当施加负荷时，股骨和胫骨之间的所有 6 个自由度都可以描述（3 个旋转-前/后、内侧/外侧、压力/拉伸，3 个旋转-滚动、颠簸和偏航）。在膝关节手法检查时，临床医生所感知到的 3D "感觉"也被记录下来，以便在机器人测试中进行评估。胫骨在测试过程中的屈曲或伸展被视为胫骨的旋转，而不是膝关节本身。膝部受伤的"关节活动"的轨迹是 3D 的，可以由两个骨骼

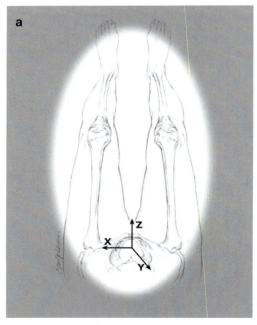
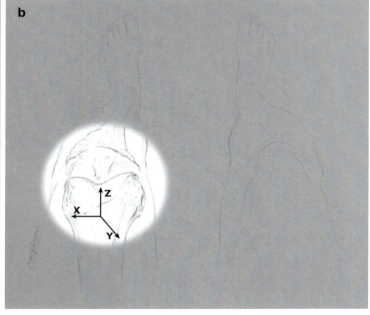

图 17.7　a. 一个具有代表性的全景视野；b. 一个具有代表性的股骨视野

之间的任何运动组合产生。

17.4.6　数据分析

最终，在使用机器人系统进行膝关节松弛度测试过程中时，数据分析在误差管理中起到了重要的作用。通过在 40Hz 下对扭矩和位置进行采样来获取数据。在机器人系统的测试速度上，该采样率超过了奈奎斯特采样频率。收集的数据是包含了一个时间序列的正峰值和负峰值扭矩以及每个循环的最大内旋与外旋位置。载荷–变形曲线由每次试验的匹配扭矩和位置的单循环（第三循环）构成。先前已经对重复周期进行了评估，并且使用组内相关系数 [ICC（2，1）] 获得了超过 0.96 的重测分数，第三个周期的变化最小。位置是从右侧和左侧的"股骨视图"计算出来的，并进行适当的镜像变换，以便可以将左侧与右侧进行比较。在这个测试中，右手坐标应用于左膝。X 轴上的正运动是横向平移，Y 轴上是前向平移，Z 轴是拉伸。同样 X 轴周围的正旋转是屈曲，Y 轴周围是外翻，Z 轴的周围是内旋。记住这一点的最简单的方法是把拇指放在你旋转轴的方向上，你的手指会在正转的方向上卷曲。将一个镜像系统应用到右膝，使得左膝的相同方向存在相同的旋转和平移。

必须特别注意膝关节零位的定义。膝关节的"零位"决定了内旋与外旋、前旋与后旋、内翻与外翻的范围。它是一个关键的生物力学描述，如果选择不当，会在分析中引入明显的误差。考虑一下膝关节就像一个保龄球馆，有一个中心平滑的通道和两个排水沟（图 17.8）。现在假设有人被要求闭上眼睛，把保龄球放在球道中央。一般情况下，一个人会把球放在一个排水沟里，然后在测量两个排水沟之间的距离时把球移到另一个排水沟里。然后将距离减半，将球放在中间。考虑到临床医生看不到膝关节内侧，只能在韧带有影响的地方"感觉"，可以用类似的方式确定膝关节的中心。现在想象一下，只有左排水沟的位置改变了。如果你被蒙住眼睛，对变化一无所知，想知道只有左边的排水沟已经移动了，那就很困难了。如果考虑一种"中心匹配"技术，当保龄球馆的中心相互匹配时，两个排水沟似乎都已改变。膝关节也存在同样的问题。如果前交叉韧带和后交叉韧带都有不同程度的损伤，那么很难确定哪一条韧带受损以及

受损程度。如果没有全景视图或参照视图，则无法确定是两个排水沟都已移动，还是只有一个排水沟已移动。在膝关节，全景观提供了参考，以确定哪个韧带受伤和受伤的程度。

这个类比有助于我们理解分析其中的两个要点。一是峰值正扭矩 / 载荷必须与峰值正位置相匹配，峰值负扭矩 / 载荷必须与峰值负位置相匹配，才能正确地表示载荷-变形曲线。荷载-变形曲线中的这些最大值和最小值在空间、全景和股骨视图中都是固定的"沟槽"。第二点是在这种情况下，将自动确定"零位"和"零扭矩"。临床医生不必按照自己的定义来选择这些点。这消除了当临床医生选择位置或扭矩 / 负载的"零点"时引入的偏差。

比较单个患者的双侧或整个患者群体的负荷-变形曲线需要进一步讨论。在比较曲线时，很容易用"注册（Register）"将曲线"注册"到一个特定点，意思是取一个点，即扭矩 0 或位置 0，并在该点上重叠每条曲线。研究者通过观察曲线特征来比较肢体或受试者之间共同点并不少见。例如首先是在负荷-变形曲线里转折点通常被认为应位于扭矩零点处或位置零点处。假设零位和零力矩可以作为被试之间或左右侧之间比较的参考是相当危险的。在荷载-变形曲线的任意点均存在累积误差。当研究者假设一个点比另一个点更重要时，重要点的误差会在整个载荷-变形曲线中传播（图 17.8a）。大多数荷载-变形曲线的中心截面较长，且有两个渐近边。随着韧带的收紧和运动受到限制，这些渐近边表示扭矩 / 载荷的增加。韧带拉伸的荷载-变形曲线的这些端点相当于保龄球道的排水沟。载荷-变形曲线的"平坦"中心描述了一个截面，在该截面中，少量的扭矩可以在位置上产生较大的变化（低载荷作用区域）。这个区域相当于保龄球道的中心平滑部分。正是这一部分的特点，使得研究人员在选择零位或零扭矩时要谨慎，不要脱离数据。通过选择载荷-变形曲线末端的点，扭矩的大变化产生的位置变化很小，不容易在试验过程中产生误差。

当使用机器人系统对膝关节松弛度进行测试并对产生的数据构造载荷变形曲线时，它是参照胫骨在安装时相对于股骨的初始位置产生的。胫骨作为股骨和距骨之间的中间骨，它可以找到自己的"平衡"位置或状态。这个位置可能是韧带损伤或撕裂的结果，即后外侧角损

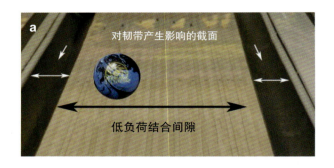

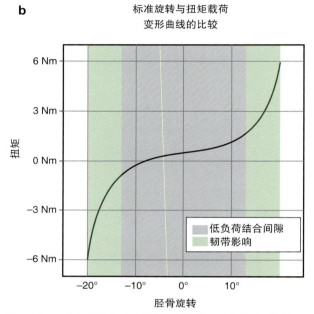

图 17.8　a. 将膝关节与保龄球馆进行比较，以此类推，即排水沟代表韧带弯曲的区域，而车道中心则代表低负荷比赛区域；b. 保龄球道与负荷–变形曲线的相关性，该曲线显示了终点处韧带的弯曲和接近零扭矩的中心部分的弯曲

伤会使胫骨处于一个反屈位置。将"正常"或"健康"膝关节的载荷–变形曲线与损伤膝关节的载荷–变形曲线进行比较是令人困惑的。受伤膝关节的载荷–变形曲线是胫骨相对于股骨的新旋转范围和新的"平衡"位置的组合（图 17.9）。在 MCL 损伤患者中，胫骨相对于股骨的新平衡位置在外翻处多于对侧肢体。从这个位置测试会产生一种错觉，认为胫骨比对侧肢体更容易进入内翻（图 17.9a）。当消除初始条件以进行双侧比较时，范围的实际差异变得很明显（图 17.9b）。在施以外翻负荷时，患者有明显的 MCL 松弛。

前面的段落提供了一种系统的方法来识别任何系统或过程中引入的误差，这些系统或过程旨在识别胫骨和

股骨之间运动的微小变化。正是这种识别误差来源的能力，有助于建立一个能够可靠、重复、准确地识别单个膝关节生物力学特征的系统，这对诊断有意义。通过设置膝关节间参考的全景视图和膝关节内参考的股骨视图，可以识别相对和绝对位置的变化。通过使用生物力学和膝关节解剖来进行初始位置的定义，研究人员误差可以最小化。其目的是为临床医生提供基于生物力学的测试，为特定膝关节损伤提供准确、可靠和可重复的预测。

17.4.7　统计方法

假设检验的 P 值往往常见于医学文献。这种科学探究的方法将研究结果的解释简化为简单的二分法：显著差异或非显著差异。可信区间是一种更有用的统计方法，通过给临床医生提供其影响程度和影响范围来解释研究结果。置信区间提供了关于效应大小的单独信息以及关于估计精度的信息。

很容易理解，如果 P 值未能超过某个预先指定的阈值（通常为 0.05），则结果是显著的，虽然对 P 值或置信区间的技术上正确的解释基于抽象统计理论，但它们之间存在数学联系。给定估计值的 95% 可信区间提供了一组在 0.05 阈值下不被拒绝的参数值。因此置信区间提供了进行统计推断和决策所需的所有信息。

一般来说，置信区间是针对一个单一的利益参数计算的，并且所述的信任与该单一参数有关。区间的宽度使我们了解与估计值相关的采样误差，以及与指定水平的数据最相容的参数值。当感兴趣的统计对象是一个函数或沿曲线采样点的集合时，在该函数已被定义的值（例如平均荷载–变形曲线）上计算逐点 95% 置信区间并不少见。根据分析的目标，使用从点式信任区间构造带可以提供有价值的信息。

逐点置信区间有助于给出与沿函数的每个点相关联的采样误差的印象。它们可用于精确定位曲线上特定细节的位置，或用于两条曲线之间的比较（图 17.10）。置信区间提供了关于曲线上每个点的数据范围的信息，但它们不提供关于曲线形状的信息。此外，点式置信区间还可以提供函数形式（适合数据集的代表性曲线）的潜在适当性的一些指示。

为了提供关于曲线形状的信息，荷载–变形曲线的第

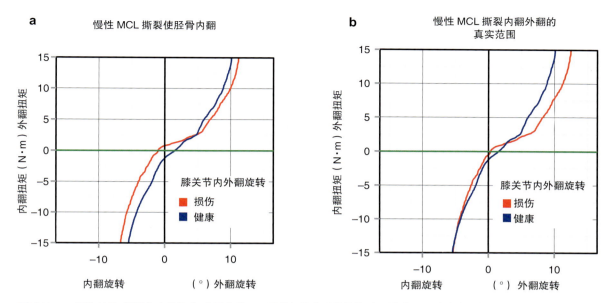

图 17.9　a. 慢性 MCL 撕裂患者的负荷-变形曲线；b. 正常初始化后的荷载-变形曲线。经过这个预处理步骤后，MCL 撕裂变得明显

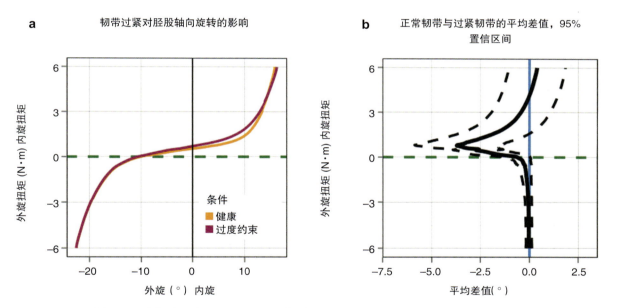

图 17.10　a. 两种情况下的荷载-变形曲线；b. 与 95% 置信区间（虚线）的逐点曲线比较。注意在 2N·m 附近曲线范围的差异。在差分曲线中，置信区间的两边在 2N·m 左右都在零的同一侧。这表示两条曲线之间存在着明显的差异

一个和可能的第二个导数的点置信区间可以提供关于每个点的曲线形状的信息（图 17.11）。然而点态置信区间的集合不足以在整个值范围内同时对整个函数进行推断。换言之不能使用逐点置信区间来推断沿函数估计的所有点在重复采样时与所述置信区间一起落在边界内。为了达到这个目标，我们需要同时置信范围。

为了同时控制沿曲线的点集合而不仅仅是单个点的概率，可以计算同时的置信区间。95% 模拟置信区间是置信区间的集合，所有置信区间同时覆盖真实值的概率为 0.95。为了实现同步推断，需要对每个区间进行校正或调整；这将导致扩大原始的单置信区间选择。置信区间的产生将曲线视为一个整体，而不是曲线的特定特征。

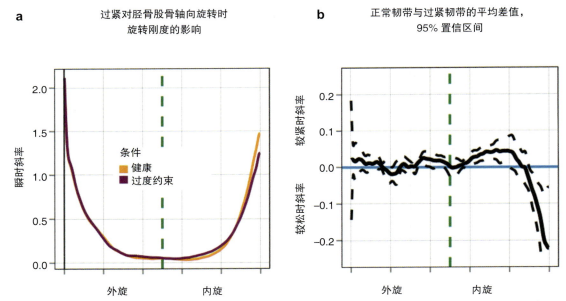

a 过紧对胫骨股骨轴向旋转时旋转刚度的影响

b 正常韧带与过紧韧带的平均差值，95% 置信区间

图 17.11　a. 根据显示正常重建韧带和过度约束重建韧带刚度特性的原始载荷–变形曲线计算的一阶导数曲线；b. 具有 95% 置信区间的逐点平均差曲线。请注意，当信任间隔的两侧都在零坡度的同一侧时，在内部旋转中，超紧韧带的形状有明显的改变

条带告诉我们曲线族作为一个整体，这样有关曲线的信息在表示中组合在一起。

因此，在点带中使用同时置信范围来代替 95% 置信区间的必要性可以归结为研究的预期目标。为了同时对函数沿线的所有点进行推断，例如为了确定用直线或多项式替换整个数据曲线是否合理，置信带是合适的工具。类似地置信区间应用于确定两条曲线之间是否完全不同，概率为 95%。另一方面，点态 95% 置信区间可以描述地识别感兴趣的点，并且当与一阶和二阶导数的点态 95% 置信区间相结合时，可以提供有关信息。

17.5　使用机器人系统进行膝关节松弛测试时误差管理的结果

在我们的统计员的指导下，机器人系统已经完成了多个为期 4 天的测试，以测量设备的可靠性和重复性。在每 4 天的测试过程中，受试者每天被安排在一个未指定的时间进入设备并进行测试。在每次测试中，膝关节被循环 4 次（对于胫骨轴向旋转、胫骨旋转到内部和外部旋转 4 次）。将组内相关系数（ICC）计算为一天内各周期间重复性试验的度量。计算日间 ICC 值以描述设备

的日常可靠性。在图 17.12 中示出胫骨轴向旋转 ICC 评分的一个例子。需要注意的是，最好的分数（最高可靠性）在载荷–变形曲线的终点，而最差的分数（最低可靠性）在扭矩的 0N·m 左右。这证实了研究人员不应选择 0N·m 的扭矩作为基准点来定义"零"（空挡），而应允许更可靠的终点来选择"零位置"。

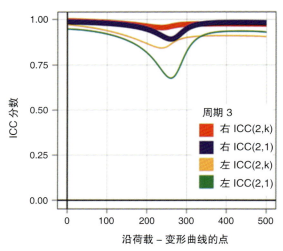

根据负荷变形曲线的主观逐点 ICC 分数计算所有周期的天数

图 17.12　10 名不同受试者在 4 天内进行的旋转膝关节试验的平均点方向 ICC 得分。ICC 得分明显低于近扭矩 0 和位置 0，接近 X 轴上的点 250

1.机器人系统的使用可以在不同的临床医生和检查人员之间建立标准的测量方法。

2.通过建立可测量的生物力学数据，比较"正常"和"受伤"膝关节之间的微小解剖变异和差异，可以为患者制订改进的治疗方案。

3.随着比较1例患者和1组患者膝关节生物力学与解剖学差异的标准和可重复性措施的发展，可能有助于更好地了解损伤对膝关节生物力学的影响及其对患者症状的影响。

17.6　机器人系统的临床应用实例

　　在本节中，提供了两个示例来说明如何在临床环境中使用机器人数据。第 1 个例子是 1 名 38 岁的男性运动员，他在 90kg 级深蹲时膝关节受伤。他已在下蹲前 11 个月发生内侧副韧带损伤。在此之前，接受了保守治疗。来到我们诊所时，膝关节是处于不稳定的状态。他膝关节不稳的症状出现在普通步行中，自觉是"摆动"的膝关节。体格检查，Lachman 试验阳性，轴移试验阴性，外翻应力试验Ⅱ级，拨号试验外旋增加。使用机器人系

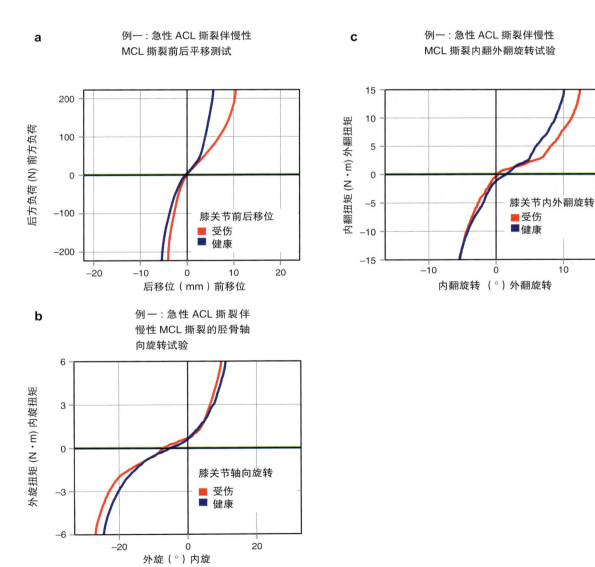

图 17.13　a. 受伤和健康膝关节的前 / 后负荷 – 变形曲线显示由于右膝 ACL 撕裂导致前移位增加（图中红线）。b. 损伤和健康膝关节的胫骨轴向旋转载荷 – 变形曲线。注意，预期增加的旋转应该是内部旋转，但在本例中，它是外部旋转。这可能是由于 MCL 损伤造成的。c. 重建和健康膝关节的内翻 / 外翻旋转载荷 – 变形曲线显示，损伤膝关节内翻范围显著增加，提示慢性 MCL 损伤

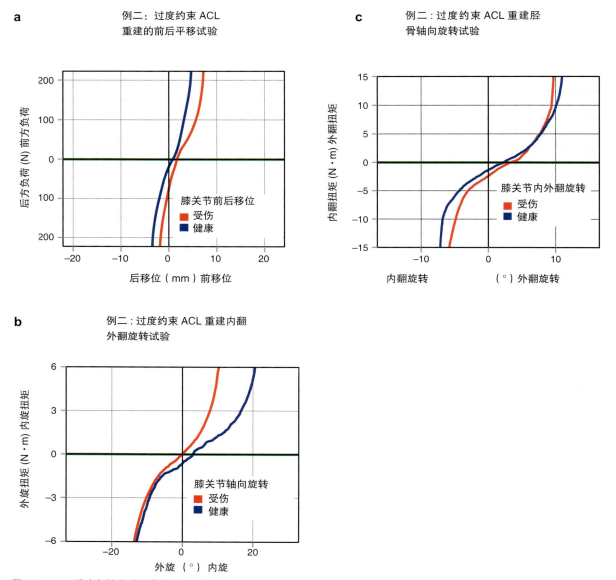

图 17.14　a. 重建和健康膝关节的前 / 后负荷 – 变形曲线显示重建膝关节的前 / 后移位恢复到健康膝关节水平。b. 重建和健康膝关节的胫骨轴向旋转载荷 – 变形曲线显示过度约束膝关节内旋明显消失。c. 重建和健康膝关节的内翻 / 外翻旋转载荷 – 变形曲线显示过度约束膝关节内翻和外翻运动受限

统的松弛测试的结果如图 17.13 所示。机器人的数据清楚地表明在前后测试中 ACL 撕裂。在旋转测试中，ACL 撕裂后预期的内部旋转增加并不明显，而是受伤膝关节的外部旋转增加。这是由于慢性 MCL 撕裂。在侧方应力试验时外翻增加清楚显示 MCL 撕裂。

　　第 2 个例子是 1 名位 49 岁的女性，有 15 年前交叉韧带缺陷的膝关节病史，没有任何不适。在来我们诊所就诊的 17 个月前，她打网球时扭伤了膝关节。内侧半月

板撕裂的诊断通过 MRI 和其他诊所的最终手术证实。因为扭伤被认为是膝关节半脱位，所以她选择了内侧半月板切除术联合单束 ACL 重建。手术后几个月，患者自诉膝关节感觉异常。再次在另一家诊所进行一个简单的关节镜检查和麻醉下的检查，确认 ACL 重建是完整的。外部诊所的外科医生建议通过物理治疗来控制她的症状。在初次手术后的 17 个月，患者继续经历慢性膝关节外侧疼痛、膝关节周围紧绷和疼痛无法完全伸展。股四头肌

功能受限和痛性跛行始终存在。因此给患者进行膝关节松弛测试，使用机器人系统来完全表征膝关节的生物力学。如图 17.14 所示，在机器人系统的松弛测试期间记录的负荷变形曲线。曲线显示重建膝关节的前后平移恢复到健康膝关节的水平。然而重建后的膝关节在内旋和内翻 / 外翻测试中显示过度受限。在膝关节镜检查中，将患者过度紧张的前交叉韧带去除。几天之内，膝关节感觉"恢复正常"，一些残余的外侧疼痛得到了缓解。患者能够完全伸展而不感到疼痛。

17.7　结论

我们花了大量的时间和精力开发了一种机器人装置、数据收集方法和一个分析过程，以便在整个腿部测试过程中记录膝关节的生物力学特性，同时将误差降到最低。使用机器人系统进行膝关节松弛测试的长期目标是为临床医生提供与膝关节特定损伤相关的客观参数（数字和图形）。这些客观参数应遵循诊断试验的指导原则及其相关的敏感性、特异性、阳性预测值和阴性预测值。使用机器人系统进行膝关节松弛测试的结果可以为临床医生提供关于受伤膝关节的附加信息，以提高诊断并制订出该患者的最佳治疗计划。提高膝关节损伤诊断的能力，应能更好地让临床医生识别出那些可以通过手术治疗得到改善的患者，并避免不必要的手术。

使用机器人系统进行膝关节松弛测试的目的是为临床医生提供与膝关节特定损伤相关的客观参数。双侧双下肢测试提供了关于膝关节"自然"休息位置的信息，以及代表标准膝关节检查的三维载荷−变形曲线，即前 / 后平移、内 / 外胫骨轴向旋转和内翻 / 外翻旋转。机器人系统可以可靠地记录膝关节的生物力学特性，同时最大限度地减少误差。使用机器人系统进行膝关节松弛测试的结果可以为临床医生提供关于伤侧膝关节的附加信息，以确保制订出该患者的最佳治疗计划。

参考文献

[1] Almquist PO, Ekdahl C, Isberg PE, Fridén T (2011)Measurements of knee rotation-reliability of an external device in vivo. BMC Musculoskelet Disord 12:291

[2] Ballantyne BT, French AK, Heimsoth SL, Kachingwe AF, Lee JB, Soderberg GL (1995) Influence of exam-iner experience and gender on interrater reliability of KT-1000 arthrometer measurements. Phys Ther 75:898–906

[3] Branch TP (1992) The role of knee MRI in sports medicine: a clinical commentary on magnetic reso-nance imaging of the knee. Emory J Med 6

[4] Branch TP, Browne JE, Siebold R, Freedberg HI, Wente TM, Jacobs CA (2011) Inconsistent manual techniques make qualitative and quantitative analyses of the pivot shift test difficult in both ACL-deficient and intact knees. 8th Biennial ISAKOS congress, Rio de Janeiro, 15–19 May 2011. Available at: http:// isakos.omnibooksonline.com/2011/data/ papers/ papers/128.htm

[5] Branch T, Browne J, Campbell J (2006) Restoration of normal joint play: the correlation of axial tibial rotation, anterior laxity and patient satisfaction in the anterior cruciate reconstructed knee. Presented at the 2006 ACL study group meeting, Kohala Coast, 27 Mar 2006

[6] Branch TP, Browne JE, Campbell JD, Siebold R, Freedberg HI, Arendt EA, et al (2010) Rotational lax-ity greater in patients with contralateral anterior cru-ciate ligament injury than healthy volunteers. Knee Surg Sports Traumatol Arthros 18(10):1379–1384. http://doi.org/10.1007/s00167-009-1010-y

[7] Daniel DM, Stone ML, Sachs R, Malcom L (1985) Instrumented measurement of anterior knee laxity in patients with acute anterior cruciate ligament disrup-tion. Am J of Sports Med 13(6):401–407

[8] Daniel DM, Malcom LL, Losse G, Stone ML, Sachs R, Burks R (1985) Instrumented measurement of anterior laxity of the knee. J Bone Joint Surg Am 67(5):720–726

[9] Espregueira-Mendes J, Pereira H, Sevivas N, Passos C, Vasconcelos JC, Monteiro A, Oliveira JM, Reis RL (2012) Assessment of rotatory laxity in anterior cru-ciate ligament-

deficient knees using magnetic reso-nance imaging with Porto-knee testing device. Knee Surg Sports Traumatol Arthrosc 20:671–678

[10] Forster IW, Warren-Smith CD, Tew M (1989) Is the KT1000 knee ligament arthrometer reliable? J Bone Joint Surg Br 71-B:843–847

[11] Gardner MJ, Altman DJ (1996) Confidence intervals rather than P-values: estimation rather than hypoth-esis testing. BMJ 292:746–750

[12] Grood ES, Suntay WJ (1983) A joint coordinate sys-tem for the clinical description of three-dimensional motions: application to the knee. J Biomech Eng 105(2):136–144. http://doi.org/10.1115/1.3138397

[13] Hastie TJ, Tibshirani R (1994) Generalized additive model. Chapman & Hall, New York, pp P60–P64

[14] Jacobs et al. (2011) Females demonstrated greater valgus laxity than males during in vivo robotic knee testing. Annual meeting of the Orthopaedic Research Society. Available at: http://www.ors.org/ Transactions/57/1342.pdf

[15] Kocabey Y, Tetik O, Isbell WM et al (2004) The value of clinical examination versus magnetic resonance imaging in the diagnosis of meniscal tears and ante-rior cruciate ligament rupture. Arthroscopy 20:696– 700, PMID: 15346110

[16] Kocher MS, Steadman JR, Briggs K, Zurakowski D, Sterett WI, Hawkins RJ (2002) Determinants of patient satisfaction with outcome after anterior cru-ciate ligament reconstruction. J Bone Joint Surg Am 84-A(9):1560–1572

[17] Kocher MS, Steadman JR, Briggs KK, Sterett WI, Hawkins RJ (2004) Relationships between objective assessment of ligament stability and subjective assess-ment of symptoms and function after anterior cruciate ligament reconstruction. Am J Sports Med 32(3):629– 634. http://doi.org/10.1177/0363546503261722

[18] Liu SH, Osti L, Henry M, Bocchi L (1995) The diag-nosis of acute complete tears of the anterior cruciate ligament. Comparison of MRI, arthrometry and clini-cal examination. J Bone Joint Surg Br 77:586–588,PMID: 76515603

[19] Madhusudhan TR, Kumar TM, Bastawrous SS, Sinha A (2008) Clinical examination, MRI and arthroscopy in meniscal and ligamentous knee injuries – a pro-spective study. J Orthop Surg Res 3:19

[20] Musahl V, Bell KM, TsaiAG et al (2007) Development of a simple device for measurement of rotational knee lax-ity. Knee Surg Sports Traumatol Arthrosc 15:1009–1012

[21] Nikolaou VS, Chronopoulou E, Savvidou C, Plessas S, Giannoudis P, Efstathopoulos N, Papachristou G (2008) MRI efficacy in diagnosing internal lesions of the knee: a retrospective analysis. J Trauma Manag Outcomes 2:4

[22] Noyes FR, Grood ES, Cummings JF, Wroble RR (1991) An analysis of the pivot shift phenomenon. The knee motions and subluxations induced by differ-ent examiners. Am J Sports Med 19:148–155, PMID: 2039066

[23] Noyes FR, Cummings JF, Grood ES et al (1991) The diagnosis of knee motion limits, subluxations, and lig-ament injury. Am J Sports Med 19:163–171, PMID: 2039068

[24] O'Shea KJ, Murphy KP, Heekin RD, Herzwurm PJ (1996) The diagnostic accuracy of history, physical examination, and radiographs in the evaluation of traumatic knee disorders. Am J Sports Med 24: 164–167, PMID: 8775114

[25] Peeler J, Leiter J, MacDonald P (2010) Accuracy and reliability of anterior cruciate ligament clinical exami-nation in a multidisciplinary sports medicine setting. Clin J Sport Med 20:80–85, PMID: 20215888

[26] Poole C (1987) Beyond the confidence interval. Am J Public Health 77(20):195–199

[27] Shultz SJ, Shimokochi Y, Nguyen AD et al (2007) Measurement of varus-valgus and internal-external rotational knee laxities in vivo-part I: assessment of measurement reliability and bilateral asymmetry. J Orthop Res 25(8):981–988

[28] Tsai AG, Musahl V, Steckel H et al (2008) Rotational knee laxity: reliability if a simple measurement device in vivo. BMC Musculoskelet Disord 9:35

[29] Tyler TF, McHugh MP, Gleim GW, Nicholas SJ (1999) Association of KT-1000 measurements with clinical tests of knee stability 1 year following ante-rior cruciate ligament reconstruction. J Orthop Sports Phys Ther 29(9):540–545

第四部分

轴心偏移

第 18 章　轴移试验的松弛度

Breck Lord，Andrew A. Amis

译者　尹　力　崔运利

审校　张建平　华伟伟　谭洪波

18.1　简介

　　轴移运动（Pivot shift）表现为胫骨与股骨之间的异常运动，产生于膝关节软组织损伤所导致的关节不稳。动态轴移试验是目前公认的与前交叉韧带（Anterior Cruciate Ligament，ACL）损伤后膝关节功能性不稳最具相关性的诊断试验。轴移试验的分级与膝关节不稳的症状、运动能力受损的程度，以及关节软骨和半月板损伤的发生均具有相关性。ACL 的主要作用是抵抗胫骨的过度前向移动，在前抽屉试验中承担了约 80% 的阻抗，然而 ACL 损伤所导致的轴移运动却常被归为膝关节"旋转不稳定"的范畴，对此我们将在后文中详述。尽管"轴移"这个名称是近期才在学界确立的，但其表现本身早已在临床中被定义。例如之前的研究人员就已注意到所谓"滑动膝"的现象，并将其列为 ACL 重建的手术指征之一。

　　轴移试验是针对膝关节不稳临床查体的核心环节。检查者通过对膝关节施加载荷及运动来诱导其发生特征性的半脱位-复位动作。但目前对于相关操作的方法及异常运动的描述仍然有待标准化。为了让结果具备可比性，标准化的作用是十分重要的。轴移试验的结果往往具有较大的变异性，这一方面是检查者操作手法的差异导致的，另一方面则源自与 ACL 撕裂伴发的软组织损伤情况的不同。即便是同一个医生实施的轴移试验，在不同患者身上的结果也会表现出不同的特征。总之并没有哪一种轴移试验的操作手法能够应对所有的软组织损伤情况。本文将对上述部分内容进行阐述。

要点1

整体松弛度特征（Envelope of laxity）特指关节在全部活动范围中所表现出的松弛情况的总体特征。

　　整体松弛度特征（Envelope of laxity）特指关节在全部活动范围中所表现出的松弛情况的总体特征。比如，胫骨内外旋的整体松弛度特征是在伸膝时相对较小，而随着屈膝的加深逐渐增大。上述特征反映了膝关节的伸膝扣锁机制：后关节囊在伸膝时紧张，而随着屈膝的加深逐渐松弛（图 18.1）。轴移运动的整体松弛度特征则更显复杂，因为其涉及屈伸膝过程中的关节松弛度在两个自由度上的变化：前-后平移和内旋-外旋。膝关节有 6 个运动自由度，轴移试验在其中同时考察屈-伸、内旋-外旋和前-后平移运动，并忽略掉内-外、远-近方向的平移以及内翻-外翻。轴移试验中我们主要关心胫骨相对于股骨在横断面（胫骨平台平面）上的运动，故可以简化为单纯的前后方向平移及内外旋运动。

要点2

膝关节具有6个运动自由度，包括3个旋转：屈-伸、内翻-外翻、内旋-外旋；以及3个平移：前-后方向、内-外方向、远-近方向（压缩-分离）。轴移试验涉及发生在横断面上的前-后平移及内旋-外旋。

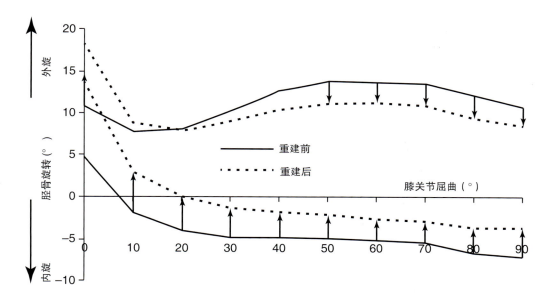

图 18.1　ACL 损伤的膝关节在远端施加扭转载荷后，胫骨所表现出的内旋-外旋的整体松弛度特征。图中包含 ACL 重建术前和术后的数据

18.2　静态的松弛度检查

18.2.1　前向移位

　　ACL 的完整性可以通过前抽屉试验或 Lachman 试验来评估。前抽屉试验中，检查者对胫骨近端施加前向的作用力，主观地体会股骨髁与胫骨前缘间的相对错动感，并且与对侧膝（通常是未受伤的）做对比。其中的一个细节是，可以通过感受股骨内外髁各自前移的差异来评估与之耦合的旋转松弛度（耦合运动的定义是：在临床查体中，发生在主要关节运动之外的自发性伴随运动）。对检查中产生的耦合运动不应加以限制，而应让其自然进行。有研究表明在膝关节松弛度检查中如果限制胫骨的耦合旋转，所测得的松弛度将比胫骨自由旋转时小30%。

　　股骨髁与胫骨平台外形的不完全匹配也会使得两者在较小的旋转扭矩加载下即可发生内旋-外旋运动。由于内外侧半月板在关节囊的附着点存在差异，外侧间室总体比内侧活动度更大。在负重时这一趋势往往更加明显，这是因为胫骨内侧平台是凹面，负重会增加其稳定性；相反外侧平台从矢状面上看呈凸面，这构成其内在的不

稳因素。因此在大多数关节载荷下，外侧间室都会比内侧发生更多运动。鉴于上述理由，胫骨的前抽屉运动往往伴随着内旋，大小为 3°~10°。同样，胫骨的后抽屉运动往往伴随着外旋。

　　ACL 断裂后，胫骨在前抽屉作用力下的前移以及伴随的内旋会增加。由于前交叉韧带对胫骨旋转轴的力臂很小，其对抗内旋的作用是有限的。然而，ACL 的缺失却可以导致胫骨内旋在完全伸膝状态下显著增加。

　　膝关节的天然松弛度在人群中的分布具有较大差异性，一些正常的膝关节甚至可以表现出比 ACL 损伤时还要高的前向活动度，因此仅仅通过胫骨前移量来判别 ACL 损伤是不恰当的。双侧的差距对比往往更有意义，差异超过 3mm 常可作为 ACL 损伤的诊断依据。

　　当胫骨被固定在内旋或外旋位时，其前项活动将显著地减少。这是因为关节周围结构的紧张可以帮助 ACL 分担负荷。胫骨外旋会将内侧副韧带复合体前移，从而使其紧张并移动到可对抗胫骨前移的位置；同样在内旋时，髂胫束和外侧副韧带也会发挥类似的作用。

18.2.2　内外旋转松弛

　　关节外结构是限制胫骨旋转松弛的主要因素，故其

常常伴随 ACL 一同损伤。外侧间室在旋转松弛中具有重要作用：其活动度大于内侧间室，且有 ACL 的胫骨端止点。然而，目前学界对于单纯的 ACL 损伤后膝关节旋转松弛度的变化仍存在争议。Lipke 发现单纯切断 ACL 后，胫骨的内旋显著增大。Andersen 等发现单纯切断 ACL 后，伸膝状态下膝关节的旋转松弛度会小幅增大，但具有显著统计学意义；在屈膝 30° 以后则并无差异。Lane 和 Daniel 的研究提出了相反的结论，他们发现只切断 ACL 时胫骨的内外旋松弛度并无显著的变化，故认为单纯的 ACL 损伤不会影响膝关节的旋转稳定性。Wroble 等发现在 ACL 功能缺失时如果再切断膝关节前外侧结构（包括髂胫束等），会显著增加胫骨的内旋；然而 Lipke 则认为无影响。Wang 和 Walker 等报道如果给胫股关节施加 1000N 的力（约 1.3 倍体重），胫骨的旋转松弛度可以降低 80%。

上述研究的结果显示单纯的 ACL 的功能缺失并不会对胫骨的旋转松弛度产生很大的影响，这与我们通常认为的 ACL 损伤会造成旋转不稳是冲突的。该分歧的产生可以部分归咎于胫骨旋转轴的位置。在正常的关节中，膝关节的旋转轴大致通过胫骨平台的中央。因此胫骨的内旋会产生外侧平台的前移和内侧平台的后移，程度大概均等。在 ACL 损伤后，旋转轴将内移至内侧平台的中心或靠近内侧副韧带处。由于外侧平台远离旋转中心，在同样的旋转角度下将会发生更多的前向运动。再加上 ACL 损伤导致的胫骨整体前移，外侧平台的前向运动相比正常膝将明显增加。故上述现象也被定义为"前外侧旋转不稳定"（Anterolateral Rotational Instability，ALRI）。

18.3　动态的松弛度检查

18.3.1　轴移运动

轴移运动可以是一种关节不稳的主观感受，表现为在竞技运动中出现的"无力""打软腿"等现象。Terry 等认为轴移现象与 ACL、中 1/3 的关节囊韧带、外侧半月板及其关节囊附着、关节囊-骨连接以及髂胫束的深层

等解剖结构综合相关。多数学者认为 ACL 损伤是产生轴移的必要条件，但单纯的 ACL 损伤并不是充分条件。

在轴移试验中，膝关节可以在半脱位和复位的位置间发生突然移动。加载外翻力的目的是对外侧间室施压。大多数的轴移运动发生在外侧间室，故内外旋的轴线落在关节的内侧部分。在试验中，当膝关节从伸直状态缓慢屈曲时，后方软组织逐渐松弛，外侧胫骨平台逐渐向前方半脱位，直到突然向后方复位（图 18.2）。与之相反的是，如果膝关节从屈曲位开始逐渐伸直，外侧胫骨平台会保持在正常的解剖位置，直到临近伸直时突然发生前向的半脱位。外侧胫骨平台的上述运动可以通过在足底施加内旋力进行强化。轴移运动的突然发生往往由止于 Gerdy 结节的髂胫束的张力和方向变化引起。在伸直状态下，紧张的后关节囊将胫骨维持在正确的位置上。在屈曲的早期，关节后方的松弛使得股骨外髁得以在倾斜的平台上做"下山"式的后滚，从而造成外侧平台前向的半脱位。之后随着屈曲的加深，髂胫束的张力作用对胫骨产生后向的牵引，使后者克服"下山"作用而突然外旋复位，进而使股骨髁与胫骨平台再次恢复稳定的对位关系（图 18.3）。

18.3.2　轴移运动中膝关节的整体松弛度特征

由于后关节囊（尤其是后内侧的斜行纤维）和弓状韧带复合体的紧张作用，胫骨的旋转稳定性在膝关节伸直时达到最佳。随着屈曲的发生，内外侧的关节外结构在旋转稳定性中开始发挥主要作用，ACL 的贡献居于其次。旋转暴力是 ACL 最经典的致伤机制，因此在 ACL 断裂的同时极有可能也伴随着膝关节周围组织的损伤。

Bull 等指出，在 ACL 损伤的膝关节中，轴移运动发生复位时的膝关节屈曲角度平均为 $36° \pm 9°$。在复位运动中胫骨平均产生 $13° \pm 8°$ 的外旋和（12 ± 8）mm 的后移（以平台中心为参考）。胫骨平台在复位后以及达到最大程度脱位时是最稳定的，但其中具体的机制仍不明确（图 18.2、图 18.3）。Norwood 等报道称轴移的严重程度与 ACL 损伤间并无明确相关性，而 Terry 和 Hughston 等的研究则表明轴移阳性的个体中仅有 83% 存在 ACL 损伤。

ACL 损伤后，关节两侧的次级稳定结构在对抗胫骨

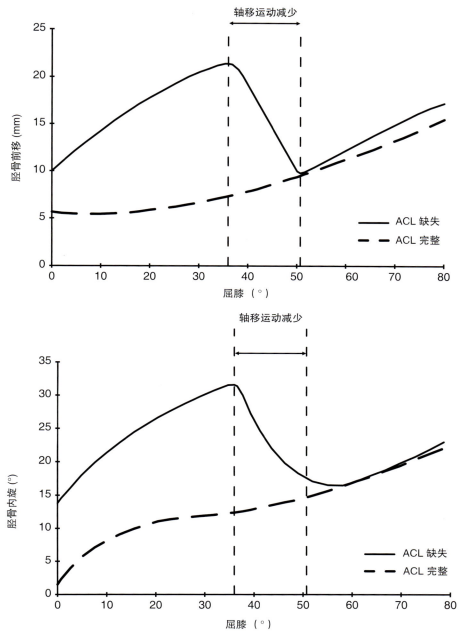

图 18.2　轴移试验的典型表现，即异常的胫骨前移及内旋。在屈膝的早期外侧平台前向的半脱位逐渐加大，直到突然复位并回到正常的解剖位置

前移中发挥着主要作用。由于关节面形态、软组织附着以及半月板的活动度等因素影响，内侧间室往往比外侧更为稳定。外侧间室比内侧的前向移动量更多，更放大了胫骨的耦合内旋效应，另外此时内旋轴也比正常向内移动了（图 18.4）。内侧副韧带可以在一些 ACL 撕裂中发生伴随损伤，进而降低了内侧间室的稳定性；内侧活动度的增加抵消了胫骨的内旋效应，进而让轴移运动不

容易被诱导出来。

　　膝关节负重对轴移运动有着明显的影响。在 ACL 断裂后，外侧胫骨平台前移的增加使得胫骨-股骨的接触点后移至平台后方的下斜面上，胫骨-股骨间的载荷可以加重外侧平台的半脱位。因此大多数的关节负重都会放大外侧间室运动的程度。轴移试验中对胫骨施加的外翻与内旋力也正是基于这个道理，来增加轴移诱发的敏感性。

图 18.3　轴移运动中外侧胫骨平台的复位。髂胫束在膝关节屈曲过程中使胫骨外旋并后移从而复位。膝关节外侧间室在轴移运动的两个终点，即脱位和复位状态下是稳定的

脱位

复位

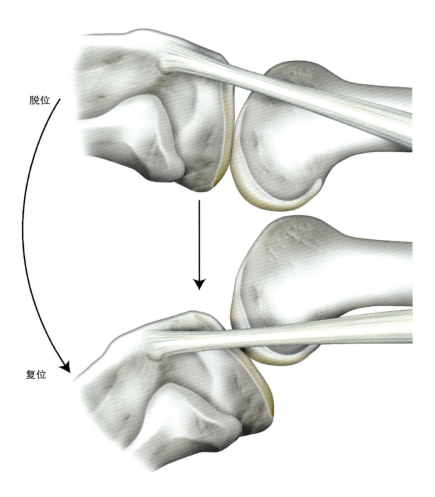

但由此带来的另一个结果是，由于对载荷过于敏感，试验中所施加载荷的微小差别都可显著增大观察者间的差异，从而降低了结果在不同医生和治疗机构间的可比性。

实施轴移试验的方法繁多，例如 Galway 复位试验、Slocum 的 ALRI 试验，以及 Macintosh 的外侧轴移试验等，这些试验中有的是诱导胫骨平台半脱位，有的则是诱导突然复位。目前广为接受的理论是髂胫束在轴移运动中起了重要作用，但在详细的机制上还存在一定争论。Slocum 等认为轴移运动中发生半脱位和复位有赖于一个完好无损的髂胫束，该观点被 Jakob 等的临床观察所支持。与之相反的是，Galway 和 Macintosh 认为髂胫束损伤时轴移试验才会为阳性；而 Bach 等认为当髋关节外展、髂胫束的张力减低时，轴移运动才最容易引出。在最近的一个生物力学试验中 Kittl 等指出，髂胫束是胫骨内旋以及轴移运动中关节异常活动的主要限制因素。

18.3.3　轴移运动的定量测量

轴移试验的主观评定存在着较大的观察者间差异。用一种经济的、可重复的方法来定量评定"动态"的轴移试验，可提升检查结果在多中心之间的可比性，并最终为寻找膝关节旋转损伤后恢复生理运动功能的最佳治疗方案提供帮助。此外，患者间的个体差异也不容小视，具体可表现为复位运动中旋转轴内移的位置，以及胫骨外旋和后移的程度（图 18.5）。这些个体差异可能是膝周软组织损伤类型的多样带来的结果。因此，定量测量轴移运动中平移与旋转的分量可以为一些针对膝周软组织的关节外手术提供指导。

Lopomo 等在最近的一篇综述中总结到，导航系统、电磁传感器以及加速度传感器可被用于测量轴移试验中膝关节的各个运动分量。然而对于轴移试验的具体操作

图 18.4 外侧间室骨性结构的形态以及软组织附着的特点决定了其在同样的前抽屉作用力下有着更高的活动度，产生胫骨前移和内旋（α）的耦合运动。当 ACL 断裂时，旋转轴将发生内移

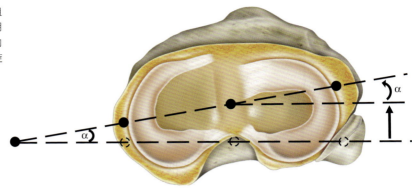

手法，包括应施加的力和扭矩以及怎样组合等，仍存在一定争议。因此 Lopomo 等发现不同研究之间存在着很大的差异：胫骨前后方向平移量的范围从（5±2）mm 到（20±5）mm，内旋的范围可从 11°±5° 到 32°±3°。有两个研究测量并计算了膝关节两侧间室独立的平移距离：Bedi 等报道内、外侧间室的移动量分别为（12±2）mm 和（20±1）mm，Lopomo 等报道为（5±7）mm 和（21±9）mm。基于上述数据，Bedi 等认为外侧间室的移动量在分析轴移运动中最具价值。

然而通过手法操作进行的在体测量无法很好地控制所施加的载荷和扭矩的幅度。因此尽管临床开展的轴移试验可以做到对膝周稳定结构进行真正的动态评估，但其并不能反映生理负重下膝关节的整体松弛度特征。此外所施加的载荷、扭矩以及操作速度等因素也影响了检查结果在不同医生和临床中心之间的可重复性和可比性。

18.3.4 ACL 重建术后膝关节的整体松弛度特征

18.3.4.1 ACL 重建术后的结果

关节不稳的症状往往与残留的轴移运动阳性相关。在 ACL 术后的评估中，残留的关节异常活动往往与功能的不满意度关系密切，包括无法恢复到术前的功能水平等。据报道，多至 25% 的患者在 ACL 重建术后仍存有轴移运动的阳性，进而可产生继发的半月板和软骨损伤，并最终导致退行性关节炎。ACL 后外侧束在旋转稳定中的作用也因此受到重视，并在此基础上发展出了解剖双束 ACL 重建的概念。然而双束重建在降低术后残余不稳方面并无显著的优势。Bull 等和 Ferretti 等使用了光学导航设备在术中测量轴移运动的整体松弛度特征，结果并未在单束和双束重建中发现显著差异。考虑到双束重建的技术复杂性，很多医生认为单束的解剖重建仍是目前 ACL 重建术式的合理选择，尽管其依然难以完全恢复生理性的关节运动。根据国际膝关节文献委员会（International Knee Documentation Committee）的标准，B 等级的轴移运动（常被称为旋转滑移）可在多达 12% 的 ACL 重建术后患者中观测到，而在这些膝关节中甚至都测量不到病理性的胫骨前向松弛。Lie 等的研究也发现在行单束解剖重建的膝关节中仍能测量到"微小轴移"运动存在（图 18.6）；这些关节的胫骨前移均得到了良好的控制，然而旋转的松弛在增加移植物的张力后仍无法有效消除。

18.3.4.2 外侧关节外结构重建的作用

ACL 和外侧关节结构的合并损伤可以产生轴移运动，而两者的单独损伤也可以使轴移呈阳性。因此轴移运动甚至可以在一个斜行重建了 ACL 的膝关节中存在。相比 ACL，前外侧结构在控制膝关节旋转上有更重要的作用，因此这些结构的损伤是造成前外侧旋转不稳的主要原因。历史上曾使用关节外的肌腱固定术来治疗 ACL 功

| | 重建前 | 重建后 | | 重建前 | 重建后 |

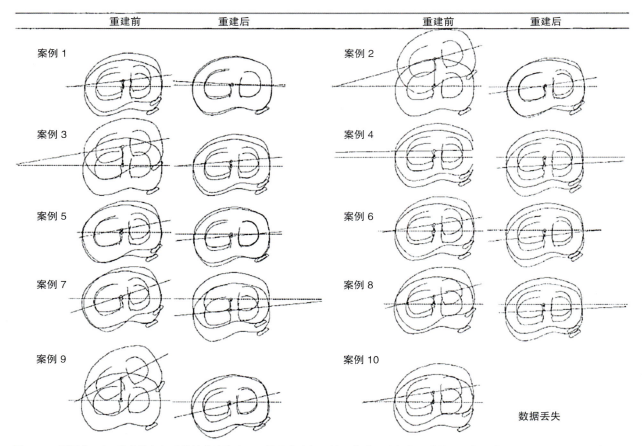

图 18.5　图示在 ACL 重建前和之后的轴移试验中，胫骨平台在相同的屈伸膝运动中的活动范围。有些膝主要表现为前移，而有些则以内旋为主

能不全造成的关节不稳，例如 Lemaire 和 Macintosh 的术式。如今这些术式又被重新使用，来处理出现严重的轴移运动以及需行 ACL 翻修的病例。Engebretsen 等报道在进行髂胫束肌腱固定术后，ACL 移植物上的张力可以降低 43%。因此关节外的手术也可以作为辅助手段来保护早期康复过程中的 ACL 移植物。

随着对膝外侧结构研究的深入，"Kaplan 纤维"在限制旋转上的重要作用逐渐被认识；"Kaplan 纤维"连接着髂胫束的深层和股骨干骺端、关节囊–骨的界层，形成一个股骨外髁的前外侧悬吊结构。Kittl 等在实验中使用机器人系统模拟轴移运动，并测量了运动过程中软组织对胫骨内旋的限制作用。结果显示，髂胫束的浅层在屈膝 45° 时对抵抗轴移运动起到主要作用；而髂胫束深层在 15°、30°、45° 时都起到主要作用。整体来看，髂

胫束在屈膝 45° 时提供了约 79% 的稳定性。相比之下，ACL 以及其他的前外侧结构在限制轴移运动中作用甚微。

18.4　结论

胫股关节天然的生理运动是由诸多关节内外软组织以及关节面的外形相互作用而形成的。每个具体结构在限制轴移运动产生中的作用仍然需要进一步明确。轴移运动是一个继发于 ACL 和（或）前外侧结构（如髂胫束等）损伤的一种关节异常活动。轴移试验体现出的是膝关节的病理性松弛，包括胫骨的前移和内旋、同时出现的关节半脱位，以及随之而来的胫骨的突然复位。ACL 功能

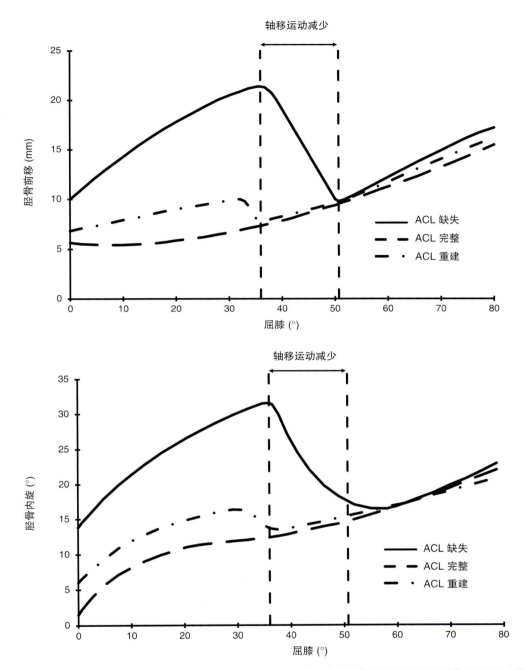

图 18.6　单束 ACL 解剖重建术后残余的"微小轴移"或"旋转滑移"运动。在屈膝的早期可观测到胫骨前后平移及内外旋的耦合运动，但其幅度和速度较术前已减小

缺失时，胫骨内旋的轴线向内侧移动，外侧间室的活动度更大。轴移运动的定量测量方法很多，但如何精确且可重复地测量平移和旋转，目前临床上仍无"金标准"。既往研究报道的关节旋转和平移松弛度存在较大差别。如果想在人群中把每个关节轴移运动的整体特征都加以明确，应该对平移和旋转活动都进行测量，理想的情况

下还应该施以标准化的加载条件。如果能做到这一点，我们就可以使用测量数据来指导手术的选择，术后还可以客观地评估关节的整体松弛度特征是否回归正常，以及与之相关的膝关节稳定性如何。

胫骨前后平移和内外旋转的整体松弛度特征存在较大的个体差异，这些差异也是关节结构损伤情况的具体

体现。因此在治疗已经出现轴移运动的膝关节失稳时，为了对手术效果有一个全面的掌握，同时测量关节平移和旋转的是十分重要的。

参考文献

[1] Kujala UM, Nelimarkka O, Koskinen SK (1992) Relationship between the pivot shift and the con-figuration of the lateral tibial plateau. Arch Orthop Trauma Surg 111(4):228–229

[2] Kaplan N, Wickiewicz TL, Warren RF (1990) Primary surgical treatment of anterior cruciate ligament rup-tures. A long-term follow-up study. Am J Sports Med 18:354–358

[3] Noyes FR, Mooar PA, Matthews DS et al (1983) The symptomatic anterior cruciate-deficient knee. Part I: the long-term functional disability in ath-letically active individuals. J Bone Joint Surg Am 65A:154–162

[4] Butler DL, Noyes F, Grood E (1980) Ligamentous restraints to anterior-posterior drawer in the human knee. J Bone Joint Surg Am 62(2):259–270

[5] Galway R, Beaupre A, MacIntosh D (1972) Pivot shift: a clinical sign of symptomatic anterior cruciate insufficiency. J Bone Joint Surg [Br] 54:763–764

[6] Galway H, MacIntosh D (1980) The lateral pivot shift: a symptom and sign of anterior cruciate liga-ment insufficiency. Clin Orthop Relat Res 147:45–50

[7] Hey Groves EW (1920) The crucial ligaments of the knee joint: their function, rupture and the operative treatment of the same. Br J Surg 7:505–515

[8] Noyes FR et al (1991) An analysis of the pivot shift phenomenon the knee motions and subluxations induced by different examiners. Am J Sports Med 19(2):148–155

[9] Bull AMJ, Earnshaw PH, Smith A, Katchburian MV, Hassan ANA, Amis AA (2002) Intraoperative measurement of knee kinematics in reconstruction of the anterior cruciate ligament. J Bone Jt Surg Br 84:1075–1081

[10] Bull AMJ, Amis AA (1998) The pivot shift phenom-enon: a clinical and biomechanical perspective. Knee 5:141–158

[11] Bull AMJ, Amis AA (1998) Knee joint motion – description and measurement. Proc IMech E part H: Eng in Med 212:357–372

[12] Fukubayashi T, Torzilli PA, Sherman MF et al (1982) An in vitro biomechanical evaluation of anterior-posterior motion of the knee. Tibial displace-ment, rotation, and torque. J Bone Joint Surg Am 64A:258–264

[13] Nordt WE, Lotfi P, Plotkin E et al (1999) The in vivo assessment of tibial motion in the transverse plane in anterior cruciate ligament reconstructed knees. Am J Sports Med 27:611–616

[14] Amis AA, Scammell BE (1993) Biomechanics of intraarticular and extraarticular reconstructions of the anterior cruciate ligament. J Bone Jt Surg Br 75B:812–817

[15] Amis AA et al (2003) Biomechanics of the PCL and related structures: posterolateral, posteromedial and meniscofemoral ligaments. Knee Surg Sports Traumatol Arthrosc 11(5):271–281

[16] Zarins B et al (1983) Rotational motion of the knee. Am J Sports Med 11(3):152–156

[17] Amis AA (1989) Anterior cruciate ligament replace-ment knee stability and the effects of implants. J Bone Jt Surg Br 71B:819–824

[18] Daniel DM, Malcom LL, Losse G et al (1985) Instrumented measurement of anterior laxity of the knee. J Bone Jt Surg Am 67A:720–726

[19] Slocum DB, Larson RL (1968) Rotatory instability of the knee – its pathogenesis and a clinical test to demonstrate its presence. J Bone Jt Surg Am 50A: 211–225

[20] Slocum DB et al (1976) Clinical test for anterolateral rotary instability of the knee. Clin Orthop Relat Res 118:63–69

[21] Markolf KL, Mensch JS, Amstutz HC (1976) Stiffness and laxity of the knee – the contributions of the supporting structures. A quantitative in vitro study. J Bone Jt Surg Am 58A:583–594

[22] Seering WP, Piziali RL, Nagel DA et al (1980) The function of the primary ligaments of the knee in varus-valgus and axial rotation. J Biomech 13(9):785–794

[23] Norwood LA, Andrews JR, Meisterling RC et al (1979) Acute

anterolateral rotatory instability of the knee. J Bone Jt Surg Am 61A:704–709

[24] Lipke JM (1981) Role of incompetence of the ante-rior cruciate and lateral collateral ligaments in anterolateral and anteromedial instability. A biome-chanical study of cadaver knees. J Bone Jt Surg Am 63A:954–960

[25] Andersen HN, Dyhre-Poulsen P (1997) The anterior cruciate ligament does play a role in controlling axial rotation of the knee. Knee Surg Sports Traumatol Arthrosc 5:145–149

[26] Lane JG, Daniel D (1994) The anterior cruciate liga-ment in controlling axial rotation. Am J Sports Med 22:289–293

[27] Wroble RR, Grood ES, Cummings JS et al (1993) The role of the lateral extraarticular restraints in the anterior cruciate ligament-deficient knee. Am J Sports Med 21:257–263

[28] Wang CJ, Walker PS (1974) Rotatory laxity of the human knee joint. J Bone Jt Surg Am 56A:161–170

[29] Kaneda Y, Moriya H, Takahashi K et al (1997) Experimental study on external tibial rotation of the knee. Am J Sports Med 25:796–800

[30] Mannel H, Claes L, Durselen L (2004) Anterior cru-ciate ligament rupture translates the axes of motion within the knee. Clin Biomech 19:130–135

[31] Terry GC et al (1993) How iliotibial tract injuries of the knee combine with acute anterior cruciate liga-ment tears to influence abnormal anterior tibial dis-placement. Am J Sports Med 21(1):55–60

[32] Hughston JC, Andrews JR, Cross MJ et al (1976) Classification of knee ligament instabilities. Part II. The lateral compartment. J Bone Joint Surg Am 58A:173–179

[33] Matsumoto H (1990) Mechanism of the pivot shift. J Bone Jt Surg Br 72B:816–821

[34] Losee RE, Johnson TR, Southwick WO (1978) Anterior subluxation of the lateral tibial plateau. A diagnostic test and operative repair. J Bone Joint Surg Am 60(8):1015–1030

[35] Jakob RP, Hassler H, Staeubli HU (1981) Observations on rotatory instability of the lateral compartment of the knee. Experimental studies on the functional anatomy and the pathomechanism of the true and the reversed pivot shift sign. Acta Orthop Scand Suppl 191:1–32

[36] Bach BR, Warren RF, Wickiewicz TL (1988) The pivot shift phenomenon: results and description of a modified clinical test for anterior cruciate ligament insufficiency. Am J Sports Med 16:571–576

[37] Kittl C et al (2016) The role of the anterolateral structures and the ACL in controlling laxity of the intact and ACL-deficient knee. Am J Sports Med 44(2):345–354

[38] Lopomo N, Zaffagnini S, Amis AA (2013) Quantifying the pivot shift test: a systematic review. Knee Surg Sports Traumatol Arthrosc 21(4):767–783

[39] Lane CG et al (2008) In vivo analysis of the pivot shift phenomenon during computer navigated ACL reconstruction. Knee Surg Sports Traumatol Arthrosc 16(5):487–492

[40] Zaffagnini S et al (2012) Can the pivot-shift be elimi-nated by anatomic double-bundle anterior cruciate ligament reconstruction? Knee Surg Sports Traumatol Arthrosc 20(4):743–751

[41] Hoshino Y et al (2007) In vivo measurement of the pivot-shift test in the anterior cruciate ligament– deficient knee using an electromagnetic device. Am J Sports Med 35(7):1098–1104

[42] Araki D et al (2011) A prospective randomised study of anatomical single-bundle versus double-bundle anterior cruciate ligament reconstruction: quantitative evaluation using an electromagnetic measurement system. Int Orthop 35(3):439–446

[43] Lopomo N et al (2012) Quantitative assessment of pivot-shift using inertial sensors. Knee Surg Sports Traumatol Arthrosc 20(4):713–717

[44] Ishibashi Y, Tsuda E, Yamamoto Y, Tsukada H, Toh S (2009) Navigation evaluation of the pivot-shift phe-nomenon during double-bundle anterior cruciate liga-ment reconstruction: is the posterolateral bundle more important? Arthroscopy 25(5):488–495

[45] Colombet P, Robinson J, Christel P, Franceschi J-P, Djian P (2007) Using navigation to measure rotation kinematics during ACL reconstruction. Clin Orthop Relat Res 454:59–65

[46] Bignozzi S, Zaffagnini S, Lopomo N, Fu FH, Irrgang JJ, Marcacci M (2010) Clinical relevance of static and dynamic tests after anatomical double-bundle ACL reconstruction.

Knee Surg Sports Traumatol Arthrosc 18(1):37–42

[47] Bedi A, Musahl V, Lane C, Citak M, Warren RF, Pearle AD (2010) Lateral compartment translation predicts the grade of pivot shift: a cadaveric and clinical analysis. Knee Surg Sports Traumatol Arthrosc 18(9):1269–1276

[48] Lopomo N, Zaffagnini S, Bignozzi S, Visani A,Marcacci M (2010) Pivot-shift test: analysis and quantification of knee laxity parameters using a navi-gation system. J Orthop Res 28(2):164–169

[49] Kocher MS et al (2004) Relationships between objec-tive assessment of ligament stability and subjective assessment of symptoms and function after anterior cruciate ligament reconstruction. Am J Sports Med 32(3):629–634

[50] Yasuda K et al (2004) Anatomic reconstruction of the anteromedial and posterolateral bundles of the ante-rior cruciate ligament using hamstring tendon grafts. Arthroscopy 20(10):1015–1025

[51] Meredick RB et al (2008) Outcome of single-bundle versus double-bundle reconstruction of the anterior cruciate ligament: a meta-analysis. Am J Sports Med 36(7):1414–1421

[52] Suomalainen P et al (2012) Double-bundle versus sin-gle-bundle anterior cruciate ligament reconstruction a prospective randomized study with 5-year results. Am J Sports Med 40(7):1511–1518

[53] Ferretti A, Monaco E, Labianca L, De Carli A, Maestri B, Conteduca F (2009) Double-bundle ante-rior cruciate ligament reconstruction: a comprehen-sive kinematic study using navigation. Am J Sports Med 37:1548–1553

[54] Aglietti P et al (1995) A comparison of clinical and radiological parameters with two arthroscopic tech-niques for anterior cruciate ligament reconstruction. Knee Surg Sports Traumatol Arthrosc 3(1):2–8

[55] Lie DT, Bull AM, Amis AA (2007) Persistence of the mini pivot shift after anatomically placed anterior cru-ciate ligament reconstruction. Clin Orthop Relat Res 457:203–209

[56] Lemaire M, Combelles F (1980) Technique actu-elle de plastie ligamentaire pour rupture ancienne du ligament croisé antérieur. Rev Chir Orthop 66:523–525

[57] MacIntosh D, Darby T (1976) Lateral substitution reconstruction. Proc Can Orthopaedic Asso J Bone Joint Surg Br 58:142

[58] Engebretsen L, Lew WD, Lewis JL, Hunter RE (1990) The effect of an iliotibial tenodesis on intraarticular graft forces and knee joint motion. Am J Sports Med 18:169–176

第 19 章　轴移试验：一个基于证据的结果工具

Marie-Claude Leblanc , Devin C. Peterson , Olufemi R. Ayeni
译者　倪建龙　闫　飞
审校　黄　术　谭洪波

19.1　简介

前交叉韧带（Anterior Cruciate Ligament，ACL）重建是治疗膝关节功能性旋转不稳定的标准方法。许多患者表示 ACL 重建后可以获得满意的结果，但有些患者仍然有膝关节不稳的感觉，特别是在做旋转和剪切活动的时候。此外 ACL 重建似乎并不能预防膝关节骨性关节炎（Osteoarthritis，OA），最近的研究显示，高达 50%~90% 的 ACL 重建患者在术后 7~10 年时有膝关节退变的影像学证据。这促使研究人员去获取对自然的和重建的 ACL 更完整的理解，以及它们在膝关节生物力学和运动学中的相关作用。

最近关于膝关节动态和旋转不稳的研究表明，传统的 ACL 重建并不能恢复膝关节的自然运动功能。在过去的 10 年中，为了改善膝关节的旋转不稳，增强其稳定性，人们开始应用更为解剖的 ACL 重建技术。

对膝关节旋转控制的客观评价需要可靠、精确和具体的结果测量工具，这对 ACL 损伤的不同治疗方法的比较至关重要。虽然测量旋转不稳的工具多种多样，手动轴移试验仍然是临床工作中一种有效的和常用的技术。本章的目的是总结轴移试验作为一个结果测量工具的有效证据。

19.2　循证医学和结果工具

19.2.1　循证医学

循证医学（Evidence-Based Medicine，EBM）的原则最早由 Sackett 在 20 世纪 80 年代初提出，后来由 Guyatt 在 20 世纪 90 年代提出了这个术语。EBM 代表了科学方法在医疗决策中的应用。将当前最好的外部证据与临床专业知识和患者价值观相结合，以确定患者个体化治疗最优方案的目标（图 19.1）。

最好的证据被认为是临床相关研究，为临床问题提供了答案。这不仅限于高质量的随机对照试验，还考虑了以患者为中心的临床研究和基础研究。良好的观察性研究、比较研究、系统回顾和 Meta 分析完成了信息的收集，并为临床应用提供了最好的证据，因此 EBM 不是"食谱"医学。在特定的临床事件中，这些证据的合理应用可以配合个人临床经验，而不是取代它。

19.2.2　结果工具与 ACL 重建

只有当结果能够被准确地测量、重复并与其他研究进行比较时，才能确定手术结果是否改善。结果工具对于评估一种新的手术技术，强调已知治疗的成功和概述手术对患者护理的影响是至关重要的。目前已经有 3 种类型的结果工具：（1）一般健康状况（心理和身体）；（2）疾病特异性；（3）患者满意度。准确评估结果仍然具有挑战性，但最佳结果工具的关键特征被认为有以下几个方面：患者相关性、易用性、经济性、敏感性、可靠性、有效性和对临床的反馈性。

一个能够测量和验证 ACL 手术成功的结果工具是非常重要的。可惜的是，对于哪个测试或测试的组合是最合适的还没有形成共识。多年来，许多膝关节损伤评价量表被使用，仅前交叉韧带重建就有超过 54 项结果评估量表。到目前为止，前交叉韧带生活质量（ACL–QOL）结果评价量表是唯一有效的，它对前交叉韧带功能不全患者的健康相关生活质量的评价具有疾病特异性。其他常用的结果评价量表有主观和客观的 IKDC（International Knee Documentation Committee）评分、改良 Lysholm 评分、KOOS 评分（Knee Injury and Osteoarthritis Outcome Score）、Cincinnati 膝关节评价系统、Tegner 活动评分、Marx 活动评分、美国纽约特种外科医院评分，以及膝关节结果反馈评分。

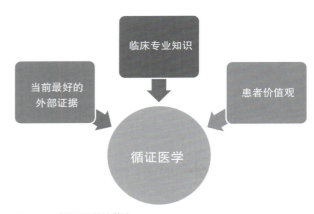

图 19.1　循证医学的整合

> **要点1**
>
> 最佳结果工具的关键特征：
>
> 1. 患者的相关性。
> 2. 易用性。
> 3. 经济性。
> 4. 敏感性。
> 5. 可靠性。
> 6. 有效性。
> 7. 对临床的反馈性。

19.3　轴移试验：结果工具的演变

19.3.1　认识轴移试验：起源、术语、生物力学和应用

起源　Galway、Beaupre 和 MacIntosh 在 1972 年的美

国文献中首次将"轴移试验"描述为一种模拟复位。考虑到患者和检查人员均可感受到前半脱位胫骨平台的自发复位，因此认为这是一种可以导致患者出现膝关节不稳定（"打软腿"）的临床现象和物理检查征象。患者处在一种放松的状态被认为是轴移试验顺利完成的关键点。轴移试验这个名词来源于力线（轴线）和脱位（偏移）。

术语　"不稳"是关节对外部施加的力或力矩的被动反应，代表一种客观的现象。"稳定"是一种功能评估，代表患者表述的一种症状（图 19.2）。两种类型的"不稳"可以评估：静态不稳和动态不稳。静态不稳可以通过手动方法（例如前抽屉试验或 Lachman 试验）或关节动度仪（例如：KT–1000–2000）对静止关节施加预先确定的直接载荷来测量相应的移位程度。动态不稳是通过控制运动时关节的载荷来测量相应的移位程度。静态不稳更容易评估，但可能不能完全反映整个膝关节的不稳程度。动态不稳评估需要一定的技术和精准的设备，因为它可以引起快速运动中的膝关节突然出现疼痛，有时会导致肌肉收缩的保护反应，影响测量结果。这种类型的测量结果变异较大，因为在测量时技术应用有不一致性，关节的载荷和移位程度的测量具有一定的难度，以及测量者对关节活动的描述具有主观性。轴移试验就是膝关节动态不稳测量的方法之一。

生物力学　轴移是一种复杂的运动，它包含两个部分：胫骨外侧平台的前移和胫骨相对于股骨的内旋，而近期的研究认为胫骨平台的前移更加关键。在 ACL 功能不全时，膝关节的轴心点从其正常位置（内侧胫骨髁间

图 19.2 临床定义

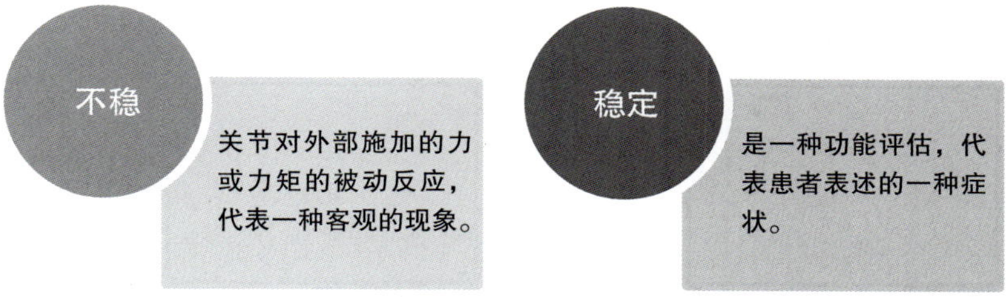

不稳：关节对外部施加的力或力矩的被动反应，代表一种客观的现象。

稳定：是一种功能评估，代表患者表述的一种症状。

嵴的中心）转移到一个区域，从而导致胫骨外侧平台的过度前移，而不是胫骨的旋转。

轴移试验的机制被认为与膝关节外侧平台（胫骨外侧平台关节面是隆起的）的几何形状、髂胫束的张力、内侧副韧带的完整性有关（关节镜手术时）。在 ACL 功能完整的膝关节，股骨外侧髁位于胫骨外侧平台的前斜坡上。在 ACL 功能不全时，膝关节在外翻、胫骨内旋和轻度屈曲的状态下，胫骨外侧平台就会前移，导致股骨外侧髁位于外侧平台的后斜坡上。在膝关节屈曲 30°~40°时，髂胫束产生的张力使前半脱位的胫骨外侧平台向后复位，当股骨髁经过隆起的胫骨外侧平台顶点时，就会出现"咔嗒"的声音。这个试验的动态特性使其在评估膝关节不稳（ACL 功能不全时的客观指标）和稳定性（"打软腿"时的主观感觉）时具有独特的意义。IKDC 提出了轴移试验的分级方法，A（正常、无）、B（接近正常、+、滑动感）、C（异常、++、跳动感）、D（严重异常、+++、交锁感）（图 19.3）。

要点2

有效完成轴移试验的要求：

1. 患者放松或全身麻醉。
2. 完整的内侧副韧带。
3. 完整的髂胫束。
4. 无移位的软组织损伤［如半月板翻转，"独眼龙"（cyclops）损伤等］。

应用　以往认为成功的 ACL 重建主要是有效消除膝关节前后向的不稳，并通过 Lachman 试验来进行评估。然而，研究表明膝关节前后向不稳的恢复并不一定与患者满意度、功能结果和膝关节 OA 的进展有关。另有研究表明，ACL 重建术后膝关节旋转稳定性的恢复对获得更好的膝关节功能非常重要。如前所述，Lachman 试验

是测试膝关节前后向不稳的静态试验，它并没有考虑到 ACL 重建术后残留的旋转不稳。然而轴移试验弥补了静态不稳试验和动态不稳试验的不足，它能更好地反映膝关节在病变状态下的运动学改变。轴移试验是测量膝关节动态旋转不稳最具体、可靠、适用及被广泛应用的临床工具，也是评估 ACL 重建成功与否的理想结果工具。

19.3.2 轴移试验作为结果工具：证据是什么？

ACL 重建术后患者的临床结果和轴移试验结果之间具有相关性的证据是很多的，大致可以分为以下几类：患者满意度、主观症状和不稳，功能结果（功能性不稳、活动和运动的局限性、膝关节的整体功能）和膝关节 OA 的进展。

患者满意度　在过去 10 年中，患者满意度已经成为衡量治疗效果的一个重要指标，它已经被证实是与主观症状和功能关系最密切的结果评分。基于患者报告的结果测量的有效性往往优于基于外科手术治疗后的客观满意度测量。患者满意度现在是术后临床评估的重要补充。

Kocher 等进行了一项前瞻性队列研究，以确定前交叉韧带重建后患者满意度的决定因素。201 例患者接受了 3 名骨科医生的初次 ACL 重建手术，至少随访 2 年。患者填写调查问卷，提供主观资料，骨科医生提供客观资料。他们发现轴移试验阳性和患者对治疗效果不满意之间存在显著相关性。然而他们注意到在某些情况下患者满意度与症状和功能的主观测量结果之间存在显著相关性，而与残留膝关节不稳的客观测量结果之间无明显相关性。尽管轴移试验与患者满意度之间的相关性不是十分明确，且存在很多局限性（例如缺乏有效的患者满意度测量工具、缺乏所用手术技术的具体细节），但本研究还是证实了轴移试验对患者满意度的重要性。

主观症状和功能结果 Ayeni 等最近的一项系统综述评估了轴移试验是否与最终的功能结果具有相关性。他们回顾了 65 项 ACL 相关的随机对照研究，其中 47 项研究将轴移试验作为结果测量工具，并将它的结果与最终的功能结果量表（如 IKDC、Lysholm、Tegner 活动水平）进行比较，其中 40 项研究（85%）显示轴移试验结果与最终功能结果之间存在相关性。这篇综述的作者最终得出结论，已有的临床证据支持轴移试验在评估 ACL 重建手术是否成功方面的重要性。虽然纳入的研究的质量令人满意（Jadad 质量评分平均值为 2.369），但局限性在于个别研究中进行轴移试验时缺乏统一的标准。

> **要点3**
> 你知道吗？
> 与ACL相关的随机对照研究中，85%的研究结果显示轴移试验结果与最终功能结果之间存在相关性，并支持轴移试验在评估ACL重建手术是否成功方面的重要性。

Kocher 等的回顾性队列研究评估了前交叉韧带重建术后韧带松弛的客观评估与主观症状和功能之间的关系。

研究人员回顾了 202 例至少随访 2 年的初次 ACL 重建患者，与工具检查和 Lachman 试验相反，患者轴移试验的阳性率与患者对临床结果的满意度、部分和完全无力、剪切和旋转困难、活动受限、膝关节功能、参与体育运动和 Lysholm 评分之间存在负相关。高度轴移的患者对临床结果的满意度更低，活动和运动受限更多，膝关节整体功能更差，Lysholm 评分更低。这些发现支持轴移现象的功能重要性和轴移试验的临床相关性。本研究的局限性包括队列的选择性、没有统一的体格检查人员以及缺乏手术技术的具体细节。

Jonsson 等（2004 年）和 Streich 等（2011 年）也评估发现轴移试验与临床评估得分之间存在显著相关性。他们的结果支持 Kocher 等的观点，并证明了轴移试验阴性的患者在主观功能评分方面有更好的结果（IKDC 主观评分、Lysholm 评分、Tegner 活动量表、单腿跳试验）。

膝关节 OA 的进展 Jonsson 等研究了术后 2 年的膝关节不稳程度与术后 5~9 年随访时 OA 征象之间的关系。68 例患者在初次 ACL 重建术后的 2 年和 5~9 年分别进行了评估。膝关节不稳程度的评估包括前后不稳（放射体测量技术）和旋转不稳（轴移试验）。在最后一次随访时，通过骨核素显像技术和 X 线片（负重前后位和屈

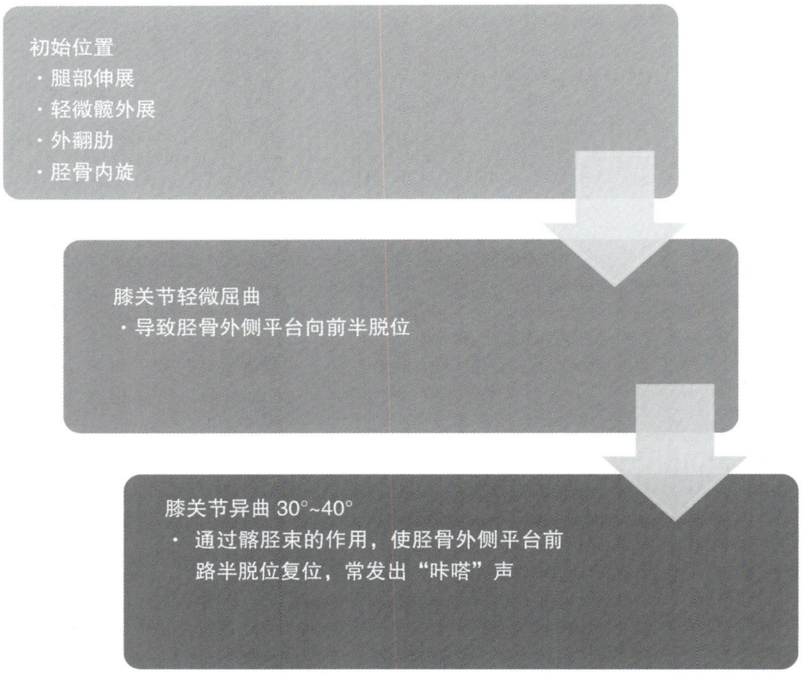

初始位置
· 腿部伸展
· 轻微髋外展
· 外翻肋
· 胫骨内旋

膝关节轻微屈曲
· 导致胫骨外侧平台向前半脱位

膝关节异曲 30°~40°
· 通过髂胫束的作用，使胫骨外侧平台前路半脱位复位，常发出"咔嗒"声

图 19.3　进行轴移试验的步骤

曲侧位）来评估膝关节退变状态。他们发现 ACL 重建术后 2 年时轴移试验阳性的患者，在术后 5~9 年随访时，整个膝关节软骨下骨的核素摄取有明显的差异。这提示轴移与膝关节退变可能存在正相关关系。然而不管是在术后 2 年还是最后一次随访，膝关节的影像学 Fairbank 分级不受轴移试验是否阳性的影响。他们还发现，仅在术后 5~9 年随访时记录轴移试验并不能预测核素摄取结果或 OA 的征象。本研究的局限性包括：部分患者失访、样本量较小、随访时间相对较短，以及对 ACL 解剖和非解剖重建的结果没有分类。此外有许多其他因素也会影响 OA 的进展，如伴随的软骨和半月板损伤、活动水平、体重指数。

　　Streich 等最近进行的一项回顾性研究，对 ACL 功能不全的患者进行配对并进行长期随访，比较重建和非重建（物理治疗）治疗的结果，所有患者均经关节镜探查确诊 ACL 撕裂并随访 15 年。他们发现，随访时轴移试验阳性与 OA 的 IKDC 影像学分级有显著相关性，而轴移试验阴性患者的影像学 OA 征象明显减少。研究中所采用的手术技术为使用骨-髌腱-骨，经胫骨钻取股骨道的 ACL 解剖重建。

　　轴移试验的局限性　可惜的是，轴移试验是一种主观的检查方法，也没有被规范统一。现在有大量的文献报道如何进行轴移试验的操作，但这增加了它的可变性，同时也降低了可重复性。Benjamisne 等对 ACL 损伤的临床诊断进行的 Meta 分析显示，轴移试验的总体敏感性为 24%，特异性为 98%。另一项针对最新文献的系统综述，也关注了临床试验对 ACL 功能不全的诊断准确性，但由于数据不足，只计算了总体灵敏度，在清醒状态下，轴移试验对 ACL 完全断裂的敏感度为 86%，对部分断裂的敏感度为 67%，对所有 ACL 损伤（部分损伤和完全损伤）的敏感度为 79%。

　　有很多因素可以解释膝关节旋转不稳检查的可变性：检查者的经验、膝关节积液、肌肉痉挛、大腿过粗、ACL 断裂的类型（完全断裂和部分断裂）、合并关节内和关节外的其他损伤、膝关节的解剖变异（后倾角大小和股骨髁外形）、检查时患者是否清醒或处在麻醉状态下。最后，患者本身发育上存在韧带松弛也会影响检查结果。尽管存在这些局限性，轴移试验仍然是评估膝关节旋转不稳的最佳临床检查方法。

要点4

轴移试验作为结果测量工具的证据小结：

1. 患者满意度

轴移试验阳性与患者不满意之间存在显著相关性。

2. 主观症状和功能结果

（1）轴移试验与以下几个方面存在显著相关性：

①部分和完全无力感；

②剪切受限；

③旋转受限；

④活动受限；

⑤膝关节功能下降；

⑥运动受限；

⑦Lysholm评分降低。

（2）轴移试验阴性与更好的主观功能结果之间存在显著相关性（IKDC主观评分、Lysholm评分、Tegner活动量表、单腿跳）。

（3）轴移试验的分级与患者"残疾"程度之间存在显著相关性。

（4）轴移试验结果与最终功能结果之间存在显著相关性。

（5）仅在中远期随访时，轴移试验结果与膝关节功能评分的相关性有限。

3. OA的进展

（1）术后2年轴移试验阳性与术后5~9年软骨下骨核素摄取之间存在显著相关性。

（2）轴移试验阳性和OA的影像学改变之间的相关性还有争议的。

19.3.3　未来的方向

　　目前轴移试验做法的多变性使得轴移试验能否作为一种结果测量工具以及它的实用性受到了质疑。然而现有的证据概述了轴移试验在评估 ACL 功能不全相关的旋转不稳中的重要性。目前正在研究如何提高这一关键试验的准确性。

　　用于检测胫骨前移和加快胫骨复位的技术已经出现，并有望成为评价轴移试验更统一的方法。胫骨外侧平台前移量与轴移的临床分级具有极好的相关性。

　　未来的研究重点将集中在如何在临床工作中准确、

简便、可重复地测量胫骨外侧平台前移量，从而使临床医生能够更准确地评估 ACL 重建后残留的膝关节旋转不稳。为了消除检查过程中人为因素的影响，有研究已经转向使用技术上的支持。将皮肤传感器放置在特定的骨性标志上，在做轴移试验的时候通过计算机分析这些传感器之间的关系，这是一种正在接受评估的方法。这种方法可以精确测量外侧胫骨平台的前移量而不依赖检查者的主观感觉。

Hoshino 等在 2011 年将标准化的手动测试轴移试验的方法与精确测量胫骨前移和加速度的优势技术相结合。12 位外科专家在尸体样本上进行轴移试验，首先使用他们喜欢的方法，然后使用标准化的方法。在 Galway 和 MacIntosh 程序的基础上设计了标准化的方法，并使用教学视频对该方法进行了教学。采用电磁跟踪法计算复位过程中胫骨前移和加速度的测量值。结果表明，采用标准化方法进行轴移试验，可以显著降低加速度的变化，但胫骨前移没有变化。

19.4　结论

轴移试验是最具体、可靠、适用和广泛使用的评估膝关节动态旋转不稳的临床工具。当患者有膝关节不稳症状时，它填补了静态和动态不稳测试之间的空白。它已被证明与患者满意度和功能结果之间存在相关性，然而轴移试验阳性和膝关节 OA 之间的相关性仍然存在争议。可惜的是，轴移试验检查还缺乏统一的标准，检查本身具有主观性，以及由患者因素引起的可变性。不过这也导致了更可靠和可再生技术的发展，比如特定骨性标志上的皮肤传感器与计算机分析相结合这样的辅助方法，有可能带来必需的客观属性。

参考文献

[1] Abrams GD, Harris JD, Gupta AK, McCormick FM,Bush-Joseph CA, Verma NN, Cole BJ, Bach BR (2014) Functional performance testing after anterior cruciate ligament reconstruction: a systematic review. Orthop J Sports Med 2:1–10

[2] Ahldén M, Araujo P, Hoshino Y, Samuelsson K, Middleton KK, Nagamune K, Karlsson J, Musahl V (2012) Clinical grading of the pivot shift test corre-lates best with tibial acceleration. Knee Surg Sports Traumatol Arthrosc 20:708–712

[3] Ahldén M, Hoshino Y, Samuelsson K, Araujo P, Musahl V, Karlsson J (2012) Dynamic knee laxity measurement devices. Knee Surg Sports Traumatol Arthrosc 20:621–632

[4] Amis AA (2012) The functions of the fibre bundles of the anterior cruciate ligament in anterior drawer, rota-tional laxity and the pivot shift. Knee Surg Sports Traumatol Arthrosc 20:613–620

[5] Araujo PH, Ahlden M, Hoshino Y, Muller B, Moloney G, Fu FH, Musahl V (2012) Comparison of three non-invasive quantitative measurement systems for the pivot shift test. Knee Surg Sports Traumatol Arthrosc 20:692–697

[6] Ayeni OR, Chahal M, Tran MN, Sprague S (2012) Pivot shift as an outcome measure for ACL recon-struction: a systematic review. Knee Surg Sports Traumatol Arthrosc 20:767–777

[7] Ayeni OR, Evaniew N, Ogilvie R, Peterson DC, Denkers MR, Bhandari M (2013) Evidence-based practice to improve outcomes of anterior cruciate lig-ament reconstruction. Clin Sports Med 32:71–80

[8] Bedi A, Musahl V, Lane C, Citak M, Warren RF, Pearle AD (2010) Lateral compartment translation predicts the grade of pivot shift: a cadaveric and clini-cal analysis. Knee Surg Sports Traumatol Arthrosc 18:1269–1276

[9] Benjaminse A, Gokeler A, van der Schans CP (2006) Clinical diagnosis of an anterior cruciate ligament rupture: a meta-analysis. J Orthop Sports Phys Ther 36:267–288

[10] Bull AM, Amis AA (1998) The pivot-shift phenome-non: a clinical and biomechanical perspective. Knee 5:141–158

[11] Engebretsen L, Wijdicks CA, Anderson CJ, Westerhaus B, LaPrade RF (2012) Evaluation of a simulated pivot shift test: a biomechanical study. Knee Surg Sports Traumatol Arthrosc 20:698–702

[12] Galway HR, MacIntosh DL (1980) The lateral pivot shift: a symptom and sign of anterior cruciate liga-ment insufficiency. Clin Orthop 147:45–50

[13] Greenhalgh T, Howick J, Maskrey N, for the Evidence Based Medicine Renaissance Group (2014) Evidence based medicine: a movement in crisis? BMJ 348:g3725

[14] Hoshino Y, Araujo P, Ahlden M, Moore CG, Kuroda R, Zaffagnini S, Karlsson J, Fu FH, Musahl V (2012) Standardized pivot shift test improves measurement accuracy. Knee Surg Sports Traumatol Arthrosc 20:732–736

[15] Hoshino Y, Araujo P, Ahldén M, Samuelsson K, Muller B, Hofbauer M, Wolf MR, Irrgang JJ, Fu FH, Musahl V (2013) Quantitative evaluation of the pivot shift by image analysis using the iPad. Knee Surg Sports Traumatol Arthrosc 21:975–980

[16] Hoshino Y, Araujo P, Irrgang JJ, Fu FH, Musahl V (2012) An image analysis method to quantify the lat-eral pivot shift test. Knee Surg Sports Traumatol Arthrosc 20:703–707

[17] Johnson DL (2011) Outcome measurement tools for ACL reconstruction: we must do better. Orthopedics 34:417–418

[18] Jonsson H, Riklund-Ahlström K, Lind J (2004) Positive pivot shift after ACL reconstruction predicts later osteoarthrosis 63 patients followed 5-9 years after surgery. Acta Orthop 75:594–599

[19] Junkin DM Jr, Johnson DL, Fu FH, Miller MD, Willenborg M, Fanelli GC, Wascher DC (2009) Chapter 12: Knee ligaments injuries. In: Kibler WB (ed) Orthopaedic knowledge update: sports medicine, 4th edn.American Academy of Orthopaedic Surgeons, Rosemont, pp 135–154

[20] Kirchhoff C, Brucker PU, Imhoff AB (2013) Chapter 69: Evolving concepts in tunnel placement for Acl reconstruction. In: Johnson DH (ed) Oper. Arthrosc.4th edn. Wolters Kluwer Health/Lippincott Williams & Wilkins, Philadelphia, pp 772–777

[21] Kocher MS (2004) Relationships between objective assessment of ligament stability and subjective assess-ment of symptoms and function after anterior cruciate ligament reconstruction. Am J Sports Med 32:629–634

[22] Kocher MS, Steadman JR, Briggs K, Zurakowski D, Sterett WI, Hawkins RJ (2002) Determinants of patient satisfaction with outcome after anterior cruci-ate ligament reconstruction. J Bone Joint Surg 84:1560–1572

[23] Kopf S, Kauert R, Halfpaap J, Jung T, Becker R (2012) A new quantitative method for pivot shift grad-ing. Knee Surg Sports Traumatol Arthrosc 20:718–723

[24] Kuroda R, Hoshino Y, Araki D, Nishizawa Y, Nagamune K, Matsumoto T, Kubo S, Matsushita T, Kurosaka M (2012) Quantitative measurement of the pivot shift, reliability, and clinical applications. Knee Surg Sports Traumatol Arthrosc 20:686–691

[25] Lane CG, Warren R, Pearle AD (2008) The pivot shift. J Am Acad Orthop Surg 16:679–688

[26] Leblanc M-C, Kowalczuk M, Andruszkiewicz N, Simunovic N, Farrokhyar F, Turnbull TL, Debski RE, Ayeni OR (2015) Diagnostic accuracy of physical exam-ination for anterior knee instability: a systematic review. Knee Surg Sports Traumatol Arthrosc 23:2805–13

[27] Leiter JRS, Gourlay R, McRae S, de Korompay N, MacDonald PB (2013) Long-term follow-up of ACL reconstruction with hamstring autograft. Knee Surg Sports Traumatol Arthrosc 22:1061–1069

[28] Lopomo N, Signorelli C, Bonanzinga T, Marcheggiani Muccioli GM, Neri MP, Visani A, Marcacci M, Zaffagnini S (2014) Can rotatory knee laxity be pre-dicted in isolated anterior cruciate ligament surgery? Int Orthop 38:1167–1172

[29] Mohtadi N (1998) Development and validation of the quality of life outcome measure (questionnaire) for chronic anterior cruciate ligament deficiency. Am J Sports Med 26:350–359

[30] Mouton C, Theisen D, Pape D, Nührenbörger C, Seil R (2012) Static rotational knee laxity in anterior cru-ciate ligament injuries. Knee Surg Sports Traumatol Arthrosc 20:652–662

[31] Musahl V, Hoshino Y, Becker R, Karlsson J (2012) Rotatory knee laxity and the pivot shift. Knee Surg Sports Traumatol Arthrosc 20:601–602

[32] Musahl V, Kopf S, Rabuck S, Becker R, van der Merwe W, Zaffagnini S, Fu FH, Karlsson J (2012) Rotatory knee laxity tests and the pivot shift as tools for ACL treatment algorithm. Knee Surg Sports Traumatol Arthrosc 20:793–800

[33] Musahl V, Seil R, Zaffagnini S, Tashman S, Karlsson J (2012) The role of static and dynamic rotatory laxity testing in evaluating ACL injury. Knee Surg Sports Traumatol Arthrosc 20:603–612

[34] Okazaki K, Tashiro Y, Izawa T, Matsuda S, Iwamoto Y (2012) Rotatory laxity evaluation of the knee using modified Slocum's test in open magnetic resonance imaging. Knee Surg Sports Traumatol Arthrosc 20:679–685

[35] Sackett DL, Rosenberg WM, Gray JA, Haynes RB, Richardson WS (1996) Evidence based medicine: what it is and what it isn't. BMJ 312:71

[36] Shaw T, Chipchase LS, Williams MT (2004) A users guide to outcome measurement following ACL recon-struction. Phys Ther Sport 5:57–67

[37] Spindler KP, Parker RD, Andrish JT, Kaeding CC, Wright RW, Marx RG, McCarty EC, Amendola A, Dunn WR, Huston LJ, Harrell FE, MOON Group (2013) Prognosis and predictors of ACL reconstruc-tions using the MOON cohort: a model for compara-tive effectiveness studies. J Orthop Res 31:2–9

[38] Streich NA, Zimmermann D, Bode G, Schmitt H (2011) Reconstructive versus non-reconstructive treatment of anterior cruciate ligament insufficiency. A retrospective matched-pair long-term follow-up. Int Orthop 35:607–613

[39] Tanaka M, Vyas D, Moloney G, Bedi A, Pearle AD, Musahl V (2012) What does it take to have a high-grade pivot shift? Knee Surg Sports Traumatol Arthrosc 20:737–742

[40] Webster KE, Feller JA (2014) Use of the short form health surveys as an outcome measure for anterior cruciate ligament reconstruction. Knee Surg Sports Traumatol Arthrosc 22:1142–1148

[41] Wright RW (2009) Knee injury outcomes measures.J Am Acad Orthop Surg 17:31–39

[42] Zaffagnini S, Marcheggiani Muccioli GM, Lopomo N, Signorelli C, Bonanzinga T, Musiani C, Vassilis P, Nitri M, Marcacci M (2012) Can the pivot-shift be eliminated by anatomic double-bundle anterior cruci-ate ligament reconstruction? Knee Surg Sports Traumatol Arthrosc 20:743–751

[43] Zampeli F, Pappas E, Giotis D, Hantes ME, Georgoulis AD (2012) Kinematic predictors of subjective out-come after anterior cruciate ligament reconstruction: an in vivo motion analysis study. Knee Surg Sports Traumatol Arthrosc 20:785–792

第 20 章　导航系统辅助轴移试验

Stefano Zaffagnini，Cecilia Signorelli，Francisco Urrizola，Alberto Grassi，Federico Raggi，Tommaso Roberti di Sarsina，Tommaso Bonanzinga，Nicola Lopomo
译者　张建平　陈太禄
审校　尹　力　华伟伟　谭洪波

20.1　导航系统简介

大约 20 年前，计算机辅助外科技术（CAS）第一次应用于脊柱外科手术中。应用这一技术主要是为了减少术中差错以获得最佳的手术效果，同时也能为术者提供术中的实时信息。目前约有 7% 的骨科手术是在计算机辅助下进行的，其中包括膝关节手术等多种外科手术。Dessene 等在 1995 年进行了世界上第一例计算机辅助前交叉韧带（ACL）重建术。自那时起，随着更便于骨科医生应用的新系统的开发和基于计算机辅助的 ACL 手术软件迭代更新，该领域在过去数十年中获得的关注度越来越高。这种关注度的增高主要来源于应用分析的研究。通过分析文献可见，每年发表的与计算机辅助 ACL 手术有关的文章相对较少，仅为所有 ACL 的文章的 1%~3%（图 20.1）。

现有的大多数文献是在体内的测量研究或实验室的对照研究。在体内研究的数量超过体外研究数量，这表明导航系统是专为外科手术设计的。

计算机辅助外科手术系统中的主要代表是术中导航系统。目前已经有多种术中导航系统可供应用。它们的特点在于可以发挥主动作用（执行手术任务或避开预设禁止区域），也可发挥被动作用（提供术中信息）。该技术的主要缺点是具有侵入性，因而限制了其在损伤肢体上的应用和在临床上评估术前、术后关节松弛度的应用。

在导航系统辅助 ACL 重建术的早期应用中，其主要目标是利用解剖标志来提高移植物位置的准确性，并确保移植物在关节活动中保持等长。但之后应用计算机辅助手术的目的很快转变为在 3D 条件下测量膝关节的松弛度，并因此大幅提高了对膝关节松弛病理变化的理解。

在 1997 年，Pearl 在体外研究中比较了无图像导航系统和手术机器人 / 通用力学传感器（UFS）测试系统的应用效果，成为第一个研究计算机辅助手术系统可靠性和精确性的学者。对测量精确性的研究结果表明，计算机辅助手术系统线性测量的误差范围为 ±0.1mm，角度测量的误差范围为 ±0.1°。该系统也强调了客观测量膝关节残留松弛度的可能性和改进 ACL 重建术后评估方法的可能性。事实上，在不同自由度上导航系统都能进行术中的精确测量。不断提高的手术精确度结合术中精确测量技术将促进膝关节生物力学的研究，并能为膝关节疾病引入新的手术方法。

20.2　轴移试验

ACL 功能不全通常通过手法体格检查判断。目前已有多种手法检查的方法，包括应用最广的 Lachman 试验和轴移试验。这些检查方法不仅能为患者制订最佳手术方案提供帮助，同时也用于 ACL 重建术后手术效果的评估。多年以来，ACL 重建手术的目的仍是获得前后方向的稳定。KT–1000 测量被认为是膝关节松弛度控制的基准。20 世纪 70 年代，Slocum 和 Larson（1976）首次描述了膝关节的旋转不稳定。他们提出的一个重要概念就是胫骨平台相对于股骨出现病理性外旋。为此他们对膝

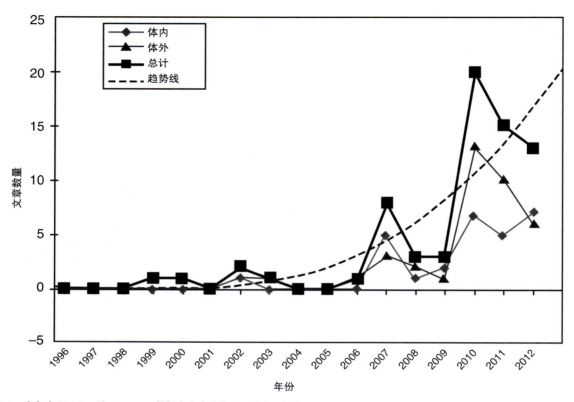

图 20.1　去年在 Medline 和 PubMed 数据库中发表的关于前交叉韧带双束重建和计算机辅助手术重建的文章

关节前抽屉试验进行改良，在对膝关节施加向前应力的同时增加胫骨内旋和外旋。4 年后，Galway（1980）首次描述了轴移现象，并认为这一现象与膝关节动态不稳定相关。膝关节动态不稳定在临床上表现为"打软腿"，后期发展为损伤关节的退行性改变。从那时起，开始出现多个针对这一重要现象的体格检查方法，但之后逐渐发现轴移试验仍是膝关节动态不稳定最特异的检查方法。然而受检查者主观性和经验的影响，轴移试验也被认为较难实施。其方法本身还存在多种不同的版本。此外，ACL 损伤后膝关节的病理性动态不稳定表现复杂，且为多向不稳定，这更突出了进行 PS 试验评估的重要性。在进行轴移试验时，需要对胫-股关节实施更加复杂的旋转运动和应力来确定膝关节状态。已有证据表明轴移现象与体育运动水平的降低、完全或部分的 ACL 撕裂相关。轴移试验阳性也预示着骨性关节炎的发生。最新的一篇系统性综述总结了 42 个有关轴移试验的体外研究。

要点

1.导航系统被认为是评估膝关节松弛度的"金标准"，与轴移试验相结合，导航系统的不同参数可以进行术中量化。

2.轴移试验是ACL损伤最特异的体格检查。需要强调的是，轴移现象主要影响胫骨外侧间室。

3.精确量化轴移现象将有助于制订更优化和更个性化的手术方案。

20.3　评估膝关节旋转动态松弛度的定量工具

　　轴移试验能够客观评估膝关节的松弛度，被广泛用于常用的临床韧带松弛度评分中，如国际膝关节文献委员会的膝关节评估表（IKDC）。目前已开发出结合踏板、MRI、示踪标记和机器人技术的复杂评价系统，用以量化轴移试验的结果。尽管电磁传感器可被定制用于轴移试验的定量评估，但该系统需要复杂的设备（如电线、特制的外科器材和装置），成本高昂，难以在检查室开展。目前研究发现，轴移试验中加速度和速度参数不仅是诊断膝关节动态松弛的重要依据，还与轴移试验的临床分级相关。轴移试验中的加速度可以用一个电磁装置来测量。

计算机辅助外科技术已被用于评估膝关节的运动学和松弛度，并已成为这一领域的"金标准"。现有评估系统对比总结如下（表 20.1）。

20.4　定量轴移试验的量化参数

轴移试验可被分解为位移、旋转、加速度和速度等参数进行测量。表 20.2 中总结了文献中报道的各类参数。

20.5　轴移试验定量参数在术中导航的应用

尽管应用导航系统评估应力作用下，关节在单平面内的位移和旋转松弛度的报道在 2006 年才出现，但现已证实，这一系统在不同患者间和同一患者不同检查中，都具有高度可重复性的在体内的测量方法。目前已有该系统用于评估术中关节松弛度的报道（图 20.2）。

现有报道认为胫骨外侧间室最容易受轴移现象影响，因此在分析轴移试验数据时，应着重关注胫骨外侧间室的数据。目前大部分研究也都主要集中在外侧间室的前/后位移、内/外旋转和前后方向的加速度上。

有研究团队利用光电系统研究了轴移现象，并提出了一个新的概念：P 角。他们观察到轴移试验时，胫骨运动在矢状面上形成的"P"字形轨迹；P 角即定义为胫骨外缘向前半脱位并内旋的运动和胫骨的复位运动形成的弧形轨迹与矢状面上胫骨正常运动的参照轨迹形成的夹角。轴移试验的临床分级与 P 角高度相关。研究发现 P 角在临床分级不同的组别间存在显著统计学差异。

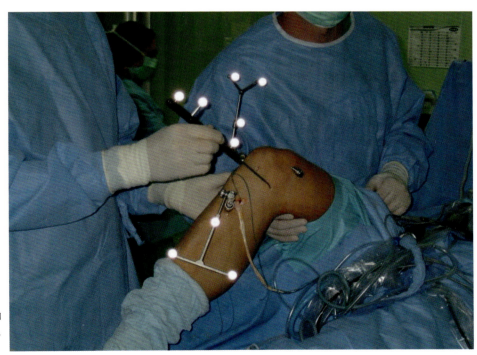

图 20.2　术中膝关节松弛度的定量评估装置：标亮的是探针、胫骨和股骨上的示踪标记

表 20.1　动态松弛测量工具的比较

	放射立体影像测量与分析（RSA）	动态立体 X 线测量（DSX）	电磁感应装置	磁共振	计算机辅助手术系统
准确性	●	●			●
非侵入性		●	●	●	
仅患肢	●				●
无放射性			●	●	●
费用	●	●	●	●	●
劳动力密度	●	●			

表 20.2　轴移试验的量化参数

位移参数

AP	股骨或胫骨解剖相对于特定参照运动或位置在前后方向位移的峰值或范围，记录为（mm）
AP-L	股骨或胫骨外侧间室相对于特定参照运动或位置在前后方向位移的峰值或范围，记录为（mm）
AP-M	股骨或胫骨内侧间室相对于特定参照运动或位置在前后方向位移的峰值或范围，记录为（mm）
ML	股骨或胫骨解剖参照相对于特定参照运动或位置向外侧或内侧位移的峰值或范围，记录为（mm）
DISP-3D	股骨或胫骨解剖参照相对于特定参照运动或位置在三维空间位移的峰值或范围，记录为（mm）

旋转参数

IE	胫骨或股骨轴线内旋、外旋角度或旋转运动范围。记录为（°）
VV	胫骨或股骨内翻、外翻角度或旋转运动范围。记录为（°）

加速度和速度参数

ACC-AP	轴移试验复位时，胫骨或股骨在前后方向加速度的峰值。记录为（mm/s²）
VEL-AP	轴移试验复位时，胫骨或股骨在前后方向速度的峰值。记录为（mm/s）
ACC-ML	轴移试验复位时，胫骨或股骨在内/外侧方向加速度的峰值。记录为（mm/s²）
VEL-ML	轴移试验复位时，胫骨或股骨在内/外侧方向速度的峰值。记录为（mm/s）
ACC-3D	轴移试验复位时，胫骨或股骨在三维空间加速度的峰值。记录为（mm/s²）
VEL-IE	胫骨或股骨在内/外旋时角速度的峰值。记录为（mm/s）

VEL-3D	轴移试验复位时，股骨或胫骨在三维空间速度的峰值。记录为 [(°)/s]
ACC-IE	轴移试验复位时，胫骨或股骨内外旋角加速度的峰值。记录为 [(°)/s²]
VEL-VV	胫骨或股骨内翻/外翻旋转角速度的峰值。记录为 [(°)/s]
ACC-VV	轴移试验复位时，内翻/外翻旋转角加速度的峰值。记录为 [(°)/s²]
ACC-TIB	轴移试验时，胫骨在三维空间加速度的峰值，记录为（mm/s²）

面积和其他参数

AREA-AP	轴移试验中，屈曲和伸直时胫骨或股骨前后位移的轨迹曲线所包含的面积，记录为（mm*°）
AREAAP-L	轴移试验中，屈曲和伸直时外侧间室前后位移的轨迹曲线所包含的面积，记录为（mm*°）
AREA-IE	轴移试验中，屈曲和伸直时内旋/外旋轨迹曲线所包含的面积，记录为（°²）
AREAAP-M	轴移试验中，屈曲和伸直时胫骨或股骨内侧间室前后位移轨迹曲线所包含的面积，记录为（mm*°）
AREA-VV	轴移试验中，屈曲和伸直时内翻/外翻旋转运动轨迹曲线所包含的面积，记录为（°²）
P-ANGLE	被动屈曲/伸直时，胫骨外缘向前半脱位并内旋的运动和胫骨的复位运动形成的弧形轨迹与矢状面上胫骨正常运动的参照轨迹形成的夹角，记录为（°）
CI	Colombet's 指数：轴移试验中的位移/旋转角度比。记录为 [mm/(°)]

随后，有学者利用装有运动学采集软件（KLEE）的商品化手术导航系统（BLU-IGS），将膝关节特定屈曲角度（0°、30°、90°）时的轴移现象分解为一系列新的参数。

轴移现象可以用下面的模式图表述（图 20.3）。

导航系统的优点是可以分析轴移试验中胫骨外侧、中间、内侧间室的前后方向位移、内 / 外旋转和内翻 / 外翻的角度（图 20.4、图 20.5）。研究发现术前轴移试验的分级和下述参数有着良好的相关性：外侧和中间间室的前后方向位移、内 / 外旋转和内翻 / 外翻的角度。但是没有发现分级与内侧间室前后位移间存在相关性。

控制胫骨的前-后位移，但膝关节的旋转不稳定在术后仍可能存在。目前轴移试验被认为是术后随访观察的"金标准"：其结果预示着手术的成功与否。事实上，轴移现象的出现常与预后不良相关，包括体育运动受限、膝关节退变和半月板损伤。

轴移试验的缺点在于检查者对膝关节实施的操作较为复杂，此外文献报道的轴移试验的检查方法也多种多样。

在过去的几年中，外科专家标准化了轴移试验，以提高定量测量的准确性。

使用导航系统后，定量测量让我们对膝关节运动学的理解更为深入。在过去 20 年中，轴移试验被分解为多个不同的参数。

研究已证实，导航系统能精确可靠的定量评估 ACL 损伤后膝关节的松弛程度。鉴于此，应参考导航系统制定膝关节松弛度量化的"金标准"，新的非侵入性检查装置的引入也应对照其进行可靠性的验证。

20.6 结论

轴移试验可测量膝关节动态的松弛度，是目前评估 ACL 损伤最重要的临床检查方法。ACL 重建手术通常能

图 20.3 用于描述轴移试验参数的模式图，注意外侧间室移位的重要性

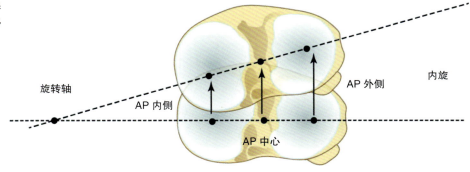

图 20.4 轴移试验开始时下肢完全伸直。胫骨开始半脱位（S）；然后进行轴移试验检查；（A）胫骨相对于股骨保持半脱位，直至屈曲到60°~70° 时，胫骨复位（R）；然后下肢自然伸直（B）

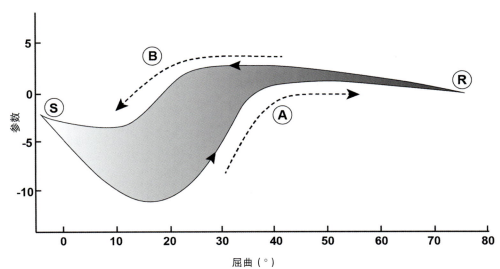

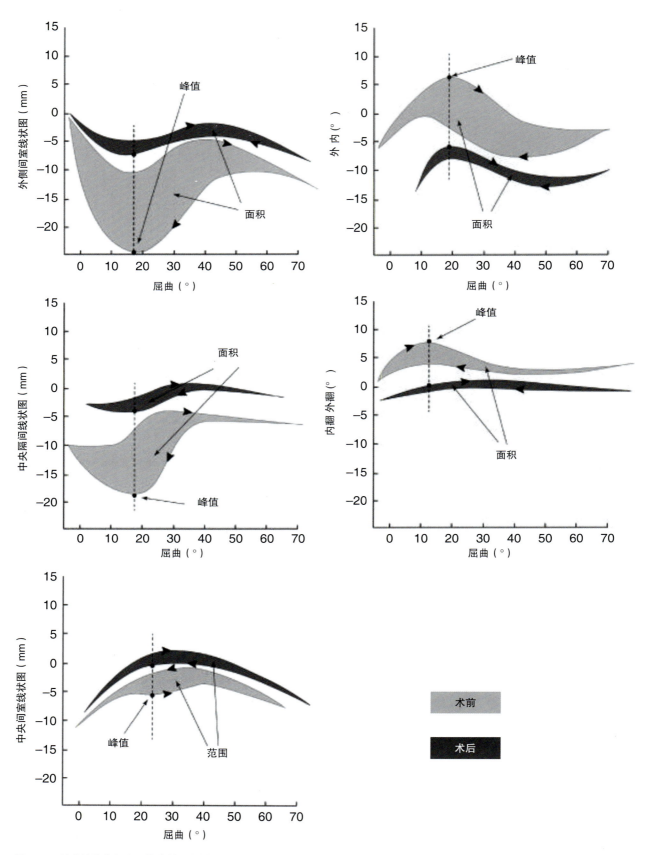

图 20.5　轴移试验分解为胫骨外侧、内侧和中间间室的位移和内 / 外旋转、内翻 / 外翻旋转。术前、术后的参数值比较

使用导航系统量化轴移试验的经验和使用过程中发现的缺陷促进了新的更精确、更微创的系统的发展，从而能够在手术室外进行术前、术后的评估，并与健侧肢体进行比较分析。而所有这些进步将使我们能够制订更优化和更个体化的手术方案。

参考文献

[1] Amis A, Bull A, Lie D (2005) Biomechanics of rotational instability and anatomic anterior cruciate liga-ment reconstruction. Oper Tech Orthop 15(1):29–35

[2] Amis AA, Cuomo P, Rama RBS, Giron F, Bull AMJ,Rhidian T, Aglietti P (2008) Measurement of knee laxity and pivot-shift kinematics with magnetic sen-sors. Oper Tech Orthop 18(3):196–203

[3] Araujo PH, Ahlden M, Hoshino Y, Muller B, Moloney G, Fu FH, Musahl V (2012) Comparison of three non-invasive quantitative measurement systems for the pivot shift test. Knee Surg Sports Traumatol Arthrosc 20(4):692–697

[4] Benjaminse A, Gokeler A, van der Schans CP (2006) Clinical diagnosis of an anterior cruciate ligament rupture: a meta-analysis. J Orthop Sports Phys Ther 36(5):267–288

[5] Bignozzi S, Zaffagnini S, Lopomo N et al (2009) Does a lateral plasty control coupled translation dur-ing antero-posterior stress in single-bundle ACL reconstruction? An in vivo study. Knee Surg Sports Traumatol Arthrosc 17:65–70

[6] Bull AM, Amis AA (1998) Knee joint motion: description and measurement. Proc Inst Mech Eng H 212(5):357–372

[7] Bull AM, Amis AA (1998) The pivot-shift phenome-non: a clinical and biomechanical perspective. Knee 5:141–158

[8] Bull AMJ, Earnshaw PH, Smith A et al (2002) Intraoperative measurement of knee kinematics in reconstruction of the anterior cruciate ligament. J Bone Joint Surg Br 84:1075–1081

[9] Catani F, Zaffagnini S (eds) (2013) Knee surgery using computer assisted surgery and robotics. doi: 10.1007/978-3-642-31430-8, © ESSKA

[10] Colombet P, Robinson J, Christel P et al (2007) Using navigation to measure rotation kinematics during ACL reconstruction. Clin Orthop Relat Res 454:59–65

[11] Csintalan RP, Ehsan A, Mc Garry MH, Fithian DF, Lee TQ (2006) Biomechanical and anatomical effects of an external rotational torque applied to the knee: a cadaveric study. Am J Sport Med 34(10):1623–1629

[12] Daniel DM, Malcom LL, Losse G, Stone ML, Sachs R, Burks R (1985) Instrumented measurement of anterior laxity of the knee. J Bone Joint Surg Am 67:720–726

[13] Dessene V, Lavallé S, Julliard R et al (1995) Computer-assisted knee anterior cruciate ligament reconstruction: First clinical test. J Image Guide Surg 1:59–64

[14] Diermann N, Schumacher T, Schanz S, Raschke MJ, Petersen W, Zantop T (2009) Rotational instability of the knee: internal tibial rotation under a simulated pivot shift test. Arch Orthop Trauma Surg 129(3): 353–358

[15] Galway HR, MacIntosh DL (1980) The lateral pivot shift: a symptom and sign of anterior cruciate liga-ment insufficiency. Clin Orthop Relat Res 147:45–50

[16] Graham GP, Johnson S, Dent CM, Fairclough JA (1991) Comparison of clinical tests and the KT1000 in the diagnosis of anterior cruciate ligament rupture. Br J Sports Med 25(2):96–97

[17] Hefti F, Müller W (1993) Current state of evaluation of knee ligament lesions. The new IKDC knee evalu-ation form. Orthopade 22:351–362

[18] Ho JY, Gardiner A, Shah V et al (2009) Equal kine-matics between central anatomic single-bundle and double-bundle anterior cruciate ligament reconstruc-tions. Arthroscopy 25:464–472

[19] Hoshino Y, Kuroda R, Nagamune K (2007) In vivo measurement of the pivot-shift test in the anterior cru-ciate ligament-deficient knee using an electromag-netic device. Am J Sports Med 35:1098–1104

[20] Hoshino Y, Kuroda R, Nagamune K, Araki D, Kubo S, Yamaguchi M, Kurosaka M (2011) Optimal mea-surement of clinical rotational test for evaluating ante-rior cruciate ligament insufficiency. Knee Surg Sports Traumatol Arthrosc

21:975–980

[21] Ishibashi Y, Tsuda E, Yamamoto Y et al (2009) Navigation evaluation of the pivot-shift phenomenon during double-bundle anterior cruciate ligament reconstruction: Is the posterolateral bundle more important?". Arthroscopy 25:488–495

[22] Jakob RP, Stäubli HU, Deland JT (1987) Grading the pivot shift. Objective tests with implications for treat-ment. J Bone Joint Surg Br 69:294–299

[23] Jensen K (1990) Manual laxity tests for anterior cruci-ate ligament injuries. J Orthop Sports Phys Ther 11(10):474–481

[24] Jonsson H, Riklund-Ahlström K, Lind J (2004) Positive pivot shift after ACL reconstruction predicts later osteoarthrosis: 63 patients followed 5–9 years after surgery. Acta Orthop Scand 75(5):594–599

[25] Kanaya A, Ochi M, Deie M et al (2009) Intraoperative evaluation of anteroposterior and rotational stabilities in anterior cruciate ligament reconstruction: Lower femoral tunnel placed single-bundle versus double-bundle reconstruction. Knee Surg Sports Traumatol Arthrosc 17:907–913

[26] Kocher MS, Steadman JR, Briggs KK, Sterett WI, Hawkins RJ (2004) Relationships between objective assessment of ligament stability and subjective assess-ment of symptoms and function after Anterior Cruciate Ligament reconstruction. Am J Sports Med 32(3):629–634

[27] Kuroda R, Hoshino Y, Nagamune K, Kubo S, Nishimoto K, Araki D, Yamaguchi M, Yoshiva S, Kurosaka M (2008) Intraoperative measurement of pivot shift by electromagnetic sensors. Oper Tech Orthop 18(3):190–195

[28] Labbe DR, de Guise JA, Godbout V, Grimard G, Baillargeon D, Lavigne P, Fernandes J, Masse V, Ranger P, Hagemeister N (2010) Accounting for velocity of the pivot shift test manoeuvre decreases kinematic variability. Knee 18(2):88–93

[29] Labbe DR, de Guise JA, Mezghani N, Godbout V, Grimard G, Baillargeon D, Lavigne P, Fernandes J, Ranger P, Hagemeister N (2010) Feature selection using a principal component analysis of the kinemat-ics of the pivot shift phenomenon. J Biomech 43(16):3080–3084

[30] Lane CG, Warren RF, Stanford FC et al (2008) In vivo analysis of the pivot shift phenomenon during com-puter navigated ACL reconstruction. Knee Surg Sports Traumatol Arthrosc 16:487–492

[31] Leitze Z, Losee RE, Jokl P, Johnson TR, Feagin JA(2005) Implications of the pivot shift in the ACL-deficient knee. Clin Orthop Relat Res 436:229–236

[32] Lopomo N, Zaffagnini S, Bignozzi S et al (2010) Pivot-shift test: analysis and quantification of knee laxity parameters using a navigation system. J Orthop Res 28:164–169

[33] Lopomo N, Zaffagnini S, Amis AA (2013) Quantifying the pivot shift test: a systematic review. Knee Surg Sports Traumatol Arthrosc 21:767–783

[34] Martelli S, Zaffagnini S, Falcioni B, Motta M (2001) Determination of an optimal kinematic protocol for computer-assisted evaluation of anterior cruciate liga-ment deficiency. Ann Biomed Eng 29(12): 1112–1121

[35] Martelli S, Zaffagnini S, Bignozzi S et al (2007) Description and validation of a navigation system for intra-operative evaluation of knee laxity. Comput Aided Surg 12:181–188

[36] Martelli S, Zaffagnini S, Bignozzi S et al (2007) KIN-Nav navigation system for kinematic assessment in anterior cruciate ligament reconstruction: features, use, and perspectives. Proc Inst Mech Eng H 221: 725–737

[37] Mavrogenis AF, Savvidou OD, Mimidis G, Papanastasiou J, Koulalis D, Demertzis N, Papagelopoulos PJ (2013) Computer-assisted naviga-tion in orthopedic surgery. Orthopedics 36(8):631–642

[38] Monaco E, Labianca L, Conteduca F, De Carli A, Ferretti A (2007) Double bundle or single bundle plus extraarticular tenodesis in ACL reconstruction? A CAOS study. Knee Surg Sports Traumatol Arthrosc 15:1168–1174

[39] Musahl V, Hoshino Y, Ahlden M, Araujo P, Irrgang JJ, Zaffagnini S, Karlsson J, Fu FH (2012) The pivot shift: a global user guide. Knee Surg Sports Traumatol Arthrosc 20(4):724–731

[40] Noyes FR, Grood ES, Cummings JF, Wroble RR (1991) An analysis of the pivot shift phenomenon. The knee motions and subluxations induced by differ-ent examiners. Am J Sports

Med 19(2):148–155

[41] Pearle AD, Solomon DJ, Wanich T et al (2007) Reliability of navigated knee stability examination: A cadaveric evaluation. Am J Sports Med 35: 1315–1320

[42] Robinson J, Carrat L, Granchi C, Colombet P (2007) Influence of anterior cruciate ligament bundles on kneekinematics: clinical assessment using computer-assisted navigation. Am J Sport Med 35:2006–2013

[43] Seon JK, Park SJ, Lee KB et al (2009) Stability com-parison of anterior cruciate ligament between double-and single-bundle reconstructions. Int Orthop 33: 425–429

[44] Slocum DB, James SL, Larson RL, Singer KM (1976) Clinical test for anterolateral rotary instability of the knee. Clin Orthop Relat Res 118:63–69

[45] Tashiro Y, Okazaki K, Miura H, Matsuda S, Yasunaga T, Hashizume M, Nakanishi Y, Iwamoto Y (2009) Quantitative assessment of rotatory instability after anterior cruciate ligament reconstruction. Am J Sports Med 37(5):909–916

[46] Tashman S, Collon D, Anderson K, Kolowich P, Anderst W (2004) Abnormal rotational knee motion during running after anterior cruciate ligament recon-struction. Am J Sports Med 32(4):975–983

[47] Zaffagnini S, Bignozzi S, Martelli S, Imakiire N, Lopomo N, Marcacci M (2006) New intraoperative protocol for kinematics evaluation of ACL recon-struction: preliminary results". Knee Surg Sports Traumatol Arthrosc 14:811–816

[48] Zaffagnini A, Klos TV, Bignozzi S (2010) Computer-assisted anterior cruciate ligament reconstruction: an evidence-based approach of the first 15 years. Arthroscopy 26(4):546–554

第 21 章　机械化轴移试验

Jelle P. van der List，Andrew D. Pearle
译者　李海峰　张　晋
审校　张志淳　谭洪波

21.1　简介

在 1968 年，Slocum 和 Larson 描述了膝关节前交叉韧带缺陷的患者在前抽屉试验过程中出现的胫骨前外侧旋转不稳定。几年后，Galway 和 Macintosh 发现这种情况是前交叉韧带缺陷的特异表现，会引起患者所描述的"打软腿"的症状。值得强调的是，由于外侧平台和内侧平台相比有更大的前移，这个动作不是单独的旋转，而是前移伴随内旋。为了客观化轴移试验，Jakob 等将这种前向半脱位分为 4 级：无（0 级）、滑移（Ⅰ级）、弹响（Ⅱ级）和重度（Ⅲ级）。尽管如此，本试验仍有很大的主观性。本试验因其对膝关节稳定性和前交叉韧带重建后疗效具有高度特异性及预测价值而被广泛应用，但检查者之间的变异性很高。因此，主观性和检查者之间的高变异性是客观化轴移试验的原因之一。

很多人类尸体研究通过模拟轴移试验的不同应力，试图客观化轴移试验。Kanamori 等在膝关节屈伸过程中分别施加 10N 的内旋和外翻应力去模拟轴移试验，他们发现在前交叉韧带缺陷的膝关节中，前向半脱位（mm）和内旋（°）均增加。这些发现被其他研究进一步证实。此外我们还使用模拟的轴移试验来客观评价不同前交叉韧带重建术的效果。

尽管这些研究在评估轴移试验中的运动学和力学方面有价值，但并没有设计出可行的临床应用方案。机械化轴移试验的目的是开发一个具有高准确度的客观化轴移试验，并在未来可以应用于临床。

21.2　机械化轴移试验

为了客观化轴移试验并降低其观察者间的误差，试验方法的标准化是很重要的。尸体准备、测量方法和试验的实际操作有统一的标准，详述如下。

21.2.1　尸体准备

所有尸体标本均为人新鲜冷冻的从髋关节到足趾的下肢标本，研究的准备程序都是相同的。在进行试验之前，尸体在室温下解冻 24h。标本仰卧位置于手术台上，骨盆近端固定，允许髋关节和膝关节全范围不受限制的活动。标本如果有明显的膝关节韧带松弛、晚期骨关节炎、严重的力线不良或既往手术史，则需要排除在外。

21.2.2　测量方法

使用 Praxim Medivision Surgetics 导航系统来测量力线、运动学和形态学特征。这一测量技术利用一个红外无源光学传感器来检测两个刚体的相对位置。用带有反射标记的斯氏针穿过股骨近端及胫骨远端，使传感器能够跟踪标记位置。随后通过髋关节的旋转来确定下肢的旋转中心。通过在胫骨平台、股骨远端及内外踝放置表面标记来确定力线。绘制关节面的形状并建立三维模型。根据该三维模型，计算胫骨前移（ATT）的距离和胫骨内旋的角度。与 6 个自由度（DOF）机器人通用力矩传感器测量系统相比，该测量系统的精度在 1mm 和 1°范围内。

　　Lane 等研究发现，这个测量系统能够在轴移试验不同屈曲位置时提供胫骨前移的距离和胫骨内旋的角度。研究发现在轴移试验过程中，在矢状面会出现一个明确的"P"形运动轨迹。这说明在屈曲早期胫骨前移，随着屈曲角度的增加，胫骨前移复位。这种"P"形运动轨迹是轴移试验阳性的特征性表现，能够通过 Surgetics 导航系统来重现。

21.2.3　试验

　　在执行和记录机械化轴移试验之前，必须先定位和固定尸体标本，并完成设备的安装。持续被动活动（CPM）机械以 45°角固定在手术台上，将足置于一个定制的足架（图 21.1，数字 6）并固定，从而使膝关节处在内旋的应力下，使用 1 个 3 自由度（3-DOF）的机械臂施加外翻应力，在机械臂上附加轴向载荷传感器去测量准确的载荷（图 21.1，分别为数字 7 和 8）。在胫骨近端后侧附加固定带以协助下肢屈伸活动。移除大腿支架，将胫骨远端固定在足架上，从而允许胫骨近端和股骨的全范围相对运动。3 个自由度的机械臂和轴向载荷传感器

跟随腿的屈曲活动而移动，因此在屈曲活动时，外翻应力是稳定的（图 21.2）。通过这些设置，在膝关节屈伸活动时，产生一个模拟轴移试验的持续的旋转和外翻应力，Galway 等描述过同样的轴移试验的机制，Bach 等在髋关节外展情况下，也描述了同样的机制。

21.3　机械化轴移试验的可靠性

　　在机械化轴移试验得到应用之前，测量其组内相关系数（ICC）和将其与徒手轴移试验进行比较是非常重要的。在这之后进行了一些更改，从而促成了第二代试验。

21.3.1　与徒手轴移试验的比较

　　机械化轴移试验的目的是在临床应用中模拟该试验，降低其主观性和观察者之间的误差。在第一次机械化轴移试验的研究中，使用了 12 具尸体。本研究的目的是测量其组内相关系数（ICC）。由一位检查者比较了机械化轴移试验和徒手轴移试验在轴移试验结果、胫骨

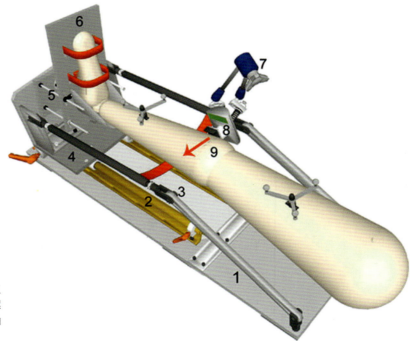

图 21.1　第二代轴移试验机械：1. 底板；2. 直线轴承系统；3. 关节；4. 腿驱动组件；5. 螺纹杆；6. 足固定装置；7.3 自由度机械臂；8. 轴向载荷传感器；9. 轴向载荷

图 21.2　检查者在拉住底板手柄的同时推动足驱动组件手柄，注意足并没有处在内旋位

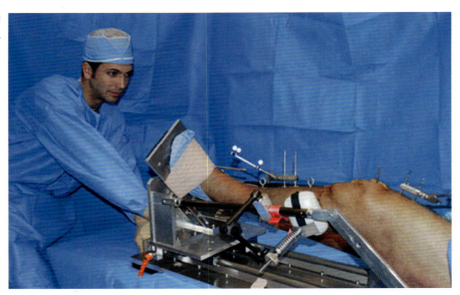

前移距离和内旋角度方面的差异。结果显示：在完整的膝关节中，机械化轴移试验比徒手轴移试验在胫骨前移距离（分别为 0.78mm 和 0.75mm）和内旋角度（分别为 0.97°和 0.74°）方面都有更高的组内相关系数；在前交叉韧带缺陷的膝关节中，机械化轴移试验比徒手轴移试验在胫骨前移距离（分别为 0.92mm 和 0.76mm）方面具有更高的组内相关系数，而在内旋角度（分别为 0.82°和 0.89°）方面组内相关系数更低。然而机械化轴移试验的位移和旋转测量结果的标准差更低。此外在本研究中，机械化轴移试验低估了约 1/3 的胫骨前移距离和内旋角度。

21.3.2　第二代

由于初始设计的不足，我们对外翻应力进行了改进。增加了在初始设计中没有的，可以施加外翻应力的带有载荷传感器的 3 自由度的机械臂。Citak 等在第二代试验中发现，徒手轴移试验和第二代机械化轴移试验在测量胫骨前移距离方面没有明显的统计学差异，机械化轴移试验的组内相关系数增至 0.99。结果证实，机械化轴移试验在胫骨前移距离的测量上，具有较高的可靠性，数值大小和徒手轴移试验相比没有差异。

第一代和第二代机械化轴移试验的区别在于外翻应力设计上的变化。Markolf 等认为，为了使轴移试验阳性，必须正确施加外翻应力和髂胫束应力。然而作者认为在

前交叉韧带缺陷的不同膝关节中，诱发轴移试验的载荷条件并不相同，需要在外翻应力和髂胫束应力之间建立微妙的平衡。这表明在临床应用中，需在患者身上施加不同的外翻和旋转应力以获得轴移试验阳性，因此，精确实施轴移试验必须个体化。

Citak 等使用机械化轴移试验进行了一项研究，他们评估了导致轴移试验阳性所需的外翻应力的大小。使用载荷传感器，他们在机械化轴移试验时逐步增加外翻应力，并测量外侧间室的胫骨前移距离。研究发现，在轴移试验时分别施加 0N 和 9.8N 的外翻应力，外侧间室的胫骨前移距离有 6.6mm 的差异。然而，进一步增加外翻应力至 49N 时，外侧间室的胫骨前移距离并没有产生显著差异。因此，外翻应力是轴移试验的必要组成部分，但当进一步施加超过 9.8N 的外翻应力时，外侧间室的胫骨前移距离不会增加。

21.4　结果

很多研究通过这个高可靠性的试验来解答了很多问题：（1）在轴移试验检查时，内侧胫骨前移距离、外侧胫骨前移距离和内旋角度的结果是否有用？（2）多少的胫骨前移距离提示轴移试验阳性？（3）继发稳定结构对轴移试验有何影响？（4）单束和双束重建等不同的前交

叉韧带重建技术，以及不同隧道位置是否会导致不同的轴移试验结果？作者目前试图着重回答这些问题。

> **要点1　轴移试验等级**
>
> 轴移试验不同等级的最小外侧胫骨前移距离
>
> 1级：6mm
>
> 2级：12mm
>
> 3级：20mm

21.4.1　客观化轴移试验

　　首先，我们将轴移试验客观化，将徒手轴移试验阳性分为不同等级。随后，我们评估了完整膝关节和前交叉韧带缺陷膝关节的轴移试验的分布值。

21.4.1.1　轴移试验阳性

　　可以使用机械化轴移试验来评估精确的胫骨前移距离和轴移试验等级的相关性。轴移试验等级可分为：0级为正常，Ⅰ级为滑动，Ⅱ级为弹响，Ⅲ级为重度弹响伴锁定。有人使用机械化轴移试验对77具尸体进行了研究，来评估这些相关性。为了达到不同轴移试验等级，在膝关节中移除前交叉韧带、内侧半月板和（或）外侧半月板。移除后，徒手轴移试验发现，20个膝关节为0级，19个膝关节为Ⅰ级，18个膝关节为Ⅱ级，20个膝关节为Ⅲ级。此后安装试验系统后再次进行徒手轴移试验，检查者在对试验系统的结果不知情的情况下，将轴移试验分为0、1、2、3级。然后进行机械化轴移试验。

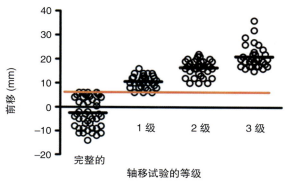

在轴移试验中外侧间室胫骨前移

外侧间室胫骨前移 6~7mm 为轴移的阈值

图 21.3　轴移试验不同等级的外侧间室胫骨前移距离

　　最终产生徒手轴移试验的等级、徒手轴移试验的胫骨前移距离和机械化轴移试验的胫骨前移距离3个结果。同时测量内侧间室和外侧间室的胫骨前移距离。

　　确定的是可以用外侧间室的胫骨前移距离来明确轴移试验前述的3个等级。0级的外侧胫骨前移距离为(-2.1 ± 8.1)mm，1级为(11.1 ± 2.2)mm，2级为(19.6 ± 2)mm。此外，轴移试验阴性（0级）和阳性（≥1级）区别的阈值是6~7mm（图21.3）。因此，将来可以使用这个阈值。内侧间室的胫骨前移距离和内旋角度与轴移试验不同等级无关。内侧间室和轴移试验无关可以用内侧间室前移幅度较小来解释，这一较小的幅度不足以来区分不同等级。由于内旋角度数据不一致，以及我们在第一次研究中发现其组内相关系数较低，并不能区分不同等级轴移试验的内旋角度。本研究表明，对于徒手和机械化轴移试验，应使用外侧胫骨前移距离来区分不同等级。

> **要点2　机械化轴移试验不同等级时的平均胫骨前移距离和内旋角度**

	外侧胫骨前移距离（mm）	内侧胫骨前移距离（mm）	内旋角度（°）
0级	-0.2（± 2.1）	-1.2（± 5.1）	12.4（± 4.5）
1级	9.5（± 0.9）	0.0（± 6.3）	16.9（± 6.9）
2级	14.7（± 0.9）	3.7（± 8.7）	19.5（± 7.7）
3级	20.5（± 1.3）	8.1（± 7.9）	19.0（± 5.5）
相关系数	$R^2 = 0.88$（$P < 0.001$）	$R^2 = 0.50$（$P < 0.001$）	$R^2 = 0.39$（$P < 0.004$）

21.4.1.2　正态分布

根据已知的前交叉韧带完整膝关节（0级）和前交叉韧带缺陷膝关节（≥1级）区别的阈值是6~7mm，可以使用机械化轴移试验来区分膝关节前交叉韧带是否完整。通过机械化轴移试验比较前交叉韧带完整与缺陷的膝关节的外侧间室胫骨前移距离来评估这些差异。

在前交叉韧带完整的膝关节，外侧间室胫骨前移距离为（0.2±2.6）mm，横断前交叉韧带后，外侧间室平均胫骨前移距离增加为（8.2±3.1）mm。前交叉韧带缺陷膝关节比前交叉韧带完整膝关节的外侧间室胫骨前移距离平均增加8.4mm（图21.4）。8.4mm的差异足以使轴移试验从0级转为1级（阈值为6~7mm），但这并不能解释那些达到2级和3级的情况。似乎仅前交叉韧带的缺陷并不会导致2~3级的轴移试验阳性，可能还有其他骨与韧带结构，即所说的继发稳定结构，在胫骨前移中起作用。

> **要点3　机械化轴移试验**
> **尸体准备：**
> 从髋关节到足趾的整个下肢。
> 下肢无并发症。
> **试验：**
> 在股骨和胫骨穿入两枚斯氏针。
> 斯氏针贴附反射标记。
> 用三维模型测量"P"形运动轨迹。
> **轴移试验：**
> 足置于内旋位。
> 带有轴向载荷传感器的外翻应力。
> 屈伸膝关节。
> 高重复性（组内相关系数0.99）。

21.4.2　继发稳定结构

除前交叉韧带外，膝关节还有多个继发稳定结构。在膝关节所有韧带中，前交叉韧带是初始稳定结构，其他因素也对膝关节稳定性和轴移试验有影响。通过机械化轴移试验，可以对这些继发稳定结构进行检查。

21.4.2.1　半月板

1982年，Levy等报道内侧半月板切除和膝关节前后松弛度增加有关。几年后，有人报道外侧半月板切除和膝关节前后松弛度增加有关。在前交叉韧带重建中发现，有48%的患者合并需要进行半月板切除的半月板撕裂，然而在年轻运动员中，概率更低（40%）。这些数据分析显示需要评估前交叉韧带缺陷的膝关节中半月板切除术和胫骨前移距离的相关性。

一项研究使用机械化轴移试验对不同分组胫骨前移距离的差异进行了比较，分别是：半月板完整的前交叉韧带缺陷的膝关节、内侧半月板切除的前交叉韧带缺陷的膝关节、外侧半月板切除的前交叉韧带缺陷的膝关节和双侧半月板切除的前交叉韧带缺陷的膝关节。研究发现内侧半月板切除对膝关节前后稳定性无影响，外侧半月板切除会显著增加前交叉韧带缺陷膝关节和原位切除内侧半月板的前交叉韧带缺陷膝关节的胫骨前移距离。在机械化轴移试验中，外侧半月板切除增加5~6mm的胫骨前移距离（图21.5）。最近，Shybut等在尸体生物力学研究中证实，外侧半月板缺如会造成胫骨前移距离的增加。在关节镜下离断外侧半月板后根后，模拟轴移试验，发现在前交叉韧带缺陷和后外侧半月板松弛的膝关节中，外侧胫骨前移距离增加2.1mm。

21.4.2.2　髂胫束

Slocum等在他们的研究中初次提出髂胫束（ITB）对轴移试验的影响。Bach等在行轴移试验检查时发现，将髋关节置于外展位会引起更为显著的胫骨前移距离，他们认为这是由于髂胫束松弛的原因。最近，Yamamoto等在生物力学研究中对前交叉韧带缺陷膝关节的髂胫束施加不同应力，证实髂胫束在轴移试验中起作用。他们报道髂胫束应力增高会减少轴移试验时胫骨前移距离。

通过机械化轴移试验，可以评估在前交叉韧带缺陷膝关节中，髂胫束对外侧胫骨前移距离的影响，同时探寻轴移试验时髋关节的最佳外展角度。和髂胫束完整时比较，髂胫束缺陷会导致外侧胫骨前移距离显著增加（8.1~10.8mm），这和Yamamoto等的发现相符。在不管

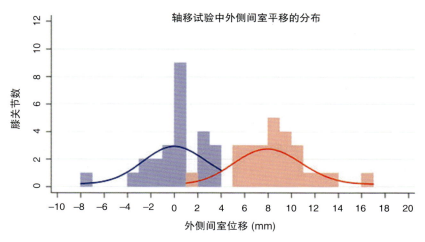

图 21.4　机械化轴移试验时，前交叉完整膝关节外侧间室位移大小（蓝色）和前交叉韧带缺陷的膝关节外侧间室位移大小（红色）

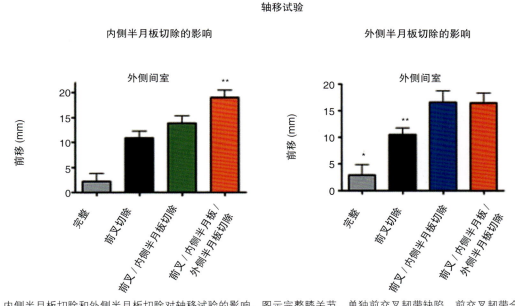

图 21.5　内侧半月板切除和外侧半月板切除对轴移试验的影响，图示完整膝关节、单独前交叉韧带缺陷、前交叉韧带合并内侧或外侧半月板切除、前交叉韧带合并双侧半月板切除的外侧间室胫骨前移距离

髂胫束完整的还是切除的前交叉韧带缺陷的膝关节中，不同髋关节外展角度（0°、15° 和 30°）对外侧胫骨前移距离并无影响。在这个研究中，我们不能证实 Bach 等的研究结果，即髋关节外展会增加轴移试验的主观结果。然而这些数据间接支持在髋关节外展时髂胫束松弛（本研究中是切除髂胫束）会导致更大的胫骨前移距离。需要说明的是，这些研究在临床患者和尸体，以及客观（机械化轴移试验）和主观（徒手轴移试验）测量方面存在差异。未来需在临床患者中使用机械化轴移试验来评估髋关节最佳外展角度。

21.4.2.3　胫骨后倾

Brandon 等在 X 线片上回顾性测量了单独前交叉韧带缺陷患者的胫骨上端后倾角度，发现胫骨上端后倾越大，轴移试验等级越高。此外，Ristic 等证实更大的胫骨后倾角度和前交叉韧带缺陷相关，并且 Hashemi 等认为胫骨后倾角度增大是前交叉韧带损伤的主要危险因素。

我们用机械化轴移试验进行了尸体研究，以评估在前交叉韧带缺陷膝关节中，胫骨后倾增加或减少 5° 对外侧胫骨前移距离的影响。胫骨后倾增加 5° 会导致外侧胫骨前移距离增加 2.2mm，胫骨后倾减少 5° 会导致外侧胫骨前移距离减少 3.0mm。然而这些变化没有统计学差异。这些结果表明胫骨后倾与胫骨前移距离有关，但需要进一步的临床研究来评估胫骨后倾是否有助于特定患者群体的风险预测或治疗。

要点4 外侧胫骨前移距离的影响因素（mm）
这个表格显示初始和继发稳定结构缺陷时额外增加的外侧胫骨前移距离，以及不同重建技术减少外侧胫骨前移距离的大小。
除了前交叉韧带缺陷外，还有继发稳定结构的缺陷。

初始稳定结构	
前交叉韧带	+8.4mm

继发稳定结构	
外侧半月板	+5~6mm
髂胫束	+2.8mm
胫骨后倾	+2~5mm
胫骨外侧前后长度	阳性
试验时外翻应力（0/1kg）	+6.6mm

外科重建技术对胫骨前移距离的影响	
单束非解剖重建	−5.3mm
单束解剖重建	−7.9mm
双束重建	−11.4mm（有过紧的风险）

21.4.3 外科技术的比较

机械化轴移试验能够比较不同手术方法进行前交叉韧带重建后膝关节的松弛度。我们评估了胫骨隧道定位、单束及双束方法，以及半月板切除术对不同手术方法的影响。

21.4.3.1 胫骨隧道定位

胫骨隧道定位错误是导致前交叉韧带重建移植物失效的最常见的原因。据估计 50%~80% 的前交叉韧带重建移植物失效是由胫骨隧道定位错误引起的。通过机械化轴移试验，我们评估了胫骨隧道定位对轴移试验的影响。我们比较了 3 种不同的胫骨隧道定位方法，分别是：过顶位（胫骨近端骨骺的前部）、前方（胫骨足印区的前内侧部分）和后方（胫骨足印区的后外侧部分）。过顶位（OTT）隧道定位方法重建前交叉韧带比解剖前交叉韧带增加前移 1.7mm，前方隧道定位方法增加前移 4.1mm，后方隧道定位方法增加前移 8.0mm。然而在过顶位定位屈曲 40°、前部定位屈曲 20°、后部定位屈曲 10° 时，移植物髁间窝撞击显著。虽然更多的研究关注于股骨隧道的定位，但本研究表明胫骨隧道定位在前交叉韧带单束重建中是重要的。

在另一项研究中，使用机械化轴移试验比较了 4 种移植物定位方法，包括：前内定位（胫骨足印区前内侧到股骨足印区前内侧）、水平定位（胫骨足印区前内侧到股骨足印区后外侧）、传统定位（胫骨足印区后外侧到股骨足印区前内侧）和后外定位（胫骨足印区后外侧到股骨足印区后外侧）。结果显示前交叉韧带重建后，所有移植物定位方法均能降低胫骨前移距离，但是胫骨足印区前内侧隧道定位方法（前内定位和水平定位）比胫骨足印区后外侧隧道定位方法（传统定位和后外定位）引起更少的胫骨前移距离和内旋角度。此外他们发现，与完整的前交叉韧带相比，胫骨足印区后外侧移植物定位方法不能控制内旋。换句话说，在胫骨足印区前部定位方法在减少胫骨前移距离和减少内旋方面都很重要，而胫骨足印区后外侧定位方法在恢复膝关节本体运动方面效果较差。

21.4.3.2 单束和双束的比较

已经有很多综述和 Meta 分析对单束和双束前交叉韧带重建方法进行了比较。大多认为双束重建方法能够提供更好的旋转稳定性，并降低轴移试验阳性率。两种技术在临床结果和失效率方面没有明显差异。当前本组使用机械化轴移试验对两种单束前交叉韧带重建方法和双束前交叉韧带重建方法进行了比较，两种单束重建方法分别是前内定位（胫骨足印区前内侧到股骨足印区前内侧）和传统定位（胫骨足印区后外侧到股骨足印区前内侧）。研究发现：和前交叉韧带缺陷相比，这 3 种方法均能恢复胫骨前移距离。与前内单束重建方法（胫骨前移距离为 1.8mm）及传统单束重建方法（胫骨前移距离为 4.4mm）比较，双束重建方法能够显著降低胫骨前移距离 –1.7mm，而完整膝关节的胫骨前移距离为 1.7mm。然而与前交叉韧带缺陷的膝关节相比，双束重建和前内单束重建方法都能降低内旋松弛，而传统重建方法没有降低内旋松弛。这支持了早期的研究结果，即胫骨足印区后外侧定位方法不能完全恢复旋转稳定性，并可能导致膝关节松弛。此外，此研究也支持综述中的双束重建方法在降低旋转松弛方面更有优势。

结果还表明，使用双束重建方法可能会导致关节的过度紧张，其和完整膝关节相比，减少了 3.4mm 的胫骨前移距离。Anderson 等的一项生物力学研究表明，双束重建方法中前内侧束和后外侧束拉紧时的屈曲角度分别对移植物过紧或过松产生影响。在我们的研究中，所有束在屈曲 20° 时拉紧，而 Anderson 等的研究证实前内侧束和后外侧束在相同角度拉紧时会导致过度紧张（例如 0° 和 0°、30° 和 30°、60° 和 60°、90° 和 90°）。这进一步解释了为什么在我们的研究中双束重建方法会导致胫骨前移距离过小。

21.4.3.3　双束重建方法合并半月板切除

Musahl 等之前提到的一项研究证实，外侧半月板切除术导致外侧胫骨前移距离增加。结果还表明，所有移植物重建方法（非解剖单束重建、解剖单束重建和双束重建）均可降低胫骨前移距离，但双束重建方法会导致胫骨前移距离降低太多从而有过度紧张的风险。由于在前交叉韧带重建的患者中，半月板切除术非常常见，所以比较半月板缺陷膝关节的不同移植物重建方法也很重要。

有人在内外侧半月板缺失的膝关节中分别进行了前

交叉韧带的非解剖单束重建、解剖单束重建和双束重建，用机械化轴移试验进行了比较。在这个研究中，单束重建方法的结果显示，其前移试验阳性率和完整膝关节相比，有显著统计学差异，而双束重建方法在胫骨前移距离方面恢复正常。当需要进行半月板切除术或已经进行半月板切除术时，使用双束重建方法修复前交叉韧带缺陷的膝关节似乎更好（图 21.6）。在 20 世纪 80 年代，Levy 等在生物力学研究中发现，内外侧半月板切除术均能增加前交叉韧带缺陷膝关节行轴移试验时的胫骨前移距离，本组既往研究表明，外侧半月板比内侧半月板发挥更重要的作用。然而据我们所知，以前并没有在前交叉韧带缺陷膝关节中半月板切除术影响前交叉韧带重建结果的研究。尸体研究结果表明，需要进行更多的临床研究以证实这种关联，并评估其对不同前交叉韧带重建方法的影响。

21.5　结论

由于机械化轴移试验可靠性高，可以用其对前交叉韧带缺陷的膝关节进行研究，并使用标准方法来客观化轴移试验（要点 1）。6~7mm 的胫骨前移相当于徒手轴移试验主观等级 1 级，而前交叉韧带缺陷的膝关节平均胫骨前移距离是 8.2mm，这在大多数情况下超过了 1 级。

所谓的继发稳定结构是指除前交叉韧带缺陷外还会导致胫骨前移距离增加的因素。机械化轴移试验证实，外侧半月板切除、髂胫束和胫骨后倾增大均对胫骨前移距离产生影响（要点 2）。

在机械化轴移试验的研究中，比较了不同隧道定位和移植物方法。研究表明，胫骨隧道应定位于前内侧束的足印区，以最大限度减少胫骨前移距离，同时不造成髁间窝撞击。对于不同移植物方法，双束重建能够最大程度降低胫骨前移距离，但这可能会导致关节过度紧张。此外在半月板缺陷的膝关节中，双束重建可能比单束重建更好。

对于未来的临床应用，主要限制是需要放置有创斯氏针以追踪胫骨和股骨的运动轨迹，未来进行机械化轴移试验时有必要使用无创参考标记。Russell 等使用过无

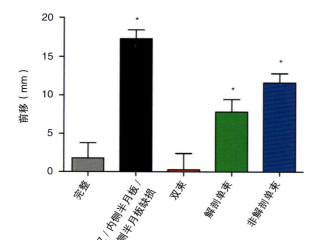

* 与完好状态相比有显著差异

图 21.6　不同膝关节条件下外侧间室的胫骨前移位。ACL/LM/ MM–D 表示前交叉韧带缺损、外侧和内侧半月板缺损 ;DB 双束, SB 单束

创标记进行研究，结果表明其具有相似的重测信度，因此，将机械化轴移试验与这些无创标记相结合，将使我们离临床应用更近一步。

　　综上所述，机械化轴移试验使得许多轴移试验主观性的问题得到了解答。对膝关节初始和继发稳定结构进行了定量分析，并展示了不同胫骨隧道定位方式和手术方法在前交叉韧带重建中的效果。机械化轴移试验尚未得到临床应用，但其已经解答了关于膝关节不稳定和轴移试验的许多问题。

参考文献

[1]　Allen CR, Giffin JR, Harner CD (2003) Revision ante-rior cruciate ligament reconstruction. Orthop Clin North Am 34(1):79–98

[2]　Anderson CJ, Westerhaus BD, Pietrini SD, Ziegler CG, Wijdicks CA, Johansen S, Engebretsen L, Laprade RF (2010) Kinematic impact of anteromedial and posterolateral bundle graft fixation angles on double-bundle anterior cruciate ligament reconstruc-tions. Am J Sports Med 38(8):1575–1583. doi:10.1177/0363546510364841

[3]　Bach BR Jr, Warren RF, Wickiewicz TL (1988) The pivot shift phenomenon: results and description of a modified clinical test for anterior cruciate ligament insufficiency. Am J Sports Med 16(6):571–576

[4]　Bedi A, Maak T, Musahl V, Citak M, O'Loughlin PF, Choi D, Pearle AD (2011) Effect of tibial tunnel posi-tion on stability of the knee after anterior cruciate ligament reconstruction: is the tibial tunnel position most important? Am J Sports Med 39(2):366–373. doi:10.1177/0363546510388157

[5]　Bedi A, Musahl V, Lane C, Citak M, Warren RF, Pearle AD (2010) Lateral compartment translation predicts the grade of pivot shift: a cadaveric and clini-cal analysis. Knee Surg Sports Traumatol Arthrosc Off J ESSKA 18(9):1269–1276. doi:10.1007/ s00167-010-1160-y

[6]　Bjornsson H, Desai N, Musahl V, Alentorn-Geli E, Bhandari M, Fu F, Samuelsson K (2015) Is double-bundle anterior cruciate ligament reconstruction superior to single-bundle? A comprehensive systematic review. Knee Surg Sports Traumatol Arthrosc Off J ESSKA 23(3):696–739. doi:10.1007/s00167-013-2666-x

[7]　Brandon ML, Haynes PT, Bonamo JR, Flynn MI, Barrett GR, Sherman MF (2006) The association between posterior-inferior tibial slope and anterior cruciate ligament insufficiency. Arthrosc J Arthrosc Relat Surg Off Publ Arthrosc Assoc North Am Int Arthrosc Assoc 22(8):894–899. doi:10.1016/j. arthro.2006.04.098

[8]　Bull AM, Earnshaw PH, Smith A, Katchburian MV, Hassan AN, Amis AA (2002) Intraoperative measure-ment of knee kinematics in reconstruction of the anterior cruciate ligament. J Bone Joint Surg 84(7):1075–1081

[9]　Butler DL, Noyes FR, Grood ES (1980) Ligamentous restraints to anterior-posterior drawer in the human knee. A biomechanical study. J Bone Joint Surg Am 62(2):259–270

[10]　Citak M, O'Loughlin PF, Citak M, Suero EM, Bosscher MR, Musahl V, Pearle AD (2012) Influence of the val-gus force during knee flexion in neutral rotation. Knee Surg

Sports Traumatol Arthrosc Off J ESSKA 20(8):1571–1574. doi:10.1007/s00167-011-1767-7

[11] Citak M, Suero EM, Rozell JC, Bosscher MR, Kuestermeyer J, Pearle AD (2011) A mechanized and standardized pivot shifter: technical description and first evaluation. Knee Surg Sports Traumatol Arthrosc Off J ESSKA 19(5):707–711. doi:10.1007/ s00167-010-1289-8

[12] Colombet P, Robinson J, Christel P, Franceschi JP, Djian P (2007) Using navigation to measure rotation kinemat-ics during ACL reconstruction. Clin Orthop Relat Res 454:59–65. doi:10.1097/BLO.0b013e31802baf56

[13] Dawson CK, Suero EM, Pearle AD (2013) Variability in knee laxity in anterior cruciate ligament deficiency using a mechanized model. Knee Surg Sports Traumatol Arthrosc Off J ESSKA 21(4):784–788. doi:10.1007/s00167-012-2170-8

[14] Diermann N, Schumacher T, Schanz S, Raschke MJ, Petersen W, Zantop T (2009) Rotational instability of the knee: internal tibial rotation under a simulated pivot shift test. Arch Orthop Trauma Surg 129(3):353– 358. doi:10.1007/s00402-008-0681-z

[15] Engebretsen L, Wijdicks CA, Anderson CJ, Westerhaus B, LaPrade RF (2012) Evaluation of a simulated pivot shift test: a biomechanical study. Knee Surg Sports Traumatol Arthrosc Off J ESSKA 20(4):698–702. doi:10.1007/s00167-011-1744-1

[16] Fukubayashi T, Torzilli PA, Sherman MF, Warren RF (1982) An in vitro biomechanical evaluation of anterior-posterior motion of the knee. Tibial displace-ment, rotation, and torque. J Bone Joint Surg Am 64(2):258–264

[17] Galway HR, MacIntosh DL (1980) The lateral pivot shift: a symptom and sign of anterior cruciate liga-ment insufficiency. Clin Orthop Relat Res 147:45–50

[18] Galway R, Beaupre A, MacIntosh D (1972) Pivot shift: a clinical sign of symptomatic anterior cruciate insufficiency. J Bone Joint Surg 54:763–764

[19] Hashemi J, Chandrashekar N, Mansouri H, Gill B, Slauterbeck JR, Schutt RC Jr, Dabezies E, Beynnon BD (2010) Shallow medial tibial plateau and steep medial and lateral tibial slopes: new risk factors for anterior cruciate ligament injuries. Am J Sports Med 38(1):54–62. doi:10.1177/0363546509349055

[20] Jakob RP, Staubli HU, Deland JT (1987) Grading the pivot shift. Objective tests with implications for treat-ment. J Bone Joint Surg 69(2):294–299

[21] Kanamori A, Woo SL, Ma CB, Zeminski J, Rudy TW, Li G, Livesay GA (2000) The forces in the anterior cruciate ligament and knee kinematics during a simu-lated pivot shift test: a human cadaveric study using robotic technology. Arthrosc J Arthrosc Relat Surg Off Publ Arthrosc Assoc North Am Int Arthrosc Assoc 16(6):633–639. doi:10.1053/jars.2000.7682

[22] Kanamori A, Zeminski J, Rudy TW, Li G, Fu FH, Woo SL (2002) The effect of axial tibial torque on the function of the anterior cruciate ligament: a biome-chanical study of a simulated pivot shift test. Arthrosc J Arthrosc Relat Surg Off Publ Arthrosc Assoc North Am Int Arthrosc Assoc 18(4):394–398

[23] Kendoff D, Bogojevic A, Citak M, Citak M, Maier C, Maier G, Krettek C, Hufner T (2007) Experimental validation of noninvasive referencing in navigated pro-cedures on long bones. J Orthop Res Off Publ Orthop Res Soc 25(2):201–207. doi:10.1002/jor.20318

[24] Kendoff D, Citak M, Pearle A, Gardner MJ, Hankemeier S, Krettek C, Hufner T (2007) Influence of lower limb rotation in navigated alignment analy-sis: implications for high tibial osteotomies. Knee Surg Sports Traumatol Arthrosc Off J ESSKA 15(8):1003–1008. doi:10.1007/s00167-007-0308-x

[25] Kilcoyne KG, Dickens JF, Haniuk E, Cameron KL, Owens BD (2012) Epidemiology of meniscal injury associated with ACL tears in young athletes. Orthopedics 35(3):208–212. doi:10.3928/01477447-20120222-07

[26] Kocher MS, Steadman JR, Briggs KK, Sterett WI, Hawkins RJ (2004) Relationships between objective assessment of ligament stability and subjective assess-ment of symptoms and function after anterior cruciate ligament reconstruction. Am J Sports Med 32(3): 629–634

[27] Kongtharvonskul J, Attia J, Thamakaison S, Kijkunasathian C, Woratanarat P, Thakkinstian A (2013) Clinical outcomes of double-vs single-bundle anterior cruciate ligament

reconstruction: a systematic review of randomized control trials. Scand J Med Sci Sports 23(1):1–14. doi:10.1111/j.1600-0838.2011.01439.x

[28] Kubo S, Muratsu H, Yoshiya S, Mizuno K, Kurosaka M (2007) Reliability and usefulness of a new in vivo mea-surement system of the pivot shift. Clin Orthop Relat Res 454:54–58. doi:10.1097/BLO.0b013e31802b4a38

[29] Lane CG, Warren R, Pearle AD (2008) The pivot shift. J Am Acad Orthop Surg 16(12):679–688

[30] Lane CG, Warren RF, Stanford FC, Kendoff D, Pearle AD (2008) In vivo analysis of the pivot shift phenom-enon during computer navigated ACL reconstruction. Knee Surg Sports Traumatol Arthrosc Off J ESSKA 16(5):487–492. doi:10.1007/s00167-008-0504-3

[31] Leitze Z, Losee RE, Jokl P, Johnson TR, Feagin JA (2005) Implications of the pivot shift in the ACL-deficient knee. Clin Orthop Relat Res 436: 229–236

[32] Levy IM, Torzilli PA, Gould JD, Warren RF (1989)The effect of lateral meniscectomy on motion of the knee. J Bone Joint Surg Am 71(3):401–406

[33] Levy IM, Torzilli PA, Warren RF (1982) The effect of medial meniscectomy on anterior-posterior motion of the knee. J Bone Joint Surg Am 64(6):883–888

[34] Lopomo N, Zaffagnini S, Amis AA (2013) Quantifying the pivot shift test: a systematic review. Knee Surg Sports Traumatol Arthrosc Off J ESSKA 21(4):767–783. doi:10.1007/s00167-013-2435-x

[35] Markolf KL, Park S, Jackson SR, McAllister DR (2008) Simulated pivot-shift testing with single and double-bundle anterior cruciate ligament reconstructions. J Bone Joint Surg Am 90(8):1681–1689. doi:10.2106/JBJS.G.01272

[36] Mascarenhas R, Cvetanovich GL, Sayegh ET, Verma NN, Cole BJ, Bush-Joseph C, Bach BR Jr (2015) Does Double-Bundle Anterior Cruciate Ligament Reconstruction Improve Postoperative Knee Stability Compared With Single-Bundle Techniques? A Systematic Review of Overlapping Meta-analyses. Arthrosc J Arthrosc Relat Surg Off Publ Arthrosc Assoc North Am Int Arthrosc Assoc. doi:10.1016/j.arthro.2014.11.014

[37] Musahl V, Bedi A, Citak M, O'Loughlin P, Choi D, Pearle AD (2011) Effect of single-bundle and double-bundle anterior cruciate ligament reconstructions on pivot-shift kinematics in anterior cruciate ligament-and meniscus-deficient knees. Am J Sports Med 39(2):289–295. doi:10.1177/0363546510385422

[38] Musahl V, Citak M, O'Loughlin PF, Choi D, Bedi A, Pearle AD (2010) The effect of medial versus lateral meniscectomy on the stability of the anterior cruciate ligament-deficient knee. Am J Sports Med 38(8):1591–1597. doi:10.1177/0363546510364402

[39] Musahl V, Voos J, O'Loughlin PF, Stueber V, Kendoff D, Pearle AD (2010) Mechanized pivot shift test achieves greater accuracy than manual pivot shift test. Knee Surg Sports Traumatol Arthrosc Off J ESSKA 18(9):1208–1213. doi:10.1007/s00167-009-1004-9

[40] Musahl V, Voos JE, O'Loughlin PF, Choi D, Stueber V, Kendoff D, Pearle AD (2010) Comparing stability of different single-and double-bundle anterior cruciate ligament reconstruction techniques: a cadaveric study using navigation. Arthrosc J Arthrosc Relat Surg Off Publ Arthrosc Assoc North Am Int Arthrosc Assoc 26(9Suppl):S41–S48.doi:10.1016/j.arthro.2010.01.028

[41] Noyes FR, Grood ES, Cummings JF, Wroble RR (1991) An analysis of the pivot shift phenomenon. The knee motions and subluxations induced by differ-ent examiners. Am J Sports Med 19(2):148–155

[42] Pearle AD, Solomon DJ, Wanich T, Moreau-Gaudry A, Granchi CC, Wickiewicz TL, Warren RF (2007) Reliability of navigated knee stability examination: a cadaveric evaluation. Am J Sports Med 35(8):1315– 1320. doi:10.1177/0363546507300821

[43] Ristic V, Maljanovic M, Pericin B, Harhaji V, Milankov M (2014) The relationship between posterior tibial slope and anterior cruciate ligament injury. Med Pregl 67(7-8):216–221. doi:10.2298/mpns1408216r

[44] Russell DF, Deakin AH, Fogg QA, Picard F (2014) Repeatability and accuracy of a non-invasive method of measuring internal and external rotation of the tibia. Knee Surg Sports Traumatol Arthrosc Off J ESSKA 22(8):1771–

1777. doi:10.1007/s00167-013-2812-5

[45] Shybut TB, Vega CE, Haddad J, Alexander JW, Gold JE, Noble PC, Lowe WR (2015) Effect of lateral meniscal root tear on the stability of the anterior cruci-ate ligament-deficient knee. Am J Sports Med 43(4):905–911. doi:10.1177/0363546514563910

[46] Slocum DB, Larson RL (1968) Rotatory instability of the knee. Its pathogenesis and a clinical test to demon-strate its presence. J Bone Joint Surg Am 50(2): 211–225

[47] Sri-Ram K, Salmon LJ, Pinczewski LA, Roe JP (2013) The incidence of secondary pathology after anterior cruciate ligament rupture in 5086 patients requiring ligament reconstruction. Bone Joint J 95-B(1):59–64. doi:10.1302/0301-620X.95B1.29636

[48] Suero EM, Njoku IU, Voigt MR, Lin J, Koenig D, Pearle AD (2013) The role of the iliotibial band dur-ing the pivot shift test. Knee Surg Sports Traumatol Arthrosc Off J ESSKA 21(9):2096–2100. doi:10.1007/ s00167-012-2257-2

[49] Tanaka M, Vyas D, Moloney G, Bedi A, Pearle AD, Musahl V (2012) What does it take to have a high-grade pivot shift? Knee Surg Sports Traumatol Arthrosc Off J ESSKA 20(4):737–742. doi:10.1007/ s00167-011-1866-5

[50] Tiamklang T, Sumanont S, Foocharoen T, Laopaiboon M (2012) Double-bundle versus single-bundle recon-struction for anterior cruciate ligament rupture in adults. Cochrane Database Syst Rev 11:CD008413. doi:10.1002/14651858. CD008413.pub2

[51] Trojani C, Sbihi A, Djian P, Potel JF, Hulet C, Jouve F, Bussiere C, Ehkirch FP, Burdin G, Dubrana F, Beaufils P, Franceschi JP, Chassaing V, Colombet P, Neyret P (2011) Causes for failure of ACL reconstruction and influence of meniscectomies after revision. Knee Surg Sports Traumatol Arthrosc Off J ESSKA 19(2):196– 201. doi:10.1007/s00167-010-1201-6

[52] Tsai AG, Wijdicks CA, Walsh MP, Laprade RF (2010) Comparative kinematic evaluation of all-inside single-bundle and double-bundle anterior cruciate ligament reconstruction: a biomechanical study. Am J Sports Med 38(2):263–272.

doi:10.1177/0363546509348053

[53] van Eck CF, Kopf S, Irrgang JJ, Blankevoort L, Bhandari M, Fu FH, Poolman RW (2012) Single-bundle versus double-bundle reconstruction for anterior cruciate ligament rupture: a meta-analysis-does anatomy matter? Arthrosc J Arthrosc Relat Surg Off Publ Arthrosc Assoc North Am Int Arthrosc Assoc 28(3):405–424. doi:10.1016/j.arthro.2011.11.021

[54] van Eck CF, van den Bekerom MP, Fu FH, Poolman RW, Kerkhoffs GM (2013) Methods to diagnose acute anterior cruciate ligament rupture: a meta-analysis of physical examinations with and without anaesthesia. Knee Surg Sports Traumatol Arthrosc Off J ESSKA 21(8):1895–1903. doi:10.1007/s00167-012-2250-9

[55] Voos JE, Musahl V, Maak TG, Wickiewicz TL, Pearle AD (2010) Comparison of tunnel positions in single-bundle anterior cruciate ligament reconstructions using computer navigation. Knee Surg Sports Traumatol Arthrosc Off J ESSKA 18(9):1282–1289. doi:10.1007/s00167-010-1162-9

[56] Voos JE, Suero EM, Citak M, Petrigliano FP, Bosscher MR, Citak M, Wickiewicz TL, Pearle AD (2012) Effect of tibial slope on the stability of the anterior cruciate ligament-deficient knee. Knee Surg Sports Traumatol Arthrosc Off J ESSKA 20(8):1626–1631. doi:10.1007/s00167-011-1823-3

[57] Woo SL, Kanamori A, Zeminski J, Yagi M, Papageorgiou C, Fu FH (2002) The effectiveness of reconstruction of the anterior cruciate ligament with hamstrings and patellar tendon. A cadaveric study comparing anterior tibial and rotational loads. J Bone Joint Surg Am 84-A(6):907–914

[58] Yamamoto Y, Hsu WH, Fisk JA, Van Scyoc AH, Miura K, Woo SL (2006) Effect of the iliotibial band on knee biomechanics during a simulated pivot shift test. J Orthop Res Off Publ Orthop Res Soc 24(5):967– 973. doi:10.1002/jor.20122

[59] Zantop T, Herbort M, Raschke MJ, Fu FH, Petersen W (2007) The role of the anteromedial and posterolateral bundles of the anterior cruciate ligament in anterior tibial translation and internal rotation. Am J Sports Med 35(2):223–227. doi:10.1177/0363546506294571

第 22 章　电磁跟踪技术对轴移试验研究进展

Ryosuke Kuroda，Yuichi Hoshino，Takehiko Matsushita，Kouki Nagamune，Masahiro Kurosaka

译者　张　晋　李海峰
审校　张　颖　谭洪波

22.1　简介

前交叉韧带（ACL）损伤一般可通过轴移试验和 Lachman 试验等临床检查做出诊断。这些检查不仅用于 ACL 损伤的初步诊断，而且还可评价 ACL 重建术后临床效果。对 ACL 重建术后的效果进行准确、动态的功能评估是必要的。轴移试验常用于评估 ACL 损伤的膝关节动态松弛度，以及主观评价膝关节功能。Lachman 试验和 KT 关节测量仪进行的静态应力位移测量不宜用于评价 ACL 损伤的膝关节功能。ACL 重建术后残余的轴移现象是临床效果不佳的关键因素。一项临床随访研究表明，ACL 重建术后存在的轴移现象与伤膝功能障碍及患者满意度差有关。Jonsson 等报道轴移试验阳性的患者软骨下骨核素显像活性增加，而长期随访研究显示骨关节炎的影像学征象与膝关节的前后向松弛无关。对于通过 ACL 重建恢复伤膝前向稳定性的患者，可通过轴移试验来检查有无残余的膝关节松弛。由于轴移试验能评估膝关节动态和旋转稳定性，因此该试验可用来评估术后关节松弛度。此外 KT-1000 关节测量仪或其他类似的仪器常被用来对轴移试验进行定量测定，以客观评估膝关节前向不稳情况。

22.2　轴移试验

轴移现象是 ACL 损伤后膝关节出现的动态不稳定表现，由屈膝过程中胫骨外侧间室先前向半脱位，随后复位组成。在美国文献中，Galway 和 McIntosh 首次报道了轴移试验，该试验外展髋关节、被动屈曲膝关节，通过内旋胫骨和外翻膝关节使膝关节半脱位。随后在屈膝 20°~40° 时，膝关节突然发生自发复位。测试中轴移的分级通常由检查者的主观感受来评定，但动态松弛度测量的方法尚无严格规定。有人尝试用三维动态评估来研究膝关节在轴移试验中的运动方式，但是该方法目前还不能应用于临床。因此，可以将轴移试验中的膝关节运动学测量作为潜在的客观参数来测量胫骨相对于股骨的三维位移。此外有人提出，三维加速度代表轴移现象的动力，可能与轴移试验评估的膝关节动态不稳定相关。最近，轴移测量方面的研究进展能为 ACL 损伤和 ACL 重建的膝关节提供更有临床意义的评估。

22.3　利用电磁装置无创监测膝关节运动

一种带有电磁跟踪装置的无创测量系统（FASTRAK）运动跟踪定位系统或 LIBERTY 电磁位置跟踪器，能以高采样率在轴移试验中测量 6 自由度的膝关节运动（FASTRAK 60Hz 和 LIBERTY 240 Hz）。它可以监测胫骨相对于股骨的瞬间三维位移，并计算运动时的三维加速度。电磁装置由产生电磁场的发射器和 3 个电磁信号接收器组成。其中 2 个接收器用塑胶袋分别固定在髌骨上方 10cm 处和胫骨结节下方 7cm 处，用来测量胫骨和股骨的运动。1 个接收器连接在特制触笔上，用于记录解剖标志的三维位置数据。骨性解剖标志有 7 处，其中 3 处位于股骨大转子、内上髁及外上髁处，4 处位于膝关节内侧副韧带与膝关节交点、腓骨头、踝关节内踝及外踝处。Grood 和 Suntay 改进了三柱开链方法，将骨性解剖标志与 2 个运动监测接收器之间的三维位置整合，构建膝关节的三维坐标系，并提供 6 个自由度运动的信息。该系统的位置均方根（RMS）精度为 0.03mm，方位均方根（RMS）精度为 0.15°（图 22.1）。

22.4　轴转试验的定量评估

被动屈膝时施加胫骨外旋应力可稳定关节旋转，这时测量膝关节 6 个自由度的数据可用于比较轴移试验时的三维位移情况。进行 6 个自由度测量时，胫骨前后平移的相对位移换算为胫骨前平移（c-ATT）。c-ATT 和胫骨前半脱位回复至正常位置的加速度（后向平移加速度，APT）是定量评价轴转试验的潜在参数。由于屈伸膝关节常伴有胫骨前后向移动，所以在进行轴移试验时，为了消除原本胫骨前后向运动的影响，胫骨前平移应被视为参考运动或运动滞后的相对位置。c-ATT 可被视为评估动态运动过程中胫骨前平移或胫骨前半脱位幅度的参数。c-ATT 可归类为负荷-位移测量，如 KT-1000 关节测量仪或转速表。据报道，其与患者主观症状及膝关节功能的相关性小。另一方面，胫骨由前移转向后移瞬间关节跳动的 APT（后移加速度）可以表现轴移的动力，也可被视为轴移试验动力参数。在 ACL 损伤的膝关节中，随着轴移测试中 APT 的增加以及 c-ATT 的增加，可以发现这种增加与临床评级相关。根据基础物理学，加速度与力的大小密切相关。可以认为，膝关节受力的变化可以用加速度的增加来表示，当力足够大时，会出现关节错动的感觉（临床表现为"打软腿"）。即使是 ACL 完好的膝关节，也可以监测到轻微的胫骨后平移及其加速度，而临床医生徒手检查无法捕捉到这些细微情况，因此将其评级为"0 级"。虽然检查者的手没有足够的灵敏度来检测这么小的加速度，但先进的测量技术可以将其"捕获"到（图 22.2）。

22.5　正常膝关节与 ACL 损伤膝的对比研究

神木大学研究了 70 例单侧 ACL 损伤患者，获得诊断 ACL 损伤的基线数据。在 ACL 重建术前，研究人员用电磁跟踪装置对患者的患侧膝和健侧膝关节进

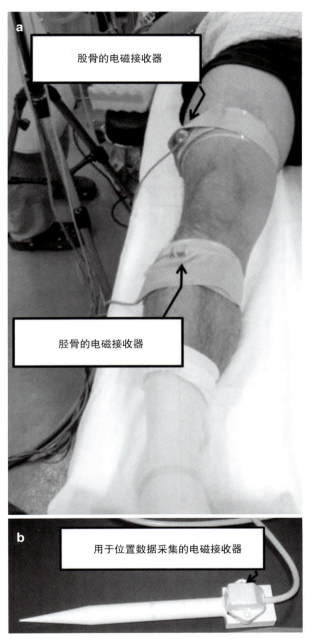

图 22.1　电磁传感器设置。a.2 个传感器分别安装在大腿和小腿上；b. 第 3 个信号接收器附在原有的触笔上，用来将骨性标志信号转换为三维坐标数据

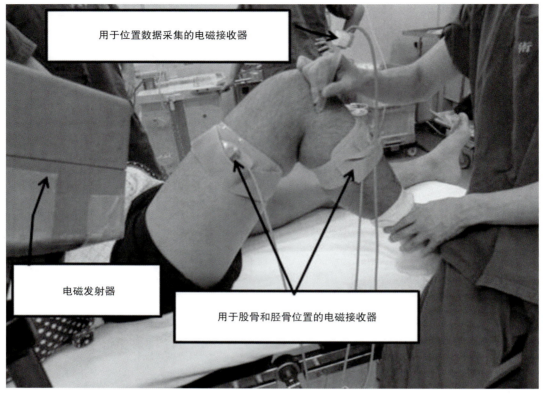

图 22.2　骨性标志三维位置数据数字化。用于骨性标志三维位置数据数字化的 3 个接收器，2 个位于股骨和胫骨，1 个位于电磁发射器产生的电磁场内（位于左侧）

行了 c-ATT 测量。所有 ACL 断裂均经临床及 MRI 诊断，并得到关节镜检查证实。健侧膝与患膝的 c-ATT 峰值有显著性差异（$P<0.01$）。患膝胫骨加速度平均值为（1.9 ± 1.2）m/s^2，高于健侧膝胫骨加速度平均值（0.8 ± 0.3）m/s^2。健侧膝与患膝的 APT 数值也有显著性差异（$P<0.01$）。APT 小于 1m/s^2 的患者健侧膝中占 83.3%，而在 ACL 损伤的膝关节中占 3.3%。

22.6　轴移试验定量评价比较双束重建与单束重建技术

　　ACL 重建手术的目的是恢复 ACL 的正常生理功能。最近的研究表明，即使膝关节前后向松弛得到满意的恢复，传统的单束重建手术也不能完全恢复其固有的生理运动，并可能有后遗症。有生物力学研究认为解剖重建前内束（AM）和后外侧束（PL）比单束重建能更好地

恢复膝关节稳定性。此外，在一个为期 2 年的临床随访研究中（用 KT-1000 关节测量仪测定膝关节前向不稳恢复、轴移试验评估旋转松弛恢复情况），研究数据显示解剖双束 ACL 重建显著优于单束重建。但解剖双束 ACL 重建的临床效果与传统的单束重建手术相比，没有显著改善。Meredick 等对单束和双束重建 ACL 技术的 Meta 分析也支持这些结果。他们认为解剖双束重建技术不会在 KT-1000 测量或徒手进行轴移试验评价结果上产生明显的临床差异。然而该报道中的轴移试验数据之后被重新详细分析，结果证明在恢复正常轴移方面双束重建技术效果更好。该争议强调了临床上轴移试验评估和解释的难度。因此 ACL 重建手术效果需要评估膝关节屈伸时胫骨前移和旋转功能有无改善，术后膝关节松弛评估应该是客观和细致的，而不是简单的静态测量和粗略的体格检查。目前越来越多的研究通过检测胫骨前向位移、联合旋转负荷或使用多种技术，模拟轴移试验来比较单束和双束重建 ACL 的手术效果。多数文献报道认为双束重建术比单束重建可得到更好的关节松弛度，其松弛参

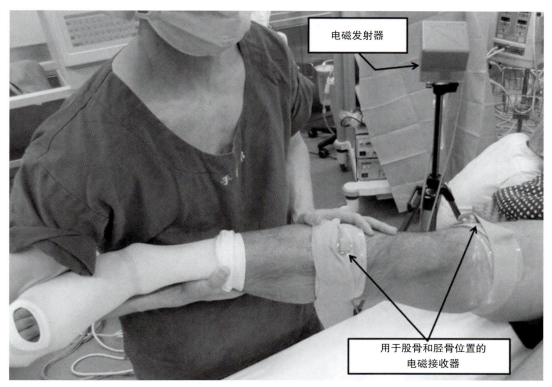

图 22.3　记录轴移试验时膝关节的运动数据

数更接近正常膝关节。现在大多数骨科医生都意识到，能评估旋转和动态松弛度的轴移试验非常有用。Yagi 等将 60 例患者随机分为 3 组进行 ACL 重建手术，分别使用解剖双束重建、前内侧单束重建、后外侧单束重建技术，术后采用电磁追踪装置对这些患者进行旋转定量分析，发现解剖双束 ACL 重建可改善膝关节的旋转松弛度。Araki 等进行了一项前瞻性随机对照研究，将 20 例单侧 ACL 损伤患者随机分为 2 组，使用腘绳肌腱解剖单束重建和解剖双束重建 ACL。在解剖双束重建组中，术者在股骨前内侧束和后外侧束的足印区制作 2 条骨隧道；在单束重建组中，股骨骨隧道位于前内侧束和后外侧束足印区中央。所有患者均于 ACL 重建术前及术后 1 年进行测试，结果发现解剖单束重建不能完全恢复轴移试验中

的胫骨加速度，而解剖双束 ACL 重建后膝关节旋转稳定性可恢复到接近正常水平（表 22.1）。电磁跟踪装置数据显示，解剖双束 ACL 重建在生物力学方面优于解剖单束重建（图 22.3）。

> 要点
> - 电磁测量系统以较高的采样率测量6个自由度的膝关节运动。
> - 根据6个自由度膝关节运动数据，可以测算出轴移试验时的胫骨前向平移距离和胫骨加速度。

22.7　电磁跟踪测量系统的局限性

　　电磁跟踪测量的局限性在于进行轴移试验的人员中有很大的可变性。在每次测试中，轴移过程的速度、髋关节的外展角度以及施加在膝关节处应力大小以及测试者并不完全相同。虽然外翻应力是轴移试验的必要条件，但对于轴移试验应采用哪种内旋、外旋应力，众说纷纭。

表 22.1　采用电磁跟踪系统测量胫骨加速度

	ACL 重建的膝关节	健侧膝关节
单束	（940 ± 524）mm/s^2 [a]	（640 ± 138）mm/s^2
双束	（701 ± 226）mm/s^2	（685 ± 262）mm/s^2

双束和单束重建 ACL 的比较

[a]：与健侧膝关节比较，差异有统计学意义（$P < 0.05$）

目前认为内旋应力比外旋应力更为重要，这些变量可能会影响最终结果。通过限制检查者的数量或更严格地设计测试程序，可以提高测量的一致性和准确性。此外，由于该测量系统是对徒手轴移试验进行评估，肌肉阻力或不恰当的测试程序会抑制轴移现象。

22.8 结论

系统可以用来监测膝关节在轴移试验过程中 6 个自由度的运动情况。使用该系统，在测试时可以观察到轴移试验阳性的膝关节胫骨前向平移增加，同时还可以监测到随后胫骨复位瞬间的加速情况。另外，电磁跟踪系统还可以用来定量测量轴移试验中旋转的数据。所获得的松弛度测量参数可帮助骨科医生选择 ACL 重建术式，如单束重建术、双束重建术和部分撕裂加强重建或附加外侧肌腱固定手术。同时对于不同的 ACL 治疗方案，这种客观测评可以为学术研究及患者预后提供更合理的比较。

参考文献

[1] Adachi N, Ochi M, UchioY et al (2004) Reconstruction of the anterior cruciate ligament. Single-versus double-bundle multistranded hamstring tendons. J Bone Joint Surg Br 86(4):515–520

[2] Allum R, Jones D, Mowbray MA et al (1984) Triaxial electrogoniometric examination of the pivot shift sign for rotatory instability of the knee. Clin Orthop Relat Res 183:144–146

[3] Andersson C, Gillquist J (1990) Instrumented testing for evaluation of sagittal knee laxity. Clin Orthop Relat Res 256:178–184

[4] Araki D, Kuroda R, Kubo S et al (2011) A prospective randomised study of anatomical single-bundle versus double-bundle anterior cruciate ligament reconstruc-tion: quantitative evaluation using an electromagnetic measurement system. Int Orthop 35(3):439–446

[5] Bedi A, Musahl V, O'Loughlin P et al (2010) A com-parison of the effect of central anatomical single-bundle anterior cruciate ligament reconstruction and double-bundle anterior cruciate ligament reconstruc-tion on pivot-shift kinematics. Am J Sports Med 38(9):1788–1794

[6] Bignozzi S, Zaffagnini S, Lopomo N et al (2010) Clinical relevance of static and dynamic tests after anatomical double-bundle ACL reconstruction. Knee Surg Sports Traumatol Arthrosc 18(1):37–42

[7] Bull AM, Earnshaw PH, Smith A et al (2002)Intraoperative measurement of knee kinematics in reconstruction of the anterior cruciate ligament. J Bone Joint Surg Br 84(7):1075–1081

[8] Daniel DM, Stone ML, Dobson BE (1994) Fate of the ACL-injured patient. A prospective outcome study. Am J Sports Med 22(5):632–644

[9] Daniel DM, Malcom LL, Losse G et al (1985) Instrumented measurement of anterior laxity of the knee. J Bone Joint Surg Am 67(5):720–726

[10] Ferretti A, Conteduca F, De Carli A et al (1991) Osteoarthritis of the knee after ACL reconstruction. Int Orthop 15(4):367–371

[11] Galway HR, MacIntosh DL (1980) The lateral pivot shift: a symptom and sign of anterior cruciate liga-ment insufficiency. Clin Orthop Relat Res 147:45–50

[12] Ganko A, Engebretsen L, Ozer H (2000) The rolime-ter: a new arthrometer compared with the KT-1000. Knee Surg Sports Traumatol Arthrosc 8(1):36–39

[13] Gillquist J, Messner K (1995) Instrumented analysis of the pivot shift phenomenon after reconstruction of the anterior cruciate ligament. Int J Sports Med 16(7):484–488

[14] Grood ES, Suntay WJ (1983) A joint coordinate sys-tem for the clinical description of three-dimensional motions: application to the knee. J Biomech Eng 105(2):136–144

[15] Hoshino Y, Kuroda R, Nagamune K et al (2007) In vivo measurement of the pivot-shift test in the anterior cruciate ligament-deficient knee using an electromag-netic device. Am J Sports Med 35(7):1098–1104

[16]　Hoshino Y, Kuroda R, Nagamune K et al (2012) Optimal measurement of clinical rotational test for eval-uating anterior cruciate ligament insufficiency. Knee Surg Sports Traumatol Arthrosc 20(7):1323–1330

[17]　Hoshino Y, Araujo P, Ahlden M et al (2013) Quantitative evaluation of the pivot shift by image analysis using the iPad. Knee Surg Sports Traumatol Arthrosc 21(4):975–980

[18]　Irrgang JJ, Anderson AF, Boland AL et al (2001) Development and validation of the international knee documentation committee subjective knee form. Am J Sports Med 29(5):600–613

[19]　Irrgang JJ, Bost JE, Fu FH (2009) Re: outcome of single-bundle versus double-bundle reconstruction of the anterior cruciate ligament: a meta-analysis. Am J Sports Med 37(2):421–422; author reply 422

[20]　Jakob RP, Staubli HU, Deland JT (1987) Grading the pivot shift. Objective tests with implications for treat-ment. J Bone Joint Surg Br 69(2):294–299

[21]　Jarvela T, Moisala AS, Sihvonen R et al (2008) Double-bundle anterior cruciate ligament reconstruction using hamstring autografts and bioab-sorbable interference screw fixation: prospective, ran-domized, clinical study with 2-year results. Am J Sports Med 36(2):290–297

[22]　Jonsson H, Riklund-Ahlstrom K, Lind J (2004) Positive pivot shift after ACL reconstruction predicts later osteoarthrosis: 63 patients followed 5–9 years after surgery. Acta Orthop Scand 75(5):594–599

[23]　Kanamori A, Zeminski J, Rudy TW (2002) The effect of axial tibial torque on the function of the anterior cruciate ligament: a biomechanical study of a simu-lated pivot shift test. Arthroscopy 18(4):394–398

[24]　Kocher MS, Steadman JR, Briggs KK, et al (2004) Relationships between objective assessment of liga-ment stability and subjective assessment of symptoms and function after anterior cruciate ligament recon-struction. Am J Sports Med 32(3):629–634

[25]　Kondo E, Yasuda K, Azuma H et al (2008) Prospective clinical comparisons of anatomic double-bundle ver-sus single-bundle anterior cruciate ligament recon-struction

procedures in 328 consecutive patients. Am J Sports Med 36(9):1675–1687

[26]　Kondo E, Merican AM, Yasuda K et al (2010) Biomechanical comparisons of knee stability after anterior cruciate ligament reconstruction between 2 clinically available transtibial procedures: anatomic double bundle versus single bundle. Am J Sports Med 38(7):1349–1358

[27]　Kubo S, Muratsu H, Yoshiya S et al (2007) Reliability and usefulness of a new in vivo measurement system of the pivot shift. Clin Orthop Relat Res 454:54–58

[28]　Kuroda R, Hoshino Y, Kubo S et al (2012) Similarities and differences of diagnostic manual tests for anterior cruciate ligament insufficiency: a global survey and kinematics assessment. Am J Sports Med 40(1): 91–99

[29]　Kuroda R, HoshinoY, Araki D et al (2012) Quantitative measurement of the pivot shift, reliability, and clinical applications. Knee Surg Sports Traumatol Arthrosc 20(4):686–691

[30]　Labbe DR, de Guise JA, Mezghani N et al (2010) Feature selection using a principal component analy-sis of the kinematics of the pivot shift phenomenon. J Biomech 43(16):3080–3084

[31]　Logan MC, Williams A, Lavelle J et al (2004) Tibiofemoral kinematics following successful ante-rior cruciate ligament reconstruction using dynamic multiple resonance imaging. Am J Sports Med 32(4):984–992

[32]　Loh JC, Fukuda Y, Tsuda E et al (2003) Knee stability and graft function following anterior cruciate liga-ment reconstruction: Comparison between 11 o'clock and 10 o'clock femoral tunnel placement. 2002 Richard O'Connor Award paper. Arthroscopy 19(3):297–304

[33]　Lopomo N, Zaffagnini S, Signorelli C et al (2012) An original clinical methodology for non-invasive assess-ment of pivot-shift test. Comput Methods Biomech Biomed Engin 15(12):1323–1328

[34]　Losee RE (1983) Concepts of the pivot shift. Clin Orthop Relat Res 172:45–51

[35]　Mae T, Shino K, Miyama T et al (2001) Single-versus two-femoral socket anterior cruciate ligament recon-struction

technique: Biomechanical analysis using a robotic simulator. Arthroscopy 17(7):708–716

[36] Maeyama A, Hoshino Y, Debandi A et al (2011) Evaluation of rotational instability in the anterior cru-ciate ligament deficient knee using triaxial accelerom-eter: a biomechanical model in porcine knees. Knee Surg Sports Traumatol Arthrosc 19(8):1233–1238

[37] Matsumoto H (1990) Mechanism of the pivot shift.J Bone Joint Surg Br 72(5):816–821

[38] Meredick RB, Vance KJ, Appleby D et al (2008) Outcome of single-bundle versus double-bundle reconstruction of the anterior cruciate ligament: a meta-analysis. Am J Sports Med 36(7):1414–1421

[39] Muneta T, Koga H, Mochizuki T et al (2007) A pro-spective randomized study of 4-strand semitendinosus tendon anterior cruciate ligament reconstruction com-paring single-bundle and double-bundle techniques. Arthroscopy 23(6):618–628

[40] Musahl V, Voos JE, O'Loughlin PF et al (2010) Comparing stability of different single-and double-bundle anterior cruciate ligament reconstruction tech-niques: a cadaveric study using navigation. Arthroscopy 26(9 Suppl):S41–S48

[41] Noyes FR, Grood ES, Cummings JF et al (1991) An analysis of the pivot shift phenomenon. The knee motions and subluxations induced by different exam-iners. Am J Sports Med 19(2):148–155

[42] Oliver JH, Coughlin LP (1987) Objective knee evalua-tion using the genucom knee analysis system. Clinical implications. Am J Sports Med 15(6):571–578

[43] Plaweski S, Grimaldi M, Courvoisier A et al (2011) Intraoperative comparisons of knee kinematics of double-bundle versus single-bundle anterior cruciate ligament reconstruction. Knee Surg Sports Traumatol Arthrosc 19(8):1277–1286

[44] Ristanis S, Giakas G, Papageorgiou CD, et al (2003) The effects of anterior cruciate ligament reconstruc-tion on tibial rotation during pivoting after descending stairs. Knee Surg Sports Traumatol Arthrosc 11(6):360–365

[45] Schuster AJ, McNicholas MJ, Wachtl SW, et al (2004) A new mechanical testing device for measuring anteroposterior knee laxity. Am J Sports Med 32(7):1731–1735

[46] Siebold R, Dehler C, Ellert T (2008) Prospective ran-domized comparison of double-bundle versus single-bundle anterior cruciate ligament reconstruction. Arthroscopy 24(2):137–145

[47] Slocum DB, James SL, Larson RL et al (1976) Clinical test for anterolateral rotary instability of the knee. Clin Orthop Relat Res 118:63–69

[48] Snyder-Mackler L, Fitzgerald GK, Bartolozzi AR 3rd et al (1997) The relationship between passive joint laxity and functional outcome after anterior cruciate ligament injury. Am J Sports Med 25(2):191–195

[49] Tashman S, Collon D, Anderson K et al (2004) Abnormal rotational knee motion during running after anterior cruciate ligament reconstruction. Am J Sports Med 32(4):975–983

[50] Torg JS, Conrad W, Kalen V (1976) Clinical diagnosis of anterior cruciate ligament instability in the athlete. Am J Sports Med 4(2):84–93

[51] Tsai AG, Wijdicks CA, Walsh MP et al (2010) Comparative kinematic evaluation of all-inside single-bundle and double-bundle anterior cruciate ligament reconstruction: a biomechanical study. Am J Sports Med 38(2):263–272

[52] Weiss JR, Irrgang JJ, Sawhney R et al (1990) A func-tional assessment of anterior cruciate ligament defi-ciency in an acute and clinical setting. J Orthop Sports Phys Ther 11(8):372–373

[53] Yagi M, Wong EK, Kanamori A, et al (2004) Biomechanical analysis of an anatomic anterior cruci-ate ligament reconstruction. Am J Sports Med 30(5):660–666

[54] Yagi M, Kuroda R, Nagamune K et al (2007) Double-bundle ACL reconstruction can improve rotational stability. Clin Orthop Relat Res 454:100–107

[55] Yasuda K, Kondo E, Ichiyama H et al (2006) Clinical evaluation of anatomic double-bundle anterior cruci-ate ligament reconstruction procedure using ham-string tendon grafts: comparisons among 3 different procedures. Arthroscopy 22(3):240–251

第 23 章　轴移运动"感觉"的量化

Nicola Lopomo，Stefano Zaffagnini

译者　刘俊利　曾一平
审校　张建平　谭洪波

23.1　简介

在前交叉韧带（Anterior Cruciate Ligament，ACL）损伤的诊断以及重建术后的效果评价中，膝关节的临床评估是一个必要步骤。目前已有多种的物理和临床检查方式可以用于门诊的膝关节评估。

在传统的力学概念中，静力学研究的对象是达到平衡状态的物理系统，分析其中的载荷和扭矩。而在临床环境中，静态是指分析在一个平面或方向上的已知负荷，而不考虑耦合应力对肢体产生的加速度或速度变化。静态的松弛度评估可以通过对关节施加既定的载荷，来测量其发生的异常平移和旋转运动。例如在矢状面上进行的 Lachman 试验和抽屉试验（图 23.1）。静态的松弛度评估存在一个问题，即不同的解剖结构对关节整体的约束力的贡献是不同的（例如主要限制结构和次要限制结构），因此很难清楚地识别哪些韧带或结构发生了损伤。此外这种类型的测试是静态的，无法通过施加合适的应力来让关节重现运动时的功能表现。

要点1

> 在骨科的概念中，静力学指处在平衡状态的关节发生的平移或成角位移，而动力学与复杂的载荷条件有关，比如有力和力矩作用于关节。

与静力学相比，动力学研究的是力和力矩以及其对运动的影响。牛顿定义的基本物理定律支配着动力学。尤其是牛顿第二定律，它涉及施加的作用力、质量以及获得的加速度三者间的关系。从临床的角度来看，膝关节的动态松弛（从患者的角度常表现为类似关节"错位"的不稳定感）是 ACL 损伤最常见的临床症状之一。肢体承受着变化的载荷和扭矩，在关节结构的支撑下，膝关节总体处在一个"动态"的力学环境中。基于这些原因，一些查体试验通过控制关节的载荷与运动来重现相关的症状，比如诱发关节"错位"现象。

动态分析是评估膝关节旋转松弛度以及开展轴移试验等临床检查的基础。事实上，临床中常通过轴移试验，即在胫股关节上施加复杂的旋转和平移载荷来突显关节

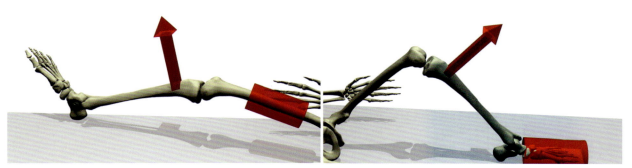

图 23.1　静态的松弛度评估：Lachman 试验（左）和抽屉试验（右）

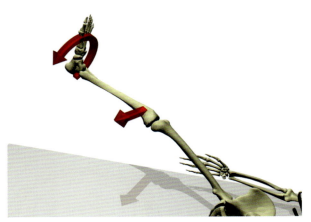

图 23.2　轴移试验。图中突出显示内旋和外翻应力，在施加上述载荷的同时缓慢屈膝

的动态不稳（图 23.2）。

在 1970—1980 年，Slocum 和 Jakob 是最早强调系统性评估膝关节前外侧不稳定之必要性的学者之一。外侧胫骨平台相对股骨可发生向前的半脱位，当膝关节屈曲至 25°~40° 时可感觉到复位的发生。即上述所谓的轴移现象。这种关节"咯噔"的"错动"现象被认为是 ACL 功能不全的典型临床症状之一。

然而，这种由髂胫束牵引股骨外髁复位而产生的突然的错动感并不简单，也不容易在临床被识别。同样，它也不容易被测量和量化。因此检查者对这种错动感的主观经验和感受仍在临床评估中起到主要作用。在过去的几年中，有多种技术被用于轴移试验的量化。

23.2　从生物力学的角度理解轴移运动的"感觉"

从生物力学的角度来看，对轴移现象的广泛研究正体现了其对于膝关节功能的内在重要性。

既往一些研究通过在体和体外实验的方法来考察膝关节的运动特征，以及考察关节的解剖及周围韧带结构在诱导轴移现象中的作用。这些因素都被认为是理解轴移现象的基础，并且对于检查者如何将主观的感受转换为对关节内在情况的认知十分重要。

在运动学方面，轴移现象表现为胫骨围绕其长轴的旋转，同时外侧胫骨平台前移发生半脱位；紧随其后的

是关节的突然复位（图 23.3）。这些子运动之间都是密切相关联的。

Bull 和 Amis 通过生物力学实验证明，外侧胫骨平台前移以及胫骨内旋限制因素的缺失是导致轴移现象发生的主要原因。ACL 损伤似乎是轴移现象发生的一个必要条件。除此之外，膝外侧结构的损伤（如髂胫束等）也对轴移的产生起到促进作用，而内侧副韧带的损伤则会影响膝关节的旋转模式，从而减低轴移的效果。

膝关节复杂的解剖外形对轴移也有一定的影响。比如，有研究表明轴移现象中胫骨的突然运动不但与缺失的韧带限制有关，也和关节的几何外形与加载的扭矩之间复杂的交互作用有关。

> **要点2**
> 轴移现象与膝关节的解剖结构、韧带的固有和残余功能以及施加的载荷三者间的复杂相互作用有关。

基于这些原因，检查者自身的"感觉"对轴移试验的诱发和定性评估来说都是最基本的要素。最近的一些研究通过仪器系统来测量轴移复位过程中胫骨的速度和加速度，让我们得以对轴移现象中的这种"错动"感有了量化的认识。

23.3　从临床的角度理解轴移运动的"感觉"

轴移试验历来被用于 ACL 损伤和膝关节松弛度的临床评估，比如国际膝关节文献委员会（International Knee Documentation Committee，IKDC）的膝关节评分。轴移试验的结果与运动水平的降低以及 ACL 的完全和部分撕裂相关联。上述这些结果显示了轴移这种动态的模拟试验和患者对自身关节在负重状态下的主观感受间是存在相关性的。

从历史的发展来看，临床上对于模拟关节特殊负重环境的需求催生出了一系列不同种类的试验，这些临床试验都试图通过对膝关节施压来诱发轴移现象，进而考察关节动态松弛的程度。

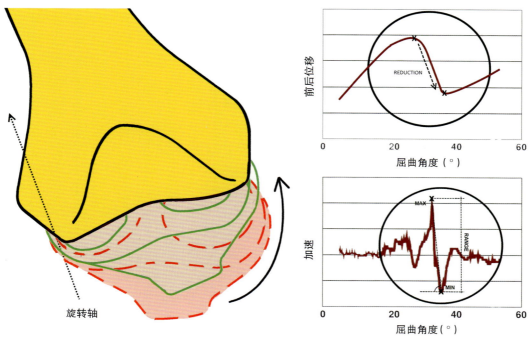

旋转轴

图 23.3　轴移现象的运动学特征。左图：膝关节半脱位（红色虚线）后，外侧平台复位（绿色实线）；耦合的旋转运动围绕一个特定的轴进行。右图：运动学分析的实例，关节复位过程中的前后位移及对应的加速度

　　基于上述膝关节动力学的思想，Slocum 等早在 1976 年即描述了一种旨在考察膝关节前外侧不稳的试验。在 1979 年，Fetto 和 Marshall 通过体外实验确定了轴移现象发生的病理机制，证明其与 ACL 撕裂有关。随后 Galway 和 Macintosh 在 1980 年将这一特殊现象更精确地定义为"外侧轴移"，并描述了外侧胫骨平台的前向半脱位以及其在髂胫束牵拉下的突然复位和伴随的"错动"感。Larson 在 1983 年描述了用于诊断与 ACL 功能缺失相关的前外侧旋转不稳（Anterolateral Rotatory Instability，ALRI）的试验。在同一年，Losee 等证明轴移现象是 ACL 功能缺失以及外侧 / 后外侧关节囊功能缺失的表现，在临床上表现为膝关节外侧间室的脱位 / 复位并伴随着撞击。上述这些研究都是基于在操作过程中捕捉胫骨的突然复位，即所谓的轴移的"感觉"。

　　此外关于如何正确地识别与 ACL 功能不全相关的这种轴移的"感觉"，一些研究提供了更多细节。Lucie 等评估了在麻醉下对急性 ACL 损伤患者进行轴移试验的可靠性。Losee 在定义了具体检查操作的基础上，揭示了轴移试验是膝关节存在与慢性损伤相关的关节不稳的基础表现。1986 年，Sandberg 等发现轴移试验与 Lachman 试验和前抽屉试验相比其可靠性较为有限。他们分析

了 182 个存在韧带损伤的膝关节，发现轴移试验仅在麻醉状态下才具有临床价值。与之相反的是，Katz 和 Fingeroth 报道无论是与 Lachman 还是前抽屉试验相比，轴移试验在诊断急性和慢性的 ACL 损伤方面均具有较高的敏感度和特异度。上述结论的差异可能源自轴移试验操作手法的不同：如果操作过于严格或者"动态"，可能会导致患者的不适及肌肉痉挛，从而降低操作者对"感觉"进行评估的敏感性。

　　因此 Jakob 等研究了轴移现象在判定关节松弛度中的重要性。他们开发了一种关节松弛度测试，对轴移现象进行分级，并以此作为 ACL 的功能缺失的依据。通过使用影像学评估内侧、外侧髁在各自前-后方向上移动的距离，轴移运动被分为了 3 个等级。然而这种分级系统与轴移试验中"错动"的主观感觉是割裂的，因此在临床中的应用价值较为有限。

　　Scholten 等认为，相比 Lachman 试验较高的阴性率，轴移试验在预测 ACL 损伤上具有较高的价值。Ostrowski 等和 Prins 等在 2006 年的研究使用关节切开和关节镜手术作为参考，发现 Lachman 试验比抽屉试验和轴移试验具有更高的敏感性，然而轴移试验则具有三者中最高的特异性。Benjaminse 等进行的 Meta 分析显示，Lachman

试验是最有效的 ACL 损伤诊断试验，具有良好的敏感性和特异性；而轴移试验虽然具有很高的特异性，但敏感性较差，无论是对于急性还是慢性损伤。Donaldson 等研究了麻醉状态下以及伴有其他病理状况的 ACL 损伤病例。他们发现在没有麻醉的情况下，轴移试验诊断 ACL 损伤的准确度有明显的下降；此外他们也发现，如果 ACL 仅是部分撕裂或伴有内侧副韧带损伤，轴移的表现程度也会下降。上述结论也在 Harilainen 等的研究中得到了证实。他们通过对 350 例患者进行清醒和麻醉状态下查体，认为麻醉状态下的轴移试验对于检查韧带损伤所致的关节前外侧旋转不稳定是十分重要的。

要点3

有几个因素可以降低轴移试验中检查者对"感觉"的敏感度，包括：伴发的损伤、肌肉的保护以及肢体的姿势。

除了麻醉外，还有其他几个因素可能会对轴移试验及其分级造成影响。Bach 等提出了一种改良的轴移试验，引入了髋关节的位置和胫骨旋转的影响。他们发现，无论胫骨的旋转如何，轴移的程度均与髋关节的位置密切相关；髋外展可产生更高的轴移分级。这是个意料之外的结果，因为髂胫束的张力是胫骨在轴移运动中得以突然复位的原因之一，而髋关节的外展却可以使髂胫束松

弛。Kujala 等在 1992 年的研究分析了膝关节的解剖因素对轴移的影响。具体来说，他们发现外侧胫骨平台的突面形态、轴移试验以及患者膝关节不稳的病史之间具有良好的相关性。在 1993 年，Terry 等的研究分析了髂胫束损伤对 ACL 损伤的影响，发现其与胫骨前向不稳定的分级变化高度相关。

Kim 等在麻醉下对 147 例慢性 ACL 损伤患者进行了前抽屉、Lachman 试验和轴移试验，以验证它们的可靠性。对于慢性 ACL 损伤的诊断，Lachman 试验和轴移试验是最敏感的，但轴移试验的结果容易受到其他因素的影响，包括撕裂的 ACL 残端重新附着、合并半月板撕裂等。Kurosaka 等研究了轴移试验对于检查半月板损伤的有效性。他们使用了轴向加压的方式进行试验，结果证明其具有很高的诊断价值。Kocher 等的研究显示，Lachman 试验中前向松弛的客观测量结果与一些主观的评价指标间并无显著的相关性，而轴移试验则与患者主观的满意度、膝关节的整体功能以及运动参与能力等显著相关。随后 Jain 等的研究证实，麻醉下的轴移试验对诊断 ACL 损伤具有最高的敏感性和特异性。肌肉保护对轴移的"感觉"有着根本性的影响（图 23.4）。

Jonsson 等 2004 年的研究显示，在 ACL 重建术后残余的轴移阳性体征相比前-后向的松弛度能更好地预测膝骨关节炎的发展。此外，Leitze 等发现术后轴移现象的出现与患者较差的主观感受以及较低的功能评分相关。Lie

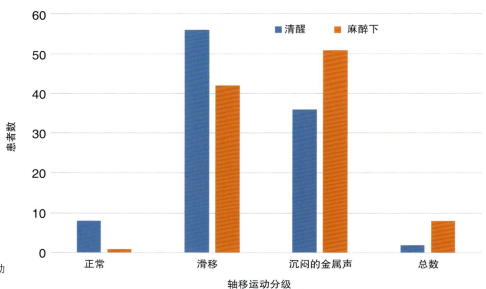

图 23.4 麻醉对轴移运动分级的影响

等的研究将电磁传感器直接连接在骨骼上，发现在 ACL 重建术结束时仍存在一些残留的"微小轴移"。

上述所有的研究都明确地强调了轴移试验对于前交叉韧带功能不全的重要性，读者也应对所有可以影响试验敏感度和可靠性的因素加以注意。从临床和生物力学的角度来看，目前的文献似乎支持轴移运动可以表现出不同的特征，这些特征与测试者的"感觉"以及患者感受到的"打软腿"的症状（如胫骨外侧平台复位过程中的"错动"感）都具有相关性。

23.4　如何对轴移运动的"感觉"进行获取和量化

虽然轴移运动已被广泛地研究，但对于它包含的子运动的具体特征仍然缺乏客观的量化和系统性的评估。其中的主要问题是，轴移试验本身对膝关节进行了复合的加载，其在屈-伸过程中产生了不止一个自由度的运动；这使得很难用一个单一的测量参数对其进行量化。此外测量也不能脱离对关节的临床评估，即所谓的"感觉"。

尽管如此，轴移试验仍然是与膝关节动态松弛最具相关性的试验。最近的文献综述均描述了轴移运动在临床 ACL 损伤评估中的重要意义，同时也获得了一些定量的数据。这些综述总结了临床开展轴移试验的不同操作方法，也探讨了背后的病理机制。

在既往研究中，对轴移进行量化需要一套复杂的系统，包括标记、足底应力台、机器人技术以及 MRI 等。此外，手术导航系统也被用于轴移相关的运动学测量。Colombet 等使用导航系统描述了轴移试验在行 ACL 重建术前和术后的运动特征。Lane 等和 Lopomo 等分别使用光学导航设备对轴移进行了术中的测量。同样，可以带来较少侵入损伤的电磁传感装置也被用于在体的轴移测量，尽管这些设备复杂而昂贵（包括电线、特定的手术器械和装置等），且并不适合常规开展。

最近，可以直接对轴移运动中关节复位的"错动"感进行测量的低侵入性方法得以在门诊环境下应用。在过去的几年中，学界已做出了大量的努力来建立基于惯性传感器的非侵入性系统，该系统可以在门诊和手术室环境下用于轴移量化测量；而传统的计算机辅助手术技术仍存在着很大的局限性。

随着这些非侵入性技术的使用和发展，相关的测量参数也得以确立，如 Lopomo 等的报道。其中一些参数和轴移的"感觉"直接相关，比如关节复位时的速度和加速度等（表 23.1）。

Labbe 等的实验提取了轴移现象中一些最显著的运动特征，并对相关的主要运动分量进行了分析。他们认为目前的研究应该更多地关注胫骨的平移速度和加速度等一些新参数，而减少对一些传统上被接受的参数的关注，例如胫骨的平移和旋转等。

这些新的参数可以通过不同的技术手段直接量化测量。一个具体的例子就是惯性传感器中所集成的加速度计和陀螺仪。这些传感器可以独立使用（图 23.5），例如 Lopomo 等的研究；或在配对模式下使用（图 23.6）。在配对模式下，检查者可以同步获取胫骨和股骨的数据，从而评估操作过程中的运动学特征。

加速度计可直接测量检查者感受到的这种突然的"错动"感，而陀螺仪能够检测影响检查中肢体速度的相关因素。最近的几项研究报道了使用单独或配对的惯性传感器来量化轴移试验。Lopomo 等使用单独的惯性传感器进行了在体的轴移试验量化研究，该研究为 Berruto 等和 Zaffagnini 等的后续研究奠定了基础。Maeyama 等和 Denamdo 等在猪模型中使用了三轴加速度计来评估 ACL 缺失和重建后关节的旋转不稳定性。Asai 等在体外实验

表 23.1　文献中报道的一些和轴移"感觉"相关的测量参数

加速度	前-后方向的相对线性加速度峰值
	内-外旋转的相对角加速度峰值
	内翻-外翻旋转的相对角加速度峰值
	三维的线性加速度峰值
	仅在胫骨上测量的三维线性加速度峰值
速度	前-后方向的相对线性速度峰值
	内-外方向的相对线性速度峰值
	内-外旋转的相对角速度峰值
	内翻-外翻旋转的相对角速度峰值
	三维的相对线性速度峰值

图 23.5　惯性传感器和采集系统在轴移试验评估中的应用实例

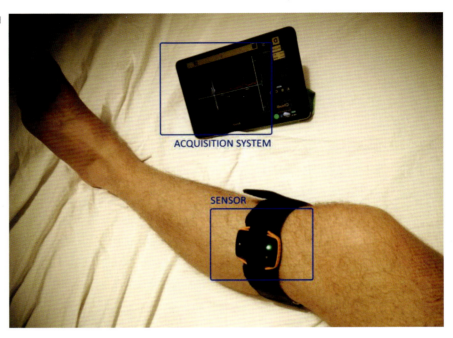

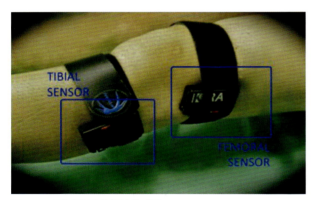

图 23.6　配对使用的惯性传感器

中使用了相同的方法来研究单束和过顶 ACL 重建技术之间的差异，显示了该技术用于分析不同 ACL 重建技术间差异的可能性。Ahlden 等和 Araujo 等进一步的体外实验表明，轴移试验的临床分级和胫骨的加速度最具相关性，后者优于外侧间室的移动距离等参数；该研究强调了轴移试验中"感觉"的重要性。

由于加速度和速度可以反映关节功能表现中的不同方面，因此其在近期的研究中都被作为轴移运动量化和分级的参数。

Kopf 等报道了一种使用配对的惯性传感器对轴移进行定量测量的新方法，并基于加速度参数制定了一个分级系统。Petrigliano 等提出使用陀螺仪测量模拟轴移运动中的胫骨旋转。Borgstrom 等在相似的研究中也使用陀螺仪在体测量轴移试验中的胫骨运动。Labbe 等使用惯性传感器及配套的加速度计和陀螺仪来优化检测的结果及其变异性，在另外一个研究中尝试使用人工智能机器学习对轴移现象进行基于加速度和速度数据的客观分级。而他们最新的研究则联合使用了惯性和磁传感器来对轴移运动进行量化分级。Borgstrom 等的研究提出了一个辅助决策系统，该系统可以综合利用 23 种不同的参数来对术前的轴移试验结果进行分级。

23.5　结论

轴移现象可以进一步细分为两种表现：一是外侧间室半脱位时移动的距离，二是复位过程中所能感受到的"错动"感。这两种表现在轴移试验相关的量化技术和方法中均有所体现。

本章描述了一些用于分析和量化轴移现象中"感觉"的方法和技术。所有这些方法都试图对复位过程中的"错动"感进行测量，而这和检查者用手来体会这一现象的过程是密切相关的。具体来说，在所有报道的在体研究中，当肢体的动力学可以被良好地控制和获取时，轴移运动应当被视作一个动力学的动作；相应的，诸如速度和加速度等动力学参数应当在整体的评估过程中使用。

> **要点4**
> 轴移试验中"感觉"的概念与加速度和速度相关，并且是一个严格的主观评价。只有广泛采用标准化的操作手法和通用的测量手段，才能在ACL评估方面获得有意义的、具有可比性的结果。

值得注意的是，上述所有的方法都有特定的优缺点。临床医生仍在寻求一种"金标准"的方法来对关节的动态松弛度进行量化测量，而这项工作仍在进行中。

检查者在轴移试验操作过程中的"感觉"是促成研发新的非侵入性技术和方法的主要动力之一，这些技术和方法都旨在对轴移现象进行定量的测量，如速度和加速度等关节动力学参数。这些系统可以对损伤关节进行术前与术后的评估，并与健侧进行对照，这对于 ACL 损伤的临床评估十分重要。这些方法学的发展也为手术和康复策略的个体化，以及整体治疗水平的提高做出了贡献。

参考文献

[1] Ahldén M, Araujo P, Hoshino Y, Samuelsson K, Middleton KK, Nagamune K, Karlsson J, Musahl V (2012) Clinical grading of the pivot shift test corre-lates best with tibial acceleration. Knee Surg Sport Traumatol Arthrosc 20:708–712

[2] Ahldén M, Hoshino Y, Samuelsson K, Araujo P, Musahl V, Karlsson J (2012) Dynamic knee laxity measurement devices. Knee Surg Sport Traumatol Arthrosc 20:621–632

[3] Amis AA, Bull AMJ, Lie DTT (2005) Biomechanics of rotational instability and anatomic anterior cruciate ligament reconstruction. Oper Tech Orthop 15:29–35

[4] Araujo PH, Ahlden M, Hoshino Y, Muller B, Moloney G, Fu FH, Musahl V (2012) Comparison of three non-invasive quantitative measurement systems for the pivot shift test. Knee Surg Sport Traumatol Arthrosc 20:692–697

[5] Asai S, Maeyama A, Hoshino Y, Goto B, Celentano U, Moriyama S, Smolinski P, Fu FH (2014) A com-parison of dynamic rotational knee instability between anatomic single-bundle and over-the-top anterior cru-ciate ligament reconstruction using triaxial acceler-ometry. Knee Surg Sport Traumatol Arthrosc 22:972–978

[6] Bach BR, Warren RF, Wickiewicz TL (1988) The pivot shift phenomenon: Results and description of a modified clinical test for anterior cruciate ligament insufficiency. Am J Sports Med 16:571–576

[7] Benjaminse A, Gokeler A, van der Schans CP (2006) Clinical diagnosis of an anterior cruciate ligament rupture: a meta-analysis. J Orthop Sports Phys Ther 36:267–288

[8] Berruto M, Uboldi F, Gala L, Marelli B, Albisetti W (2013) Is triaxial accelerometer reliable in the evalua-tion and grading of knee pivot-shift phenomenon? Knee Surg Sport Traumatol Arthrosc 21:981–985

[9] Borgstrom PH, Markolf KL, Foster B, Petrigliano FA, McAllister DR (2013) Use of a gyroscope sensor to quantify tibial motions during a pivot shift test. Knee Surg Sport Traumatol Arthrosc 22:2064–2069

[10] Borgstrom PH, Markolf KL, Wang Y, Xu X, Yang PR, Joshi NB, Yeranosian MG, Petrigliano FA, Hame SL, Kaiser WJ, McAllister DR (2015) Use of inertial sen-sors to predict pivot-shift grade and diagnose an ACL injury during preoperative testing. Am J Sports Med 43(4):857–864

[11] Bull AM, Amis AA (1998) Knee joint motion: description and measurement. Proc Inst Mech Eng H 212:357–372

[12] Bull AM, Andersen HN, Basso O, Targett J, Amis AA (1999) Incidence and mechanism of the pivot shift. An in vitro study. Clin Orthop Relat Res 363:219–231

[13] Bull AMJ, Earnshaw PH, Smith A, Katchburian MV, Hassan ANA, Amis AA (2002) Intraoperative mea-surement of knee kinematics in reconstruction of the anterior cruciate ligament. J Bone Joint Surg Br 84:1075–1081

[14] Bull AMJ, Amis AA (1998) The pivot-shift phenom-enon: a

clinical and biomechanical perspective. Knee 5:141–158

[15] Colombet PD, Robinson JR (2008) Computer-assisted, anatomic, double-bundle anterior cruciate ligament reconstruction. Arthroscopy 24:1152–1160

[16] Csintalan RP, Ehsan A, McGarry MH, Fithian DF, Lee TQ (2006) Biomechanical and anatomical effects of an external rotational torque applied to the knee: a cadaveric study. Am J Sports Med 34:1623–1629

[17] Debandi A, Maeyama A, Hoshino Y, Asai S, Goto B, Smolinski P, Fu FH (2013) The effect of tunnel place-ment on rotational stability after ACL reconstruction: evaluation with use of triaxial accelerometry in a por-cine model. Knee Surg Sport Traumatol Arthrosc 21:589–595

[18] Diermann N, Schumacher T, Schanz S, Raschke MJ, Petersen W, Zantop T (2009) Rotational instability of the knee: internal tibial rotation under a simulated pivot shift test. Arch Orthop Trauma Surg 129:353–358

[19] Donaldson WF, Warren RF, Wickiewicz T (1985) A comparison of acute anterior cruciate ligament exami-nations: initial versus examination under anesthesia. Am J Sports Med 13:5–10

[20] Fetto JF, Marshall JL (1979) Injury to the anterior cru-ciate ligament producing the pivot-shift sign. J Bone Joint Surg Am 61:710–714

[21] Galway HR, MacIntosh DL (1980) The lateral pivot shift: a symptom and sign of anterior cruciate liga-ment insufficiency. Clin Orthop Relat Res 147:45–50

[22] Graham GP, Johnson S, Dent CM, Fairclough JA (1991) Comparison of clinical tests and the KT1000 in the diagnosis of anterior cruciate ligament rupture. Br J Sports Med 25(2):96–97

[23] Harilainen A (1987) Evaluation of knee instability in acute ligamentous injuries. Ann Chir Gynaecol 76:269–273

[24] Hefti E, Müller W, Jakob RP, Stäubli HU (1993) Evaluation of knee ligament injuries with the IKDC form. Knee Surg Sport Traumatol Arthrosc 1:226–234

[25] Hoshino Y, Kuroda R, Nagamune K, Yagi M, Mizuno K, Yamaguchi M, Muratsu H, Yoshiya S, Kurosaka M (2007) In vivo measurement of the pivot-shift test in the anterior cruciate ligament-deficient knee using an elec-tromagnetic device. Am J Sports Med 35:1098–1104

[26] Jain DK, Amaravati R, Sharma G (2009) Evaluation of the clinical signs of anterior cruciate ligament and meniscal injuries. Indian J Orthop 43:375–378

[27] Jakob RP, Hassler H, Staeubli HU (1981) Observations on rotatory instability of the lateral compartment of the knee. Experimental studies on the functional anat-omy and the pathomechanism of the true and the reversed pivot shift sign. Acta Orthop Scand Suppl 191:1–32

[28] Jakob RP, Stäubli HU, Deland JT (1987) Grading the pivot shift. Objective tests with implications for treat-ment. J Bone Joint Surg Br 69:294–299

[29] Jensen K (1990) Manual laxity tests for anterior cruci-ate ligament injuries. J Orthop Sports Phys Ther 11:474–481

[30] Jonsson H, Riklund-Ahlström K, Lind J (2004) Positive pivot shift after ACL reconstruction predicts later osteoarthrosis: 63 patients followed 5-9 years after surgery. Acta Orthop Scand 75:594–599

[31] Katz JW, Fingeroth RJ (1986) The diagnostic accu-racy of ruptures of the anterior cruciate ligament com-paring the Lachman test, the anterior drawer sign, and the pivot shift test in acute and chronic knee injuries. Am J Sports Med 14:88–91

[32] Kendoff D, Citak M, Voos J, Pearle AD (2009) Surgical navigation in knee ligament reconstruction. Clin Sports Med 28:41–50

[33] Kim SJ, Kim HK (1995) Reliability of the anterior drawer test, the pivot shift test, and the Lachman test. Clin Orthop Relat Res 317:237–242

[34] Kocher MS, Steadman JR, Briggs KK, Sterett WI, Hawkins RJ (2004) Relationships between objective assessment of ligament stability and subjective assess-ment of symptoms and function after anterior cruciate ligament reconstruction. Am J Sports Med 32:629–634

[35] Kopf S, Kauert R, Halfpaap J, Jung T, Becker R (2012) A new quantitative method for pivot shift grading. Knee Surg Sport Traumatol Arthrosc 20:718–723

[36] Kujala UM, Nelimarkka O, Koskinen SK (1992) Relationship

between the pivot shift and the configu-ration of the lateral tibial plateau. Arch Orthop Trauma Surg 111:228–229

[37] Kurosaka M, Yagi M, Yoshiya S, Muratsu H, Mizuno K (1999) Efficacy of the axially loaded pivot shift test for the diagnosis of a meniscal tear. Int Orthop 23:271–274

[38] Labbe DR, de Guise JA, Godbout V, Grimard G, Baillargeon D, Lavigne P, Fernandes J, Massé V, Ranger P, Hagemeister N (2011) Accounting for velocity of the pivot shift test manoeuvre decreases kinematic variability. Knee 18:88–93

[39] Labbe DR, de Guise JA, Mezghani N, Godbout V, Grimard G, Baillargeon D, Lavigne P, Fernandes J, Ranger P, Hagemeister N (2010) Feature selection using a principal component analysis of the kinemat-ics of the pivot shift phenomenon. J Biomech 43:3080–3084

[40] Labbe DR, de Guise JA, Mezghani N, Godbout V, Grimard G, Baillargeon D, Lavigne P, Fernandes J, Ranger P, Hagemeister N (2011) Objective grading of the pivot shift phenomenon using a support vector machine approach. J Biomech 44:1–5

[41] Labbé DR, Li D, Grimard G, de Guise JA, Hagemeister N (2014) Quantitative pivot shift assessment using combined inertial and magnetic sensing. Knee Surg Sport Traumatol Arthrosc 23(8):2330–2338

[42] Lane CG, Warren R, Pearle AD (2008) The pivot shift. J Am Acad Orthop Surg 16:679–688

[43] Lane CG, Warren RF, Stanford FC, Kendoff D, Pearle AD (2008) In vivo analysis of the pivot shift phenom-enon during computer navigated ACL reconstruction. Knee Surg Sport Traumatol Arthrosc 16:487–492

[44] Larson RL (1983) Physical examination in the diag-nosis of rotatory instability. Clin Orthop Relat Res 172:38–44

[45] Leitze Z, Losee RE, Jokl P, Johnson TR, Feagin JA (2005) Implications of the pivot shift in the ACL-deficient knee. Clin Orthop Relat Res 436:229–236

[46] Lie DTT, Bull AMJ, Amis AA (2007) Persistence of the mini pivot shift after anatomically placed anterior cruciate ligament reconstruction. Clin Orthop Relat Res 457:203–209

[47] Lopomo N, Signorelli C, Bonanzinga T, Muccioli GMM, Visani A, Zaffagnini S (2012) Quantitative assessment of pivot-shift using inertial sensors. Knee Surg Sport Traumatol Arthrosc 20:713–717

[48] Lopomo N, Zaffagnini S, Amis AA (2013) Quantifying the pivot shift test: a systematic review. Knee Surg Sport Traumatol Arthrosc 21:767–783

[49] Lopomo N, Zaffagnini S, Bignozzi S, Visani A, Marcacci M (2010) Pivot-shift test: analysis and quantification of knee laxity parameters using a navi-gation system. J Orthop Res 28:164–169

[50] Lopomo N, Zaffagnini S, Signorelli C, Bignozzi S, Giordano G, Marcheggiani Muccioli GM, Visani A (2011) An original clinical methodology for non-invasive assessment of pivot-shift test. Comput Methods Biomech Biomed Engin 15(12):1323–1328

[51] Losee RE (1983) Concepts of the pivot shift. Clin Orthop Relat Res 172:45–51

[52] Losee RE (1985) Diagnosis of chronic injury to the anterior cruciate ligament. Orthop Clin North Am 16:83–97

[53] Lucie RS, Wiedel JD, Messner DG (1984) The acute pivot shift: clinical correlation. Am J Sports Med 12:189–191

[54] Maeyama A, Hoshino Y, Debandi A, Kato Y, Saeki K, Asai S, Goto B, Smolinski P, Fu FH (2011) Evaluation of rotational instability in the anterior cruciate liga-ment deficient knee using triaxial accelerometer: a biomechanical model in porcine knees. Knee Surg Sport Traumatol Arthrosc 19:1233–1238

[55] Matsumoto H (1990) Mechanism of the pivot shift.J Bone Joint Surg Br 72:816–821

[56] Musahl V, Hoshino Y, Ahlden M, Araujo P, Irrgang JJ, Zaffagnini S, Karlsson J, Fu FH (2012) The pivot shift: a global user guide. Knee Surg Sport Traumatol Arthrosc 20:724–731

[57] Ostrowski JA (2006) Accuracy of 3 diagnostic tests for anterior cruciate ligament tears. J Athl Train 41:120–121

[58] Petrigliano FA, Borgstrom PH, Kaiser WJ, McAllister DR, Markolf KL (2014) Measurements of tibial rota-tion during a simulated pivot shift manoeuvre using a gyroscopic sensor. Knee Surg Sport Traumatol Arthrosc 23(8):2237–2243

[59] Prins M (2006) The Lachman test is the most sensitive and the pivot shift the most specific test for the diag-nosis of ACL

rupture. Aust J Physiother 52:66

[60]   Sandberg R, Balkfors B, Henricson A, Westlin N (1986) Stability tests in knee ligament injuries. Arch Orthop Trauma Surg 106:5–7

[61]   Scholten RJPM, Opstelten W, van der Plas CG, Bijl D, Deville WLJM, Bouter LM (2003) Accuracy of physical diagnostic tests for assessing ruptures of the anterior cruciate ligament: a meta-analysis. J Fam Pract 52:689–694

[62]   Slocum DB, James SL, Larson RL, Singer KM (1976) Clinical test for anterolateral rotary instability of the knee. Clin Orthop Relat Res 118:63–69

[63]   Tashiro Y, Okazaki K, Miura H, Matsuda S, Yasunaga T, Hashizume M, Nakanishi Y, Iwamoto Y (2009) Quantitative assessment of rotatory instability after anterior cruciate ligament reconstruction. Am J Sports Med 37:909–916

[64]   Terry GC, Norwood LA, Hughston JC, Caldwell KM (1993) How iliotibial tract injuries of the knee com-bine with acute anterior cruciate ligament tears to influence abnormal anterior tibial displacement. Am J Sports Med 21:55–60

[65]   Zaffagnini S, Lopomo N, Signorelli C, Marcheggiani Muccioli GM, Bonanzinga T, Grassi A, Visani A, Marcacci M (2013) Innovative technology for knee laxity evaluation: clinical applicability and reliability of inertial sensors for quantitative analysis of the pivot-shift test. Clin Sports Med 32:61–70

[66]   Zaffagnini S, Muccioli GMM, Lopomo N, Signorelli C, Bonanzinga T, Musiani C, Vassilis P, Nitri M, Marcacci M (2012) Can the pivot-shift be eliminated by anatomic double-bundle anterior cruciate ligament reconstruction? Knee Surg Sport Traumatol Arthrosc 20:743–751

第 24 章　量化轴移试验的"外观"

Paulo H. Araujo，Bruno Ohashi，Maurício Kfuri Jr
译者　纪　刚　汤　浩
审校　尚小可　谭洪波

24.1　简介

轴移现象涉及的动态不稳及在轴移过程中所产生的解剖学变化一直是大家讨论的热点。因为在进行轴移试验时缺乏标准的操作，使之产生的结果主观性强，且该结果常常依赖检查者的经验。

目前，轴移试验的临床评分系统主要依据是实施轴移试验时检查者的主观感觉，例如国际膝关节评分委员会（IKDC）根据轴移试验的严重程度将其分别描述为滑动、闷响、广泛性轴移。因此为了使轴移试验可以更准确地记录术前、术中和术后的情况，指导临床治疗方案，亟须引入对轴移程度的客观测量技术，来指导膝关节旋转不稳的诊断与治疗。

临床上用以客观评估轴移试验的方法有很多。在1987 年，Jakob 等在其研究中同时分析了影像学下前抽屉试验胫骨前移的程度与轴移试验的主观临床评分分级二者间的关系，结果显示二者存在正相关。虽然该研究结果具有一定的临床意义，但是他们仍然未能提出客观评估膝关节旋转不稳的方法。

在 1991 年，Noyes 等在一项尸体试验研究中得出的结果显示，由 11 名不同的检查者分别在尸体上进行轴移试验，所得出的膝关节运动学变化存在很大的差异。在该研究中，测试结果的纪录是通过固定在股骨和胫骨上的计算机设备完成的。作者还强调，如果能够将该设备量化、标准化，未来将具有巨大的临床应用价值。

虽然人们普遍认为在评价前交叉韧带（ACL）损伤患者的膝关节不稳时，轴移试验的结果与膝关节不稳的诊断和预后密切相关，但是该试验仍然存在一定的局

限性。

Galway 等在英国首次定义了轴移试验，并衍生出了多种引发轴移现象的检查方法，但这些方法均未在文献中报道过。如此多种多样的操作方法严重影响了轴移试验结果的客观性，同时由于不同检查者所用方法的差异性，也会使对比 ACL 重建术后的临床效果困难重重。

轴移试验评分系统的分级标准主观性强，其结果主要取决于检查者的经验和理解。由于轴移试验结果缺乏客观性，检查方法缺乏统一性，使之在诊断前交叉韧带损伤以及比较前交叉韧带重建术后的恢复程度更加困难。

一篇发表于 2008 年的综述中，Lane 等提出客观的量化轴移试验可以为膝关节旋转不稳的个体化治疗提供理论基础。但是，将轴移现象转化为可量化的参数并非易事。轴移现象是一个复杂的运动过程，由 6 个自由度的运动组成，分别是胫骨内旋-外旋转（i-e）、内翻-外翻（v-v）和前-后（a-p）旋转，这种复杂性加大了建立评估系统的困难。

在本章中，我们将讨论如何客观地量化轴移试验的"外观"，也就是移位量，具体来讲就是发生轴移过程中膝关节外侧间室的胫骨移位距离。其重点在于区分轴移的"外观"（与胫骨移位的距离有关）和"感觉"（与移位的严重程度有关）。

24.2　轴移试验测量装置

目前，如何对轴移试验实现三维测量逐渐成了文献

报道的热点。

研究表明，胫骨移位或复位的速率可以作为轴移试验定量检测的依据。而其他的研究参数（例如旋转测量），即使是同一检查者进行测试，得出的结果也很难保持一致性。

研究人员开发了多种能够客观测量轴移试验的设备，例如导航系统、电磁跟踪系统、加速度计、基于放射影像的方法［放射线测量（RSA）和动态立体放射照相系统（DSX）］。遗憾的是，由于这些设备大多具有侵入性，并且成本高昂，使其临床推广受到很大限制。

24.3　图像分析系统

Bedi 等的研究指出，基于导航系统检测的轴移试验临床分级与膝关节外侧间室的胫骨移位距离之间具有良好的相关性，即每个等级之间的膝关节外侧间室内胫骨的移位距离相差 6mm。也就是说，该研究将膝关节外侧间室中胫骨的前移距离作为轴移试验临床分级的依据。

基于上述理论，有学者提出在轴移试验过程中拍摄膝关节外侧面，并通过分析其移位距离作为量化标准。这种新方法操作简单，成本低廉，有望应用于临床。

24.3.1　方法说明

在膝关节 3 个骨性标志（Gerdy 结节、腓骨头和股骨外上髁）对应的皮肤上分别安装一个 14mm 直径的标记装置。应用软尺测量 Gerdy 结节中心与腓骨头之间的距离。

使用传统的数码相机拍摄视频，记录在发生轴移现象的（Galway 等的技术）过程中膝关节外侧 3 个标记点（图 24.1）。然后使用 "Image J" 程序对图像进行分析。

为了有效地测量胫骨的移动距离，需要保证 3 个标记点全程出现在视频中。然后逐帧检测标记点，定位并绘制在 XY 图上。通过标记点的空间变化计算膝关节外侧间室的胫骨前移距离（图 24.2）。

24.3.2　胫骨外侧间室移位的计算

以 Gerdy 结节的中心（G）和腓骨头（F）的中心做一条直线，通过外上髁（L）作该直线的垂线，其相交点为枢轴点（P）。在 XY 曲线图上计算每一帧的 P 点。

通过 XY 曲线图计算出从股骨外上髁到 Gerdy 结节的点的垂直偏移距离（图 24.3 上的距离 "b"）与水平胫骨线长度（图 24.3 上的距离 "a"）的比值。相对于 Gerdy 结节，股骨的前后位置可通过将比值乘以试验初

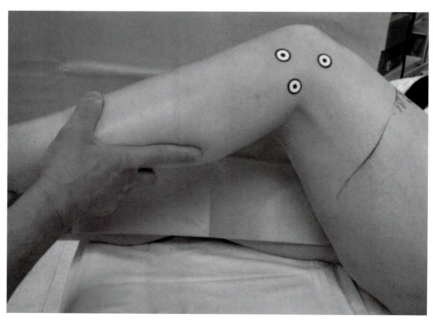

图 24.1　轴移试验过程中膝关节外侧 3 个标记点（Gerdy 氏结节、腓骨头和股骨外上髁）的视频截图

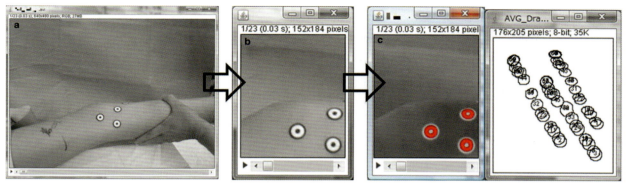

图 .24.2　通过"Image J"程序处理视频图像得到 XY 图像测量的过程

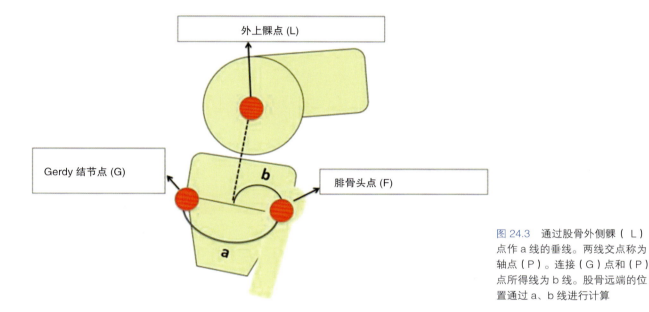

图 24.3　通过股骨外侧髁（ L ）点作 a 线的垂线。两线交点称为轴点（ P ）。连接（ G ）点和（ P ）点所得线为 b 线。股骨远端的位置通过 a、b 线进行计算

次测量获得的 2 个胫骨点的距离而得出。在轴移复位时，外侧胫骨平台相对于外侧髁向后移位，而外侧髁相对于外侧胫骨平台向前移位。因此将轴移试验之前的股骨最后位置与轴移试验之后的最前位置之间的距离定义为移动距离，从而得出随时间变化的距离图（图 24.4）。

24.3.3　图像分析方法的精度

　　为了验证图像分析方法的精度，研究者将其结果与固定在股骨和胫骨上的电磁传感器跟踪装置测量的结果进行了对比。标本的前交叉韧带完全切断，连续重复 3 次试验，外侧间室移位为（3.0±0.8）mm，而通过固定在骨骼上的装置测量所得的骨性移位为（22.8±0.4）mm。

结果显示，通过图像分析方法可以连续观察到外侧间室的移位，其值小于骨性测量方法。

　　在另一项实验室研究中，研究者将图像分析系统的测量值与通过以股骨和胫骨为参考的（例如电磁跟踪系统）测量结果进行对比。切断尸体标本的 ACL 和外侧半月板前角轴移试验显示阳性。12 名检查者分别使用本人习惯的标准化技术进行轴移试验，结果显示图像分析系统和以股骨与胫骨为参考的测量方法之间存在正相关。

要点1

在测量前交叉韧带缺失的膝关节外侧间室移位量方面，图像分析系统具有一致性，因此可以作为一种简单、可靠、易懂的定量分析轴移试验的方法。

24.4 iPad 技术进行图像分析

虽然图像分析方法实用且成本低廉，但是其结果分析是非常耗时的。由于需要检查员逐帧分析，整个过程大概需要 2h 以上。因此为了更及时便利地获得外侧间室移位的客观结果，人们开发了 iPad 应用程序。该程序无须研究人员在图像分析系统上再进行逐帧手动处理。

使用 iPad 技术进行图像分析

在 iPad 应用程序中，对外侧间室移位的测量步骤与图像分析系统中的类似，同样需要在 3 个骨性标志处（包括 Gerdy 结节、腓骨头和股骨外上髁）贴上直径为 1.9cm 的 3 个黄色圆形标记。

使用 iPad 的录像功能记录轴移试验的过程。助手将 iPad 固定在距膝关节外侧 1m 并保持垂直于膝关节外侧，确保皮肤标记始终出现在整个测试过程的视频中。膝关节后方放置单色纸，这样可以尽可能减少图像上的变形现象（图 24.5）。

将 iPad 调整到适当位置后，使用 Galway 等报道的轴移试验方法进行检查。

与图像分析系统相比，该方法可以自动测量胫骨外侧间室的移位。通过 iPad 技术获得的结果如图 24.6 所示。

在轴移的复位期，外侧胫骨平台相对于股骨外侧髁向后移动，也就是说相对于外侧胫骨平台，股骨外侧髁向前移动。因此，将轴移试验之前的股骨的最后位置与

轴移试验之后股骨的最前的位置之间的距离定义为外侧移位距离。

24.5 iPad 技术的验证

在一项包含 34 例单侧 ACL 功能不全患者的研究中，检查者使用标准的检查方法对每个膝关节进行轴移试验，并使用 iPad 技术进行拍摄。在测量结果得出之前，研究者还对每一名患者分别进行了 IKDC 评分。

在两个连续的轴移试验中，外侧移位的最大值用于后向分析。研究者比较了膝关节分别在 ACL 缺失和 ACL 完整时发生外侧移位的平均值。此外他们还比较了 ACL 损伤后不同检查者实施轴移试验的结果与所对应的外侧移位结果。

该试验将未发现外侧移位、外侧移位大于 10mm、测量的移位结果与平均结果之间存在明显差异的膝关节从实验组排除。

在 34 例 ACL 功能不全的患者中有 20 例（59%）的检查结果有效，其中包括 18 例未受伤的膝关节。被排除的 14 例患者中，10 例患者未发现轴移，4 例患者外侧移位过大。34 例患者的前交叉韧带损伤均在关节镜检查中得到证实。更新版本（2.0 和 3.0）将准确性提高到 90% 以上。

表中 24.1 显示了 ACL 缺失和 ACL 完整膝关节之间

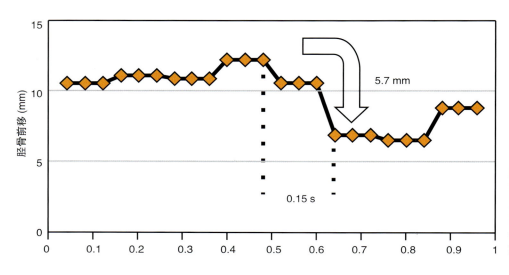

图 24.4 该图显示了每次轴移试验的时间（x 轴），股骨远端前后移位（y 轴）。在复位阶段，股骨远端在 0.15s（箭头）内突然出现前移（5.7mm）

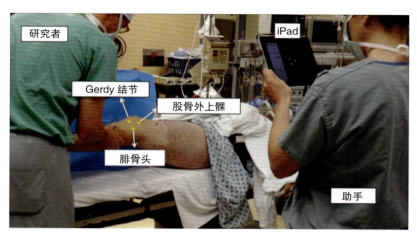

图 24.5 使用 iPad 应用程序获取轴移试验的图像

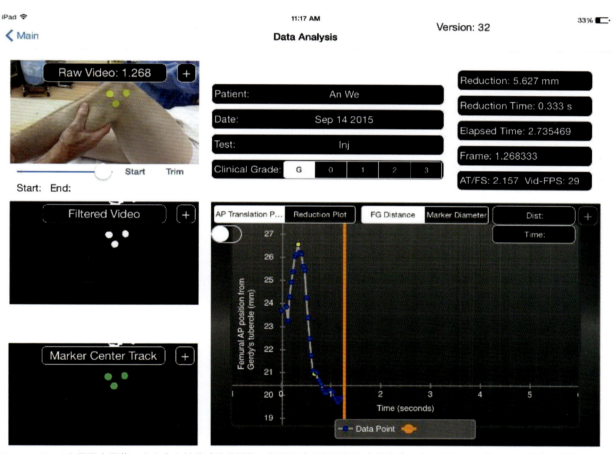

图 24.6 iPad 应用程序屏幕。左上方为轴移试验的视频；视频下方显示了标记点的追踪。右下图显示了从 Gerdy 结节开始的股骨前后移位（以 mm、s 为单位）；箭头显示突然减少（股骨前平移或胫骨复位）。计算的数值结果显示在右上方（5.627mm）

表 24.1 ACL 缺失和 ACL 完整膝关节之间的移位的平均值，以及由于检查者主观因素导致的轴移程度不同的 ACL 缺失膝关节的外侧移位之间的差异

	损伤膝	对侧膝	双侧差异
轴移试验 +/3+	2.7 ± 0.6 (n=10)	1.4 ± 1.9(n=9)	1.3 ± 2.0 (n=9)
轴移试验 ++/3+	3.6 ± 1.2ᵃ (n=10)	1.0 ± 1.5(n=8)	2.5 ± 2.0 (n=8)
全部 (n=17)	3.2 ± 1.0ᵇ	1.3 ± 1.7	1.9 ± 2.1

a：明显高于轴移 +/3+ (P< 0.05)
b：明显高于对侧膝 (P< 0.01)

的外侧移位平均值的差异；以及由于检查者主观因素导致的轴移程度不同的 ACL 缺失膝关节的外侧移位之间的差异。

24.6 小结

iPad 技术可以成功检测到膝关节外侧间室的突然移位。与 ACL 完整的膝关节相比，ACL 缺失的膝关节以及轴移较大的膝关节，都可以通过 iPad 技术进行检测。然而，在这些患者中 ipad 技术未检测到患侧与健侧之间的差异。该技术仍在开发之中，新的软件版本必须更加具备分析的精度。

要点2
与图像分析系统相比，iPad技术具有自动和即时得到结果的优势，可以更加有效地检测前交叉韧带缺失的膝关节外侧室的移位量。

24.7 未来展望

临床医生可以通过定量分析轴移试验从而确定 ACL

重建的方案。这一技术有助于术者对患者进行个体化的手术设计，从而减少 ACL 移植物的再撕裂率以及改善患者的临床效果。iPad 应用程序的主要目的是通过对膝关节旋转不稳进行术前和术后评估，以帮助改善 ACL 重建术的临床效果。随着大数据库的建立，研究人员将有机会对不同类型的膝关节旋转不稳进行归纳分类，用以有效地预防 ACL 重建失败。

初次 ACL 重建时，持续性膝关节旋转不稳的患者可以采用个体化治疗方案。这就需要对 ACL 缺失膝关节进行定量诊断，例如使用 iPad 应用程序。临床医生可以根据 iPad 定量地分析膝关节旋转不稳定（"外观"）来指导他/她的手术策略。例如在前移位较小的情况下进行前交叉韧带的增强手术，在前移位较大的情况下进行关节外肌腱固定。

此外，iPad 技术还可以应用于术后的临床随访。临床医生可以通过轴移试验的定量分析来无创地评估患者术后的膝关节功能。

诸如此类的非侵入性方法可以很好地用于 ACL 损伤患者的个性化治疗和功能性评估。其长期目标是帮助 ACL 损伤患者获得基于运动学的诊断并提供治疗选择。

24.8 结论

膝关节外侧间室的移位量是测量轴移试验的参数。轴移试验过程中对膝关节外侧面的视频分析，是一种简单、廉价且可靠的方法，因此在临床实践中具有很大的应用前景。开发评估轴移试验的客观方法其最终目标是为 ACL 缺失患者提供个体化的治疗方案。

参考文献

[1] Ahldén M, Hoshino Y, Samuelsson K, Araujo P,Musahl V, Karlsson J (2012) Dynamic knee laxity measurement devices. Knee Surg Sports Traumatol Arthrosc 20(4):621–632

[2] Araujo PH, Ahldén M, Hoshino Y, Muller B, Moloney G,

Fu FH, Musahl V (2012) Comparison of three non-invasive quantitative measurement systems for the pivot shift test. Knee Surg Sports Traumatol Arthrosc 20(4):692–697

[3] Araujo PH, Kfuri Junior M, Ohashi B, Hoshino Y, Zaffagnini S, Samuelsson K et al (2014) Individualized ACL reconstruction. Knee Surg Sports Traumatol Arthrosc 22(9):1966–1975

[4] Arila F, Rahnemai-Azar A, Scott B, Yacuzzi C, Guenther D, Fu F, Debski R, Musahl V (2015) Reliability of a 2D simple image analysis method to predict 3D bony motion of the lateral. Poster presenta-tion at Orthopaedic Research Society, Las Vegas

[5] Bach BR, Warren RF, Wickiewicz TL (1988) The pivot shift phenomenon: results and description of a modified clinical test for anterior cruciate ligament insufficiency. Am J Sports Med 16(6):571–576

[6] Bedi A, Musahl V, Lane C, Citak M, Warren RF, Pearle AD (2010) Lateral compartment translation predicts the grade of pivot shift: a cadaveric and clini-cal analysis. Knee Surg Sports Traumatol Arthrosc 18(9):1269–1276

[7] Bignozzi S, Zaffagnini S, Lopomo N, Fu FH, Irrgang JJ, MarCASci M (2010) Clinical relevance of static and dynamic tests after anatomical double-bundle ACL reconstruction. Knee Surg Sports Traumatol Arthrosc 18(1):37–42

[8] Bull AMJ, Amis AA (1998) The pivot-shift phenom-enon: a clinical and biomechanical perspective. Knee 5(3):141–158

[9] Bull AMJ, Earnshaw PH, Smith A, Katchburian MV, Hassan AN, Amis AA (2002) Intraoperative measure-ment of knee kinematics in reconstruction of the anterior cruciate ligament. J Bone Joint Surg Br 84(7):1075–1081

[10] Slocum DB, James SL, Larson RL, Singer KM (1976) Clinical test for anterolateral rotary instability of the knee. Clin Orthop Relat Res. Jul–Aug (118):63–69

[11] Galway R, Beaupre A, MacIntosh D (1972) Pivot shift: a clinical sign of symptomatic anterior cruciate insufficiency. J Bone Joint Surg Br 54(4):763–764

[12] Hefti F, Müller W, Jakob RP, Stäubli HU (1993) Evaluation of knee ligament injuries with the IKDC form. Knee Surg Sports Traumatol Arthrosc 1(3–4): 226–234

[13] Hoshino Y, Araujo P, Ahldén M, Moore CG, Kuroda R, Zaffagnini S et al (2012) Standardized pivot shift test improves measurement accuracy. Knee Surg Sports Traumatol Arthrosc 20(4):732–736

[14] Hoshino Y, Araujo P, Ahldén M, Samuelsson K, Muller B, Hofbauer M et al (2013) Quantitative evaluation of the pivot shift by image analysis using the iPad. Knee Surg Sports Traumatol Arthrosc 21(4):975–980

[15] Hoshino Y, Araujo P, Irrgang JJ, Fu FH, Musahl V (2011) An image analysis method to quantify the lat-eral pivot shift test. Knee Surg Sports Traumatol Arthrosc 20(4):703–707

[16] Hoshino Y, Kuroda R, Nagamune K, Nishimoto K, Yagi M, Mizuno K et al (2007) The effect of graft ten-sioning in anatomic 2-bundle ACL reconstruction on knee joint kinematics. Knee Surg Sports Traumatol Arthrosc 15(5):508–514

[17] Hoshino Y, Kuroda R, Nagamune K, Yagi M, Mizuno K, Yamaguchi M et al (2007) In vivo measurement of the pivot-shift test in the anterior cruciate ligament-deficient knee using an electromagnetic device. Am J Sports Med 35(7):1098–1104

[18] Hughston JC, Andrews JR, Cross MJ, Moschi A (1976) Classification of knee ligament instabilities. Part I The medial compartment and cruciate liga-ments. J Bone Joint Surg Am 58(2):159–172

[19] Irrgang JJ, Anderson AF, Boland AL, Harner CD, Kurosaka M, Neyret P et al (2001) Development and validation of the international knee documentation committee subjective knee form. Am J Sports Med 29(5):600–613

[20] Ishibashi Y, Tsuda E, Yamamoto Y, Tsukada H, Toh S (2009) Navigation evaluation of the pivot-shift phe-nomenon during double-bundle anterior cruciate liga-ment reconstruction: is the posterolateral bundle more important? Arthroscopy 25(5):488–495

[21] Jakob RP, Stäubli HU, Deland JT (1987) Grading the pivot shift. Objective tests with implications for treat-ment. J Bone Joint Surg Br 69(2):294–299

[22] Kuroda R, Hoshino Y, Araki D, Nishizawa Y, Nagamune K, Matsumoto T et al (2012) Quantitative measurement of the

pivot shift, reliability, and clinical applications. Knee Surg Sports Traumatol Arthrosc 20(4):686–691

[23] Kuroda R, Hoshino Y, Kubo S, Araki D, Oka S, Nagamune K et al (2012) Similarities and differences of diagnostic manual tests for anterior cruciate liga-ment insufficiency: a global survey and kinematics assessment. Am J Sports Med 40(1):91–99

[24] Labbe DR, de Guise JA, Mezghani N, Godbout V, Grimard G, Baillargeon D et al (2010) Feature selec-tion using a principal component analysis of the kine-matics of the pivot shift phenomenon. J Biomech 43(16):3080–3084

[25] Lane CG, Warren R, Pearle AD (2008) The pivot shift.J Am Acad Orthop Surg 16(12):679–688

[26] Lane CG, Warren RF, Stanford FC, Kendoff D, Pearle AD (2008) In vivo analysis of the pivot shift phenomenon during computer navigated ACL reconstruction. Knee Surg Sports Traumatol Arthrosc 16(5):487–492

[27] Lopomo N, Signorelli C, Bonanzinga T, Marcheggiani MuICColi GM, Visani A, Zaffagnini S (2012) Quantitative assessment of pivot-shift using inertial sensors. Knee Surg Sports Traumatol Arthrosc 20(4):713–717

[28] Lopomo N, Zaffagnini S, Bignozzi S, Visani A, MarCASci M (2010) Pivot-shift test: analysis and quantification of knee laxity parameters using a navi-gation system. J Orthop Res 28(2):164–169

[29] Lopomo N, Zaffagnini S, Signorelli C, Bignozzi S, Giordano G, Marcheggiani MuICColi GM et al (2012) An original clinical methodology for non-invasive assessment of pivot-shift test. Comput Methods Biomech Biomed Engin 15(12):1323–1328

[30] Losee RE, Johnson TR, Southwick WO (1978) Anterior subluxation of the lateral tibial plateau. A diagnostic test and operative repair. J Bone Joint Surg Am 60(8):1015–1030

[31] Maeyama A, Hoshino Y, Debandi A, Kato Y, Saeki K, Asai S et al (2011) Evaluation of rotational instability in the anterior cruciate ligament deficient knee using triaxial accelerometer: a biomechanical model in por-cine knees. Knee Surg Sports Traumatol Arthrosc 19(8):1233–1238

[32] Muller B, Hofbauer M, Rahnemai-Azar AA, Wolf M, Araki D, Hoshino Y et al (2015) Development of computer tablet software for clinical quantification of lateral knee compartment translation during the pivot shift test. Comput Methods Biomech Biomed Engin 9:1–12

[33] Musahl V, Hoshino Y, Ahldén M, Araujo P, Irrgang JJ, Zaffagnini S et al (2012) The pivot shift: a global user guide. Knee Surg Sports Traumatol Arthrosc 20(4):724–731

[34] Nishimoto K, Kuroda R, Mizuno K, Hoshino Y, Nagamune K, Kubo S et al (2009) Analysis of the graft bending angle at the femoral tunnel aperture in anatomic double bundle anterior cruciate ligament reconstruction: a comparison of the transtibial and the far anteromedial portal technique. Knee Surg Sports Traumatol Arthrosc 17(3):270–276

[35] Noyes FR, Grood ES, Cummings JF, Wroble RR (1991) An analysis of the pivot shift phenomenon. The knee motions and subluxations induced by differ-ent examiners. Am J Sports Med 19(2):148–155

[36] Pearle AD, Kendoff D, Musahl V, Warren RF (2009) The pivot-shift phenomenon during computer-assisted anterior cruciate ligament reconstruction. J Bone Joint Surg Am 91(Suppl 1):115–118

第 25 章　惯性传感器用于测量轴移试验

Per Henrik Borgstrom , Edward Cheung , Keith L. Markolf , David R. McAllister , William J. Kaiser ,Frank A. Petrigliano

译者　尚小可　张　超

审校　张　桐　谭洪波　胡　清

25.1　简介

前交叉韧带是膝关节的首要稳定结构，占胫骨前移总约束力的 85%。前交叉韧带损伤经常发生，占所有膝关节韧带损伤的 40%~50%。尽管影像学检查仍然是评估前交叉韧带状态的"金标准"，但最初由 Galway、Beaupre 和 MacIntosh 在 1972 年描述的轴移试验已被证明是最具特异性的体格检查方法，诊断前交叉韧带断裂和旋转不稳的特异性高达 98%。此外，轴移等级已被证实与前交叉韧带重建后的患者预后相关。然而这项检查的主观特性和评价轴移等级的评分系统仍然具有局限性。临床评分系统高度依赖于测试技术的细微差异和体检医生的看法。历史上轴移试验是用主观的 0~3 级来进行评分的，0 级为阴性，1 级为滑动，2 级为闷响，3 级为广泛性闷响。鉴于轴移试验分级量表的主观性，用便携式的仪器对轴移试验进行客观的定量可以使分级系统更加可靠和可重复。这种系统将有利于术前诊断测试，将提供客观无偏倚的轴移试验等级，并在对照性纵向研究中有用。然而目前这一目标仍然难以实现。理想的临床应用系统是无创、准确、易于实施和低成本的。惯性传感器满足其中的许多标准，因此目前正被用于各种生物医学当中。本章回顾了目前惯性传感器在量化轴移试验中的应用，并描述了这项技术在广泛临床应用之前必须克服的局限性。

25.2　惯性传感器技术综述

在过去的 10 年间，新的传感技术已经出现，这可能有助于推进无创的、量化测量膝关节旋转不稳的目标。微机电系统（Microelectromechanical Systems，MEMS）的惯性传感器，尤其是加速度仪、陀螺仪和磁力仪，已经发展成为低成本的、低功耗的部件，小到可以手持或带到身上。例如大多数现代智能手机设备和游戏控制器采用集成的 9 个自由度的传感器，这些传感器利用三轴加速仪、陀螺仪和磁力仪。最近的实例中，这些集成的传感器大小仅为 3mm × 3mm × 1mm，功耗约为 10mW，而且通常与先进的车载传感器相融合及与信号处理算法相结合。

25.2.1　MEMS 加速度仪概述

加速度仪用于测量线性加速和重力矢量。从概念上讲，现代 MEMS 加速度仪是一种相对简单的设备。典型的加速度仪如图 25.1 所示。虽然一个加速度仪只能沿单轴测量加速度，而现代 MEMS 技术能够正交制造 3 个这样的结构，从而提供三轴加速度测量仪。

25.2.2　MEMS 陀螺仪概述

陀螺仪是测量绕轴旋转速率的装置。在现代 MEMS

设备中，振动物体被激发在平面内振动。由于这种振荡，根据 Coriolis 效应，以质量与旋转速率成比例的力来阻止旋转速率。这种力可以用传感器测量，从而提供了一个测量旋转速率的方法。这一工作原理与图 25.1 所示的加速度仪的工作原理有几分相似，除了引起电容变化的加速度是 Coriolis 加速度而不是线性加速度。与加速度仪一样，3 个单轴设备可以正交集成在一个包中，以提供 3 个轴的旋转测量。

25.2.3　AHRS：传感器融合系统

在测量轴移试验时，希望在活动过程中记录有关腿部动力学的信息。然而陀螺仪和加速仪都不能直接做到这一点，因为它们分别测量旋转速率和线性加速度，而不是传感器方向。陀螺仪测量的旋转速率积分产生传感器方向的近似值，但由于积分中累积的小误差，因此容易产生长期漂移。另一方面，加速度仪可以用来测量重力矢量，从而计算设备的滚动和倾斜。然而加速度仪测量的重力矢量和任何加速度的总和，因此当传感器不是静态的时候，仅基于该测量的方位估计会受到很大的信噪影响。

为了提供对方向的响应性和稳定性的估计，陀螺仪和加速度仪数据被整合以形成水平和航向参考系统（AHRS），其中加速度仪的长期稳定性能与陀螺仪的超高频特性相结合。AHRS 已经被很好地研究和已经被阐明其特征，并且存在一些常用的使用方法。

需要注意的是，仅仅基于加速度仪和陀螺仪数据的 AHRS 不能产生关于垂直轴方向的长期稳定的方向估计，因为加速度仪不提供这种信息。因此，由于陀螺仪信号的积分，围绕该轴的漂移会累积。磁力仪经常被用作电子罗盘来弥补这种长期漂移。然而轴向移位试验发生得很快，因此在这种情况下不需要考虑长期漂移的积累。

25.3　惯性传感器和轴向移位

文献中对于惯性传感器在测量轴移试验时的最佳下肢安装位置有一些不同意见。一些小组选择沿胫骨安装传感器，一些小组则沿胫骨和股骨放置传感器。图 25.2 为实验实例。实验对象在胫骨和股骨上安装了三轴加速度仪和陀螺仪。

根据原始数据计算的加速度指标或特征也有所不同。一些论文考虑最大或最小加速度值，另一些论文考虑了加速度的范围，还有一些论文考虑这种测量的导数，称为加速度。然而，所有研究中收集和显示的数据在许多方面都非常相似，无论传感器位置或随后的特征提取如何。在加速度仪数据中，轴移试验复位显示为尖峰或峰值，尖峰的幅度与 ACL 状态相关。

图 25.3 显示了两个示例轴移试验的加速度仪波形。这里加速度计数据已经高通滤波以去除重力矢量，并且已经计算了三轴加速度矢量的范数以及绘制了其与时间的关系图。整个轴移动作包括外展和伸展阶段，并且提供了来自股骨和胫骨传感器的数据。

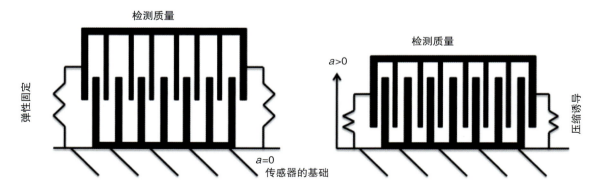

图 25.1　一种 MEMS 加速度仪的示意图。该加速度仪由刚性连接到传感器底座上的导电梳状体和通过弹性支板连接在传感器底座上的梳状证明体组成。在左边，当传感器经历零加速度时，两个梳状体只有轻微的交错，导致相互作用的区域很小。这会产生低电容。在右边，当传感器承受向上的加速度时，证明质量的惯性导致弹性杆压缩，从而增加梳子之间的重叠和增加的电容。电容是通过线性常数测量并转换成加速度的

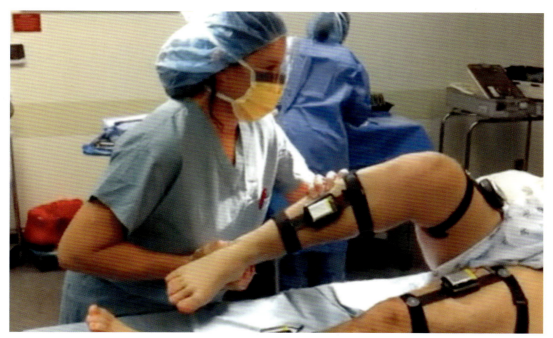

图 25.2　三轴加速仪和陀螺仪安装到每条腿的胫骨和股骨后对麻醉下的受试者进行轴移试验。这个位置被用来计算膝关节运动学，以及记录轴移试验引起的动力学和加速度。其他试验对传感器的放置方式也有所不同，在最佳安装位置上没有达成共识

患侧膝和对侧膝之间的区别很少像这些图中那样夸大。尤其是两者之间轴移等级仅相差一级时可能非常轻微或不明显。这就是用加速度仪数据来确定 ACL 状态和特定的轴移等级的主要困难所在。

要点1
MEMS技术的进步为研究人员提供了全新的、前所未有的手段来检测轴移试验。轴移试验期间的加速度仪测量显示复位和半脱位事件期间的加速度峰值。

要点2
1.轴移试验中测量的加速度与膝关节旋转不稳定性有关。
2.单纯基于加速度仪数据诊断ACL状态不太可能为临床使用提供足够的准确性。
3.使用高级分类技术结合加速度仪和陀螺仪数据可提供ACL状态的准确诊断，尽管分类模型的适当训练存在潜在的困难。

25.4　当前文献综述

低功耗、低成本、精确的惯性传感器与无线传输或车载数据存储相结合，使得传感器设备的开发更加适合和方便临床使用。自 2010 年以来，了解这种装置在测量轴移试验中的价值已成为重要的研究目标。几个小组做出了重大贡献，本研究的总体结论是相当一致的。

Lopomo 等是最先评估 MEMS 加速仪在诊断前交叉韧带损伤中的应用的一批研究人员。在这项研究中，作者对 66 例接受前交叉韧带重建的患者进行了仪器检查，并在麻醉下检查了双膝。对患肢和对侧肢体进行了轴移操作，用三轴加速度仪测量 Gerdy 结节与胫骨前结节间的加速度。本研究发现，前交叉韧带损伤后膝关节的加速度最大值、最小值和范围明显大于对侧膝关节。这一发现首次被证实使用加速度仪来测量轴向移位。

在随后的两项研究中提供了进一步的研究和验证，其中作者比较了附着在尸体骨骼标本上的电磁（EM）位置传感器、组织内安装的电磁传感器和外部安装的加速度仪。安装在骨头上的电磁传感器用于测量胫骨和股骨的实际运动，以量化轴向位移。12 名专业医生在膝关节

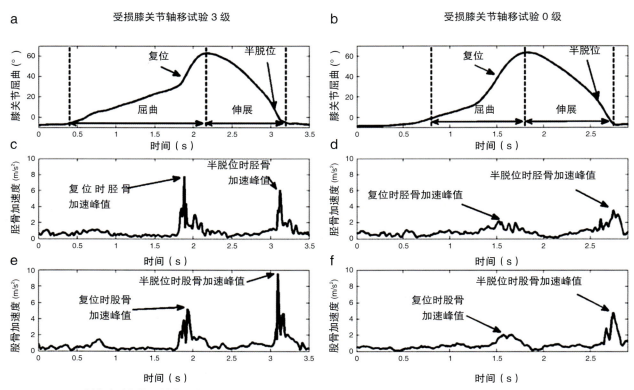

图 25.3 显示一例患者受伤的左侧膝关节的测量结果，左侧为 3 级轴移（a，c，e），右侧为未受伤膝关节（b，d，f）。上面的两个图（a，b）显示了弯曲度，中间的图（c，d）显示了股骨传感器的合成加速度，下面的图（e，f）显示了胫骨传感器的合成加速度。（c，e）中显示的加速度峰值是 ACL 缺失膝关节的特征，而（d，f）中显示的较小且不确定的峰值则表明 ACL 完好的膝关节

上进行了旋转轴移操作，并对轴向位移进行分级。作者考虑了每个传感器系统在轴移事件减少时测量的加速度。该小组发现，轴移等级与最大加速度密切相关，均可以通过外部安装的加速度仪和骨骼上安装的电磁传感器测量得到。因此这项研究能够证明临床轴移等级和加速仪测量在尸体上的相关性。

Berruto 等进一步证明了加速度计测量在 ACL 状态评估中的适用性。100 例前交叉韧带损伤患者在手术前用加速度仪进行了测量，并在两个膝关节上进行了轴移操作。此外，30 例患者在术后最短 6 个月后进行了测量。在术前试验中，患膝和正常膝的最大加速度有显著差异。在术后测量的 30 名患者中，没有发现这种差异。作者还考虑了将临床轴移等级与加速度仪测量相关联的问题，并为每个临床等级提出了一组参考值。重要的是，这项研究要求以不同于在典型临床环境中形成的方式进行轴向位移，缓慢地对股骨施加更加仔细可控的力，股骨被认为更适合加速度仪的测量。起初，无论经验水平如何，检查者都难以可靠地完成这项测试。通过练习，所有的检查者都学会了可靠地检查，有经验的骨科医生比经验

不足的住院医生和学生适应得更快。

在惯性传感器技术使用的早期评估中，研究人员得出了一致的结论，即使用外部安装的惯性传感器测量的加速度与 ACL 状态相关。在受伤的膝关节中观察到较大的整体加速度，其差异具有统计学意义。此外，在测量的加速度和临床轴移等级之间发现了相关性。小的外观、低功率和低成本使得它们在临床环境中的使用变得简单明了。然而在这些研究中很少提到基于加速度仪测量的前交叉韧带诊断和轴移分级的准确性。

Labbe 等在基于惯性感应的 ACL 诊断方向上迈出了重要的一步。在这项研究中，13 例 ACL 损伤的实验对象被安装了装有加速仪和磁力仪的传感器。用磁力仪将重力矢量从加速度仪测量中去除，这些校正后的测量结果与临床轴移等级进行关联比较。发现这些受试者测量的股骨加速度实际上与轴向位移等级相关。结果发现，在这些受试者中测量到的股骨加速度实际上与轴向位移有关。临床分级低（0，1）与临床分级高（2，3）差异有统计学意义。然而在 0 级和 1 级之间以及在 2 级和 3 级之间没有发现这样的差异。因此，虽然这项研究作者

将轴移等级与惯性传感器测量相关联的能力中提供了有希望的数据，但它同时揭示了与使用惯性传感器来评估 ACL 状态相关的主要缺点：如果考虑直线加速度量，则 ACL 状态的诊断精度不太可能达到与传统轴移试验一样的分辨率或精度。对先前研究中的图表进行仔细分析会得出类似的结果，因为在没有原始数据的情况下，这种分析只是近似的，在此不做介绍。

然而，Labbe 等应用了更先进的统计方法，并成功地使用了 EM 位置传感器的数据，这种方法有望用于内部传感器系统。在现有研究中，一种称为主成分分析的方法被用于分析轴移试验的运动学。主成分分析是一种统计工具，用来计算与输出最相关的数据特征。例如可以假设测量加速度的 3 个轴与轴移等级相关。此外通过仔细分析，可以确定前轴相关性最强，横轴相关性稍弱，远轴相关性最小。将主成分分析法应用于这种情况，将得出与轴移等级最一致的度量是 3 种加速度的加权和，其中前加速度的加权比侧加速度的加权重，侧加速度的加权比远加速度的加权重。通过这种方式，主成分分析能够按照其有用性的大致顺序对提议的特征进行排序。当主成分分析法应用于轴移操作时，发现许多数据特征是有价值的，包括大量加速度指标、胫骨旋转和大量的平移距离。因此轴向移位的运动学和动力学似乎相当复杂，以前应用于惯性传感器的单变量分析不太可能完全捕捉到这一现象。

> **要点3**
> 在许多研究中，用惯性传感器在轴移试验时测量的胫骨和股骨加速度的增加已被证明与前交叉韧带损伤相关。前交叉韧带断裂的膝关节承受明显更大的加速度，轴移等级也与测量的加速度显著相关。

在随后的调查中，Labbe 等使用了一种称为支持向量机（SVM）的复杂分类方法，根据 EM 传感器的数据来分类轴移等级。支持向量机方法利用 PCA 计算出的最优特征集，取得了令人满意的结果，66% 的评分符合临床判定值，96% 的评分为 +/-1°。

Borgstrom 等应用了类似的计算方法来诊断 ACL 状态，并基于惯性传感器数据计算轴移等级。32 例单侧损伤和 29 例 ACL 完整的患者在每条腿的股骨和胫骨上安装了惯性传感器。检查时在每条腿上进行麻醉下的旋转移位测试。AHRS 方法用于计算轴移过程中的膝关节运动学。采用主成分分析（PCA）和支持向量机（SVM）方法检测前交叉韧带撕裂准确率为 97%，轴移分级准确率为 77%，1 级以内准确率为 98%。

表 25.1 文献结果总结

	数量	主体状态	使用传感器	主要结果
Lopomo 等	66	麻醉下	加速度仪	受伤膝关节的加速度增加
Araujo 等	1	尸体	加速度仪电磁仪	PS 等级与测量加速度相关
Berruto 等	100	清醒的	加速度仪	PS 等级与加速度有关。增加受伤膝关节的加速度
Labbe 等	13	清醒的	加速度仪磁强仪	PS 等级与加速度相关，但 0 级类似于 1 级，2 级类似于 3 级
Labbe 等	70	清醒的	电磁仪	在 PS 等级中发现大量的参数很重要
Labbe 等	56	清醒的	电磁仪	PS 等级诊断准确率（66%，1 级以内为 96%）
Borgstrom 等	61	麻醉下	加速度仪陀螺仪	PS 等级诊断准确率（77%，1 级诊断准确率 98%）

PS：轴移

还考虑了支持向量机等统计方法的收敛速度。在这种情况下，发现骨科医生检查时大约需要对 20 名受试者进行训练 SVM 方法，从而使数据变得可靠；需要 38 名受试者训练检查才能使前交叉韧带撕裂的诊断准确率达到 90%。本研究未涉及清醒的受试者，而且只考虑了一名外科医生，因此需要进一步的工作来评估这些方法是否可以取代传统的轴移不稳分级，或作为传统的轴移不稳分级的补充。表 25.1 总结了文献中出现的主要结果。

要点4

单变量加速度分析不太可能提供足够精确的结果来取代或补充传统的轴移等级。在一次检测中使用先进的统计方法和分类算法对惯性传感器的数据进行分析使得准确诊断ALC断裂成为可能，但需要进一步的工作来验证这种方法。

25.5　结论和未来方向

使用惯性传感器测量轴移试验在这个时候看起来很有前途。技术上的进步使得检查轴移不稳更加客观。前交叉韧带损伤和加速度仪测量值之间的相关性已经得到证实，随后的研究表明轴移等级也与这些测量值相关。最后，应用先进的统计方法和分类算法，实现了基于惯性传感器数据的 ACL 状态的准确诊断。然而，需要大量的研究和验证来进一步支持这项早期工作。首先，进行轴移试验的主要困难之一是部分受试者不自然的通过拉紧周围的肌肉组织来对抗轴移动作。不可否认，这将影响结果数据，但是在量化这些影响方面做得很少，也没有人考虑减少这些影响对量化 ACL 状态的评价。

此外，有许多方法来进行轴移操作，其中一些方法增加胫骨的内旋、外旋和（或）不同程度的外翻应力。利用主成分分析法和SVM法或其他类似方法的统计诊断工具需要针对每种轴移方法或甚至可能针对每个骨科医生进行培训。很可能施加在膝关节上的力在不同的检查者之间是不同的，然而这些力对加速度测量的影响还没有很好的描述。一些轴移方法或多或少适合加速度仪测量。

最后，虽然 0~3 轴移分级方法被广泛接受，并已被

证明与患者预后相关，但这种方法的粗略度和医生间可变性是众所周知的，并且是新诊断技术发展的主要动力之一。然而，所有将惯性传感器数据与诊断分辨率大于破裂或完好无损的 ACL 状态相关联的研究都依赖于轴移等级作为基础事实；新技术正在与旧方法进行比较，旧方法的错误在于寻求补救。因此，一旦轴移的惯性传感器仪器已经足够先进，就必须进行研究，以便将这些测量结果直接与患者结果进行对比，没有临床轴移等级作为中间变量。

在我们的临床实践中，我们目前使用加速度仪作为研究工具来评估轴移特征对重建结果的影响。总的来说，我们还没有采用这一技术来指导治疗方法，但是我们预计这将是这种方法的终极目标。在这个框架中，那些通过加速测量确定的"高度"轴移的患者可能需要关节外增强术或类似手术。需要进一步的工作来确定加速度测量值，以确定患者中有"危险"的人。

要点5

目前正在研究使用惯性传感器来测量轴向位移，作为量化轴移的一种手段。这种测量和前交叉韧带状态之间的相关性已经得到证实。基于这些测量结果准确诊断前交叉韧带状态可能需要先进的统计方法。即使应用了这种方法，仍然有很多工作要做，以评估新的技术在临床中的应用。

参考文献

[1]　Araujo PH, Ahlden M, Hoshino Y, Muller B, Moloney G, Fu FH, Musahl V (2012) Comparison of three non-invasive quantitative measurement systems for the pivot shift test. Knee Surg Sports Traumatol Arthrosc 20(4):692–697

[2]　Benjaminse A, Gokeler A, van der Schans CP (2006) Clinical diagnosis of an anterior cruciate ligament rupture: a meta-analysis. J Orthop Phys Ther 36(5): 267–288

[3]　Berruto M, Uboldi F, Gala L, Marelli B, Albisetti W (2013) Is triaxial accelerometer reliable in the evalua-tion and grading of knee pivot shift phenomenon? Knee Surg Sports Traumatol

Arthrosc 21(4):981–985

[4] Bignozzi S, Zaffagnini S, Lopomo N, Fu FH, Irrgang JJ, Marcacci M (2010) Clinical relevance of static and dynamic tests after anatomical double-bundle ACL reconstruction. Knee Surg Sports Traumatol Arthrosc 18(1):37–42

[5] Borgstrom PH, Markolf KL, Wang Y, Xu X, Yang PR, Joshi NB, Yeranosian MG, Petrigliano FA, Hame SL, Kaiser WJ, McAllister DR (2015) Use of inertial sen-sors to predict pivot-shift grade and diagnose an ACL injury during preoperative testing. Am J Sports Med 43(4):857–864. doi:10.1177/0363546514565090, Epub 2015 Jan 22

[6] Butler DL, Noyes FR, Grood ES (1980) Ligamentous restraints to anterior-posterior drawer in the human knee. A biomechanical study. J Bone Joint Surg Am 62(2):259–270

[7] Galway RD, Beaupre A, Macintosh DL (1972) Pivot shift: a clinical sign of symptomatic anterior cruciate insufficiency. J Bone Joint Surg Br 54:763–764

[8] Hefti F, Muller W, Jakob RP (1993) Staubli HU evalu-ation of knee ligament injuries with the IKDC form. Knee Surg Sports Traumatol Arthrosc 1:226–234. 13

[9] Hirschman HP, Danial D, Miyasaka K (1990) The fate of unoperated knee ligament injuries. In: Daniel D (ed) Knee ligaments structure function. Injury and repair. Raven, New York, pp 481–503

[10] Invensense MPU 9250 Datasheet. http://www. invensense. com/products/motion-tracking/9-axis/ mpu-9250/. Accessed 31 July 2015

[11] Joliffe IT (2002) Principal component analysis. Springer series in statistics. 2nd edn. Springer-Verlag, New York

[12] Jonsson H, Riklund-Ahlström K, Lind J (2004) Positive pivot shift after ACL reconstruction predicts later osteoarthrosis: 63 patients followed 5–9 years after surgery. Acta Orthop Scand 75(5):594–599

[13] Kocher MS, Steadman JR, Briggs KK et al (2004) Relationships between objective assessment of liga-ment stability and subjective assessment of symptoms and function after anterior cruciate ligament recon-struction. Am J Sports Med 32:629–634

[14] Labbe D, de Guise J, Mezghani N, Godbout V, Grimard G, Baillargeon D, Lavigne P, Fernandes J, Ranger P, Hagemeister N (2010) Feature selection using a principal component analysis of the kinematics of the pivot shift phenomenon. J Biomech 43: 3080–3084

[15] Labbe D, de Guise J, Mezghani N, Godbout V, Grimard G, Baillargeon D, Lavigne P, Fernandes J, Ranger P, Hagemeister N (2011) Objective grading of the pivot shift phenomenon using a support vector machine approach. J Biomech 44:1–5

[16] Labbe D, Li D, Grimard G, de Guise J, Hagemeister N (2015) Quantitative pivot shift assessment using com-bined inertial and magnetic sensing. Knee Surg Sports Traumatol Arthrosc 23(8):2330–2338

[17] Leitze Z, Losee RE, Jokl P, Johnson TR, Feagin JA (2005) Implications of the pivot shift in the ACL-deficient knee. Clin Orthop Relat Res 436:229–236

[18] Lopomo N, Zaffagnini S, Bignozzi S, Visani A, Marcacci M (2010) Pivot-shift test: analysis and quantification of knee laxity parameters using a navi-gation system. J Orthop Res

[19] Lopomo N, Zaffagnini S, Signorelli C, Bignozzi S, Giordano G, Marcheggiani Muccioli GM, Visani A (2012) An original clinical methodology for non-invasive assessment of pivot-shift test. Comput Methods Biomech Biomed Engin 15(12):1323–1328

[20] Losee RE (1983) Concepts of the pivot shift. Clin Orthop Relat Res 172:45–51

[21] Musahl V, Hoshino Y, Ahlden M et al (2012) The pivot shift: a global user guide. Knee Surg Sports Traumatol Arthrosc 20(4):724–731

[22] Petermann J, Trus P, Kunneke M, Gotzen L (1996) The pivot-shift test in relation to hip position and lower leg rotation. A clinical analysis. Unfallchirurg 99(3):191–195

[23] Prins M (2006) The Lachman test is the most sensitive and the pivot shift the most specific test for the diag-nosis of ACL rupture. Aust J Physiother 52(1):66

[24] Suykens JA, Vandenwalle J (1999) Least squares sup-port vector machine classifiers. Neural Proc Letters 9(3):293–300

[25] Zhu R, Sun D, Zhou Z, Wang D (2007) A linear fusion algorithm for attitude determination using low cost MEMS-based sensors. Measurement 40(3): 322–328

第五部分

膝关节旋转不稳的
手术治疗

第26章 MacIntosh 手术技术

Vehniah K. Tjong，Daniel B. Whelan
译者 张 超 史 冲
审校 尚小可 纪 纲 谭洪波

26.1 简介

和许多外科先驱者一样，D.L.MacIntosh 因为治疗需要，开发了外侧韧带重建术治疗前交叉韧带功能不全的膝关节。20 世纪 60 年代末，他在 Toronto 大学担任校队运动员的骨科医生期间，他的大部分同事主要专注于处理半月板病变，然而这对于改善膝关节反复不稳的症状没有任何作用。除了关节内病变，当时对膝关节内侧和前外侧旋转不稳定的概念关注较多。直到 1972 年，MacIntosh 才通过体格检查动作重复出 ACL 损伤的机制，就是目前广为人知的"轴移试验"。该临床检查是这样做的，当肢体完全伸直时施加外翻应力，外侧胫骨平台相对于股骨外侧髁产生前向半脱位。随后在膝关节屈曲 30°~50° 时感觉到复位。从解剖学上讲，当膝关节半脱位时，原本起伸膝作用位于屈伸轴前方的髂胫束转移到屈伸轴后方而起屈膝作用产生膝关节复位。他希望了解前交叉韧带断裂的生物力学，并研究方法来治疗 ACL 损伤后的膝关节反复不稳。

John Cameron 是 MacIntosh 医生最著名的研究人员之一，他描述了 MacIntosh 医生谈到需要"系住胫骨"，以避免胫骨相对于股骨从前内侧向后外侧的移位。于是，MacIntosh 前交叉韧带重建术诞生了。

MacIntosh 技术的演变

由 MacIntosh 创立的 ACL 重建手术方式有 3 种众所周知的演变过程。所有手术方式都有一个共同的目标，那就是消除轴移现象，无论是否恢复韧带的原有解剖。

因此，随着现代关节内 ACL 重建技术的出现，它们常被归类为"非解剖学"手术。MacIntosh I 式于 20 世纪 60 年代末首次问世，是一种利用髂胫束（ITB）进行关节外重建的技术。髂胫束的中间 1/3 束从近端切断，转向外侧副韧带深面，通过骨膜下开窗或者外侧肌间隔后返折到髂胫束止点进行加强缝合（图 26.1）。1979 年，Ellison 使用了这一理念，并进行了改良，把 Gerdy 结节上的骨块改道到 LCL 近端深面，从而把髂胫束固定到原止点的前方。这两种外侧重建方法都控制了旋转稳定性，

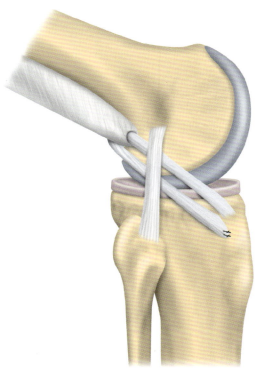

图 26.1 MacIntosh I 式，关节外侧韧带重建，髂胫束移植物通过外侧副韧带深层和肌间隔，然后缝合到原来的止点

图 26.2 MacIntosh Ⅱ 术式，髂胫束移植物通过股骨外侧髁的顶部，缝合到胫骨隧道内

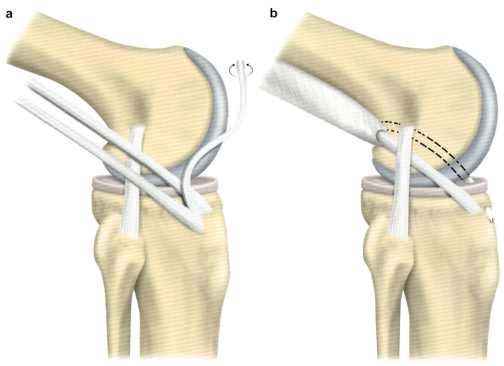

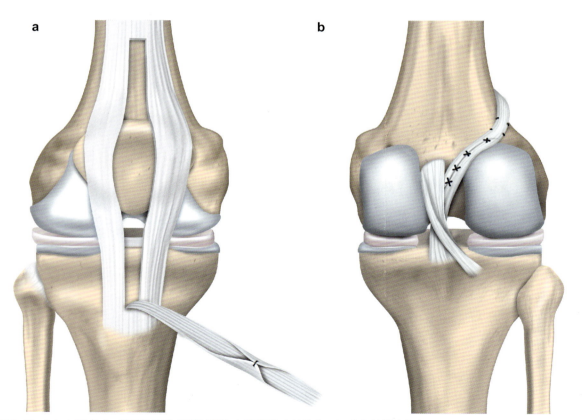

图 26.3 MacIntosh Ⅲ术式，股四头肌腱–髌腱过顶位（QPOT）方法作为 ACL 修复的辅助方法

然而在一项 52 例膝关节病例的报道中，仅使用这种以外侧韧带重建方法为基础的技术中，全部患者均残存前后向松弛。MacIntosh Ⅰ 式为目前的前外侧韧带重建技术提供了基础，因此，MacIntosh Ⅰ 技术更加适用于辅加治疗来消除外侧轴移症状，因为它不能解决膝关节的前-后向松弛。

1975 年左右，MacIntosh 改进了他最初的手术方式，增加了关节内手术来解决之前部分患者残留的前-后向松弛。这被称为 MacIntosh Ⅱ 术式或者外侧替代过顶位技术（LSOT），也正是由于这一技术使他广为人知，该术式将在下面详细描述。第二代技术的不同之处在于关节内部分，髂胫束通过股骨外侧髁的顶部后再引入胫骨的骨隧道内（图 26.2a，b）。这种方法改善了 MacIntosh Ⅰ 手术后患者的前-后向松弛，之前的患者需要螺钉固定，MacIntosh 在他的 LSOTs 手术中描述了一种不用螺钉固定的方法，通过缝线来固定重建。同时他还指出，伴有 LCL 松弛的患者也能从 LSOT 手术中获益，因为髂胫束的关节外部分经编织后从 LCL 下方穿过，收紧后可绷紧外侧副韧带。

对于以往需要进行修复的急性 ACL 断裂，MacIntosh 开发了第三种式，即所谓的股四头肌腱-髌腱过顶位技术（QPOT），也称为 MacIntosh Ⅲ 术式。这一术式利用髌腱的中 1/3 部分，保留远端附着部，延深至髌骨周围骨膜和股四头肌腱的中 1/3 部分。然后将移植物穿过股骨外髁的顶部，缝合固定到股骨外侧，用来加强急性断裂的 ACL。由于手术时没有进行 ACL 的初次修复，所以 MacIntosh Ⅲ 术式逐渐失去了人们的青睐（图 26.3）。

26.2　外侧替代过顶技术（LSOT）

这一技术在第一次被描述时，LSOT 手术的适应证是反复发作的、有症状的 ACL 不稳。该手术主要适用于要求较高的对抗性质的运动员、伤后不能佩戴支具的运动员以及患有结缔组织疾病的患者，有时也适用于初次 ACL 修复后失败的患者。

目前，对于解剖关节内 ACL 重建失败的患者（在这种情况下，它可以作为一种增强方法或单独使用的方法），

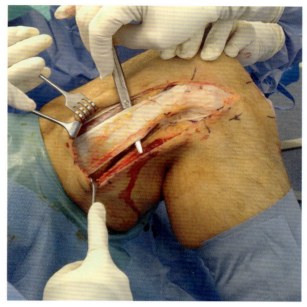
图 26.4　切取髂胫束移植物并向近端分离

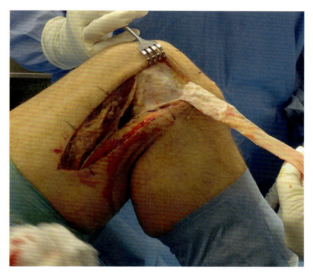
图 26.5　建立外侧副韧带通道，并用 Kelly 止血钳标记

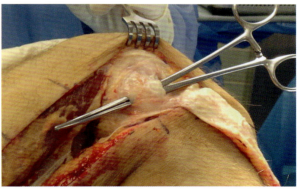
图 26.6　Kelly 血管钳通过外侧副韧带做通道

或者存在生长骺板的患者，偶尔可以考虑采用这种方法进行翻修。

手术的目标包括重建稳定的、有功能的、无痛的膝关节，恢复全范围关节运动，如果需要可以不使用支具重返运动场。

LSOT 或 MacIntosh II 手术技术

体位

- 患者仰卧位，手术侧肢体下方垫枕抬高。

- 全身麻醉下查体，证实轴移试验阳性。

- 高位绑止血带并充气，腿放在足托上。

初始切口

- 内侧髌旁关节切开后检查膝关节，显露 ACL。进行半月板修复或者清创术。

髂胫束移植物获取

- 膝关节弯曲 90°，从股骨外侧髁远端约 6cm 处切开，显露髂胫束。

  - 髂胫束的中 1/3 束，在距其止点约 6cm 的部位切下，保留 Gerdy 结节上的附着部完整（图 26.4），远端宽约 3cm，近端宽约 5cm。

  - 移植物近端用 0 号不可吸收线缝合成管状并向远端反折（图 26.5）。

隧道位置

- 分离出 LCL 的股骨止点，用 Kelly 弯血管钳从 LCL 股骨止点后方到外侧肌间隔前方建立骨膜下通道（图 26.6）。

- 第二个骨膜下通道从肌间隔后部到股骨髁后方的"过顶"位置（图 26.7）。

- 然后移植物从 LCL 深面通过两个骨膜下通道到达股骨髁间窝的过顶位置。

胫骨准备

- 使用 60° 导向器，从髌腱止点内侧开始，向胫骨前棘稍后方钻孔，孔的大小为 0.6cm，使用的套管为 0.9cm。

移植物穿过隧道并收紧

- 屈膝 90°，用一把弯曲的 Kelly 血管钳通过髁间窝，到达后外侧关节囊区，随后进入过顶区，将移植物从后方的髁间窝穿过，然后从后向前从胫骨隧道拉出（图 26.8）。

- 屈膝 70°，胫骨外旋并向后推胫骨收紧移植物。然后将其缝合到 LCL 的股骨止点。移植物从胫骨隧道出来后，远端自髌腱深面然后缝合到原 Gerdy 结节止点下方（图 26.9，图 26.10）。

关闭切口

- 在膝关节后外侧放置引流管，用生理盐水冲洗关节腔，然后分两层缝合关节。

- 无菌纱布辅料包裹，弹力绷带固定。

- 采用铰链膝关节支具，屈膝 70° 位，胫骨外旋以减少外侧的张力。

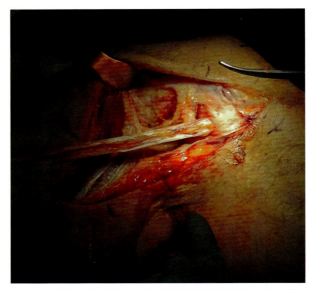

图 26.7　髂胫束移植物穿过外侧副韧带深层的通道，准备再穿过外侧肌间隔

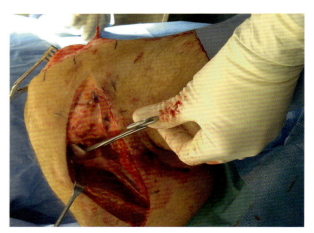

图 26.8　移植物穿过过顶区到达髁间窝

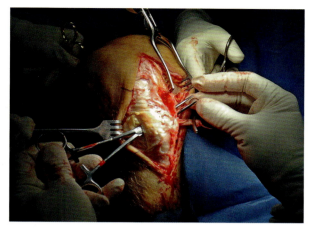

图 26.9　平面为髂胫束移植物横向穿过髌腱深面

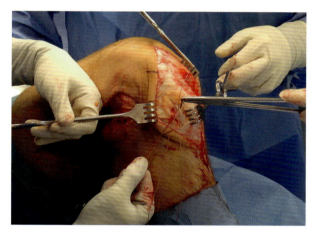

图 26.10　韧带缝合重建到 Gerdy 结节处

26.3　讨论

　　MacIntosh 术式在过去数十年间经历了多次改良，已站在了围绕膝关节旋转不稳话题讨论的前沿。该术式作为关节内 ACL 重建的辅助手术方法，其疗效需要更深入的研究。来自意大利的学者研究了体内轴移现象，目的是了解关节内和关节外 ACL 重建的疗效。他们测量了最大胫骨前移（ATT）和胫骨轴向旋转（ATR）。结果显示，与关节内重建相比，关节外重建在减少胫骨前移方面作用微弱；而与之前报道一样，使用关节外肌腱固定术可显著减少胫骨旋转不稳。

　　Ireland 和 Trickey 的早期结果表明，经 2 年随访，关节外 MacIntosh 手术后的临床表现和功能稳定性方面显著改善。74% 的患者恢复了一定程度的运动功能，84% 的患者轴移试验阴性。此外，Dempsey 和 Tregonning 回顾

了 25 例联合关节外及关节内 ACL 重建或 MacIntosh Ⅱ 手术患者，以及 22 例单纯关节外 ACL 重建或 MacIntosh Ⅰ 手术的患者。9 年后，没有出现关节不稳的主观症状，62% 的膝关节 Lysholm 评分良到优，83% 仍可参加体育活动。同时发现增加关节内手术对于主观结果或长期功能没有显著影响。

　　几十年后，Johnston 等对 84 例接受 MacIntosh LSOT 手术的膝关节病例进行回顾性分析，结果与以之前发表的研究结果类似（61% 的患者 Lysholm 评分优良，88% 的患者轴移试验阳性）。他们的结论是，对于那些不太在意瘢痕美观的前交叉韧带重建患者，LOST 手术可以作为关节镜下 ACL 重建术的替代方案。

　　最近，有几项研究调查了关节外 MacIntosh 技术联合更现代的关节内 ACL 重建术即使用腘绳肌腱来减少旋转不稳的临床效果。

　　Vadala 等发现联合手术的患者与单纯使用 MacIntosh 手术的患者在 KT-1000 测试和 Lachman 测试方面没有显著性差异。然而在没有进行关节外重建的组别中，存在明显的残存轴向移位。这支持 MacIntosh 手术可以明显减少膝关节 ACL 损伤后的旋转松弛的概念。Sonnery-Cottet 等报道了这种联合 ACL 重建和前外侧韧带重建即 MacIntosh Ⅰ 手术技术的初步数据。他们应用这种联合方法的指征包括存在 Segond 骨折、慢性 ACL 损伤、3 度轴移阳性、参加高水平的体育运动和旋转运动，影像学上有股骨外侧撞击征。在平均 2 年的随访中，Lysholm 评分、Tegner 评分、主客观 IKDC 评分以及轴移检查均有改善，尽管研究中 10% 的膝关节术后持续存在轴向移位。长期的结果还不清楚，对创伤后骨关节炎的影响也不清楚。

26.4　结论

　　就像钟摆一旦移位就会恢复平衡一样，MacIntosh 手术背后的原始应用和理论又成为骨科手术的前沿。对比是否采用关节外肌腱固定术增强前交叉韧带重建的生物力学和临床结果的研究兴趣持续增长，早期结果令人鼓舞。目前正在进行一项国际化的多中心随机对照研究，比较单纯的 ACL 解剖重建或者联合 MacIntosh Ⅱ 技术重

建的手术效果。这项研究无疑将提供关于辅加关节外增强术后移植物失败情况，移植物功能、膝关节力量、膝关节活动度以及生活质量方面的更多信息。

随着最近在膝关节前外侧韧带定义和功能方面的解剖学进展，Macintosh 手术重新受到推崇。前交叉韧带重建应用关节外增强术的最佳指征仍不清楚；然而，它最可能应用在慢性 Segond 类型的病变（外侧关节囊损伤、骨性损伤或其他损伤）、全身性韧带松弛或翻修时膝关节旋转过度松弛的患者。

在儿童患者中，该技术提供了一种选择来稳定膝关节并减少骨骺损伤的风险。进一步的研究将有助于阐明其在初次 ACL 损伤中的特殊作用，以及韧带重建术后的长期功能恢复结果和关节炎发生情况。

要点

- 轴移试验模拟了轴向胫骨旋转不稳。
- 外侧肌腱固定术或MacIntosh手术可以有效减少轴移现象。
- MacIntosh手术技术作为ACL重建或者关节内ACL翻修的辅助手段，可有效地解决患者的两大症状即旋转不稳和前向移位。
- MacIntosh Ⅰ技术的关节外步骤可以模拟前外侧韧带功能，与目前所述的ALL韧带重建技术类似，只有少许改良。

参考文献

[1] Cameron J (2015) Personal Interview on the history and development of the MacIntoshACL Reconstruction.V. Tjong, Toronto

[2] Dempsey SM, Tregonning RJ (1993) Nine-year fol-low-up results of two methods of MacIntosh anterior cruciate ligament reconstructions. Clin Orthop Relat Res (294):216–222

[3] Ellison AE (1979) Distal iliotibial-band transfer for anterolateral rotatory instability of the knee. J Bone Joint Surg Am 61(3):330–337

[4] Galway H et al (1972) Pivot shift: a clinical sign of symptomatic anterior cruciate insufficiency. J Bone Joint Surg Br 54R:763

[5] Getgood A (2013 – ongoing) Multicenter randomized clinical trial comparing anterior cruciate ligament reconstruction with and without lateral extra-articular tenodesis in individuals who are at high risk of graft failure. University of Western Ontario, Canada. ClinicalTrials.gov Identifier: NCT02018354

[6] Hewison CE et al (2015) Lateral extra-articular teno-desis reduces rotational laxity when combined with anterior cruciate ligament reconstruction: a system-atic review of the literature. Arthroscopy 31(10):2022– 2034. doi: 10.1016/j.arthro.2015.04.089. Epub 2015 Jun 24.

[7] Ireland J, Trickey EL (1980) Macintosh tenodesis for anterolateral instability of the knee. J Bone Joint Surg Br 62(3):340–345

[8] Johnston DR et al (2003) Long-term outcome of MacIntosh reconstruction of chronic anterior cruciate ligament insufficiency using fascia lata. J Orthop Sci 8(6):789–795

[9] Kennedy JC (1963) Complete dislocation of the knee joint. J Bone Joint Surg Am 45:889–904

[10] Kennedy JC et al (1978) Anterolateral rotatory insta-bility of the knee joint. An early analysis of the Ellison procedure. J Bone Joint Surg Am 60(8): 1031–1039

[11] MacIntosh D, Darby T (1976) Lateral substitution reconstruction. J Bone Joint Surg Br 58:142

[12] Monaco E et al (2014) Extra-articular ACL recon-struction and pivot shift: in vivo dynamic evaluation with navigation. Am J Sports Med 42(7):1669–1674

[13] Slocum DB, Larson RL (1968) Pes anserinus transplan-tation. A surgical procedure for control of rotatory insta-bility of the knee. J Bone Joint Surg Am 50(2):226–242

[14] Sonnery-Cottet B et al (2015) Outcome of a combined anterior cruciate ligament and anterolateral ligament reconstruction technique with a minimum 2-year follow-up. Am J Sports Med 43(7):1598–1605

[15] Vadalà AP et al (2013) An extra-articular procedure improves the clinical outcome in anterior cruciate ligament reconstruction with hamstrings in female athletes. Int Orthop 37(2):187–192

第 27 章　膝关节旋转不稳的手术治疗：Hughston 诊所经验

Champ L. Baker III，Champ L. Baker Jr.

译者　孙　立　宁志刚
审校　尚小可　谭洪波

27.1　简介

1949 年 Jack Hughston 教授在美国佐治亚州哥伦布市创立骨科诊所。他是一名解剖学家，随时观察膝关节并记录自己的发现，同时坚信自己的长期随访结果。20 世纪 50 年代，他开始记录术中发现的病理解剖并将其与临床上急性和慢性膝关节损伤患者的查体相关联。经过一段时间的总结，Hughston 教授提出膝关节韧带不稳的分型系统。他认为完整的膝关节解剖知识是完成外科修复的关键。解剖知识和他的分型系统可以让医生在检查膝关节损伤患者时准确地诊断特定韧带和关节囊结构的撕裂。

Hughston 膝关节韧带不稳分型是基于以后交叉韧带为中心轴的膝关节旋转运动的。虽然不是真正的机械轴，但确实提供了参考点。所有旋转不稳定是基于完整后叉韧带的半脱位而定义的，可以为单发的旋转不稳，也可以是几种旋转不稳的混合型。如果后交叉韧带损伤，不稳定表现将更直接或者只存在于一个平面。膝关节旋转不稳定包括 3 种类型：前内侧、前外侧和后外侧。而不可能出现后内侧旋转不稳是因为当胫骨相对于股骨出现内旋时，完整的后叉韧带会阻止后内侧旋转移位。

27.2　前内侧旋转不稳定

前内侧旋转不稳（AMRI）的定义是由于内侧间室韧带撕裂导致的胫骨内侧平台相对于股骨内侧髁的前方半脱位。AMRI 的临床体征包括 30° 屈膝时外翻应力试验阳

性和（或）胫骨轻度外旋状态下前抽屉试验阳性。两种阳性体征均提示胫骨前内侧旋转不稳。合并前交叉韧带撕裂通常会增加前抽屉试验的严重程度。不稳定的严重程度可以基于应力试验中关节面分离的程度进行分度。轻度（1+）不稳分离距离小于 5mm，中度（2+）不稳为 5~10mm，重度（3+）不稳为 10mm 以上。在胫骨外旋及屈膝时行前抽屉试验，中 1/3 关节囊韧带的半月板股骨部分的撕裂通常会导致轻度不稳；然而中 1/3 关节囊韧带的半月板胫骨部分的撕裂将会导致中度至重度的前内侧不稳。完整的半月板胫骨韧带可以连接内侧半月板与胫骨，支撑股骨后髁。当这条韧带损伤后，内侧半月板变得可以活动，稳定作用也会丢失，从而导致外旋前抽屉试验阳性出现前内侧旋转不稳。

胫侧副韧带位于中 1/3 关节囊韧带（可以分为半月板股骨韧带和半月板胫骨韧带）浅面。Hughston 和 Eilers 描述了后斜韧带的解剖和其修复内侧结构的重要性。后斜韧带连于内收肌结节，有 3 个分支：浅层、胫侧、关节囊。浅支是一条穿过半膜肌前支向远端连于鹅足筋膜的薄层纤维结构。主要的胫侧支穿过半膜肌前支深面，止于胫骨近段内侧，在关节面边缘紧密连接于内侧半月板。后斜韧带关节囊支与后方关节囊及腘斜韧带紧密相连起于半膜肌。半膜肌腱膜的关节囊支前方与后斜韧带连接，后方与腘斜韧带连接。半膜肌收缩可以紧张后斜韧带和腘斜韧带，通过与内侧半月板的紧密连接而起到动态及静态稳定作用。因此内侧半月板被认为是半膜肌-韧带-半月板复合结构的止点（图 27.1）。

撕裂的内侧间室韧带其病理解剖表现多样。170 例需要手术修复的急性、孤立的前内侧旋转不稳病例的特

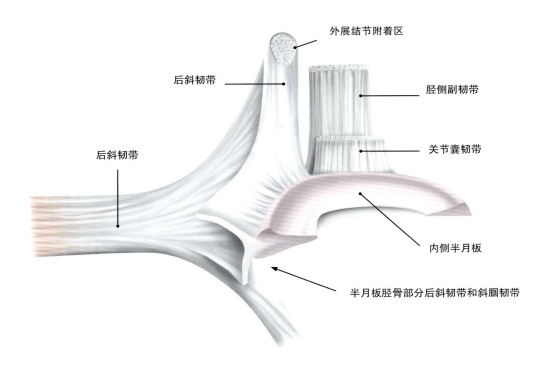

外展结节附着区

后斜韧带

胫侧副韧带

关节囊韧带

后斜韧带

内侧半月板

半月板胫骨部分后斜韧带和斜腘韧带

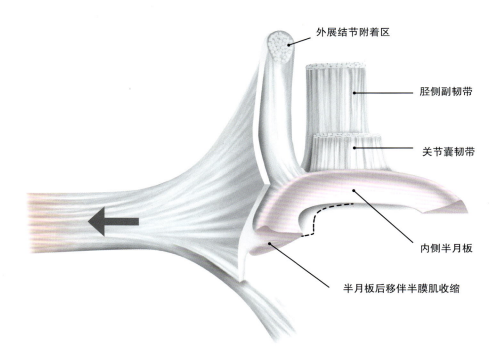

外展结节附着区

胫侧副韧带

关节囊韧带

内侧半月板

半月板后移伴半膜肌收缩

图 27.1　图示为半膜肌在后斜韧带止点的关节囊部分及内侧半月板的后 1/3。屈膝时半膜肌收缩可以稳定膝关节，在旋转扭曲时通过内侧半月板后移获得稳定

定损伤部位被统计记录下来。统计结果包括 54% 的病例表现为胫侧副韧带胫骨止点的损伤，而 57% 的病例表现为隐藏在完整胫侧副韧带股骨止点深面的半月板股骨韧带的损伤。另外，后斜韧带的损伤部位：股骨止点占 35%，中部占 39%，胫骨止点占 43%。修复手术选用"曲棍球杆"切口，在胫骨内侧沿髌腱内侧缘向近端延伸至下极水平然后在关节间隙和内侧髁之间向近端弯曲5~8cm。切口深至浅筋膜，掀起后方皮瓣，包括缝匠肌腱膜。此时可以扪及股骨内侧髁和内收肌结节之间的鞍区。胫侧副韧带起于内侧髁，后斜韧带起于内收肌结节。在胫侧副韧带和后斜韧带的后缘可扪及软区。于胫侧副韧带后缘切开后内侧关节囊后将切口从近端髁上向远端前方延伸。分别向前向后切开后内侧关节囊即可暴露中1/3 关节囊韧带、后斜韧带及其半月板止点。此时可以系统的检查胫侧副韧带、中 1/3 关节囊韧带、后斜韧带、半月板、腘斜韧带和半膜肌的止点及体部，探查时特别需要注意的是半膜肌-后斜韧带-内侧半月板复合体的连续性。探查完毕后开始修复损伤的结构。修复手术过程中需要保持外展内旋髋关节并屈膝 60°。足部前外侧放置圆枕或手术单以外旋胫骨并复位关节。如果有损伤，应先修复内侧半月板；接着是中 1/3 关节囊韧带的半月板股骨韧带和半月板胫骨韧带；如果存在胫侧副韧带止点损伤，用带线铆钉修复。从组织学上来说只有骨膜组织可以使用。如发现后斜韧带从内收肌结节撕脱或韧带的体部撕裂，将韧带的近端和上部加强缝合至内髁和内收肌结节区骨膜以增加张力。后斜韧带张力恢复后，通过褥式加强缝合至稳定的中 1/3 关节囊韧带和胫侧副韧带。如果半膜肌的关节囊支出现松弛，可将其加强缝合至后斜韧带（图 27.2）。术后使用石膏固定膝关节于 60°屈曲位 6 周内禁止下地负重。数月后，患者逐渐恢复肌肉力量及关节伸直，关节接近完全伸直后可以逐渐弃拐行走。其间，患者需要强化股四头肌肌力训练。近期在Hughston 诊所，重度（3+）前内侧旋转不稳患者可以通过 Hughston 医生所描述的修复技术成功修复。术后患者使用带铰链的膝关节支具，允许立即全范围活动，但 6周内禁止负重。

　　一些报道记载了急性前内侧旋转不稳的外科治疗。Hughston 最近的一篇文献报道了 41 例平均随访 22 年的内侧副韧带损伤修复的膝关节病例。在这组病例中，24

例合并有前交叉韧带损伤，一期行清创、修复及加强。通过随访后发现，这些合并有前交叉韧带损伤的患者在复发性不稳定、半月板损伤、影像学退变表现等方面并未表现出差异。Hughston 在另一篇早期报道中得出结论："前交叉韧带缺损膝"的原因不单纯是因为前叉韧带损伤或缺失，而是现在临床或手术还没有深入了解到合并的其他韧带损伤。最终随访中有 38 例患者仍然参加体育锻炼和娱乐性竞技活动。有 3 例（7%）失败，2 例因技术问题，1 例遗漏了合并的前外侧旋转不稳。Hughston教授对比使用骨膜组织修复、初期原位缝合与前交叉韧带移植重建后发现，修复后的长期临床效果有显著差别。

> **要点1**　修复半膜肌-后斜韧带-内侧半月板复合体可治疗前内侧旋转不稳，稳定膝关节，避免未来可能出现的半月板撕裂和退变。

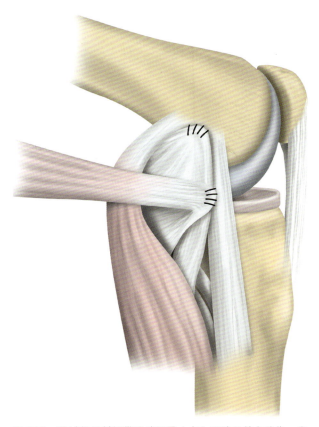

图 27.2　通过将后斜韧带近端股骨止点向近端及前方移位，在胫侧副韧带远端行褥式缝合向远端移位来保持后斜韧带的张力。如果仍有持续的松弛，半膜肌关节囊分支也应加强缝合于后斜韧带

27.3　前外侧旋转不稳定

　　前外侧旋转不稳（ALRI）定义为外侧胫骨平台在股骨髁上的前脱位。Hughston 认为旋转中立位的 jerk 试验和前抽屉试验阳性最能精确诊断这类不稳定。30°内翻应力试验表现为正常或弱阳性。Hughston 教授这样描述jerk 试验：患者仰卧位，检查者抬起患者下肢，屈髋45°屈膝 90°内旋胫骨。如果检查右膝，用右手抓右脚内旋胫骨，同时左手放在胫腓骨近端施加外翻应力。如果检查为阳性，外侧胫股关节半脱位在屈膝 30°最为明显，伸膝时关节会自动复位。相对于胫骨股骨运动的速度来说，复位表现得比较突然。由于两个关节面突然加速至硬性终点，这导致"jerk"。实际上，jerk 试验等同于轴移试验，都是在膝关节从屈曲到伸直然后从伸直到屈曲过程中表现出来的前外侧旋转不稳。Hughston 教授认为只有存在外侧关节囊韧带和（或）髂胫束撕裂时才能引起轴移试验阳性。同时他认为合并前交叉韧带断裂会加重前外侧旋转不稳而非导致前外侧旋转不稳。

　　中 1/3 外侧关节囊韧带近端附着于股骨外侧髁上而远端附着于外侧胫股关节边缘。最近的研究聚焦在可以影响前外侧不稳的作为独立解剖结构的前外侧韧带（ALL）。我们认为 Hughston 对于中 1/3 外侧关节囊韧带的描述与前外侧韧带的报道一致。髂胫束可以分为腱膜、前层、中层、深层、关节囊-骨质层。深层纤维起自股骨外侧髁上近端 6cm 的外侧肌间隔，远端呈冠状并顺外侧股骨髁弯向远端与矢状位的浅层融合。深层加强并增厚浅层，关节囊-骨质层可以作为深层的内侧阻挡束，近端由跖肌和腓肠肌浅层的筋膜构成向远端延伸，后方止于腓骨而前方止于胫骨外侧结节。深层和关节囊-骨质层一起加强浅层，三者共同形成膝关节前外侧韧带。

　　在 66 例接受手术治疗的急性前外侧旋转不稳的病例中，发现以下病理解剖：前交叉韧带撕裂发生在所有病例中，中 1/3 外侧关节囊韧带撕裂共 56 例，髂胫束撕裂包括 27 例浅层和（或）54 例深层。虽然急性前外侧旋转不稳病例中前交叉韧带撕裂非常常见，Hughston 教授仍然认为单独的前交叉韧带损伤不会造成急性前外侧旋转不稳。他认为前外侧旋转不稳的原因是外侧关节囊韧带和髂胫束损伤。在一组未公开发表的 228 例慢性前交叉韧带撕裂病例中，经过 5 年随访后发现，只有 35 例

（15%）合并有前外侧旋转不稳定或前外侧复合前内侧旋转不稳定。急性和慢性前外侧旋转不稳的外科处理包括撕裂韧带及关节囊结构的关节外修复。选取顺髂胫束的外侧"曲棍球杆"切口，远端至胫骨结节和 Gerdy 结节之间。在浅层筋膜游离的大后方皮瓣。纵向切开髂胫束，近端位于肌间隔后方，远端指向外侧胫骨结节。分别向前后方牵开髂胫束以暴露近端髂胫束深层及肌间隔和远端外侧关节囊韧带。于腘肌前方切开外侧关节囊至外侧半月板水平。此时切口转为纵向，向远端延伸至胫骨以保护形成了腘窝前界的弓状韧带转折。中 1/3 关节囊韧带的异常包括横行撕裂、包含或不包含骨块的胫骨侧撕脱、导致松弛的体部纵向撕裂。放置拉钩后，观察外侧半月板是否存在滑膜缘或体部撕裂，缝合修复滑膜缘的撕裂部位，切除半月板体部的撕裂；后方结构的探查包括：对股二头肌短头及其后外侧关节囊连接部的评估，观察髂胫束浅层及深层和外侧肌间隔在外侧股骨髁的止点是否有血肿和损伤。这样就完成了外侧结构的显露及损伤结构的探查。正如 Hughston 教授所说，下一步是"恢复组织、韧带及其肌性附着的正常位置、连续性及合适的张力"。如果撕脱的是中 1/3 外侧关节囊韧带，将其与骨膜缝合重新附着胫骨，或者如果是纵向撕裂导致韧带组织拉长，需采用重叠的褥式缝合将其向前方和远端紧缩以获得伤前的张力。股二头肌短头撕裂可以重新固定于后外侧关节囊（图 27.3）。另外髂胫束后部在其股骨外侧髁止点水平与肌间隔缝合。股二头肌长头后部可能需要松解并向远端推进至髂胫束近 Gerdy 结节以恢复整个肌肉肌腱结构的张力。

　　前外侧旋转不稳术后需要用石膏将膝关节固定于屈曲 70°，固定时间 6 周。术后 3 个月内需要在拐杖辅助下行走，根据患者膝关节伸直及肌肉力量的恢复程度逐渐增加负重。患者获得完全的膝关节伸直至少需要 6 个月的康复期，而在术后 1 年才能获得良好的膝关节稳定性及功能以恢复运动。Hughston 诊所的 Andrews 等发表了其通过关节外髂胫束肌腱固定术治疗 31 例急性或慢性前外侧旋转不稳的结果，并进行了至少 2 年的随访。其中 16 例修复了前交叉韧带损伤，15 例未修复，两组的随访结果无显著差异。总体来说 94% 的患者获得了良好或优良的主观及客观结果。21 例可以恢复至伤前的运动水平，9 例可以恢复至低于伤前的运动水平，只有 1 例

无法恢复体育运动。作者注意到手术的成功与否与减少或消除临床上 jerk 试验发现的旋转不稳定的程度有直接关系。术中首先将髂胫束远端后部固定于股骨外侧干骺端。两排平行的 Bunnell 缝合固定髂胫束后将缝合线横穿股骨，通过骨桥在股骨内侧将缝合线打结。外侧固定点位于肌间隔在股骨粗线上的远端止点，恰位于后方股骨皮质的前侧，第二个固定点在第一点前方 1cm 远端 0.5cm（图 27.4）。

　　Hughston 诊所现在对于前外侧旋转不稳的外科治疗包括前交叉韧带的解剖学重建。对于合并急性前外侧旋转不稳病例或伴有 jerk 试验持续阳性的翻修病例时，需要做外侧入路并考虑行前外侧修复 / 重建。目前前外侧旋转不稳康复类似于前交叉韧带重建后的标准康复，可以即刻完全负重及关节活动。

　　前外侧旋转不稳定可能会与包括前内侧旋转不稳和后外侧旋转不稳（PLRI）在内的其他种类混合存在。成功的治疗需要识别所有的病理变化并处理合并的旋转不稳定。Hughston 教授指出"重建的价值和成功在于解剖学重建和关节外韧带动力性稳定作用的恢复"。实际上精确的解剖学修复与合理的治疗、康复相结合就会收到可以预期的良好临床结果。

> **要点2**　单纯的前交叉韧带撕裂不会导致前外侧旋转不稳。前外侧旋转不稳是由髂胫束和（或）中 1/3 外侧关节囊韧带损伤所致。

27.4　后外侧旋转不稳定

　　后外侧旋转不稳定是外侧胫骨平台相对于股骨外侧髁的后外侧旋转半脱位。临床表现为后外侧抽屉试验阳性和（或）外旋反屈试验阳性。后外侧抽屉试验是在未限制胫骨及自由旋转足踝状态下进行的后抽屉试验。结果阳性时，胫骨结节外旋并下沉失去突出的外形。行外旋反屈试验时，患者取仰卧位，检查者手持伤肢大踇趾并抬高下肢。阳性表现为较对侧增加的胫骨结节外旋、明显的膝内翻和一定程度的反屈。根据外侧副韧带的损伤程度而出现 30° 内翻应力试验的轻度至重度阳性。旋

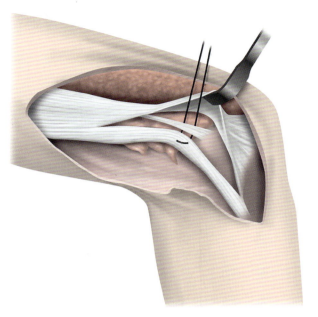

图 27.3　用褥式缝合法将髂胫束后部经外侧肌间隔重建于股骨外侧髁止点处。在髂胫束切口远端，可见外侧关节囊韧带中 1/3 部的关闭及加强缝合（此图省略外侧关节囊韧带的关闭及加强缝合）

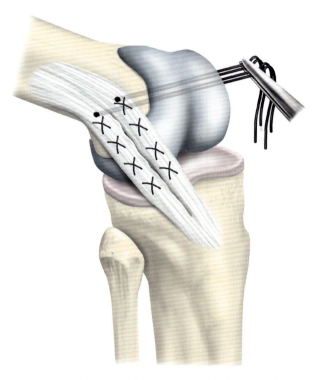

图 27.4　前外侧旋转不稳定的 Andrews 关节外重建法。缝线由外向内经过股骨髁钻孔后通过骨桥在内侧打结

转中立位后抽屉试验阴性提示后交叉韧带完整。

　　Hughston 教授认为，出现后外侧旋转不稳的原因是弓状复合体损伤，包括了弓状韧带、外侧副韧带、腘肌腱及其腱膜。对于膝关节后外侧角解剖，"弓状韧带"的使用在文献中造成了混淆。Hughston 教授认为其在股骨外侧髁关节面近端止于股骨后方，与腘斜韧带、腘肌腱筋膜及其他筋膜层混合后共同止于半月板、胫骨及腓骨（图 27.5）。Hughston 诊所新的解剖研究认为弓状韧带不是由单一韧带构成，而是包含了多个弓状结构。Hughston 进一步的研究显示后外侧角损伤通常涉及多个不同的解剖结构从而导致临床稳定性检查中的不同表现。

　　相比于其他类型的旋转不稳定，后外侧旋转不稳定更多表现为与前内侧旋转不稳或前外侧旋转不稳合并存在。单独的后外侧旋转不稳并不常见。回顾 19 例单纯急性后外侧旋转不稳的手术所见后发现，12 例出现外侧副韧带损伤，9 例出现腘肌腱损伤，3 例出现股二头肌短头损伤，6 例出现股二头肌长头损伤，9 例出现弓状韧带胫骨部分损伤，4 例出现中 1/3 损伤，7 例出现股骨部分损伤。急性后外侧旋转不稳的手术入路与急性前外侧旋转不稳类似。术中需要定位并保护腓神经。在肌间隔后方纵向劈开髂胫束，向远端延伸至外侧胫骨结节中点。如前所述，切开外侧关节囊韧带中 1/3 部分。关节内探查包括外侧半月板及弓状韧带。牵引外侧腓肠肌，暴露后方弓状结构。牵引股二头肌以暴露弓状韧带的胫骨及腓骨止点。此时修复所有损伤的结构。如果损伤位置在股骨、胫骨或腓骨，将弓状韧带缝回骨膜组织或通过骨隧道修复。体部或横向撕裂行重叠缝合修复。腓肠肌、股二头肌、腘肌的肌腱撕裂也应于正常止点修复。Hughston 教授在术后用长腿石膏将膝关节固定于屈曲 70° 旋转中立位，同时利用骨盆带避免外侧间室的内收应力。术后 6 周拆除石膏，更换为带铰链支具。此时开始主动伸膝锻炼。膝关节距离完全伸直还差 20° 时开始部分负重。在支具的保护下逐渐伸直膝关节并完全负重。

　　1983 年 Baker 等报道了 Hughston 教授的一组 13 例平均随访 5 年的畸形后外侧旋转不稳定患者。所有病例均有弓状韧带复合体中单一或多个结构的损伤。无一病例因慢性不稳而需要后期重建。85% 的患者恢复到伤前的竞技水平。77% 获得良好的客观随访结果，85% 获得良好的主观随访结果。此研究相同时间段内，超过 140

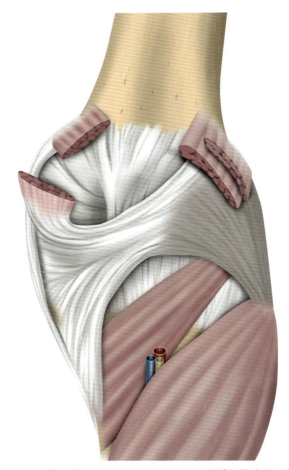

图 27.5　膝关节后面观显示为 Hughston 教授所描述的弓状韧带

例患者因伤后未正确诊断治疗而出现慢性后外侧旋转不稳定并接受了治疗。慢性后外侧旋转不稳定患者需要通过将弓状复合体股骨止点整体向前方及远端移位来治疗（图 27.6）。96 例膝关节慢性后外侧旋转不稳患者经手术修复后进行了 2~13 年的随访。有趣的是，其中 71 例膝在被推荐至 Hughston 教授之前共接受了 112 台未针对主要损伤的手术。85% 获得了优良客观随访结果，78% 获得优良主观随访结果。

　　现今，Hughston 诊所手术治疗急性后外侧旋转不稳定都采用和 Hughston 教授相似的方法。损伤的结构直接修复至其止点部位。使用锚钉可以保证修复的安全性。体部损伤或者无法获得牢固修复的病例，可以使用同种异体组织重建后外侧角。

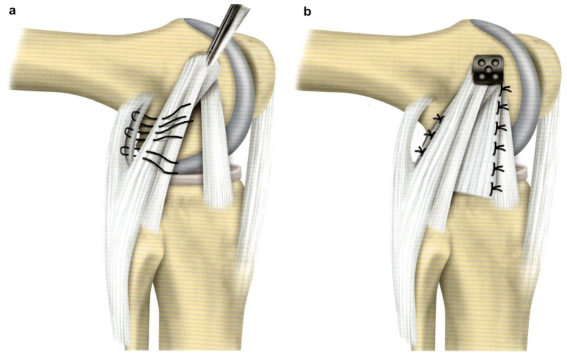

图 27.6　a. 慢性后外侧旋转不稳的手术程序。通过截骨松解外侧腓肠肌、腓侧副韧带及腘肌的股骨止点。在截骨固定前于后方行弓状韧带缝合；b. 在止点移位后用小钢板将截骨部分固定，将弓状韧带缝线打结固定，将远端尽可能推进后关闭外侧关节囊切口

> **要点3**　前内侧旋转不稳、前外侧旋转不稳及后外侧旋转不稳可以复合存在，针对每种不稳给予精准治疗才能获得成功的预后。

27.5　结论

　　Hughston 教授对膝关节的研究主要聚焦于功能解剖和各种损伤所导致的病理解剖。其对损伤机制、术中所见损伤结构与临床查体之间关系、手术修复损伤结构并严密随访的教学为我们提供了分型系统用以指导急性膝关节韧带损伤治疗。他对于前内侧、前外侧、后外侧旋转不稳定的定义为交流提供了框架也为将来的研究提供了基础。他的绝大部分工作是在前交叉韧带重建方法成熟之前进行的，尽管这样，他的外科技术准确地解决了临床查体所发现的旋转不稳定。当然他的长期随访也进一步证实了自己的理论。他坚定地认为：没有任何机器或者辅助措施可以取代完整的病史采集、体格检查、临床经验和好的医学常识。当今，在以他名字命名的诊所

内，我们使用他的解剖技术和膝关节旋转不稳诊断，使用 Hughston 教授所教的技术对急性前内侧旋转不稳和后外侧旋转不稳行解剖型修复。如果不能行直接修复，可以行移植重建。尽管 Hughston 教授提出通过修复损伤的外侧关节囊和髂胫束来治疗前外侧旋转不稳定，但是我们现在可以通过重建前交叉韧带来处理旋转不稳定。不过对于那些残留持续旋转不稳的翻修病例，我们仍然保留了关节外修复或重建的技术。

参考文献

[1]　Andrews JR, Sanders RA, Morin B (1985) Surgical treatment of anterolateral rotatory instability: a fol-low-up study. Am J Sports Med 13:112–119

[2]　Baker CL Jr, Norwood LA, Hughston JC (1983) Acute posterolateral rotatory instability of the knee. J Bone Joint Surg Am 65:614–618

[3]　Hughston JC (1994) The importance of the poste-rior oblique

ligament in repairs of the medial liga-ments in knees with and without an associated rupture of the anterior cruciate ligament. Results of long-term follow-up. J Bone Joint Surg Am 76: 1328–1344

[4] Hughston JC (1993) Knee ligaments: injury and repair. Hughston Sports Medicine Foundation, Columbus

[5] Hughston JC, Andrews JR, Cross MJ, Moschi A (1976) Classification of knee ligament instabilities. Part I: the medial compartment and cruciate liga-ments. J Bone Joint Surg Am 58:159–172

[6] Hughston JC, Andrews JR, Cross MJ, Moschi A (1976) Classification of knee ligament instabilities. Part II: the lateral compartment. J Bone Joint Surg Am 58:173–179

[7] Hughston JC, Barrett GR (1983) Acute anteromedial rotatory instability: long term results of surgical repair. J Bone Joint Surg Am 65:145–153

[8] Hughston JC, Eilers AF (1973) The role of the poste-rior oblique ligament in repairs of acute medial (col-lateral)

ligament tears of the knee. J Bone Joint Surg Am 55:923–940

[9] Hughston JC, Jacobson KE (1985) Chronic postero-lateral rotatory instability of the knee. J Bone Joint Surg Am 67:351–359

[10] Hughston JC, Norwood LA (1980) The posterolateral drawer test and external rotational recurvatum test for posterolateral rotatory instability of the knee. Clin Orthop Relat Res 147:82–87

[11] Laprade RF, Terry GC (1997) Injuries to the postero-lateral aspect of the knee: association of anatomic injury patterns with clinical instability. Am J Sports Med 25:433–438

[12] Terry GC, Laprade RF (1996) The posterolateral aspect of the knee: anatomy and surgical approach. Am J Sports Med 24:732–739

[13] Terry GC, Hughston JC, Norwood LA (1986) The anatomy of the iliopatellar band and iliotibial tract. Am J Sports Med 14:39–45

第 28 章　关节外成形并"过顶位"单束前交叉韧带重建术

Stefano Zaffagnini，Tommaso Roberti Di Sarsina，Alberto Grassi，Giulio Maria，Marcheggiani Muccioli，Federico Raggi，Tommaso Bonanzinga，Cecilia Signorelli，Maurilio Marcacci

译者　王晓宇　胡　清
审校　齐　波　孟园园

28.1　简介

膝关节不稳定义为膝关节韧带损伤后，膝关节负重区位置改变，导致部分关节软骨过度负荷，随着关节软骨应力的增加，关节软骨上静态和动态载荷都发生了变化。

前交叉韧带在膝关节韧带损伤中最常见，它是膝关节前后向移位的主要限制结构，单独损伤少见。通常合并其他韧带和半月板损伤，导致关节稳定性进一步损害。

然而，没有证据表明前交叉韧带重建或半月板修复可防止长期骨关节炎的进展。已有影像学证据表明即使经过良好的前交叉韧带重建，仍有 50%~80% 损伤的膝关节出现骨关节炎改变。这可能是由于在高强度活动时，胫骨存在持续的过度旋转所致。

前交叉韧带合并后外侧结构损伤与膝关节旋转松弛有关，常导致严重的轴移试验阳性。

有研究人员也记录了这些结构损伤同时伴有前交叉韧带撕裂的证据，如因髂胫束（ITB）或者外侧副韧带（LCL）前斜束撕脱导致的 Segond 骨折。前交叉韧带和外侧结构损伤后膝关节严重不稳的进一步证据是在 MRI 影像上可观察到胫骨外侧半脱位和骨挫伤。正如 Dodds 和 Amis 最近发表的，这些后外侧结构可能尚未被直接识别，但很可能作为轴移试验的次级限制结构，补充前交叉韧带在前后向松弛中的主要约束作用，尤其是旋转松弛和内旋。即使在正常的前交叉韧带重建术后，这种旋转松弛仍然持续存在，这表明单束关节内重建可能不足以完全恢复某些患者的膝关节旋转稳定性。

28.2　轴移试验的量化

在 ACL 手术中，无论是诊断还是评估术后结果，对轴移现象的量化可能是骨科医生面临的主要问题之一。最近的综述研究强调，在当前的临床实践中，在 ACL 损伤评估期间量化轴移操作的重要性，同时强调为此开发的不同技术。

一种基于无创加速度计的轴移量化方法被描述并加以验证，该方法具有可靠和组内测试重复性高的优点。这一量化也引发了对关节内结构以外的其他结构损伤的争论，以及控制 ACL 重建后旋转的必要性，从而出现了关节内前交叉韧带重建与关节外成形术相结合的手术方式。该手术支持者的主要观点是：（1）前面提到的在前交叉韧带撕裂时其他结构受损的证据表明，在前交叉韧带重建中需要处理其他的附加结构；（2）后外侧结构有很强的控制胫骨内旋的作用；（3）外侧关节外成形术远离膝关节旋转中心，与关节内重建相比，能提供更大的杠杆力臂来控制轴向移位和胫骨内旋。因此关节外成形术的基本原理是限制胫骨内旋。赞成对标准 ACL 重建进行附加关节外成形术的研究人员记录了轴移试验和胫骨向外移位减少的结果，但是对于确定哪种类似技术应作为初次或翻修病例的选择其循证医学纳入标准仍然比较困难，因为仍是零星的和基于经验的报道。以目前作者的实践，关节内前交叉韧带重建附加关节外成形术的适应证是：

1. 具有挑战性的初次病例，严重的轴移试验阳性或者 BMI 升高合并高水平体育运动患者。

2. 慢性前交叉韧带松弛。

3. 前交叉韧带重建翻修病例尤其是已使用了髌韧带（PT）或者位置不正确。

4. 关节过度松弛和膝反张患者。

28.3 外科技术

28.3.1 关节镜定位

患者取仰卧置于手术台上，将气压止血带放置在大腿近端尽可能高的位置。在关节镜检查过程中，在膝关节的近端外侧放置支撑物以对关节施加应力。通常内侧髌上入口用于注水，前外侧入口为观察通道，前内侧入口为工作通道。确认前交叉韧带损伤后，准备胫骨止点区和髁间窝。髁间窝顶后部任何阻碍"过顶点"位置的软组织也必须小心去除。

28.3.2 移植物获取

患者的腿呈"4"字位，沿着腘绳肌腱远端至胫骨前内侧止点，定位鹅足。在鹅足上做一长 3cm 的横切口（胫骨结节远端 2cm，内侧 1cm）。然后解剖皮下组织，与鹅足肌腱方向平行切开筋膜（图 28.1a）。确认股薄肌腱和半腱肌腱后，为防止肌腱剥离器前进时过早地

切断肌腱，应将两个肌腱的筋膜附着部解剖出来。使用钝性肌腱剥离器切取肌腱，屈膝 90° 以上，以便于肌腱的分离。保留两肌腱的胫骨止点，以维持神经血管供应（图 28.1b）。为了增加 1~2cm 的长度，可解剖半腱肌和股薄肌肌腱远端附着部，然后将肌腱用 3 根不可吸收的 Flexidene 2 号缝线缝在一起，获得 24~28cm 长的移植肌腱。

28.3.3 胫骨隧道的准备

在关节镜下，通过移植物切口（图 28.2），在胫骨内侧放置导向器，指向前交叉韧带胫骨附着点的内后方，制备胫骨隧道。根据移植韧带直径（通常为 8~9mm）对胫骨隧道进行扩孔，在关节镜监视下将线环从胫骨隧道插入髁间窝，并从前内侧入口拉出。骨隧道边缘应使用电动刨刀精确地磨平。

28.3.4 过顶点位置

屈膝 90° 位，足外旋，在股骨外上髁正上方做一长 3~5cm 纵向切口（图 28.3）。切开髂胫束后 1/3 并向前牵拉。用电刀和组织剪解剖大腿外侧直到外侧肌间隔，该间隔将股外侧肌（上方）和腓肠肌外侧头（下方）分隔开。当外侧肌间隔被清楚地识别时，通过这个结构可以到达关节囊的后方。如果显露不佳可以打开肌间隔。通过手指触摸股骨外侧髁后方的结节，以确定"过顶点"

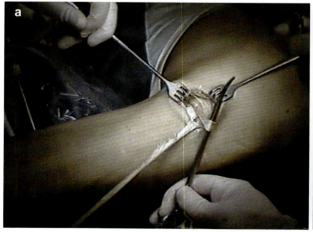
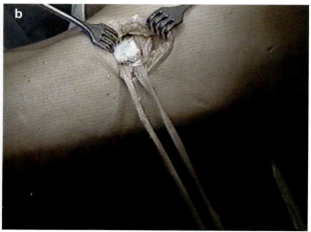

图 28.1 a. 鹅足上方切开皮肤后解剖皮下组织，平行于鹅足肌腱方向切开筋膜。屈膝 90° 以上，在肌腱远端，维持肌腱张力的情况下，使用钝性的取腱器切取肌腱。不可吸收缝线缝合切取下来的肌腱游离端；b. 取出股薄肌腱和半腱肌肌腱，保持胫骨止点完整

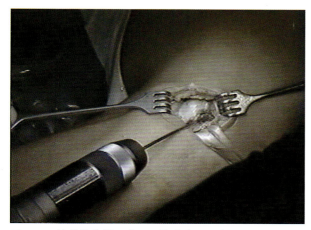

图 28.2　关节镜监视下建立胫骨隧道，通过切取移植物的切口在胫骨内侧放置导向器，导针指向 ACL 胫骨附着点的内后侧。从胫骨隧道向髁间窝插入线环，用钳子夹住，从前内侧入口拉出

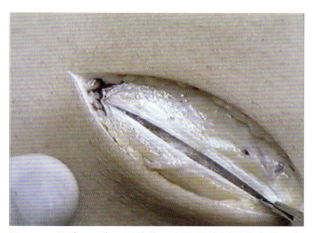

图 28.3　屈膝 90° 位，足外旋，在股骨外侧髁上方做一长 3~5cm 长的纵向切口直达过顶点位置

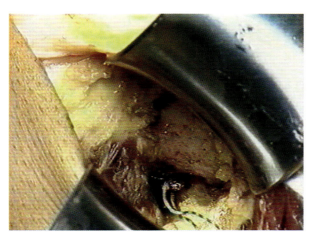

图 28.4　血管钳从前内侧入路伸入髁间窝，从股骨外侧外侧肌间隔后方可触摸到钳尖顶到过顶点后侧的关节囊。血管钳穿过膝关节薄层的后关节囊，到达预先准备好的后部空间

的正确位置，并进一步保护后方结构。弯曲的血管钳从前内侧入口伸入髁间窝，尖端尽可能靠近关节囊的后部。当从股骨外侧的外侧肌间隔后方触摸到血管钳的尖端时，血管钳继续穿过膝关节的薄层的后方关节囊，到达预先准备好的后间隙。将线环置于血管钳尖端（图 28.4），并从前内侧入口拉出，置于先前放置好的入口处的线环内。将线环从胫骨侧拉出，使线环在胫骨隧道底部从胫骨切口牵出。

28.3.5　移植物放置与固定

缝线系在移植物的游离端，穿过膝关节，从外侧切口牵出移植物（图 28.5）。在股骨外侧，于外侧髁的起始处做一凹槽，使移植物能够顺行向前，达到更等距的位置。一旦移植物被放在正确的位置，拉紧移植物，并且通过数次膝关节全范围屈伸运动来检查它的稳定性。然后，保持膝关节屈曲 90° 左右，足外旋位，用两枚金属"U"形钉将移植物固定在股骨外侧皮质的凹槽中（图 28.6）。张力下拉紧移植物的剩余部分，评估其长度是否足以到达胫骨前外侧的 Gerdy 结节（GT）。如果可以达到，则在 Gerdy 结节下方做一长 1~2cm 的皮肤和筋膜切口。然后，从筋膜下通过该切口放置一个小的血管钳到股骨外侧髁（图 28.7a），钳夹住移植物末端的缝线，并从 Gerdy 结节切口拉出。收紧移植物，再次屈伸膝关节，检查外侧肌腱的等长性和屈伸自由度。然后用另一枚金属"U"形钉将移植物固定在胫骨外侧 Gerdy 结节下方（图 28.7b）。髌上内侧入路放置关节内引流管，并在每个切口放置引流。闭合髂胫束切口，注意防止髌骨向外倾斜和髌骨高压，鹅足内侧筋膜不需要关闭，以防止筋膜间室综合征。

28.4　康复方案

28.4.1　阶段一（1~4 周）

术后次日开始：

● 理疗师辅助下使用 CPM 机恢复被动屈伸活动度。

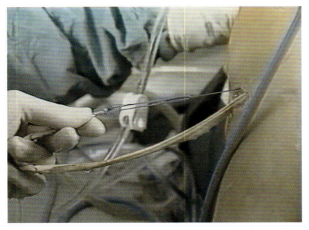

图 28.5　从胫骨隧道出来的缝线被系在移植物的游离端。牵拉缝线，移植物穿过胫骨隧道进入膝关节，最后从外侧切口拉出移植物

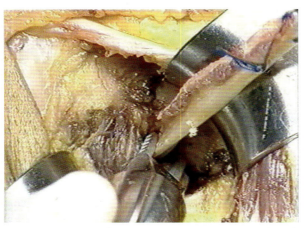

图 28.6　屈膝 90° 位收紧移植物，用两枚金属 "U" 形钉固定在股骨外侧皮质上。张力下牵拉移植物的剩余部分，检查移植物的长度是否足以到达胫骨前外侧的 Gerdy 结节

CPM 机训练一天 2 次，活动度从 10°~30° 开始，根据患者情况每天逐渐增加 5°~10°，3 周时活动度达到 0°~110°

- 冷疗减轻疼痛、肿胀。
- 不负重等长收缩运动恢复肌肉萎缩。

第 2 周：

- 股四头肌电刺激。
- 拆线后，髌骨被动水平和垂直方向活动。
- 拆线 1 周后，可进行水疗。
- 恢复自主行走。

在手术后的最初几天，不允许负重，从第 2 周末开始逐渐部分负重。术后第 3 周开始扶单拐（放弃手术侧拐杖），然后逐渐弃拐，完全负重，自主行走。

28.4.2　阶段二（5~8 周）

实现下列目标：

- 手术侧膝关节无肿胀。
- 活动度完全恢复。
- 正常的行走。
- 肌营养恢复与力量增强。

这可以通过以下方式获得：

- 仰卧位、俯卧位或坐位时的屈曲练习。
- 抗有限的关节屈曲阻力下等长收缩锻炼和核心肌力锻炼。
- 固定自行车练习。
- 使用平衡板闭链本体感觉练习。

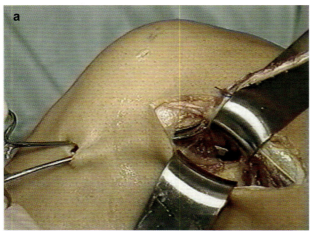 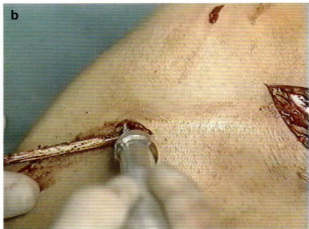

图 28.7　a. 在 Gerdy 结节下方做一长 1~2cm 的皮肤和筋膜切口。将一小的血管钳通过筋膜下方到达股骨外髁部。移植物游离端缝线置于血管钳尖端内，并向远端牵拉；b. 最终，移植物从 Gerdy 结节切口牵出，使用金属 "U" 形钉固定

- 自由泳（避免蛙泳）。
- 水疗法。
- 肌肉拉长练习。
- 运动时在跑步机上以渐进速度跑步。
- 向后跑，绕圈跑，"8"字跑，变向跑。

28.4.3　阶段三（9~12 周）

- 通过机械辅助练习，避免最后 30° 的伸膝受限，静力自行车练习和闭链练习直到屈膝 90° 位，平衡板练习（改善不稳），肌肉力量完全恢复至健侧肢体水平。
- 完全恢复日常活动（驾驶、工作活动）。
- 以低至正常的强度、速度恢复专业运动训练。

28.4.4　阶段四（13~20 周）

- 通过本体感觉练习改善神经肌肉。
- 运动与协调能力恢复（场地直线跑，然后上坡跑，环跑，"8"字跑）。

28.4.5　阶段五（21~24 周）

在这一阶段，运动员开始恢复特定的运动姿势，提高耐力和阻力（有氧运动、急转弯跑、变向跑），并逐渐回归运动。我们建议重返竞技场不要早于术后 6 个月。

28.5　讨论

最初的关节外成形术没有与关节内前交叉韧带重建同时进行。早期结果并不乐观，主要是因为未能恢复前后向稳定性和术后存在外侧间室的退变。近 20 年来，人们对这些技术兴趣减弱的主要原因是全关节镜下前交叉韧带重建技术由于其创伤更小，更加美观而优于这些技术；同时还因为缺少关节内前交叉韧带重建、供区的发病率，以及包括 2 个月固定时间在内的长期康复方案。

关节外成形术联合关节内前交叉韧带重建术效果更令人鼓舞。148 例患者采用带髌腱的开放式关节内前交叉韧带重建术和关节外 Lemaire 成形术，经 11.5 年的随访，89% 的患者主观评分为"满意"或"非常满意"。使用同样的技术，251 例慢性前交叉韧带松弛，83% 的患者功能恢复良好或优良。在另一项研究中，关节内前交叉韧带重建和附加的关节外成形术两组之间没有显著差异，但有记录表明关节外成形术减少了"打软腿"的感觉。类似的，另外两项研究发现，前交叉韧带重建联合附加关节外成形术能显著提高关节稳定性。

这种用股薄肌腱和半腱肌腱联合进行关节外和关节内前交叉韧带重建术的基本原理是将这两种手术方法的优点结合在一起（表 28.1）。

关节外增强术的存在保护了移植物，减少了作用在关节内移植物上的负荷。体外分析表明，结合关节内重建，关节外成形术可以减少作用在移植物上大约 43% 的应力。其他研究人员通过"在体"导航研究表明，单束前交叉韧带重建附加关节外韧带固定术能有效地控制 Lachman 试验时的胫骨移位，并在屈膝 90° 时减少前后向的松弛。

股骨固定位置是获得良好关节外成形术的技术关键。这个点对应于由 Krackow 等和 Draganich 等提出最佳等距位置。1992 年的一项研究结论认为，关节外手术在最终结果中的作用有限。尽管我们承认大多数前交叉韧带损伤可以通过单纯的关节内重建治疗，但我们相信关节外增强术的重要性应该重新考虑。

有作者采用双股腘绳肌腱关节内重建前交叉韧带联合改良的 Macintosh 关节外重建术治疗前交叉韧带翻修病例，获得了成功。Marcacci 等报道使用腘绳肌移植物非解剖过顶位重建前交叉韧带结合外侧肌腱固定术的长期结果。作者推荐初次前交叉韧带重建使用这项技术，因为在术后 11 年他们记录了 54 例连续病例，90% 的病例在 IKDC 评分中得分"良好"或"优秀"。在另一项研究中，应用同种异体肌腱进行非解剖过顶位重建治疗已经有过多例的前交叉韧带翻修病例，83% 的患者结果"良好"或"优秀"，92% 的患者轴移试验"正常"至"接近正常"。此外，附加关节外成形术进行前交叉韧带翻修与单纯关节内重建相比，其在稳定性和失败率方面显示出了更好的结果。

除了移植物的选择和它到股骨外侧髁的走行的多样化，这些作者大多同意关节外成形术成功的关键点是股

表 28.1　关节内–外手术的基本原则

| 1. 采用两个移植物提高重建材料的抗拉强度 |
| 2. 保护关节内重建不受过度负荷的影响，特别是在康复期 |
| 3. 更好地控制侧向外旋，尤其是在某些复杂的前交叉韧带翻修手术中 |
| 4. 使伸膝结构不受干扰 |

骨固定点的位置。这个点定位于 LCL 股骨附着点稍靠后和近端的位置。Colombet 发表了一项技术，使用导航来辅助识别股骨附着点。虽然过顶点位置不能完全实现解剖重建，但一项前瞻性研究表明，使用腘绳肌腱"过顶位"重建前交叉韧带和通过股骨髁隧道进行移植物固定临床上并没有显著性差异。第一种技术可重复性高，并且消除了与股骨隧道位置错误相关的手术失误风险（尤其是对于没有经验的膝关节外科医生）。此外，这种关节外手术技术不会损伤其他关节外增强手术中常用的任何外侧结构（如髂胫束）。该技术的另一个好处是，仅需要 3 枚钛钉来固定移植物，减少了手术费用。这种快速而廉价的技术对于翻修病例也是一种简单的解决方法，消除了处理股骨隧道位置不正、存在关节内固定物或隧道扩大的问题。正如 Zaffagnini 等先前进行的前瞻性随机研究显示的那样，与单束前交叉韧带重建（使用髌腱或者腘绳肌腱）相比，简单的关节内手术联合关节外增强术在维持关节旋转控制方面可能有更好的结果，技术失误的风险更小，临床效果更好。

最近，同一研究小组将双束前交叉韧带重建术与单束前交叉韧带重建附加关节外成形术进行了比较，结果表明后者能更好地控制静态膝关节松弛度，减少了屈曲早期内外侧关节不稳，降低了屈膝 90° 时的膝关节旋转不稳定。

28.6　结论

上述技术在一段时间内取得了令人非常满意的结果，表明只要遵循恰当的手术适应证，关节内和关节外的联合手术方法治疗前交叉韧带功能不全的膝关节是一种有效的手术选择。最近的文献表明，体内和体外的关节外成形术能有效地限制由于前交叉韧带损伤导致的膝关节旋转不稳并改善最终临床结果。前交叉韧带断裂需要详细记录，并需要客观的术前松弛度评估，以正确地确定关节内前交叉韧带重建联合关节外重建的必要性。更深入地了解前外侧间室的解剖学和生物力学特征，将有助于更多的解剖学重建。这些新方法的远期效果仍然需要长期的临床评估。

参考文献

[1] Acquitter Y, Hulet C, Locker B et al (2003) Patellar tendon-bone autograft reconstruction of the anterior cruciate ligament for advanced-stage chronic anterior laxity: is an extra-articular plasty necessary? A pro-spective randomized study of 100 patients with five year follow-up. Rev Chir Orthop Reparatrice Appar Mot 89(5):413–422

[2] Amis AA, Scammell BE (1993) Biomechanics of intra-articular and extra-articular reconstruction of the anterior cruciate ligament. J Bone Joint Surg Br 75(5):812–817

[3] Andrews JR, Sanders RA, Morin B (1985) Surgical treatment of anterolateral instability: a follow-up study. Am J Sports Med 13:112–119

[4] Bignozzi S, Zaffagnini S, Lopomo N et al (2009) Does a lateral plasty control coupled translation dur-ing antero-posterior stress in single-bundle ACL reconstruction? An in vivo study. Knee Surg Sports Traumatol Arthrosc 17(1):65–70

[5] Buda R, Ruffilli A, Di Caprio F (2013) Allograft sal-vage procedure in multiple-revision anterior cruciate ligament reconstruction. Am J Sports Med 41(2): 402–410

[6] Bull AMJ, Amis AA (1998) The pivot-shift phenom-enon: a clinical and biomechanical perspective. Knee 5(5):141–158

[7] Bylski-Austrow DI, Grood ES, Hefzy MS et al (1990) Anterior cruciate ligament replacements: a mechani-cal study of femoral attachment location, flexion angle at tensioning, and initial tension. J Orthop Res 8(4):522–531

[8] Campos JC, Chung CB, Lektrakul N et al (2001) Pathogenesis

of the Segond fracture: anatomic and MR imaging evidence of an iliotibial tract or anterioroblique band avulsion. Radiology 219(2):381–386

[9] Christel P, Djian P (2002) Anterio-lateral extra-articular tenodesis of the knee using a short strip of fascia lata. Rev Chir Orthop Reparatrice Appar Mot 88(5):508–513

[10] Colombet PD (2011) Navigated intra-articular ACL reconstruction with additional extra-articular tenode-sis using the same hamstring graft. Knee Surg Sports Traumatol Arthrosc 19(3):384–389

[11] Dejour H, Walch G, Neyret P et al (1988) Results of surgically treated chronic anterior laxities. Apropos of 251 cases reviewed with a minimum follow-up of 3 years. Rev Chir Orthop Reparatrice Appar Mot 74(7): 622–636

[12] Dejour H, Dejour D, Ait Si Selmi T (1999) Chronic anterior laxity of the knee treated with free patellar graft and extra-articular lateral plasty: 10-year follow-up of 148 cases. Rev Chir Orthop Reparatrice Appar Mot 85(8):777–789

[13] Dejour D, Vasconcelos W, Bonin N et al (2013) Comparative study between mono-bundle bone-patellar tendon-bone, double-bundle hamstring and mono-bundle bone-patellar tendon-bone combined with a modified Lemaire extra-articular procedure in anterior cruciate ligament reconstruction. Int Orthop 37:193–199

[14] Delzell PB, Schils JP, Recht MP (1996) Subtle frac-tures about the knee: innocuous-appearing yet indica-tive of significant internal derangement. AJR Am J Roentgenol 167(3):699–703

[15] Dodds AL, Gupte CM, Neyret P et al (2011) Extra-articular techniques in anterior cruciate ligament reconstruction: a literature review. J Bone Joint Surg Br 93(11):1440–1448

[16] Draganich LF, Reider B, Ling M, Samuelson M (1990) An in vitro study of an intraarticular and extraarticular reconstruction in the anterior cruciate ligament defi-cient knee. Am J Sports Med 18:262–266

[17] Draganich LF, Hsieh YF, Reider B (1995) Iliotibial band tenodesis: a new strategy for attachment. Am J Sports Med 23(2):186–195

[18] Duthon VB, Magnussen RA, Servien E et al (2013) ACL reconstruction and extra-articular tenodesis. Clin Sports Med 32(1):141–153

[19] Ellison AE (1979) Distal iliotibial-band transfer for anterolateral rotatory instability of the knee. J Bone Joint Surg Am 61(3):330–337

[20] Engebretsen L, Lew WD, Lewis JL et al (1990) The effect of an iliotibial tenodesis on intraarticular graft forces and knee joint motion. Am J Sports Med 18(2): 169–176

[21] Ferretti A, Conteduca F, Monaco E et al (2006) Revision anterior cruciate ligament reconstruction with doubled semitendinosus and gracilis tendons and lateral extra-articular reconstruction. J Bone Joint Surg Am 88(11):2373–2379

[22] Giraud B, Besse JL, Cladiere F et al (2006) Intra-articular reconstruction of the anterior cruciate liga-ment with and without extra-articular supplementation by quadricipital tendon plasty: seven-year follow-up. Rev Chir Orthop Reparatrice Appar Mot 92(8): 788–797

[23] Jensen JE, Slocum DB, Larson RL et al (1983) Reconstruction procedures for anterior cruciate liga-ment insufficiency: a computer analysis of clinical results. Am J Sports Med 11(4):240–248

[24] Karlson JA, Steiner ME, Brown CH, Johnston J (1994) Anterior cruciate ligament reconstruction using graci-lis and semitendinosus tendons. Comparison of through-the-condyle and over-the-top graft place-ments. Am J Sports Med 22:659–666

[25] Krackow KA, Brooks RL (1983) Optimization of knee ligament position for lateral extraarticular recon-struction. Am J Sports Med 11(5):293–302

[26] Lemaire M (1975) Chronic knee instability. Technics and results of ligament plasty in sports injuries. J Chir (Paris) 110(4):281–294

[27] Lerat JL, Chotel F, Besse JL et al (1998) The results after 10–16 years of the treatment of chronic anterior laxity of the knee using reconstruction of the anterior cruciate ligament with a patellar tendon graft com-bined with an external extra-articular reconstruction. Rev Chir Orthop Reparatrice Appar Mot 84(8): 712–727

[28] Lohmander LS, Ostenberg A, Englund M, Roos H (2004) High prevalence of knee osteoarthritis, pain, and functional

limitations in female soccer players twelve years after anterior cruciate ligament injury. Arthritis Rheum 50:3145–3152

[29] Lopomo N, Zaffagnini S, Amis AA (2013) Quantifying the pivot shift test: a systematic review. Knee Surg Sports Traumatol Arthrosc 21:767–783

[30] Losee RE, Johnson TR, Southwick WO (1978) Anterior subluxation of the lateral tibial plateau. A diagnostic test and operative repair. J Bone Joint Surg Am 60(8):1015–1030

[31] Macintosh DL, Darby JA (1976) Lateral substitution reconstruction.Proceedings of the Canadian Orthopaedic Association. J Bone Joint Surg Br 58:142

[32] Marcacci M, Zaffagnini S, Iacono F et al (1998) Arthroscopic intra-and extra-articular anterior cruci-ate ligament reconstruction with gracilis and semiten-dinosus tendons. Knee Surg Sports Traumatol Arthrosc 6(2):68–75

[33] Marcacci M, Zaffagnini S, Giordano G et al (2009)Anterior cruciate ligament reconstruction associated with extra-articular tenodesis: a prospective clinical and radiographic evaluation with 10-to 13-year fol-low-up. Am J Sports Med 37(4):707–714

[34] Marcacci M, Zaffagnini S, Marcheggiani Muccioli GM et al (2011) Arthroscopic intra-and extra-articular anterior cruciate ligament reconstruction with gracilis and semitendinosus tendons: a review. Curr Rev Musculoskelet Med 4(2):73–77

[35] Monaco E, Labianca L, Conteduca F et al (2007) Double bundle or single bundle plus extraarticular tenodesis in ACL reconstruction? A CAOS study. Knee Surg Sports Traumatol Arthrosc 15(10):1168–1174

[36] Norwood LA Jr, Andrews JR, Meisterling RC et al (1979) Acute anterolateral rotatory instability of the knee. J Bone Joint Surg Am 61(5):704–709

[37] Noyes FR, Barber SD (1991) The effect of an extra-articular procedure on allograft reconstructions for chronic ruptures of the anterior cruciate ligament. J Bone Joint Surg Am 73(6):882–892

[38] O'Brien SJ, Warren RF, Pavlov H et al (1991) Reconstruction of the chronically insufficient anterior cruciate ligament with the central third of the patellar ligament. J Bone Joint Surg Am 73(2):278–286

[39] Pearl AJ, Bergfeld JA (eds) (1992) Extraarticular reconstruction in the anterior cruciate ligament defi-cient knee. Human Kinetics Books, Champaign

[40] Roth JH, Kennedy JC, Lockstadt H et al (1987) Intra-articular reconstruction of the anterior cruciate liga-ment with and without extra-articular supplementation by transfer of the biceps femoris tendon. J Bone Joint Surg Am 69(2):275–278

[41] Strum GM, Fox JM, Ferkel RD et al (1989) Intraarticular versus intraarticular and extraarticular reconstruction for chronic anterior cruciate ligament instability. Clin Orthop Relat Res 245:188–198

[42] Tashiro Y, Okazaki K, Miura H et al (2009) Quantitative assessment of rotatory instability after anterior cruciate ligament reconstruction. Am J Sports Med 37(5):909–916

[43] Tashman S, Collon D, Anderson K et al (2004) Abnormal rotational knee motion during running after anterior cruciate ligament reconstruction. Am J Sports Med 32(4):975–983

[44] Trojani C, Beaufils P, Burdin G (2012) Revision ACL reconstruction: influence of a lateral tenodesis. Knee Surg Sports Traumatol Arthrosc 20(8): 1565–1570

[45] Zaffagnini S, Marcacci M, Lo Presti M et al (2006) Prospective and randomized evaluation of ACL recon-struction with three techniques: a clinical and radio-graphic evaluation at 5 years follow-up. Knee Surg Sports Traumatol Arthrosc 14(11):1060–1069

[46] Zaffagnini S, Marcheggiani Muccioli GM, Lopomo N et al (2012) Can the pivot-shift be eliminated by ana-tomic double-bundle anterior cruciate ligament recon-struction? Knee Surg Sports Traumatol Arthrosc 20:743–751

[47] Zaffagnini S, Signorelli C, Lopomo N et al (2012) Anatomic double-bundle and over-the-top single-bundle with additional extra-articular tenodesis: an in vivo quantitative assessment of knee laxity in two different ACL reconstructions. Knee Surg Sports Traumatol Arthrosc 20(1):153–159

[48] Zaffagnini S, Lopomo N, Signorelli C, Marcheggiani Muccioli GM, Bonanzinga T, Grassi A, Raggi F, Visani A, Marcacci M (2014) Inertial sensors to quan-tify the pivot shift test in the treatment of anterior cru-ciate ligament injury. Joints 2(3):124–129

第 29 章　前交叉韧带和关节外肌腱固定术

Benjamin V.Herman，Timothy D.Lording，Alan Getgood

译者　韩雪松　肖　杰
审校　尚小可　谭洪波

29.1　简介

前交叉韧带重建术（ACLR）是最常见的骨科手术之一。随着现代关节镜技术的发展，大多数患者术后可获得良好的预后。然而据报道，患者术后 2 年重返高水平体育运动的比例仅为 63%。其中一个原因可能是传统的 ACLR 不能可靠地恢复胫骨正常的旋转活动。40 多年前，膝关节外侧肌腱固定术（LET）就有很多不同的手术方法。这些方法随着人们对前交叉韧带（ACL）损伤生物力学认识的提高而发展起来，尤其是研究表明在 ACL 功能不全时膝关节前外侧旋转稳定性会降低。

由于过去的 LET 手术在生物力学上过度紧张及关节内 ACLR 技术的不断改进，导致单纯 LET 手术逐渐被废弃。由于对前文提到的 ACLR 的关注，人们重新对 LET 作为一种辅助治疗手段产生了兴趣。

29.2　关节外肌腱固定术的解剖学和生物力学原理

29.2.1　解剖学

前交叉韧带是限制胫骨前移的主要结构，同时有一定程度限制胫骨内旋和膝关节内翻 / 外翻的作用。前交叉韧带由前内束和后外束组成，每束作用不同：前内束和后外束分别在屈膝和伸膝时紧张。非接触性损伤机制涉及多种力的组合，类似于轴移试验中所涉及的力，当膝关节从屈曲到伸直时，外侧间室承受轴向载荷和外翻力。这一机制导致 MRI 显示胫骨外侧平台后侧和股骨外侧髁前外侧的病理性骨挫伤。"单纯的"ACL 撕裂的损伤通常会导致软组织结构的附加损伤，其中包括外侧关节囊韧带结构和其他几种结构等。最新的解剖学研究已经证实了前外侧韧带（ALL）（图 29.1）是一个独立的外侧结构，是限制胫骨内旋的二级稳定结构。过去有几项研究表明，膝关节外侧的各种结构对限制前外侧旋转不稳定有重要作用。病理性 segond 骨折最初被认为是关节囊外侧中 1/3 韧带的撕脱性骨折。Norwood 等的研究表明在 36 个急性膝关节前外侧旋转不稳定的病例中，其中 32 例发现关节囊外韧带和（或）髂胫束损伤。以往研究发现的许多结构可能就是 ALL 的同义词，借助现代影像学成像手段和组织学技术，研究人员才能够更准确地描述这种结构。最近一项研究证实 ALL 与 Segond 骨折有关。应当注意的是，ALL 不是唯一影响膝关节旋转的结构。外侧半月板的后根部撕裂和内侧半月板的关节囊分离都会影响 ACL 功能不全时膝关节的旋转稳定性。髂胫束（ITB）由于附着于 Gerdy 结节上，也被证实对前外侧旋转的控制有一定影响。尤其是，最近研究表明 ITB 的关节囊–骨质层从股骨远端的后方 Kaplan 纤维近端附着到 Gerdy 结节后侧的远端，是控制前外侧旋转的主要结构。因此我们可以推测，关节内、外的结构协同限制着膝关节的前外侧旋转。前交叉韧带、外侧半月板、ITB 以及这些所有相关结构都是协调工作的。此外 ACL 损伤可能导致这些重要结构的联合损伤。因此除了前交叉韧带外，寻找周围其他结构的损伤并在适当的情况下进行治疗也是非常重要的。

29.2.2 前交叉韧带重建术的生物力学和疗效

传统的关节内ACLR在限制胫骨前移方面是成功的，而在控制旋转稳定性方面则相对欠缺。目前ACLR的目标是旨在恢复正常的膝关节运动学，并且已经取得了不同程度的成功。虽然生物力学研究表明额外的后外侧束有助于控制膝关节旋转稳定性，但是双束ACLR技术增加了手术的难度，并且临床研究表明双束ACLR并不比传统单束重建有明显的优势。解剖单束前交叉韧带重建术是最新的手术方式，将股骨隧道位置置于ACL的足印区内，移植物位置更低，与以前的单束技术相比倾斜角更大。从理论上讲，移植物的倾斜度越大，限制胫骨旋转的能力越强。越来越多的文献表明更倾斜的移植物位置和解剖单束ACLR能更好地控制胫骨旋转和改善患者的预后。然而目前ACLR技术的临床结果指出了一些值得关注的问题：20岁以下患者的再损伤率高达20%，许多研究报道了通过轴移试验测量的持续性旋转不稳的发生率仍较高。众所周知，轴移试验阳性与患者满意度的下降、功能不稳定性的增加密切相关，越来越多文献表明目前的ACLR技术在减少旋转不稳方面并不有效。此外患者恢复到伤前运动水平的比例可能低至63%，而恢复到竞技运动水平的比例则更低，只有44%。最后，ACLR术后发生膝关节创伤性关节炎（PTOA）的比例和严重程度可能高于健侧，直接原因目前仍不清楚。轴移试验阳性可能预示着关节软骨接触应力异常和随之出现的磨损量增加；损伤发生时的分子机制最有可能是PTOA发生的主要原因。尽管目前的ACLR技术确实有良好的临床疗效，但很显然，缺乏很好的旋转稳定性，临床问题仍然存在。因此许多作者认为可以通过解决旋转不稳定来缓解这些问题。

29.2.3 关节外肌腱固定术的生物力学

在关节内ACLR手术出现之前，LET手术通过重建关节囊前外侧结构来解决ACL功能不全时的膝关节不稳。从理论上讲，就限制膝关节前外侧旋转而言，关节外重建比关节内重建更具有生物力学优势。原因是基于外周结构的关节外重建后的杠杆力臂更长，抗扭矩能力

也就越强。Ellison将ACL描述为"车轮的轮毂"，并认为"在车轮边缘处比在轮毂处更容易控制车轮的旋转"。LET也被证实是可以保护ACL重建的移植物。如前所述，理论上随着解剖ACLR移植物的解剖倾斜角度的增加，它能够抵抗更多的旋转扭矩力，但同时也会使移植物受到比常规倾斜角度更大的作用力。这可能导致移植物由于拉伸或断裂而使手术失败。在尸体模型中，已经证实LET可以使ACL移植物上的应力降低43%，同时尸体模型也显示关节内ACLR和LET在胫骨前移和胫骨内旋过程中负荷将共同分担。在活体上也观察到了类似的优点。与单束ACLR和双束ACLR相比，单束ACLR联合LET可以显著减少胫骨内旋。Zaffagnini等也证实术后患者屈膝90°位胫骨内旋不稳得到了改善，同时在完全伸膝状态下的内、外翻稳定性也有所提高。近年来，人们对膝关节外侧结构的生物力学和重建进行了更为严谨的研究。同时对ALL也重新产生了兴趣，因此推动了以恢复膝关节旋转稳定性为目标的解剖ALL重建的发展。生物力学测试表明ALL确实在控制膝关节前外侧旋转不稳方面发

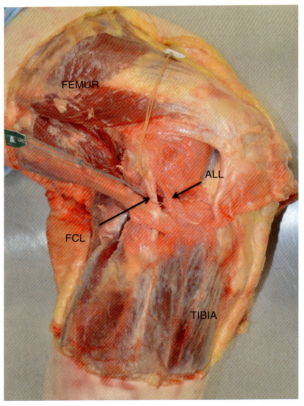

图 29.1　膝关节前外侧的大体解剖，ALL（前外侧韧带）已标注

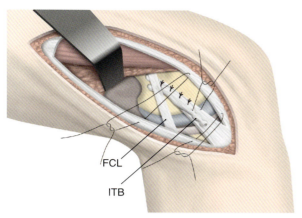

图 29.2　Lemaire 手术。Lemaire 的最初描述，利用一条附着在 Gerdy 结节上的 IT 带，穿过 FCL 股骨止点近端及深面的股骨隧道。Neyret 等所做的改良，将股薄肌移植物从骨–髌腱–骨 ACL 移植物的骨块上拉出，移植物从外向内引入膝关节，随后通过骨隧道将股薄肌移植物固定在 Gerdy 结节上

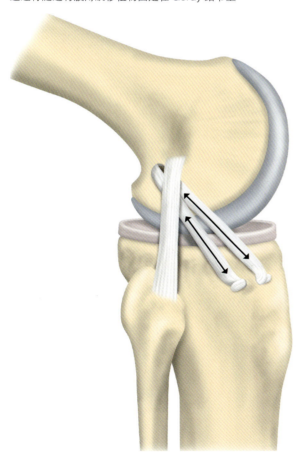

图 29.3　Losee 手术

挥作用，但其临床效果可能比较小。Spencer 等最新的一项研究表明：前交叉韧带功能不全的尸体膝关节标本，切除 ALL 后模拟轴移动作，虽然内旋角度增加了 2°，但是并没有什么临床意义。此外，使用上述技术重建 ALL

并不能恢复 ALL 完好状态下的生物力学。然而，采用改良的 Lemaire 技术——即使用一束 ITB 进行 LET，并将其置于腓侧副韧带股骨止点（FCL）下方时，ACL 功能不全时的胫骨前移和胫骨内旋将显著减少。这项研究显示 LET 优于解剖 ALL 重建，部分原因可能是由于股骨附着点的位置和后者张力的缘故。

29.3　关节外肌腱固定术的临床疗效

29.3.1　单纯关节外肌腱固定术

已经开发的几种不同的 LET 手术方式，最初这些术式是独立进行的，没有处理 ACL（图 29.2~ 图 29.5）。Lemaire 技术最早出现于 1967 年，使用了一条长 18cm、宽 1cm 的 IT 带。一端固定在 Gerdy 结节上，穿过腓侧副韧带（FCL）并固定在 FCL 股骨止点近端的骨隧道内。然后将移植物引向远端，固定在 Gerdy 结节的第二个隧道内。Losee 描述此手术步骤为：将 IT 带自前向后穿过股骨隧道，绕过弓状复合体，在 FCL 下方，使用螺钉将其固定在 Gerdy 结节上。

Ellison 手术描述于 1979 年，首先自 Gerdy 结节上获取一个带骨栓的 IT 带移植物，随后将移植物穿过 FCL 近端，最后将骨栓固定于 Gerdy 结节前方。MacIntosh 手术于 1980 年进行了描述，类似于 Lemaire 手术。移植物穿过 FCL 股骨起点后方的骨膜下隧道，在外侧肌间隔后方绕环，然后再次穿向远端。改良的 MacIntosh 手术是将 IT 带移植物通过胫骨上的隧道绕过股骨外侧髁和关节内（MacIntosh Ⅱ）。另外一种 MacIntosh 改良手术是从髌骨前方剥离出一条股四头肌–髌骨肌腱，使其远端附着在位，从滑车上穿过移植物，然后将其固定在股骨外侧。Andrews 的"微创重建术"发表于 1983 年，它将髂胫束纵向劈开，然后将其部分肌腱固定到股骨外侧。

29.3.2　单纯关节外肌腱固定术的疗效

各种单纯 LET 手术的临床效果普遍都比较差。据报道，Ellison 手术的患者满意度为 57%~63%，Lemaire 手

术患者的满意度仅为 52%。在接受 MacIntosh 手术的患者中，尽管有 84% 的患者术后轴移试验阴性，但仅有不到一半的患者恢复到以前的运动水平。对单纯 LET 术后患者进行客观的轴移试验检查时通常会发现阳性结果。Andrews（1983）报道他的术式具有 94% 的客观可接受结果和 91% 的主观可接受结果。不幸的是，由于其他单纯 LET 手术研究的结果均来自一个无效的评分系统时代，因此他们不具有统计学意义。除了不良的临床结果外，还有其他的一些问题导致单纯 LET 手术被遗弃。LET 手术的非解剖性质被认为是导致膝关节运动不良的原因。多项研究表明，胫骨休息位若出现外旋是过度限制的表现。然而，这可能是由于在过度外旋的情况下拉紧了 LET 移植物的结果。也有人担心这种过度限制可能会使患者更易患上膝关节外侧间室骨关节炎（OA），然而支持这种关联的证据并不充分。

29.3.3　联合关节外肌腱固定术

随着关节镜下 ACLR 技术的改进并成为"金标准"，外科医生们尝试将 LET 作为一种附加的治疗手段。一些外科医生使用 MacIntosh 手术或 Lemaire 手术来辅助关节内移植物重建。Marcacci 在 1992 年发明了一种手术技术，同时使用腘绳肌腱移植物进行前交叉韧带重建和外侧结构重建。穿过前交叉韧带重建的移植物后，将移植物通过"过顶"位置，引到髂胫束深面，再经过外侧副韧带向下到达 Gerdy 结节，并在此处固定。Colombet 使用了类似的技术，但不是从"过顶"位置，而是将移植物从 ACL 的前内侧束穿过股骨隧道到"股外侧结节"近端和后方 1cm 处。

29.3.4　联合关节外肌腱固定术的疗效

关节内 ACLR 和 LET 联合手术的临床效果更有前景。一项包含 29 篇文章的 Meta 分析结果显示，与单纯 ACLR 相比，ACLR 联合 LET 手术后轴移试验阳性的情况经统计显著减少。KT 1000/2000 关节动度测量或 IKDC 评分方面，以及胫骨前移方面没有发现显著性差异。该 Meta 分析还特别强调了研究的异质性，因为有几项因素存在不同，包括 ACL 移植物的类型 [骨-髌腱-骨（BTB）与

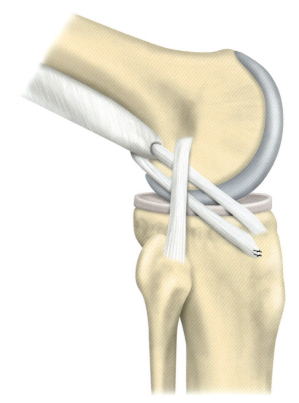

图 29.4　Ellison 手术

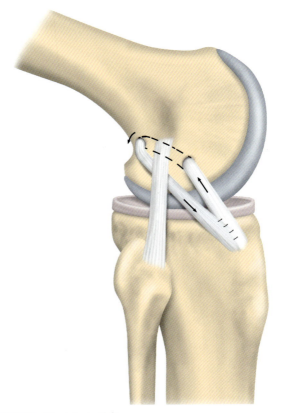

图 29.5　MacIntosh 手术

腘绳肌腱（HT）] 和 LET 的手术方法。尸体研究并没有显示过度限制，同样的临床研究也没有显示外侧 OA 的风险增加，即使是在胫骨外旋时 LET 移植物处于紧张状态。

29.4　Fowler Kennedy 手术

29.4.1　适应证

我们机构目前的做法是，在大多数初次手术病例中，使用 BTB 或 HT 自体移植物进行单纯 ACLR。在不需要处理其他重要病变（后外侧角、内侧副韧带重建、半月板移植等）的 ACLR 后的翻修病例中，尤其是在使用同种异体移植物的情况下，应考虑联合 LET 手术。Trojani 等的一项研究也支持这一观点，在联合 LET 手术的翻修患者中，80% 的患者轴移试验阴性，而在单纯 ACLR 患者中，这一比例为 63%。在初次手术中并没有明确的 LET 手术适应证。然而，考虑到患者存在合并的特定危险因素（要点 1），在这种情况下，主要作者（AG）可能会推荐联合手术，因为他认为移植物失败的风险比较高。

> 要点 1　联合 LET 手术时需要考虑的危险因素
> - 轴移试验 2 级或 3 级（重度旋转不稳）。
> - 年龄 <25 岁。
> - 全身性韧带松弛。
> - 膝过伸 >10°。
> - 重返旋转运动（如足球、篮球）。

有人也提出了一种基于合并损伤的 ACL 断裂个体化治疗流程。Musahl 建议，在没有半月板或侧副韧带损伤的情况下，轴移试验 2 级或 3 级的患者应考虑 LET 手术。在这些情况下，持续性的关节囊损伤，全身性韧带松弛，或潜在的形态学异常可能是轴移试验异常的原因。Lerat 等认为，在 Lachman 试验中，膝关节侧存在不同程度移位（在前移时有明显内旋）的患者可以从 LET 手术中获益。Lording 等认为内侧半月板的严重损伤可能是另外一个手术适应证，因为半月板的缺失增加了 ACL 移植物上的压力，将对术后膝关节的稳定性产生负面影响。

29.4.2　手术技巧（图 29.6）

在 ACLR 最终拉紧后，实施改良的 Lemaire 手术。在股骨外上髁的后方做一长约 6cm 的弧形切口。分离髂胫束的后缘，清除所有与 Gerdy 结节水平相连的筋膜组织。从髂胫束后半部切取长 8cm、宽 1cm 的髂胫束条带，确保关节囊–骨质层最后面的大部分纤维保持完整。保留 Gerdy 结节的远端附着，清除股外侧肌的所有深部附着，向近端游离，用 1 号 Vicryl 线连续缝合移植物的游离缘。然后分离出 FCL。在韧带近端前后做一小的关节囊切口，将组织剪（Metzenbaum 剪）置于 FCL 的深部，钝切解剖出供移植物通过的通道。在确保腘肌没有医源性损伤的情况下，尽量位于关节囊外。然后将髂胫束移植物由远端到近端穿过移到 FCL 下方。用电刀清理股骨外侧髁上方腓肠肌外侧头近端的小的脂肪垫，显露腓肠肌外侧头前方及近端的止点。用骨剥清理股骨外侧髁干骺端的骨膜。注意不要损伤前交叉韧带股骨固定点，因为带袢悬吊钢板经常位于这个位置。然后收紧移植物，避免过度紧张，屈膝 60°，足处于旋转中立位，避免外侧间室过度限制。移植物采用 1 枚小的门型钉（Richards 钉）固定，然后向远端折回，最后用 1 号 Vicryl 线连续缝合到自身韧带上。冲洗切口，确认止血，分层缝合。为了避免过度紧张外侧髌股关节，不需要缝合获取移植物的髂胫束后部。术后康复和负重同 ACLR 后，只要没有进行半月板修复，可以进行全范围的关节活动。

> 要点 2　技术要点
> 将腿置于图 29.4 所示的位置，将腓侧副韧带置于紧张状态下以帮助识别，以便从其下方将 LET 移植物穿过。

> 要点 3　技术要点
> 在固定过程中对 LET 移植物施加最小张力，屈膝 60° 足旋转中立位，避免过度限制。

29.4.3　未来发展方向

随着研究的深入，LET 的作用将变得更加明确，有利于更准确地识别出那些行单纯 ACLR 有高失败风险的

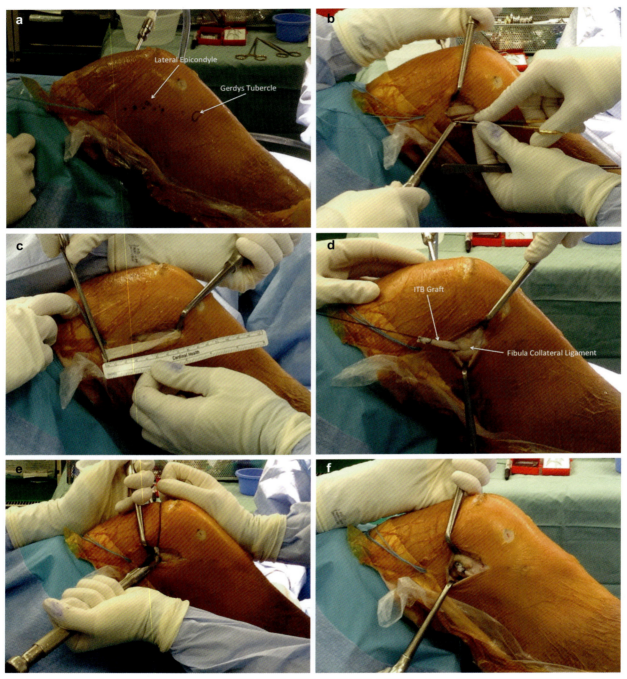

图 29.6 改良 Lemaire LET 手术技术。a.6cm 的弧形切口（虚线）位于股骨外上髁后方；b、c. 从髂胫束后半部切取 8cm 长、1cm 宽的髂胫束条带，确保关节囊膜骨质层最后面的纤维完整；d. 先分离出 FCL，然后将髂胫束移植物由远端向近端置于 FCL 下方；e. 确定附着部位在腓肠肌腱的前方和近端。移植物用小的门型钉（Richards 短钉）固定避免过度紧张，屈膝 60°，足位于旋转中立位，避免外侧间室过度被限制；f. 将移植物自身缝合起来，髂胫束保持切开状态，避免过度收紧髌骨外侧支持带

患者。已知许多危险因素与移植物撕裂和 ACLR 失败有关：年轻、女性、同种异体移植物的使用、合并损伤（内侧半月板的缺失）以及重返旋转或跳跃的高危运动都可能导致失败的发生。需要精心设计的研究来确定谁（如果有的话）将从附加性 LET 手术中获益最多。

我们中心目前正在负责一项多中心随机对照临床试验，旨在确定高危患者的治疗中进行 LET 手术是否有临床益处。STAbiLiTY（标准前交叉韧带重建与前交叉韧带重建 + 关节外肌腱固定术）研究自 2014 年 1 月起在加拿大和欧洲的 8 个中心开始招募患者，目标是招募 600 名

参与者。患者年龄在 25 岁以下，且有以下两大特征：2 级以上的轴移试验，参与轴移运动或全身性韧带松弛；2 年随访以移植失败为主要结局，移植物失败定义为需要翻修手术或轴移试验阳性。

> **要点 4**
> 在翻修情况下使用 LET，因为其具有控制膝关节前外侧旋转的作用。一旦熟练掌握该技术，即可应用于高危初次 ACLR 患者中，例如年轻的患有广泛性韧带松弛症患者，膝过伸和希望重返高水平竞技运动的年轻患者。

29.5 结论

最新的研究表明，ACL、外侧半月板后根部、ALL 和髂胫束在控制膝关节前外侧旋转和轴移活动中起到协同作用。尽管 ALL 已受到了极大的关注，但 ACL 损伤导致的高度旋转不稳可能是这些结构的联合损伤。文献支持提供关节外限制对控制胫骨内旋具有生物力学方面的益处。LET 在欧洲骨科界已被广泛接受，在北美也开始被认为是目前 ACLR 技术在某些特定患者群体中的有效附加手段。使用现代技术，这是一种并发症少且复发率低的手术。然而，需要更多临床研究来确定特定的患者群体，使他们在这个附加手术中获得最大益处，并且在中长期随访时间内得到更多的益处。

参考文献

[1] Ardern CL, Webster KE, Taylor NF, Feller JA (2011)Return to sport following anterior cruciate ligament reconstruction surgery: a systematic review and meta-analysis of the state of play. Br J Sports Med 45:596–606

[2] Boden BP, Sheehan FT, Torg JS, Hewett TE (2010) Noncontact anterior cruciate ligament injuries: mech-anisms and risk factors. J Am Acad Orthop Surg 18:520–527

[3] Claes S, Vereecke E, Maes M, Victor J, Verdonk P, Bellemans J (2013) Anatomy of the anterolateral liga-ment of the knee. J Anat 223:321–328

[4] Vieira EL, Vieira EÁ, da Silva R, dos Santos Berlfein PA, Abdalla RJ, Cohen M (2007) An anatomic study of the iliotibial tract. Arthrosc J Arthrosc Relat Surg 23:269–274

[5] Vincent JP, Magnussen RA, Gezmez F, Uguen A, Jacobi M, Weppe F et al (2012) The anterolateral liga-ment of the human knee: An anatomic and histologic study. Knee Surg Sports Traumatol Arthrosc 20:147–152

[6] Caterine S, Litchfield R, Johnson M, Chronik B, Getgood A (2014) A cadaveric study of the anterolat-eral ligament: re-introducing the lateral capsular liga-ment. Knee Surg Sports Traumatol Arthrosc. [Internet]. [cited 2015 Mar 5];1–10. Available from: http://www.ncbi.nlm.nih.gov/pubmed/24929656

[7] Hughston JC, Andrews JR, Cross MJ, Moschi A (1976) Classification of knee ligament instabilities. Part II. The lateral compartment. J Bone Joint Surg. Am. [Internet]. [cited 2014 Nov 17];58:173–179.Available from:http://www.ncbi.nlm.nih.gov/pubmed/1254620

[8] Dietz GW, Wilcox DM, Montgomery JB (1986) Segond tibial condyle fracture: lateral capsular liga-ment avulsion. Radiology [Internet]. [cited 2015 Apr 29];159:467–469. Available from: http://www.ncbi. nlm.nih.gov/pubmed/3961179

[9] Goldman AB, Pavlov H, Rubenstein D (1988) The Segond fracture of the proximal tibia: a small avulsion that reflects major ligamentous damage. AJR Am JRoentgenol. [Internet]. [cited 2015 Apr 29];151:1163–1167. Available from: http://www. ncbi.nlm.nih.gov/pubmed/3263770

[10] Johnson LL (1979) Lateral capsular ligament com-plex: anatomical and surgical considerations. Am J Sports Med. [Internet]. [cited 2015 Apr 29];7:156–160. Available from: http://www.ncbi.nlm.nih.gov/ pubmed/464170

[11] Segond P (1879) Recherches cliniques et experimen-tales sur les epanchements sanguins du genou par entorse. Progres Medical, Paris

[12] Norwood LA, Andrews JR, Meisterling RC, Clancy GL (1979)

Acute anterolateral rotatory instability of the knee. J Bone Joint Surg Am 61-A:704–709

[13] Claes S, Luyckx T, Vereecke E, Bellemans J (2014) The Segond fracture: a bony injury of the anterolateral ligament of the knee. Arthroscopy [Internet]. [cited 2015 Jul 3];30:1475–1482. Available from: http:// www.ncbi.nlm.nih.gov/pubmed/25124480

[14] Bhatia S, LaPrade CM, Ellman MB, LaPrade RF (2014) Meniscal root tears: significance, diagnosis, and treatment. Am J Sports Med. [Internet]. [cited 2015 Apr 29];42:3016–3030. Available from: http:// www.ncbi.nlm.nih.gov/pubmed/24623276

[15] Tanaka M, Vyas D, Moloney G, Bedi A, Pearle AD, Musahl V (2012) What does it take to have a high-grade pivot shift? Knee Surg. Sports Traumatol. Arthrosc. [Internet]. [cited 2015 Mar 5];20:737–742.Available from:http://www.ncbi.nlm.nih.gov/pubmed/22222616

[16] Thompson WO, Fu FH (1993) The meniscus in the cruciate-deficient knee. Clin Sports Med. [Internet]. [cited 2015 Apr 29];12:771–796. Available from: http://www.ncbi.nlm.nih.gov/pubmed/8261525

[17] Kittl C, El Daou H, Athwayl K, Gupte C, Weiler A, Williams A et al (2015) The role of the anterolateral structures and the ACL in controlling internal rota-tional knee laxity. ISAKOS Bienn Congr. [Internet]. Lyon; [cited 2015 Jun 15]. Available from: https:// www.isak os.com/meetings/2015congress/AbstractView?EventID=8115

[18] Zelle BA, Vidal AF, Brucker PU, Fu FH (2007) Double-bundle reconstruction of the anterior cruciate ligament: anatomic and biomechanical rationale. J Am Acad Orthop Surg 15:87–96

[19] Yagi M, Wong EK, Kanamori A, Debski RE, Fu FH, Woo SL-Y (2002) Biomechanical analysis of an ana-tomic anterior cruciate ligament reconstruction. Am J Sports Med 30:660–666

[20] Meredick RB, Vance KJ, Appleby D, Lubowitz JH (2008) Outcome of single-bundle versus double-bundle reconstruction of the anterior cruciate liga-ment: a meta-analysis. Am J Sports Med 36:1414–1421

[21] Bedi A, Raphael B, Maderazo A, Pavlov H, Williams RJ (2010) Transtibial versus anteromedial portal drill-ing for anterior cruciate ligament reconstruction: a cadaveric study of femoral tunnel length and obliq-uity. Arthrosc J Arthrosc Relat Surg. [Internet]. Elsevier Inc.; 6:342–350. Available from: http://dx. doi.org/10.1016/j.arthro.2009.12.006

[22] Markolf KL, Jackson SR, McAllister DR (2010) A comparison of 11 o'clock versus oblique femoral tun-nels in the anterior cruciate ligament-reconstructed knee: knee kinematics during a simulated pivot test. Am J Sports Med 38:912–917

[23] Lee MC, Seong SC, Lee S, Chang CB, Park YK, Jo H et al (2007) Vertical femoral tunnel placement results in rotational knee laxity after anterior cruciate liga-ment reconstruction. Arthroscopy [Internet]. [cited 2015 Apr 29];23:771–778. Available from: http://www.ncbi.nlm.nih.gov/pubmed/17637414

[24] Loh JC, Fukuda Y, Tsuda E, Steadman RJ, Fu FH, Woo SLY (2003) Knee stability and graft function fol-lowing anterior cruciate ligament reconstruction: Comparison between 11 o'clock and 10 o'clock fem-oral tunnel placement. Arthrosc J Arthrosc Relat Surg 19:297–304

[25] Scopp JM, Jasper LE, Belkoff SM, Moorman CT (2004) The effect of oblique femoral tunnel placement on rotational constraint of the knee reconstructed using patellar tendon autografts. Arthroscopy [Internet]. [cited 2015 Apr 29];20:294–299. Available from: http://www.ncbi.nlm.nih.gov/pubmed/15007318

[26] Jepsen CF, Lundberg-Jensen AK, Faunoe P (2007) Does the position of the femoral tunnel affect the lax-ity or clinical outcome of the anterior cruciate ligament-reconstructed knee? A clinical, prospective, randomized,double-blind study. Arthroscopy [Internet]. [cited 2015 Apr 29];23:1326–1333.Available from:http://www.ncbi.nlm.nih.gov/pubmed/18063177

[27] Kato Y, Ingham SJM, Kramer S, Smolinski P, Saito A, Fu FH (2009) Effect of tunnel position for anatomic single-bundle ACL reconstruction on knee biome-chanics in a porcine model. Knee Surg Sports Traumatol Arthrosc 18:2–10

[28] Kato Y, Maeyama A, Lertwanich P, Wang JH, Ingham SJM, Kramer S et al (2012) Biomechanical compari-son of different graft positions for single-bundle ante-rior cruciate ligament

reconstruction. Knee Surg Sports Traumatol Arthrosc 21:816–823

[29] Kondo E, Merican AM, Yasuda K, Amis AA (2011) Biomechanical comparison of anatomic double-bundle, anatomic single-bundle, and nonanatomic single-bundle anterior cruciate ligament reconstruc-tions. Am J Sports Med. [Internet]. [cited 2015 Jun 16];39:279–288. Available from: http://ajs.sagepub. com/content/39/2/279.short

[30] Shelbourne K, Gray T, Haro M (2009) Incidence of subsequent injury to either knee within 5 years after anterior cruciate ligament reconstruction with patellar tendon autograft. Am J Sports Med 37:246–251

[31] Kaeding CC, Aros B, Pedroza A, Pifel E, Amendola A, Andrish JT et al (2011) Allograft versus autograft anterior cruciate ligament reconstruction: predictors of failure from a MOON prospective longitudinal cohort. Sports Health 3:73–81

[32] Mohtadi NG, Chan DS, Dainty KN, Whelan DB (2011) Patellar tendon versus hamstring tendon auto-graft for anterior cruciate ligament rupture in adults. Cochrane Database Syst Rev. [Internet]. [cited 2015 Apr 29];CD005960. Available from: http://www.ncbi. nlm.nih.gov/pubmed/21901700

[33] Magnussen RA, Lawrence JTR, West RL, Toth AP, Taylor DC, Garrett WE (2012) Graft size and patient age are predictors of early revision after anterior cru-ciate ligament reconstruction with hamstring auto-graft. Arthroscopy [Internet]. [cited 2015 Apr29];28:526–531. Available from: http://www.ncbi.nlm.nih.gov/pubmed/22305299

[34] Kocher MS, Steadman JR, Briggs K, Zurakowski D, Sterett WI, Hawkins RJ (2002) Determinants of patient satisfaction with outcome after anterior cruci-ate ligament reconstruction. J Bone Joint Surg Am 84-A:1560–1572

[35] Ayeni OR, Chahal M, Tran MN, Sprague S (2012) Pivot shift as an outcome measure for ACL recon-struction: a systematic review. Knee Surg Sports Traumatol Arthrosc. [Internet]. [cited 2015 Apr 29];20:767–777. Available from: http://www. ncbi. nlm.nih.gov/pubmed/22218828

[36] Leiter JRS, Gourlay R, McRae S, de Korompay N, MacDonald PB (2014) Long-term follow-up of ACL reconstruction with hamstring autograft. Knee Surg Sports Traumatol Arthrosc. [Internet]. [cited 2015 Apr 29];22:1061–1069. Available from: http://www. ncbi.nlm.nih.gov/pubmed/23595537

[37] Jonsson H, Riklund-Ahlström K, Lind J (2004) Positive pivot shift after ACL reconstruction predicts later osteoarthrosis: 63 patients followed 5-9 years after surgery. Acta Orthop Scand 75:594–599

[38] Catterall JB, Stabler T V, Flannery CR, Kraus VB (2010) Changes in serum and synovial fluid biomark-ers after acute injury (NCT00332254). Arthritis Res Ther. [Internet]. [cited 2015 Jun 24];12:R229. Available from: http://www. pubmedcentral.nih.gov/ articlerender.fcgi?artid=3046542&tool=pmcentrez&r endertype=abstract

[39] Natoli RM, Scott CC, Athanasiou KA (2008) Temporal effects of impact on articular cartilage cell death, gene expression, matrix biochemistry, and bio-mechanics. Ann Biomed Eng. [Internet]. [cited 2015 Jun 24];36:780–792. Available from: http://www. ncbi.nlm.nih.gov/pubmed/18299988

[40] Schindler OS (2012) Surgery for anterior cruciate ligament deficiency: a historical perspective. Knee Surg Sports Traumatol Arthrosc 20:5–47

[41] Ellison A (1978) Anterolateral rotatory instability. In: Funk F Jr (ed) Symposium on the athlete's knee, surgi-cal repair and reconstruction. American Academy of Orthopaedic Surgeons, St. Louis, AAOS, pp 178–193

[42] Engebretsen L, Lew WD, Lewis JL, Hunter RE (1990) The effect of an iliotibial tenodesis on intraarticular graft forces and knee joint motion. Am J Sports Med 18:169–176

[43] Draganich LF, Reider B, Ling M, Samuelson M (1990) An in vitro study an intraarticular and extraar-ticular reconstruction in the anterior cruciate ligament deficient knee. Am J Sports Med 18:262–266

[44] Monaco E, Labianca L, Conteduca F (2007) De Carli a., Ferretti a. Double bundle or single bundle plus extraarticular tenodesis in ACL reconstruction?: AAA CAOS study. Knee Surg Sports Traumatol Arthrosc 15:1168–1174

[45] Zaffagnini S, Signorelli C, Lopomo N, Bonanzinga T, Marcheggiani Muccioli GM, Bignozzi S et al. (2012) Anatomic double-bundle and over-the-top single-bundle with additional extra-articular tenodesis: an in vivo

quantitative assessment of knee laxity in two different ACL reconstructions. Knee Surg Sports Traumatol Arthrosc. [Internet]. [cited 2015 Apr 29];20:153–159. Available from: http://www.ncbi.nlm.nih.gov/pubmed/21710111

[46] Spencer L, Burkhart TA, Tran MN, Rezansoff AJ, Deo S, Caterine S et al. (2015) Biomechanical Analysis of Simulated Clinical Testing and Reconstruction of the Anterolateral Ligament of the Knee. Am J Sports Med [Internet]. [cited 2015 Jun 24];0363546515589166. Available from: http://ajs.sagepub.com/content/early/2 015/06/19/0363546515589166.abstract

[47] Lemaire M (1967) Ruptures anciennes du ligament croise anterieur du genou: Requence, Clinique, Traitement. (46 cas). J Chir 93:311–320

[48] Losee RE, Johnson TR, Southwick WO (1978) Anterior subluxation of the lateral tibial plateau. A diagnostic test and operative repair. J Bone Joint Surg Am. [Internet]. [cited 2015 Apr 29];60:1015–1030.Available from:http://www.ncbi.nlm.nih.gov/pubmed/721850

[49] Ellison AE (1979) Distal iliotibial-band transfer for anterolateral rotatory instability of the knee. J Bone Joint Surg Am 61-A:330–337

[50] Ireland J, Trickey E (1980) MacIntosh tenodesis for anterolateral instability of the knee. J Bone Joint Surg Br 62-B:340–345

[51] McCulloch PC, Lattermann C, Boland AL, Bach BR (2007) An illustrated history of anterior cruciate liga-ment surgery. J Knee Surg 20:95–104

[52] Andrews JR, Sanders R (1983) A "mini-reconstruction" technique in treating anterolateral rotatory instability (ALRI). Clin Orthop Relat Res 172:93–96

[53] Kennedy JC, Stewart R, Walker DM (1978) Anterolateral rotatory instability of the knee joint. J Bone Joint Surg Am 60-A:1031–1039

[54] Fox JM, Blazina ME, Del Pizzo W, Ivey FM, Broukhim B (1980) Extra-articular stabilization of the knee joint for anterior instability. Clin Orthop Relat Res 56–61

[55] Neyret P, Palomo JR, Donell ST, Dejour H (1994) Extra-articular tenodesis for anterior cruciate liga-ment rupture in amateur skiers. Br J Sports Med 28:31–34

[56] Johnson DS, Smith RB (2001) Outcome measurement in the ACL deficient knee – what's the score? Knee 8:51–57

[57] Sydney S, Haynes D, Hungerford D, Gerdes M (1987) The altered kinematic effect of an iliotibial band teno-desis on the anterior cruciate deficient knee. Orthopaedic Research Society, Transaction of Annual Meeting, p. 340

[58] Draganich LF, Reider B, Miller PR (1989) An in vitro study of the Muller anterolateral femorotibial liga-ment tenodesis in the anterior cruciate ligament defi-cient knee. Am J Sports Med 17:357–362

[59] Amis AA, Scammell BE (1993) Biomechanics of intra-articular and extra-articular reconstruction of the anterior cruciate ligament. J Bone Joint Surg Br 75:812–817

[60] Anderson AF, Snyder RB, Lipscomb AB (2001)Anterior cruciate ligament reconstruction. A prospec-tive randomized study of three surgical methods. Am J Sports Med 29:272–279

[61] Dandy DJ (1995) Some clinical aspects of reconstruc-tion for chronic anterior cruciate ligament deficiency. Ann R Coll Surg Engl 77:290–298

[62] Bertoia JT, Urovitz EP, Richards RR, Gross AE (1985) Anterior cruciate reconstruction using the MacIntosh lateral-substitution over-the-top repair. J Bone Joint Surg Am 67-S:1183–1188

[63] Zarins B, Rowe CR (1986) Combined anterior cruciate-ligament reconstruction using semitendino-sus tendon and iliotibial tract. J Bone Joint Surg Am 68-A:160–177

[64] Rackemann S, Robinson A, Dandy DJ (1991) Reconstruction of the anterior cruciate ligament with an intra-articular patellar tendon graft and an extra-articular tenodesis: results after six years. J Bone Joint Surg Br 73-B:368–373

[65] Dejour H, Walsh G, Neyret P, Adeleine P (1988) Resultats des laxites chroniques anterieures operees. Rev Chir Orthop 74:622–636

[66] Marcacci M, Zaffagnini S, Iacono F, Neri MP, Loreti I, Petitto A (1998) Arthroscopic intra-and extra-articular anterior cruciate ligament reconstruction with gracilis and semitendinosus tendons. Knee Surg Sports Traumatol

Arthrosc. [Internet]. [cited 2015 Apr 29];6:68–75. Available from: http://www.ncbi. nlm.nih.gov/pubmed/9604189

[67] Colombet PD (2011) Navigated intra-articular ACL reconstruction with additional extra-articular tenode-sis using the same hamstring graft. Knee Surg Sports Traumatol Arthrosc 19:384–389

[68] Hewison CE, Tran MN, Kaniki N, Remtulla A, Bryant D, Getgood AM (2015) Lateral extra-articular tenode-sis reduces rotational laxity when combined with anterior cruciate ligament reconstruction: a system-atic review of the literature. Arthroscopy [Internet]. Elsevier; [cited 2015 Jul 25]; Available from: http:// www .arthroscop yjournal.or g/article/ S0749806315003862/fulltext

[69] Marcacci M, Zaffagnini S, Giordano G, Iacono F, Presti ML (2009) Anterior cruciate ligament reconstruction associated with extra-articular tenodesis: a prospective clinical and radiographic evaluation with 10-to 13-year follow-up. Am J Sports Med 37:707–714

[70] Zaffagnini S, Marcacci M, Lo Presti M, Giordano G, Iacono F, Neri MP (2006) Prospective and random-ized evaluation of ACL reconstruction with three techniques: a clinical and radiographic evaluation at 5 years follow-up. Knee Surg Sports Traumatol Arthrosc 14:1060–1069

[71] Trojani C, Beaufils P, Burdin G, Bussière C, Chassaing V, Djian P et al (2012) Revision ACL reconstruction: influence of a lateral tenodesis. Knee Surg Sports Traumatol Arthrosc 20:1565–1570

[72] Musahl V, Kopf S, Rabuck S, Becker R, van der Merwe W, Zaffagnini S et al (2012) Rotatory knee laxity tests and the pivot shift as tools for ACL treatment algorithm. Knee Surg Sports Traumatol Arthrosc 20:793–800

[73] Lerat JL, Moyen BL, Cladière F, Besse JL, Abidi H (2000) Knee instability after injury to the anterior cru-ciate ligament. Quantification of the Lachman test. J Bone Joint Surg Br 82:42–47

[74] Lording TD, Lustig S, Servien E, Neyret P (2014) Lateral reinforcement in anterior cruciate ligament reconstruction. Asia-Pacific J Sport Med Arthrosc Rehabil Technol. [Internet]. 1:3–10. Available from: http://linkinghub.elsevier.com/retriev e/pii/ S2214687313000034

[75] Papageorgiou CD, Gil JE, Kanamori A, Fenwick JA, Woo SL, Fu FH (2001) The biomechanical interde-pendence between the anterior cruciate ligament replacement graft and the medial meniscus. Am J Sports Med 29:226–231

[76] Trojani C, Sbihi A, Djian P, Potel JF, Hulet C, Jouve F et al (2011) Causes for failure of ACL reconstruction and influence of meniscectomies after revision. Knee Surg Sports Traumatol Arthrosc 19:196–201

[77] Christel P, Djian P (2002) Anterio-lateral extra-articular tenodesis of the knee using a short strip of fascia lata. Rev Chir Orthop Reparatrice Appar Mot. [Internet]. [cited 2015 Apr 29];88:508–513. Available from: http://www.ncbi.nlm. nih.gov/pubmed/ 12399717

[78] Getgood A (2014) Lateral Extra-Articular Tenodesis (LET) – indications and technique [Internet]. VuMedi. [cited 2015 Jun 15]. Available from: https://www.vumedi. com/video/lateral-extra-articular-tenodesis-let-indications-and-technique/

[79] Salmon L, Russell V, Musgrove T, Pinczewski L, Refshauge K (2005) Incidence and risk factors for graft rupture and contralateral rupture after anterior cruciate ligament reconstruction. Arthroscopy 21:948–957

[80] Wright RW, Dunn WR, Amendola A, Andrish JT, Bergfeld J, Kaeding CC et al (2007) Risk of tearing the intact anterior cruciate ligament in the contralat-eral knee and rupturing the anterior cruciate ligament graft during the first 2 years after anterior cruciate ligament reconstruction: a prospective MOON cohort study. Am J Sports Med. [Internet]. [cited 2015 Mar 9];35:1131–1134. Available from: http://www.ncbi. nlm.nih.gov/pubmed/17452511

[81] Brophy R, Schmitz L, Wright RW (2012) Return to play and future ACL injury risk after ACL reconstruc-tion in soccer athletes from the Multicenter Orthopaedic Outcomes Network (MOON) group. Am J Sports Med 40:2517–2522

[82] Getgood A (2013) Standard ACL reconstruction vs ACL + lateral extra-articular tenodesisstudy (STAbiLiTY) [Internet]. ClinicalTrials.gov. [cited 2015 Jun 16]. Available from: https://clinicaltrials. gov/ct2/show/NCT02018354

第 30 章 前交叉韧带及隐匿性半月板损伤

Bertrand Sonnery-Cottet，Benjamin Freychet，Nicolas Jan，
Francois-Xavier Gunepin，Romain Seil，Mathieu Thaunat
译者　宁志刚　谭洪波
审校　尚小可　张志淳　谭洪波

30.1　简介

根据前交叉韧带（ACL）注册机构数据显示，47%~61%的ACL损伤均伴有半月板的损伤。ACL断裂时，内侧半月板（MM）后角损伤是最常见的关节内并发病变之一。内侧半月板后角损伤的某些特殊类型，如内侧半月板后角滑膜缘损伤，无法通过常规的前内及前外关节镜入路确诊。这一类损伤被称为"Ramp"损伤，最早由Hamberg及Strobel在20世纪80年代报道，近期逐渐作为一种独立存在的疾病越来越受到重视。ACL损伤合并"Ramp"损伤的病例为9%~17%，其诊断难点在于术前的MRI检查阳性率低。为了更加准确地做出诊断，我们应该在术中重视后侧间室的检查。近期报道了越来越多的方法用以提高膝关节后内侧角的显露程度。骨科医生通过建立后内侧入路及采用各种新颖的外科技术，使内侧半月板修复后的预后及临床效果越来越好。在众多关节镜技术中，通过标准的前侧关节镜入路采用半月板全内缝合器进行半月板"Ramp"损伤的修复，以其操作简易的特性受到运动医学医生的青睐。这类技术主要采用平行褥式缝合法，但其力学特性劣于垂直褥式缝合法，因此该方法在力学稳定性上具有一定的局限性。Morgan描述了一种对"Ramp"损伤的垂直褥式缝合法。这种方法包括建立后内侧入路以及缝线技术，然而由于手术难度较大并未得到推广。综上所述，良好的MM后内侧角显露、诊断技术的提高、缝合前进行高质量的撕裂端清创以及通过后内侧入路进行简单的垂直缝合将撕裂部位完全闭合等，这些技术的采用都可以增加MM后内侧角滑膜缘撕裂的愈合率。

30.2　解剖学

内侧半月板的环形胶原纤维向后侧延伸至半月板胫骨韧带，而后通过半月板胫骨韧带与胫骨平台软骨下骨融为一体。这一区域具有纤维组织逐步向软骨过渡的特殊解剖结构，因而呈现出兼有纤维性及透明软骨特性的过渡性力学特征。内侧半月板后角与胫骨紧密连接，从而在膝关节屈伸活动时避免发生微小的后脱位。当半月板的后内侧角合并或者半月板胫骨韧带损伤，均可能导致半月板后角的相对不稳。通过常规的关节镜前侧入路，只能推测半月板胫骨韧带损伤后导致半月板隐匿性的病变，如果不建立后侧辅助通道，这种推测在术中无法证实（图30.1）。

30.3　诊断学

30.3.1　背景

很多研究证实在ACL外伤性缺失的膝关节内，内侧半月板后角的撕裂率很高。同时部分研究还认为，由于关节镜手术操作时只建立了常规的前内及前外入路，对于内侧半月板后角滑膜缘撕裂的诊断能力有限，最终影响手术效果。Ireland 等的研究表明，在 135 例膝关节镜手术中，内侧半月板后角滑膜缘撕裂的漏诊率约为 5.8%，并且强调由于股骨内髁的阻挡，暴露内侧半月板后 1/3 的确存在难度。Gillies 等认为漏诊率为 14%，Kimori 等

认为漏诊率为 15%。最近 Bollen 等描述了一系列内侧半月板滑膜缘的病变，并且提出自己的观点。他们认为，这类损伤经常与前交叉韧带损伤伴随出现，在他们的前瞻性研究中，183 例前交叉韧带重建病例中，同时合并内侧半月板后角滑膜缘撕裂的发生率为 9.3%。因此他们认为，只有通过仔细检查膝关节后侧间室才可能确保该类损伤得到确切的诊断。同时在这组前瞻性研究中，还发现与之伴随出现的轻度前内侧旋转不稳。Liu 等在一项涉及 863 例关节镜下 ACL 重建手术的队列研究中描述了前内侧旋转不稳的发生率为 16.6%，当然这类损伤的诊断率与是否能够直视病变及术中是否探查后内侧间室密切相关。

> 要点 1　ACL 损伤合并内侧半月板隐匿性损伤的发生率为 9%~17%。

30.3.2　关节镜技术

如果拥有常规的 30° 关节镜镜头，那么关节镜下对内侧半月板的系统检查应分 3 步：

第一步：标准的关节镜检查术。通过标准的前侧入路可以判断半月板是否有撕裂以及撕裂类型，然后通过前外侧入路可以使用探钩对半月板组织进行仔细的检查（图 30.2a）。

第二步：探查后内侧间室。通过前外侧入路，将关节镜由后交叉韧带下方穿过切迹进入后内侧间室。假如直接用关节镜穿透有阻碍，可以先使用钝锥穿透后再置入关节镜。当镜头进入后内间室后，可以通过旋转 30° 镜头调整视向角从而获得更好的视野，尤其是内侧半月板滑膜缘连接的部分需要仔细探查，从而评估是否合并"Ramp"损伤。无须常规采用 70° 镜头。

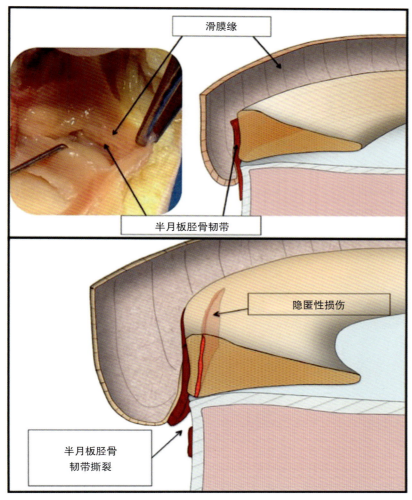

图 30.1　内侧半月板后角的隐匿性损伤

第三步：建立后内侧入路。将关节镜插入后内侧关节腔后，在关节镜监视下建立标准的后内侧入路。在建立入路前，可先使用针头穿刺定位。确定后内侧入路位置合适后切开皮肤，适当分离皮下组织直至后内侧关节腔。后内侧入路应位于半月板上表面，紧贴股骨内髁。然后将探钩由后内侧入路插入，并最终确定内侧半月板后角是否合并有"Ramp"损伤（图 30.2b）。从后内侧入路可以更直接的观察内侧半月板后角。用刨刀将表面软组织做适当清理，这一操作可以更容易发现隐匿性的"Ramp"损伤（图 30.2c、d）。

我们利用上述 3 个步骤对 125 例半月板损伤病例进行探查：通过标准关节镜前侧入路发现 75 例（60%）内侧半月板体部撕裂；通过后内侧关节间室探查后发现 29

例（23.2%）"Ramp"损伤；通过后内侧入路下探查、用刨刀对表面软组织清创后发现额外的 21 例（16.8%）隐匿性的半月板损伤。

要点2　内侧半月板的探查方法

第一步： 通过标准的前侧入路探查膝关节；可发现 60% 的内侧半月板损伤。

第二步： 由前外侧入路通过后交叉韧带与股骨内髁间隙进入后内侧关节腔对内侧半月板进行探查；可发现约 23% 的内侧半月板损伤。

第三步： 建立后内侧入路后利用穿刺针或探钩对内侧半月板后角进行仔细探查；可发现约 17% 的内侧半月板损伤。

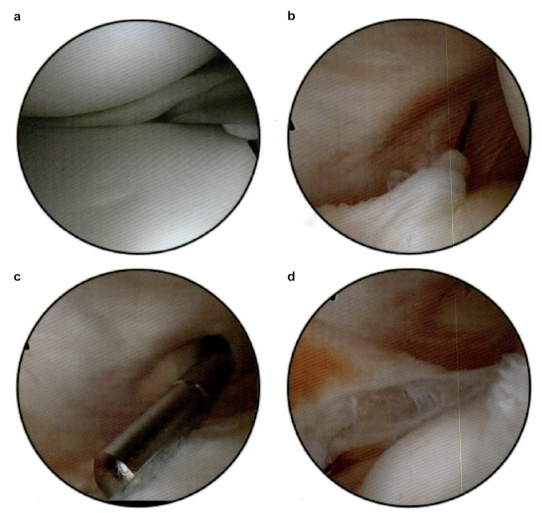

图 30.2　a. 直视下可见前移的内侧半月板后角；b. 关节镜直视下利用穿刺针定位后内侧入路并探查内侧半月板后角滑膜缘是否有损伤；c. 刨刀正在进行小范围清创；d. 经过清创后发现内侧半月板后角滑膜缘"隐匿性损伤"

30.4　分类

我们推荐一种用于内侧半月板滑膜缘损伤的分类方法。第一种：损伤位于半月板胫骨韧带下方，此类损伤在探查时损伤半月板活动度较低；第二种：损伤位于半月板胫骨韧带上方，且损伤只局限于内侧半月板的上表面，并未贯通内侧半月板全层，此类损伤在探查时损伤半月板活动度较低；第三种：损伤局限于内侧半月板下表面未贯通内侧半月板全层，此类损伤在探查时损伤半月板活动度较高；第四种：损伤位于内侧半月板后角滑膜缘且完全贯通内侧半月板全层，此类损伤在探查时损伤半月板活动度非常高；第五种：内侧半月板后角滑膜缘同时出现两处撕裂（图 30.3）。

30.5　ACL 缺失对膝关节生物力学的影响

在 ACL 断裂的膝关节中，内侧半月板后角的纵向撕裂非常普遍、重要且常常易被遗漏。倘若内侧半月板后角损伤被漏诊，则会进一步加重胫骨前移的程度，从而使重建后的 ACL 承受的应力增加。SR.Bollen 认为，此类损伤还可能导致轻微的前内侧旋转不稳。同时，这些研究也认为在进行 ACL 重建时应当一期修复内侧半月板，不仅能够恢复膝关节正常的生物力学特征，而且最大限度减少了施加在移植物上的应力。

30.6　治疗

30.6.1　背景

尽管已经涌现出很多新型的手术器械或产品，但内侧半月板后角修复的失败率仍然很高。因为无法直视内侧半月板后角，单纯利用前侧入路无法对损伤区域进行彻底清创；全内缝合器械因为无法直视病变因此只是一种全盲操作；单纯利用前侧入路对病变进行观察，可能

无法确定损伤是否得到完整的修复；在内侧半月板的中间及滑膜缘之间，没有足够的空间进行全内缝合，因此可能存在无法完整修复损伤而导致手术失败的潜在风险。假如术中对损伤区域视野局限，半月板修复工具可能会导致一些手术并发症，其中包括内植物的移动或断裂，最终导致医源性软骨损伤。因此为了内侧半月板后角修复后获得更好的愈合率，需要对损伤区域进行良好的暴露从而获得足够的手术视野，更精确的诊断技术、在修复损伤前进行高质量的清创以及对损伤区域进行完全的缝合以使裂口彻底闭合都是提高愈合率的技术要点。充足的视野可以为半月板环状纤维的垂直缝合提供良好的条件，因为这种缝合方式具有更好的力学表现。同时在缝合时需要直视整个缝合过程，而这个要求在使用全内缝合器时是无法实现的。因此我们可以采用一种套环过线器的方法，在隐匿的半月板损伤区域逐个将多根缝合线穿过损伤区域。

30.6.2　手术技术

患者仰卧于手术台上，大腿近端捆扎止血带后置于屈膝 90° 位，足部安装稳定的足蹬以允许膝关节在术中可以达到全范围的活动度。我们一般采用标准的高位外侧髌旁入路插入关节镜，内侧髌旁入路置入器械进行操作。为了更加准确地定位桶柄样撕裂的范围，可能需要适当切除部分半月板。用探钩对内侧半月板的偏后部分进行仔细探查，倘若能将内侧半月板拉入股骨内髁下方，则提示内侧半月板后角可能损伤，并且这种异常增加的前移可以作为内侧半月板不稳定的评判标准。为了诊断及治疗这些损伤，我们必须在直视下对后内侧间室进行探查。

关节镜通过前外入路进入膝关节腔后，首先探查由股骨内髁、后交叉韧带及胫骨髁间嵴围成的三角区域。辨认此区域后对膝关节屈曲位施加外翻应力，关节镜即可紧贴股骨内髁通过三角区域，随后缓慢伸直膝关节从而使关节镜进入后内侧间室。术中我们也可以通过适当内旋胫骨帮助显露。这是由于当我们内旋胫骨时，胫骨平台的后侧相对松弛，内侧半月板的中间部分也会向后发生移位。通过内旋胫骨，内侧半月板中央及偏后约 2/3 的滑膜缘病变均可得到显露。对于内侧半月板偏后区域

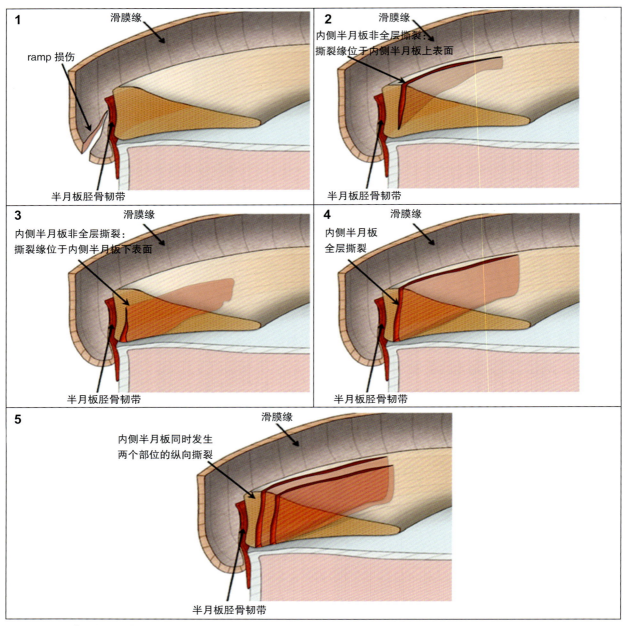

图 30.3　内侧半月板滑膜缘撕裂的 5 种类型

的撕裂，我们需要建立后内侧关节镜入路。首先利用透光法避开体表静脉或神经插入穿刺针，进针点应位于腘绳肌腱上方、距内侧胫股关节线后方约 1cm 的位置。在进行操作时，膝关节应屈曲 90° 防止损伤腘窝内重要组织。定位针的方向一定要从外向内，指向病变部位。确定入路位置后在关节镜监视下用 11 号尖刀切破皮肤，皮下的分离也应与皮肤切口方向一致。建立入路后，插入全内缝合器（图 30.4）。

首先，对损伤区域进行适当清理，用刨刀对损伤部位进行新鲜化。右膝需用左弯缝合钩，左膝则相反。在 25° 缝合钩内预置 2 号不可吸收复合编织缝线，然后由后内侧入路插入缝合钩。在进行该项操作时，应将患足最大内旋，以使股骨内髁远离内侧半月板偏后部分。缝合钩应细致操作，并使其由外向内刺入内侧半月板的滑膜缘，然后在损伤区内推出足够长的线。抓线钳将已推入后内侧间室的缝线抓住并由后内侧引出。对于内侧半

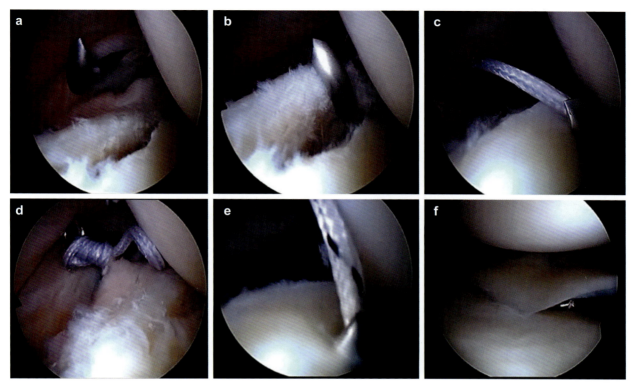

图 30.4　a、b. 通过后内侧关节镜入路利用缝合钩对右膝内侧半月板偏后部分进行缝合；c. 缝合钩由外向内刺穿内侧半月板的滑膜缘；d. 缝合钩在内侧半月板中偏内的区域送入缝合线；e. 利用推结器打好第一个结；f. 在第一针偏后约 5mm 处导入第二根缝合线进行缝合。最后利用前侧关节镜入路用不可吸收缝线做最后缝合

月板非常靠后的部分，我们可以应用滑结（渔夫结）配合推结器将结打牢，然后剪线。损伤的长度决定我们需要缝合几针（每 5mm 打一个结）。在采用这项技术时，应注意缝线不能互相缠绕。当后内侧操作部分完毕后，将膝关节在略伸直位进行外翻，以检验缝合质量，必要时进行重复。当损伤延伸至内侧半月板体部时，可以采用标准的前侧关节镜入路用半月板缝合锚对损伤部位直接进行缝合；当损伤位于内侧半月板前半部分时，可以采用由外向内法进行缝合。最后探钩检查缝合稳定性。

> 要点3　利用后内侧入路对内侧半月板进行缝合时的技巧与工具
>
> - 为了更好地暴露内侧半月板后角，我们可以将胫骨内旋。
> - 装有 1 号可吸收 PDS 线的 25°过线器。
> - 如何打好一个滑结。

30.6.3　康复

在术后最初 6 周，主动及被动活动度均应限制在 0°~90°。术后 3 周可以鼓励患者逐步向完全负重过渡。术后 12 周可允许慢跑，需要膝关节旋转的运动应在术后 6 个月才逐渐开始，术后 9 个月基本恢复膝关节全部的功能活动。

30.7　结果

我们在一项前瞻队列研究中评估了 132 例患者，他们均进行了 ACL 重建以及内侧半月板缝合钩缝合。在这些缝合钩内均预置了 2 号不可吸收复合编织缝线。缝合失败的病例为 9 例（6.8%），最终均接受了内侧半月板的切除或翻修术。假如将缝合失败作为本项研究的观察终点，在所有经后内侧通道对内侧半月板损伤部位进

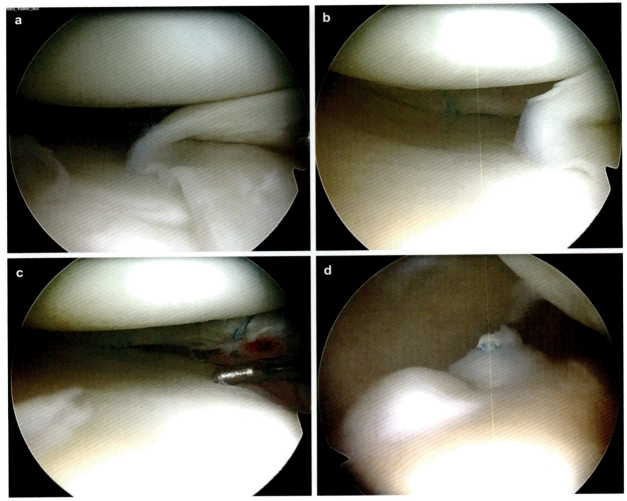

图 30.5　a. 右膝内侧半月板损伤缝合后发生了二次损伤；b. 一个蒂部位于红白交界区的半月板瓣发生分离移位；c. 残留在半月板表面的不可吸收缝线导致了半月板二次损伤；d. 将不稳定的半月板瓣进行适当切除，仅保留初次缝合时的缝线。将关节镜通过切迹插入后内侧间室后可以观察到内侧半月板偏后的部分，初次撕裂区域已完全愈合

行全内缝合后，最后一次随访时的累积成功率为 93.2%（95% 置信区间 0.887~0.974），平均随访时间为 24 个月（21~26 个月）。

　　我们将本项研究的有效率与之前研究报道的有效率进行比较后发现，同样使用该方法修复半月板，半月板再次损伤的发生率比较高。然而半月板初次撕裂部位的愈合率非常高，与 Ahn 等报道的愈合率（96.4%）结果相当。该结果均通过关节镜的二次检查得到证实。

　　在关节镜下，我们可以看到这 9 例半月板缝合后复发的类型分别为：

　　● 在半月板的中部与后部形成 2 个半月板瓣。最初缝合区转变为桶柄状撕裂（n=2）。

　　● 复发的"Ramp"损伤（n=2）。

　　● 二次损伤部位在初次损伤更偏前的位置（白区）。最初损伤的半月板已愈合（n=5）（图 30.5）。

　　在上述 5 例半月板损伤的患者中，二次损伤是术中医源性损伤。因为 2 号不可吸收缝线配合过线器使用时，会在缝合区域留下微小的自然裂口（图 30.6）。当留下的裂口位于白区的半月板表面时，它们无法愈合，因此导致半月板在更偏白区的位置形成新的撕裂。为了降低此类损伤，我们将原有的 2 号编织不可吸收复合缝线替换为 PDS 缝线。Ahn 等报道，无论是 0 号 PDS 线还是 1 号 PDS 线其生物力学强度都可满足半月板缝合需要，使其获得足够的初始稳定性。此外用 PDS 缝线可以缩小自然裂口的形成，从而降低缝线附近组织的不愈合率。Ahn 采用该方法对 140 例膝关节半月板损伤患者进行了

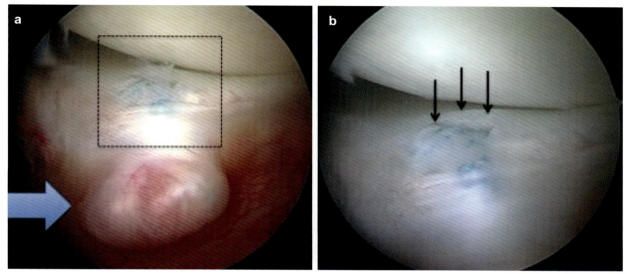

图 30.6 a. 利用 2 号不可吸收缝线对内侧半月板后角进行缝合 2 年后，通过后内侧入路对缝合区域进行二次关节镜检查；蓝色箭头指示为线结表面的滑膜。将左膝屈曲 90° 后，通过后内侧入路进行观察；b. 缝合钩缝合时残留的微小裂口放大图像（如黑色箭头所示）。这些裂口存于体内可能会导致半月板二次撕裂。因此，作者将强度大的非可吸收缝线更换为可吸收的 PDS 缝线

手术，在术后（平均术后 37.7 个月）对这些患者进行了二次关节镜检查。他在二次镜检时未发现任何新形成的半月板损伤，Ahn 采用的手术方法是经后内侧入路用全内缝合线对内侧半月板偏后部分进行缝合。在这 5 例患者中，与初次损伤相比半月板切除的范围更小。Pujol 等的观点认为，半月板小范围切除是可以接受的，因此半月板局部手术出现失败在某种程度上也是容许的。

30.8 并发症

通过后内侧入路采用全内缝合钩缝合技术，其劣势在于必须耗费额外的手术时间。此外，如何缝合以及缝线的管理均需要一定的学习曲线。一些文献报道的并发症里还包括滑膜疝的形成，这一并发症我们暂时还未遇到。在建立后内侧入路时，因为腘动脉、腓总神经、胫神经位于后内侧入路更靠后的位置因此不易损伤到它们。而隐神经及隐静脉则容易在建立入路时受损。根据解剖学研究，后内侧入路距隐神经及静脉约为 1.5cm。Morgan 在 70 例患者中描述了 1 例患者，可能因为后内侧入路过于靠前导致隐神经的缝匠肌支发生了一过性麻痹。我们回顾了 179 例患者后认为建立后侧入路并没有严重并发症，仅有 3 例（1.7%）出现持续的隐神经麻木，2 例出现隐静脉的小型穿孔。我们可以利用关节镜穿过股骨内髁切迹进入后侧间室后采用透光法来避免这类并发症发生。

30.9 结论

标准前侧入路下容易忽视及遗漏的内侧半月板损伤，通过运用后内侧入路并充分探查，提高内侧半月板损伤的诊断率。在很多病例中，这类损伤往往会被表面正常滑膜覆盖从而"隐藏"起来，只有通过后内侧入路对该区域进行小范围的清理才能发现此类损伤。该入路可以提供更好的视野、更佳的操作空间以及在修复前提供更充分的清理。经过平均约为 2 年的随访，我们发现利用后内侧入路采用缝线环技术进行 ACL 重建的同时一期缝合内侧半月板，愈合率高、翻修率低。利用缝线环技术，我们能够在半月板的环形纤维上实现垂直缝合，从而获得更好的生物力学稳定性。以往的研究也证实，进行 ACL 重建的同时，一期修复此类损伤可以帮助膝关节恢复生物力学稳定并最大限度地减少施加于 ACL 移植物上的应力。

参考文献

[1] Ahldén M, Samuelsson K, Sernert N, Forssblad M,Karlsson J, Kartus J (2012) The Swedish National Anterior Cruciate Ligament Register: a report on baseline variables and outcomes of surgery for almost 18,000 patients. Am J Sports Med 40(10): 2230–2235

[2] Ahn JH, Bae TS, Kang KS, Kang SY, Lee SH (2011) Longitudinal tear of the medial meniscus posterior horn in the anterior cruciate ligament-deficient knee significantly influences anterior stability. Am J Sports Med39(10):2187–2193.doi:10.1177/0363546511416597

[3] Ahn JH, Kim SH, Yoo JC, Wang JH (2004) All-inside suture technique using two posteromedial portals in a medial meniscus posterior horn tear. Arthroscopy 20:101–108

[4] Ahn JH, Lee YS, Yoo JC, Chang MJ, Koh KH, Kim MH (2010) Clinical and second-look arthroscopic evaluation of repaired medial meniscus in anterior cruciate ligament-reconstructed knees. Am J Sports Med 38(3):472–477. doi:10.1177/0363546509348102

[5] Ahn JH, Wang JH, Yoo JC (2004) Arthroscopic all-inside suture repair of medial meniscus lesion in ante-rior cruciate ligament–deficient knees: results of second-look arthroscopies in 39 cases. Arthroscopy 20:936–945

[6] Amin KB, Cosgarea AJ, Kaeding CC (1999) The value of intercondylar notch visualization of the pos-teromedial and posterolateral compartments during knee arthroscopy. Arthroscopy 15:813–817

[7] Aşík M, Sener N (2002) Failure strength of repair devices versus meniscus suturing techniques. Knee Surg Sports Traumatol Arthrosc 10(1):25–29

[8] Bedi A, Dines J, Dines DM, Kelly BT, O'Brien SJ, Altchek DW, Allen AA (2010) Use of the 70 ° arthro-scope for improved visualization with common arthroscopic procedures. Arthroscopy 26:1684–1696. doi:10.1016/j.arthro.2010.04.070

[9] Bollen SR (2010) Posteromedial meniscocapsular injury associated with rupture of the anterior cruci-ate ligament: a previously unrecognized associa-tion. JBoneJointSurgBr92:222–223.doi:10.1302/0301-620X.92B2.22974

[10] Calder SJ, Myers PT (1999) Broken arrow: a compli-cation of meniscal repair. J Arthrosc Relat Surg 15(6):651–652

[11] Cory E, James KW, Elifho O, Connor Z, Dale NR, Robert AA (2015) Posteromedial meniscocapsular tear: prevalence, detection sensitivity, biomechanics, and repair technique. In Scientific Exhibit SE81. American Academy of Orthopaedic surgeons. http:// aaos2015.conferencespot.org/58906-aaos-1.1965581/ cory-edgar-1.1970358

[12] Ellermann A, Siebold R, Buelow JU, Sobau C (2002) Clinical evaluation of meniscus repair with a bioab-sorbable arrow: a 2-to 3-year follow-up study. Knee Surg Sports Traumatol Arthrosc 10(5):289–293

[13] Fakioglu O, Ozsoy MH, Ozdemir HM, Yigit H, Cavusoglu AT, Lobenhoffer P (2013) Percutaneous medial collateral ligament release in arthroscopic medial meniscectomy in tight knees. Knee Surg Sports Traumatol Arthrosc 21(7):1540–1545. doi:10.1007/ s00167-012-2128-x

[14] Gillies H, Seligson D (1979) Precision in the diagno-sis of meniscal lesions: a comparison of clinical eval-uation, arthrography, and arthroscopy. J Bone Joint Surg Am 61:343–346

[15] Gillquist J, Hagberg G, Oretorp N (1979) Arthroscopic examination of the posteromedial compartment of the knee joint. Int Orthop 3:13–18

[16] Gold DL, Schaner PJ, Sapega AA (1995) The postero-medial portal in knee arthroscopy: an analysis of diag-nostic and surgical utility. Arthroscopy 11:139–145

[17] Granan LP, Inacio MC, Maletis GB, Funahashi TT, Engebretsen L (2012) Intraoperative findings and pro-cedures in culturally and geographically different patient and surgeon populations: an anterior cruciate ligament reconstruction registry comparison between Norway and the USA. Acta Orthop 83:577–582. doi: 10.3109/17453674.2012.741451

[18] Hamberg P, Gillquist J, Lysholm J (1983) Suture of new and old peripheral meniscus tears. J Bone Joint Surg Am 65(2):193–197

[19] Ireland J, Trickey EL, Stoker DJ (1980) Arthroscopy and arthrography of the knee: a critical review. J Bone Joint Surg Br 62:3–6

[20] Kimori K, Suzu F, Yamashita F, Sakakida K, Hirasawa Y (1989) Evaluation of arthrography and arthroscopy for lesions of the posteromedial corner of the knee. Am J Sports Med 17:638–643

[21] Kotsovolos ES, Hantes ME, Mastrokalos DS, Lorbach O, Paessler HH (2006) Results of all-inside meniscal repair with the FasT-Fix meniscal repair system. J Arthrosc Relat Surg 22(1):3–9

[22] Lewicky RT, Abeshaus MM (1982) Simplified tech-nique for posterior knee arthroscopy. Am J Sports Med 10:22–23

[23] Liu X, Feng H, Zhang H, Hong L, Wang XS, Zhang J (2011) Arthroscopic prevalence of ramp lesion in 868 patients with anterior cruciate ligament injury. Am J Sports Med 39:832–837. doi:10.1177/ 0363546510388933

[24] Mariani PP (2011) Posterior horn instability of the medial meniscus a sign of posterior meniscotibial ligament insufficiency. Knee Surg Sports Traumatol Arthrosc 19:1148–1153. doi:10.1007/s00167-011-1424-1

[25] Morgan CD (1991) The "all-inside" meniscus repair. Arthroscopy 7:120–125

[26] Noyes FR, Chen RC, Barber-Westin SD, Potter HG (2011) Greater than 10-year results of red-white lon-gitudinal meniscal repairs in patients 20 years of age or younger. Am J Sports Med 39:1008–1017. doi:10.1177/0363546510392014

[27] Ogilvie-Harris DJ, Weisleder L (1995) Arthroscopic synovectomy of the knee: is it helpful? J Arthrosc Relat Surg 11(1):91–95

[28] Park IS, Kim SJ (2006) New meniscus repair tech-nique for peripheral tears near the posterior tibial attachment of the posterior horn of the medial menis-cus. Arthoscopy 22:908. e1–908.e4

[29] Peltier A, Lording TD, Lustig S, Servien E, Maubisson L, Neyret P (2015) Posteromedial meniscal tears may be missed during anterior cruciate ligament recon-struction. Arthroscopy 31(4):691–698. doi:10.1016/j. arthro.2014.12.003

[30] Pujol N, Barbier O, Boisrenoult P, Beaufils P (2011) Amount of meniscal resection after failed meniscal repair. Am J Sports Med 39(8):1648–1652. doi:10.1177/0363546511402661

[31] Seil R, Rupp S, Jurecka C, Rein R, Kohn D (2001) Effect of various suture strength factors on behavior of meniscus sutures in cyclic loading conditions. Unfallchirurg 104(5):392–398

[32] Seil R, VanGiffen N, Pape D (2009) Thirty years of arthroscopic meniscal suture: what's left to be done? Orthop Traumatol Surg Res 95:S85–S96. doi:10.1016/ j.otsr.2009.09.004

[33] Sonnery-Cottet B, Archbold P, Zayni R, Thaunat M, Bortolletto J, Fayard JM, Chambat P (2011) High lateral portal for sparing the infrapatellar fat-pad dur-ing ACL reconstruction. Orthop Traumatol Surg Res 97:870–873. doi:10.1016/j.otsr.2011.08.007

[34] Sonnery-cottet B, Conteduca J, Thaunat M, Gunepin FX, Seil R (2014) Hidden lesions of the posterior horn of the medial meniscus: a systematic arthroscopic exploration of the concealed portion of the knee. Am J Sports Med 42(4):921–926. doi:10.1177/ 0363546514522394

[35] Sonnery-Cottet B, Mortati R, Gadea F, Thaunat M, Moyere F, Chouteau J (2013) Osteolysis of the tibial plateau after meniscal repair with hybrid suture anchor. Knee Surg Sports Traumatol Arthrosc 21(9):2137–2140. doi:10.1007/s00167-012-2296-8

[36] Strobel MJ (1988) Menisci. In: Fett HM, Flechtner P (eds) Manual of arthroscopic surgery. Springer, New York, pp 171–178

[37] Tolin BS, Sapega AA (1993) Arthroscopic visual field mapping at the periphery of the medial meniscus: a comparison of different portal approaches. Arthroscopy 9:265–271

[38] Walgrave S, Claes S, Bellemans J (2013) High inci-dence of intraoperative anchorage failure in FasT-fix all inside meniscal suturing device. Acta Orthop Belg 79(6):689–693

[39] Wilmes P, Lorbach O, Brogard P, Seil R (2008) Complications with all-inside devices used in recon-structive meniscal surgery. Orthopade 37:1088–1089,1091–1095, 1097–1098. doi:10.1007/ s00132-008-1307-4

[40] Yiannakopoulos CK (2007) Diagnosis and treatment of postarthroscopic synovial knee fistulae: a report of four cases and review of the literature. J Knee Surg 20(1):34–38

第 31 章　前交叉韧带双束重建

Sebastián Irarrázaval，Jonathan N. Watson，Marcio Albers，
Daniel Guenther，Freddie H. Fu
译者　华伟伟　陈　斌
审校　郭　林　付德杰

31.1　简介

前交叉韧带断裂是最常见的运动损伤之一，全美每年发生率约为 30/100 000。前交叉韧带断裂会导致急性与慢性两方面问题包括：反复发生的膝关节不稳、半月板撕裂、关节软骨退变及继发骨性关节炎（OA）等问题。ACL 不具备自我修复能力，因此手术重建成为运动活跃患者的标准化治疗方法。ACL 重建的目的是尽可能以原生状态为目标恢复膝关节功能，以防止继发的半月板和软骨损伤，阻止膝关节的退行性改变。

传统经胫骨隧道 ACL 重建技术只重建了 ACL 的一部分，即前内侧束（AM 束），这种方法通常会导致隧道位于非解剖位置。相应的，有许多膝关节功能测试的研究表明经胫骨隧道 ACL 重建术后关节普遍存在松弛和异常运动模式。此外另一些研究表明：高达 50% 的患者在术后 12 年内出现 OA 的影像学表现。

为了更好地恢复膝关节的稳定性和功能、提高临床疗效，开展了 ACL 解剖双束（DB）重建技术，该技术重建了双束结构，可以尽可能地优化和恢复正常的膝关节运动学。

本章的目的是以循证医学为依据来阐述前交叉韧带解剖重建的概念和决策，并探讨 DB 重建技术在改善膝关节旋转松弛方面效果是否优于非解剖单束（SB）重建。

要点1

1.经胫骨隧道的ACL重建技术：股骨隧道通过胫骨隧道建立，可用于单束或双束ACL重建。

2.前内侧辅助入路的ACL重建技术：通过一个膝关节前内侧辅助入路由内向外建立股骨隧道，与经胫骨隧道技术相比，该方法能够更精确地定位到达股骨足印区。可用于单束或双束ACL重建。

3.两切口ACL重建技术：通过股骨远端外侧的小切口由外向内建立股骨隧道，与经胫骨隧道技术相比，该方法能够更精确的定位到达股骨足印区。可用于单束或双束ACL重建。

4.ACL解剖重建概念：恢复ACL原生的尺寸、胶原纤维排列方向和足印区位置。这一概念可应用于不同的手术技术之中，包括ACL的SB重建、DB重建、ACL的增强修复和ACL翻修手术。

5.ACL个体化重建技术：ACL解剖重建概念的一部分。依靠术前MRI和术中探查对患者原生ACL和骨性结构的测量，来选择手术方式（SB还是DB）以及移植物的尺寸。

31.2　原生前交叉韧带的解剖学与生物力学

ACL 的解剖结构包括两个功能束：AM 束和后外侧束（PL 束）。两束均被一层薄膜覆盖，并由一个包含血管源性干细胞的独特隔膜分开（图 31.1）。

生物力学上，AM 和 PL 束共同发挥作用，在整个膝关节活动过程中提供稳定性。AM 束长度在膝关节活动范围内保持恒定，在膝关节屈曲 45°~60° 之间张力最大。PL 束在膝关节完全伸直位张力最大，膝关节屈曲时张力

降低。AM 束和 PL 束的排列方向在整个运动过程中是不断变化的，膝关节伸直位时，两束是平行的；而在屈膝过程中，两者在冠状面、矢状面和轴面上彼此交叉。AM 束主要控制膝关节前后向的稳定，而 PL 束主要控制膝关节旋转稳定（图 31.2）。

　　AM 束和 PL 束对应力作用有着不同的表现，两束所承担的应力本质上是互补的，AM 束在整个屈膝过程中承担了大部分负荷，而 PL 束只在较低屈曲角度（0°~30°）才承担更大的负荷。

　　了解前交叉韧带两束的生物力学关系对解剖重建前交叉韧带至关重要，如果想获得 AM 束和 PL 束的解剖重建，则重建后的移植物应承担与原生 ACL 相同的应力。如果移植物被重建在非解剖位置，它将承担少于正常的应力。虽然这可能会降低移植物失败的风险，但这部分应力会分布至整个关节，从而增加软骨的接触应力，可能会诱发关节异常运动和早期 OA 的发生。

> **要点2　前交叉韧带的解剖和生物力学**
> 1. ACL 由 AM 和 PL 束组成。
> 2. AM 束主要功能是控制膝关节前后向位移，PL 束的主要功能是控制旋转位移。
> 3. 在膝关节屈曲过程中 AM 束承担大部分应力负荷，PL 束在伸膝期间承担大部分应力负荷。

31.3　前交叉韧带的解剖重建

　　解剖学是骨科手术的基础，ACL 重建技术也同样遵守这一原则。ACL 解剖重建的概念基于 4 个基本原则：

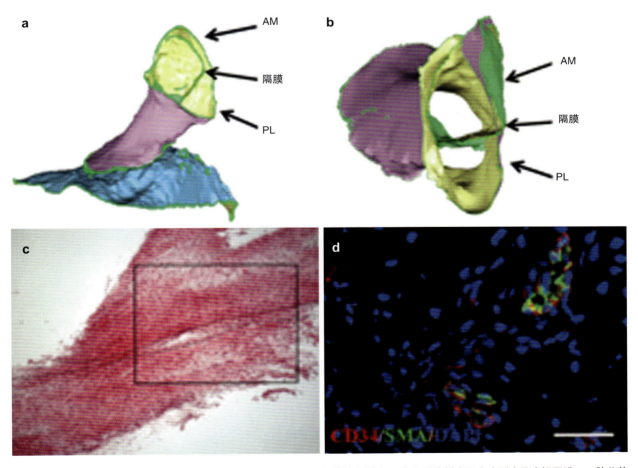

图 31.1　前交叉韧带双束和隔膜。a、b. 三维激光扫描显示前交叉韧带前内侧（AM）和后外侧（PL）束形态及束间隔膜；c. 胎儿前交叉韧带的组织切片，显示分隔 AM 和 PL 束的隔膜（虚线）；d. 在中隔区，CD34⁺、CD146⁺（均为红色）位于平滑肌肌动蛋白（SMA）周围（绿色）小动脉。比例尺：50mm

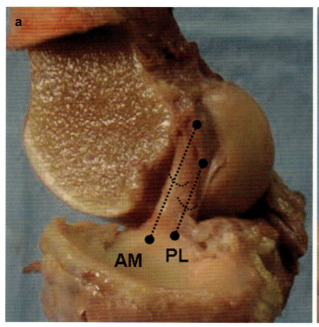

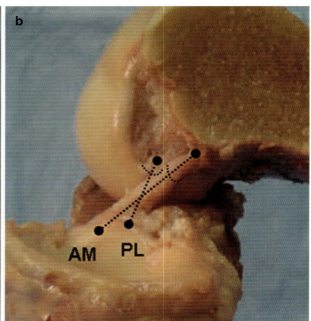

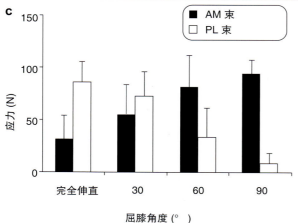

图 31.2 AM 束与 PL 束的协同作用。a. 膝关节伸直位显示两束的股骨附着点呈垂直方向，纤维束走向平行；b. 屈膝 90° 位显示两束的股骨附着点呈水平方向，纤维束交叉；c.134N 胫骨前向负荷作用下解剖重建的 ACL 移植物 AM 束和 PL 束的应力变化；AM 束应力大小随着屈膝角度的增加而增加，而 PL 束中的应力大小随着伸膝角度增大而增加

（1）恢复 ACL 的两个功能束；（2）通过在真正的解剖位置制作隧道以恢复 ACL 在胫骨与股骨的原生附着点；（3）恢复两个功能束合适的张力；（4）为每例患者制订个体化手术方式，隧道直径和移植物大小均由原生韧带附着点决定。ACL 解剖重建的目的是恢复 ACL 的原始尺寸，胶原排列方向和韧带附着点位置。这一概念可应用于 SB 和 DB 重建、增强和翻修手术（图 31.3）。

要点3 ACL解剖重建

1. ACL解剖重建用于恢复ACL的原生附着点位置，胶原纤维及排列方向。

2.解剖重建技术在ACL的SB和DB重建技术中均可应用。

31.4 生物力学

生物力学研究已经表明：双束重建技术比单束重建技术能更好地恢复膝关节的运动表现。与单束重建相比，双束重建术后的膝关节旋转松弛更少，胫-股接触面积更大而两者之间的接触压力更低。Woo 的一项对照实验研究结果表明：经胫骨隧道的 ACL 单束重建技术不足以抵抗膝关节的旋转载荷，他们发现改良重建技术能够精确地恢复前交叉韧带的解剖结构。Yagi 的一项生物力学研究结果显示：在膝关节屈曲 30° 位，双束重建的 ACL 承受的联合旋转载荷的标准化应力显著高于单束重建 [（91%±35%）:（66%±40%），$P < 0.05$]。这意味着与

SB 重建相比，在施加联合旋转负荷的情况下，双束重建技术可以更好地恢复膝关节的原始受力情况。

在另一个尸体研究中，Yamamoto 等比较了股骨隧道位置接近后外侧束中心点与解剖重建两种方法，他们发现后外侧束中心点法重建的韧带只有在膝盖接近完全伸直时，才能达到与解剖重建相似的抗旋转以及纠正前向松弛的效果。考虑到大多数膝关节活动是屈曲状态下完成的，这项研究建议两束均应被重建才能恢复 ACL 的功能。

同样，在一项体内对照的实验室研究中，Kopf 等使用计算机导航系统评估运动测试，研究发现：在 ACL 缺失的膝关节中单独 PL 束重建可以改善松弛，增加 AM 束重建后关节松弛可以得到进一步改善。评估方法包括：膝关节屈曲 30° 位的 Lachman 试验、前抽屉试验和外翻应力试验。Musahl 等使用外科导航系统和机械化轴移试验进行生物力学研究，他们比较了经胫骨隧道的单束重建、AM 束重建和双束重建 3 种技术，结果显示：与单束重建相比，双束重建技术在前向松弛与旋转不稳方面可以更好地恢复。

上述解剖学和生物力学研究极大促进了临床工作者对双束重建和 ACL 解剖重建技术的研究兴趣。

要点4　生物力学
1.DB重建比SB重建能更好地恢复膝关节运动学。
2.DB重建比SB重建能更好地恢复膝关节的应力状态。

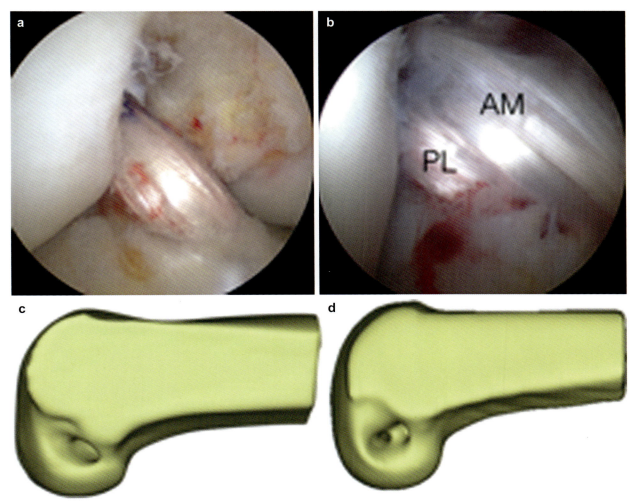

图 31.3　ACL 解剖重建概念旨在恢复 ACL 原始尺寸、胶原纤维排列方向和附着点位置。这一概念可应用于不同的外科技术，包括 SB 重建和 DB 重建。a、b.SB 和 DB 重建术中照片；c、d.SB 和 DB 术后三维 CT 重建表现（AM 束、PL 束）

31.5 前交叉韧带双束重建临床疗效的影响因素

多项前瞻性的临床研究（Ⅰ级或Ⅱ级）已报道，解剖DB重建的效果优于SB重建。另一方面，也有研究表明，DB重建和SB重建在关节松弛或功能改善方面并没有差异。然而目前尚不清楚上述几项研究中DB和SB重建是否都是解剖重建。

在众多比较SB重建和解剖DB重建的研究中，股骨隧道的制备均采用经胫骨隧道钻孔的方法。当以这种方式制备股骨隧道时，隧道位置和原始ACL附着点之间的差异是非常常见的。有研究表明：股骨隧道位置落在原生韧带附着点以外可导致膝关节运动异常、活动受限、移植物张力过大，并最终导致移植物失效。

Park等对比研究了DB重建技术与经胫骨隧道SB重建技术，研究提示：两种方法在关节松弛改善及患者满意度方面均无差异。但在研究中他们使用钟面法制备股骨隧道进行DB重建，由于髁间切迹的三维性质，这种方法常常会导致非解剖定位和错误定位。

在一项Ⅰ级证据水平的研究中，比较了40例SB和DB重建患者，Sastre等对两组患者股骨隧道采用水平排列方法制备，随访发现SB和DB技术组之间没有显著差异。作者认为：对于功能需求低的患者采用水平排列方法制备股骨隧道，在改善关节旋转和前后向不稳方面，单束重建可以达到和双束重建类似的效果。然而，此研究中双束重建使用经胫骨隧道技术制备AM隧道，而且研究的样本量有限。

Yasuda等对72例患者进行了解剖DB重建、非解剖DB重建以及经胫骨隧道SB重建的对照研究。通过KT-2000和轴移试验进行评估，研究结果显示：解剖DB重建在前后向及旋转不稳改善方面效果明显优于SB重建（$P<0.05$）。他们还发现：解剖DB重建组与非解剖DB重建组之间没有差异；在IKDC评分、关节活动度和肌肉扭矩方面，解剖DB重建、非解剖DB重建以及经胫骨隧道SB重建3组之间均没有显著差异。研究还强调在前后向不稳和旋转松弛方面，DB重建（解剖学或非解剖学）均优于SB重建组。

在一项随机临床试验中，Hussein等比较了传统的非解剖SB、解剖SB和解剖DB重建。用KT-1000测量

前后向松弛度、轴移试验评估旋转松弛度。与经胫骨隧道SB重建技术相比，解剖SB重建在前后向和旋转松弛恢复方面效果更优。两者的胫骨前移侧侧平均差值分别为1.6mm和2.0mm（$P=0.002$），轴移试验阴性率分别为66.7%和41.7%（$P=0.003$）；此外解剖DB重建效果优于解剖SB重建，两者的胫骨前移侧侧平均差值分别为1.2mm和1.6mm（$P=0.002$），轴移试验阴性率分别为93.1%和66.7%（$P<0.001$）。这项高质量的研究不仅证实了DB重建技术的结果更优，还证实了SB和DB解剖重建技术中的相关性，重点是恢复原生ACL的附着点。

在另一项研究中，Hussein等应用解剖个体化重建方法进行SB和DB重建的对比。术中根据ACL附着点测量结果决定对患者进行解剖SB或DB重建。两组间在Lysholm评分（93.9：93.5）、IKDC评分（93.3：93.1）、胫骨前移侧侧差值（1.5mm：1.6mm）和轴移试验阴性率（92%：90%）方面无显著差异。这项研究表明，当使用个体化的解剖重建技术时，解剖DB重建并不优于解剖SB重建。这种个体化的方法不仅考虑到ACL解剖重建的概念，而且还考虑到根据其原生韧带的尺寸重建其附着点。

> **要点5** 前交叉韧带双束重建临床疗效的影响因素
> 1.多项研究表明：SB重建和DB重建的结果没有差别，但研究中使用的大部分技术没有标准化。
> 2.无论是使用SB还是DB技术，解剖个体化的ACL重建方法都显示出良好的效果。

31.6 前交叉韧带双束重建的Meta分析

在比较SB和DB重建的临床研究进展的基础上，多个作者对两种重建技术进行了系统回顾和Meta分析。最近，我们评估了9个关于SB和DB重建的累积Meta分析，试图将两种技术的结论统一起来。其中3个Meta分析仅包含一级证据，其他6个Meta分析包含一级和二级证据。

使用Meta分析质量评估工具，目前最高水平的证据表明：与SB重建技术相比，DB重建可更好改善术后膝

	Li 等	Desai 等	Zhu 等	Kongthar vonskul 等	Li 等	Xu 等	Tiamklang 等	Van Eck 等	Meredick 等
临床指标： Lysholm 评分 主观 IKDC 评分 Tegner 评分	+	−	±	±	±	+	+	±	−
膝关节稳定性： 轴移试验 松弛检测	+	+	+	+	+	+	+	+	+
膝关节稳定性： 前后向稳定性 松弛度 IKDC 稳定性 Lachman 试验 前抽屉试验	±	±	±	±	±	±	±	±	−
关节活动度与力量	−	±	−	−	+		±	+	
主观效果：重返伤前运动水平	−	−	−	−	−	−	+	−	−
并发症	±	±	±	±	±	−	+	±	

关节松弛。通过 KT 测量仪、Lachman 试验和前抽屉试验进行前后向稳定性评估，通过轴移试验评估旋转稳定。

尽管如此，DB 和 SB 的临床结果之间的这种差异仍应该谨慎解读。虽然 DB 技术在 KT 测量仪上显示出更好的统计学差异，但因为其测量差异仅为 0.56~0.74mm，这种差异可能存在不确定性的临床意义。此外，临床试验（Lachman、前抽屉和轴移试验）的差异在不同研究之间也是不均匀的，这可以解释为主观评分及检查者自身的变异性，以及这些测试依赖于患者的合作。

在这个累积 Meta 分析的系统回顾中，并没有发现 DB 和 SB 的其他临床结果和移植失败风险存在显著差异。

在本次回顾的 9 项研究中，只有 3 项证据水平最高，其方法没有重大缺陷。其中第一项是来自 Tiamklang 等的 Meta 分析，结果显示在 IKDC 评分、Tegner 活动评分、Lysholm 评分、不良反应、并发症包括内植物失效（1.8% ∶ 2.4%）等方面，DB 和 SB 重建之间没有显著差异。但是，他们发现在恢复到损伤前运动水平方面，有证据支持 DB 重建与 SB 重建有显著差异（91% ∶ 82%），远期随访 IKDC 评分（正常率 94% ∶ 90%），膝关节松弛度用 KT-1000 关节测量（平均插值 0.74mm），膝关节旋转松弛采用轴移试验评估（正常或接近正常率：98% ∶ 92%），在继发半月板损伤方面二者也有显著差异（3.8% ∶ 6.7%）。

在另一项 Meta 分析中，Van Eck 等发现 DB 重建在改善前向松弛和旋转不稳方面优于 SB 重建（KT 测量仪测试、Lachman 试验、IKDC 评分和轴移试验）。然而在关节活动度、Lysholm 评分及并发症方面两者却并没有差异。考虑到膝关节旋转松弛，轴转试验结果支持 DB 重建，随机研究的相对风险（RR）为 0.31（95% 可信区间为 0.16~0.61）。这表明，与 SB 重建相比，DB 重建可将轴移试验阳性的风险降低 69%。

Li 等的 Meta 分析显示：DB 重建患者的轴移试验、KT 测量和 IKDC 评分均有改善，但与 SB 重建相比时，功能结果无差异（IKDC 评分、KT 测量仪、Lysholm 评分、Tegner 评分和并发症发生率）。所有研究的分析都显示了轴移试验的显著差异支持 DB 重建的技术，优势比（OR）为 0.27（95% 可信区间为 0.20~0.36），表明该技术将轴移试验阳性的风险降低了 73%。

研究	纳入研究数 / 统计分析患者数	结果支持 ACL 双束重建	结果支持 ACL 单束重建	ACL 单束、双束重建无差异
Tiamklang 等	17/1433	重返运动 IKDC 分级 KT-1000 轴移试验	无	IKDC 评分 Tegner 评分 Lysholm 评分 并发症
Van Eck 等	12/1127	KT-1000 轴移试验 Lachman 试验 IKDC 分级	无	屈膝 伸膝 Lysholm 评分 并发症
Li 等	19/1686	轴移试验 IKDC 分级 KT-1000	无	IKDC 评分 KT-1000 Lysholm 评分 Tegner 评分 并发症

最近，根据对当前科学和临床实践信息的系统回顾的结果，ACL 损伤管理的临床实践指南已经发表。这篇综述证实了 SB 和 DB 技术的临床结果之间的相似性。考虑到这些"高证据等级"的研究有一致的发现，作者建议在接受 ACL 重建的患者中，术者可采用 SB 或 DB 技术，因为两种技术的评估结果相似。

这些对比 SB 和 DB 重建研究的一个可能的局限性是缺乏统计学效力。在小样本研究中，微小的临床效应可能没有统计学意义。此外，许多现有的比较 SB 和 DB 重建的研究都是相对短期的随访，因此在本分析中会遗漏只有在长期随访中才会出现的显著差异。另一个局限性与纳入研究的异质性有关，特别是在解剖性和非解剖性 ACL 重建技术的联合分析方面，这可能在旋转松弛恢复方面产生不同的结果。

要点6 前交叉韧带双束（DB）重建的Meta分析

1. 有3个高质量的Meta分析比较了SB和DB前交叉韧带重建，与SB重建相比，DB重建都显示改善了旋转松弛。

2.在这些研究中，与SB重建组临床结果并没有显著改善；然而，在1/3的分析中，DB组的继发半月板损伤和恢复运动的比例均得到了改善。

3.大多数最新的临床指南强烈建议，对于ACL重建，考虑到临床结果的相似性， SB或DB技术均可以使用。

31.7　结论

ACL 解剖重建的目的是恢复 ACL 的原始尺寸、胶原纤维排列方向和附着点位置，重点是为患者创造获得满意结果的条件。高质量 Meta 分析的最佳证据表明，与经胫骨隧道 SB 重建相比，解剖 DB 重建能更好地恢复膝关节的稳定性（基于 KT 测量仪测量和轴移试验）。

DB 重建在临床试验中带来的部分改善（如 KT 测量仪测量等）还需要在实验室和长期的临床队列研究中进一步验证。

未来的研究应该确定 ACL 重建的最佳治疗方案，其最终目的是改善患者的临床疗效，预防膝关节继发的退行性改变。

参考文献

[1] Adachi N, Ochi M, Uchio Y, Iwasa J, Kuriwaka M, Ito Y (2004) Reconstruction of the anterior cruciate liga-ment. Single-versus double-bundle multistranded hamstring tendons. J Bone Joint Surg Br 86:515–520

[2] Aglietti P, Giron F, Cuomo P, Losco M, Mondanelli N (2007) Single-and double-incision double-bundle ACL reconstruction. Clin Orthop Relat Res 454:108–113

[3] Aglietti P, Giron F, Losco M, Cuomo P, Ciardullo A,

Mondanelli N (2010) Comparison between single-and double-bundle anterior cruciate ligament reconstruc-tion: a prospective, randomized, single-blinded clini-cal trial. Am J Sports Med 38:25–34

[4] Ajuied A, Wong F, Smith C, Norris M, Earnshaw P, Back D, Davies A (2014) Anterior cruciate ligament injury and radiologic progression of knee osteoarthri-tis: a systematic review and meta-analysis. Am J Sports Med 42:2242–2252

[5] Allen CR, Giffin JR, Harner CD (2003) Revision anterior cruciate ligament reconstruction. Orthop Clin North Am 34:79–98

[6] Bach BR, Levy ME, Bojchuk J, Tradonsky S, Bush-Joseph CA, Khan NH (1998) Single-incision endo-scopic anterior cruciate ligament reconstruction using patellar tendon autograft. Minimum two-year follow-up evaluation. Am J Sports Med 26:30–40

[7] Beynnon BD, Johnson RJ, Abate JA, Fleming BC, Nichols CE (2005) Treatment of anterior cruciate lig-ament injuries, part 2. Am J Sports Med 33:1751–1767

[8] Beynnon BD, Johnson RJ, Abate JA, Fleming BC,Nichols CE (2005) Treatment of anterior cruciate lig-ament injuries, part I. Am J Sports Med 33:1579–1602

[9] Chhabra A, Starman JS, Ferretti M, Vidal AF, Zantop T, Fu FH (2006) Anatomic, radiographic, biomechan-ical, and kinematic evaluation of the anterior cruciate ligament and its two functional bundles. J Bone Joint Surg 88(Suppl 4):2–10

[10] Chu CR, Williams AA, West RV, Qian Y, Fu FH, Do BH, Bruno S (2014) Quantitative magnetic resonance imaging UTE-T2* mapping of cartilage and meniscus healing after anatomic anterior cruciate ligament reconstruction. Am J Sports Med 42:1847–1856

[11] Debandi A, Maeyama A, Hoshino Y, Asai S, Goto B, Smolinski P, Fu FH (2013) The effect of tunnel place-ment on rotational stability after ACL reconstruction: evaluation with use of triaxial accelerometry in a por-cine model. Knee Surg Sports Traumatol Arthrosc 21:589–595

[12] Desai N, Bjornsson H, Musahl V, Bhandari M, Petzold M, Fu FH, Samuelsson K (2014) Anatomic single-versus double-bundle ACL reconstruction: a meta-analysis. Knee Surg

Sports Traumatol Arthrosc 22(5):1009–1023.doi:10.1007/s00167-013-2811-6

[13] Duthon VB, Barea C, Abrassart S, Fasel JH, Fritschy D, Ménétrey J (2006) Anatomy of the anterior cruci-ate ligament. Knee Surg Sports Traumatol Arthrosc 14:204–213

[14] Fu FH, van Eck CF, Tashman S, Irrgang JJ, Moreland MS (2014) Anatomic anterior cruciate ligament reconstruction: a changing paradigm. Knee Surg Sports Traumatol Arthrosc. doi:10.1007/s00167-014-3209-9

[15] Fu FH, van Eck CF, Tashman S, Irrgang JJ, Moreland MS (2015) Anatomic anterior cruciate ligament reconstruction: a changing paradigm. Knee Surg Sports Traumatol Arthrosc 23:640–648

[16] Gianotti SM, Marshall SW, Hume PA, Bunt L (2009) Incidence of anterior cruciate ligament injury and other knee ligament injuries: a national population-based study. J Sci Med Sport 12(6):622–627

[17] Harner CD, Giffin JR, Dunteman RC, Annunziata CC, Friedman MJ (2001) Evaluation and treatment of recurrent instability after anterior cruciate ligament reconstruction. Instr Course Lect 50:463–474

[18] Heming JF, Rand J, Steiner ME (2007) Anatomical limitations of transtibial drilling in anterior cruciate ligament reconstruction. Am J Sports Med 35(10):1708–1715

[19] Hensler D, Illingworth KD, Fu FH (2010) Principle considerations in anatomic ACL reconstruction. Arthroscopy 26:1414–1415

[20] Hussein M, van Eck CF, Cretnik A, Dinevski D, Fu FH (2012) Individualized anterior cruciate ligament surgery: a prospective study comparing anatomic sin-gle-and double-bundle reconstruction. Am J Sports Med 40:1781–1788

[21] Hussein M, van Eck CF, Cretnik A, Dinevski D, Fu FH (2012) Prospective randomized clinical evaluation of conventional single-bundle, anatomic single-bundle, and anatomic double-bundle anterior cruciate ligament reconstruction: 281 cases with 3-to 5-year follow-up. Am J Sports Med 40:512–520

[22] Ibrahim SAR, Hamido F, Al Misfer AK, Mahgoob A, Ghafar SA, Alhran H (2009) Anterior cruciate liga-ment reconstruction using autologous hamstring double bundle

graft compared with single bundle pro-cedures. J Bone Joint Surg Br 91:1310–1315

[23] Jacobsen K (1977) Osteoarthrosis following insuffi-ciency of the cruciate ligaments in man. A clinical study. Acta Orthop Scand 48:520–526

[24] Jadad AR, Cook DJ, Browman GP (1997) A guide to interpreting discordant systematic reviews. Can Med Assoc J 156:1411–1416

[25] Järvelä T (2007) Double-bundle versus single-bundle anterior cruciate ligament reconstruction: a prospec-tive, randomize clinical study. Knee Surg Sports Traumatol Arthrosc 15:500–507, Springer-Verlag

[26] Järvelä T, Moisala A-S, Sihvonen R, Järvelä S, Kannus P, Järvinen M (2008) Double-bundle anterior cruciate ligament reconstruction using hamstring autografts and bioabsorbable interference screw fixa-tion: prospective, randomized, clinical study with 2-year results. Am J Sports Med 36:290–297

[27] Kato Y, Maeyama A, Lertwanich P, Wang JH, Ingham SJM, Kramer S, Martins CQA, Smolinski P, Fu FH (2013) Biomechanical comparison of different graft positions for single-bundle anterior cruciate ligament reconstruction. Knee Surg Sports Traumatol Arthrosc 21:816–823

[28] Kondo E, Merican AM, Yasuda K, Amis AA (2011) Biomechanical comparison of anatomic double-bundle, anatomic single-bundle, and nonanatomic single-bundle anterior cruciate ligament reconstruc-tions. Am J Sports Med 39:279–288

[29] Kondo E, Yasuda K, Azuma H, Tanabe Y, Yagi T (2008) Prospective clinical comparisons of anatomic double-bundle versus single-bundle anterior cruciate ligament reconstruction procedures in 328 consecu-tive patients. Am J Sports Med 36:1675–1687

[30] Kongtharvonskul J, Attia J, Thamakaison S, Kijkunasathian C, Woratanarat P, Thakkinstian A (2013) Clinical outcomes of double-vs single-bundle anterior cruciate ligament reconstruction: a system-atic review of randomized control trials. Scand J Med Sci Sports 23:1–14

[31] Kopf S, Forsythe B, Wong AK, Tashman S, Anderst W, Irrgang JJ, Fu FH (2010) Nonanatomic tunnel position in traditional transtibial single-bundle ante-rior cruciate ligament reconstruction evaluated by three-dimensional computed tomography. J Bone Joint Surg Am 92:1427–1431

[32] Kopf S, Musahl V, Bignozzi S, Irrgang JJ, Zaffagnini S, Fu FH (2014) In vivo kinematic evaluation of ana-tomic double-bundle anterior cruciate ligament recon-struction. Am J Sports Med 42:2172–2177

[33] Kopf S, Pombo MW, Szczodry M, Irrgang JJ, Fu FH (2011) Size variability of the human anterior cruciate ligament insertion sites. Am J Sports Med 39:108–113

[34] Li RT, Lorenz S, Xu Y, Harner CD, Fu FH, Irrgang JJ(2011) Predictors of radiographic knee osteoarthritis after anterior cruciate ligament reconstruction. Am J Sports Med 39:2595–2603. American Orthopaedic Society for Sports Medicine

[35] Li X, Xu C-p, J-q S, Jiang N, Yu B (2013) Single-bundle versus double-bundle anterior cruciate liga-ment reconstruction: an up-to-date meta-analysis. Int Orthop 37:213–226

[36] Li YL, Ning GZ, Wu Q, Wu QL, Li Y, Hao Y, Feng SQ (2014) Single-bundle or double-bundle for ante-rior cruciate ligament reconstruction: a meta-analysis. Knee 21:28–37

[37] Lohmander LS, Ostenberg A, Englund M, Roos H (2004) High prevalence of knee osteoarthritis, pain, and functional limitations in female soccer players twelve years after anterior cruciate ligament injury. Arthritis Rheum 50:3145–3152. Wiley Subscription Services, Inc., A Wiley Company

[38] Mascarenhas R, Cvetanovich GL, Sayegh ET, Verma NN, Cole BJ, Bush-Joseph C, Bach BR Jr (2015) Does double-bundle anterior cruciate ligament reconstruction improve postoperative knee stability compared with single-bundle techniques? A systematic review of over-lapping meta-analyses. Arthroscopy 31:1185–1196

[39] Mascarenhas R, Tranovich M, Karpie JC, Irrgang JJ, Fu FH, Harner CD (2010) Patellar tendon anterior cruciate ligament reconstruction in the high-demand patient: evaluation of autograft versus allograft recon-struction. Arthroscopy 26:S58–S66

[40] Matsumoto T, Ingham SM, Mifune Y, Osawa A, Logar A, Usas A, Kuroda R, Kurosaka M, Fu FH, Huard J (2012)

Isolation and characterization of human anterior cruciate ligament-derived vascular stem cells. Stem Cells Dev 21:859–872

[41] Meredick RB, Vance KJ, Appleby D, Lubowitz JH (2008) Outcome of single-bundle versus double-bundle reconstruction of the anterior cruciate liga-ment: a meta-analysis. Am J Sports Med 36:1414–21

[42] Meuffels DE, Favejee MM, Vissers MM, Heijboer MP, Reijman M, Verhaar JAN (2009) Ten year follow-up study comparing conservative versus operative treatment of anterior cruciate ligament ruptures. A matched-pair analysis of high level athletes. Br J Sports Med 43:347–351

[43] Moher D, Cook DJ, Eastwood S, Olkin I, Rennie D, Stroup DF (1999) Improving the quality of reports of meta-analyses of randomised controlled trials: the QUOROM statement. Quality of reporting of meta-analyses. Lancet 354:1896–1900

[44] Morimoto Y, Ferretti M, Ekdahl M, Smolinski P, Fu FH (2009) Tibiofemoral joint contact area and pres-sure after single- and double-bundle anterior cruciate ligament reconstruction. Arthroscopy 25:62–69

[45] Muneta T, Koga H, Mochizuki T, Ju Y-J, Hara K, Nimura A, Yagishita K, Sekiya I (2007) A prospective randomized study of 4-strand semitendinosus tendon anterior cruciate ligament reconstruction comparing single-bundle and double-bundle techniques.Arthroscopy 23:618–628

[46] Musahl V, Voos JE, O'Loughlin PF, Choi D, Stueber V, Kendoff D, Pearle AD (2010) Comparing stability of different single-and double-bundle anterior cruciate ligament reconstruction techniques: a cadav-eric study using navigation. Arthroscopy 26:S41–8

[47] Oxman AD, Guyatt GH (1991) Validation of an index of the quality of review articles. J Clin Epidemiol 44:1271–1278

[48] Park S-J, Jung YB, Jung H-J, Jung H-J, Shin HK, Kim E, Song K-S, Kim G-S, Cheon H-Y, Kim S (2010) Outcome of arthroscopic single-bundle versus double-bundle reconstruction of the anterior cruciate liga-ment: a preliminary 2-year prospective study. Arthroscopy 26:630–636

[49] Poolman RW, Abouali JAK, Conter HJ, Bhandari M (2007) Overlapping systematic reviews of anterior cruciate ligament

reconstruction comparing ham-string autograft with bone-patellar tendon-bone auto-graft: why are they different? J Bone Joint Surg 89:1542–1552

[50] Sastre S, Popescu D, Núñez M, Pomes J, Tomas X, Peidro L (2010) Double-bundle versus single-bundle ACL reconstruction using the horizontal femoral position: a prospective, randomized study. Knee Surg Sports Traumatol Arthrosc 18:32–36

[51] Shea KG, Carey JL, Richmond J, Sandmeier R, Pitts RT, Polousky JD, Chu C, Shultz SJ, Ellen M, Smith A, LaBella CR, Anderson AF, Musahl V, Meyer GD, Jevsevar D, Bozic KJ, Shaffer W, Cummins D, Murray JN, Patel N, Shores P, Woznica A, Martinez Y, Gross L, Sevarino K, American Academy of Orthopaedic Surgeons (2015) The American Academy of Orthopaedic Surgeons evidence-based guideline on management of anterior cruciate ligament injuries. J Bone Joint Surg Am 97(8):672–674

[52] Shen W, Forsythe B, Ingham SM, Honkamp NJ, Fu FH (2008) Application of the anatomic double-bundle reconstruction concept to revision and augmentation anterior cruciate ligament surgeries. J Bone Joint Surg Am 90(Suppl 4):20–34

[53] Siebold R, Dehler C, Ellert T (2008) Prospective ran-domized comparison of double-bundle versus single-bundle anterior cruciate ligament reconstruction. Arthroscopy 24:137–145

[54] Steiner ME, Battaglia TC, Heming JF, Rand JD, Festa A, Baria M (2009) Independent drilling outperforms conventional transtibial drilling in anterior cruciate ligament reconstruction. Am J Sports Med 37:1912– 1919. American Orthopaedic Society for Sports Medicine

[55] Streich NA, Friedrich K, Gotterbarm T, Schmitt H (2008) Reconstruction of the ACL with a semitendi-nosus tendon graft: a prospective randomized single blinded comparison of double-bundle versus single-bundle technique in male athletes. Knee Surg Sports Traumatol Arthrosc 16:232–238

[56] Tashman S, Collon D, Anderson K, Kolowich P, Anderst W (2004) Abnormal rotational knee motion during running after anterior cruciate ligament recon-struction. Am J Sports Med 32(4):975–983

[57] Tiamklang T, Sumanont S, Foocharoen T, Laopaiboon M

(2012) Double-bundle versus single-bundle recon-struction for anterior cruciate ligament rupture in adults. Cochrane Database Syst Rev. (11):CD008413. John Wiley & Sons, Ltd

[58] van Eck CF, Kopf S, Irrgang JJ, Blankevoort L, Bhandari M, Fu FH, Poolman RW (2012) Single-bundle versus double-bundle reconstruction for ante-rior cruciate ligament rupture: a meta-analysis – does anatomy matter? Arthroscopy 28:405–424

[59] van Eck CF, Lesniak BP, Schreiber VM, Fu FH (2010) Anatomic single-and double-bundle anterior cruciate ligament reconstruction flowchart. Arthroscopy 26(2):258–268. doi:10.1016/j.arthro.2009.07.027

[60] van Eck CF, Schreiber VM, Mejia HA, Samuelsson K, van Dijk CN, Karlsson J, Fu FH (2010) "Anatomic" anterior cruciate ligament reconstruction: a system-atic review of surgical techniques and reporting of surgical data. Arthroscopy 26:S2–S12

[61] Woo SLY, Kanamori A, Zeminski J, Yagi M, Papageorgiou C, Fu FH (2002) The effectiveness of reconstruction of the anterior cruciate ligament with hamstrings and patellar tendon. A cadaveric study comparing anterior tibial and rotational loads. J Bone Joint Surg 84-A:907–914

[62] Wu J-L, Seon J-K, Gadikota HR, Hosseini A, Sutton KM, Gill TJ, Li G (2010) In situ forces in the antero-medial and posterolateral bundles of the anterior cru-ciate ligament under simulated functional loading conditions. Am J Sports Med 38:558–563. American Orthopaedic Society for Sports Medicine

[63] Xu M, Gao S, Zeng C, Han R, Sun J, Li H, Xiong Y, Lei G (2013) Outcomes of anterior cruciate ligament reconstruction using single-bundle versus double-bundle technique: meta-analysis of 19 randomized controlled trials. Arthroscopy 29:357–365

[64] Yagi M, Kuroda R, Nagamune K, Yoshiya S, Kurosaka M (2007) Double-bundle ACL reconstruction can improve rotational stability. Clin Orthop Relat Res 454:100–107

[65] Yagi M, Wong EK, Kanamori A, Debski RE, Fu FH, Woo SLY (2002) Biomechanical analysis of an ana-tomic anterior cruciate ligament reconstruction. Am J Sports Med 30:660–666

[66] Yamamoto Y, Hsu W-H, Woo SLY, Van Scyoc AH, Takakura Y, Debski RE (2004) Knee stability and graft function after anterior cruciate ligament reconstruction: a comparison of a lateral and an anatomical femoral tunnel placement. Am J Sports Med 32:1825–1832

[67] Yasuda K, Kondo E, Ichiyama H, Tanabe Y, Tohyama H (2006) Clinical evaluation of anatomic double-bundle anterior cruciate ligament reconstruction pro-cedure using hamstring tendon grafts: comparisons among3 different procedures. Arthroscopy 22:240–251

[68] Yasuda K, Tanabe Y, Kondo E, Kitamura N, Tohyama H (2010) Anatomic double-bundle anterior cruciate ligament reconstruction. Arthroscopy 26:S21–S34

[69] Zaffagnini S, Bruni D, Marcheggiani Muccioli GM, Bonanzinga T, Lopomo N, Bignozzi S, Marcacci M (2011) Single-bundle patellar tendon versus non-anatomical double-bundle hamstrings ACL recon-struction: a prospective randomized study at 8-year minimum follow-up. Knee Surg Sports Traumatol Arthrosc 19:390–397

[70] Zantop T, Diermann N, Schumacher T, Schanz S, Fu FH, Petersen W (2008) Anatomical and nonana-tomical double-bundle anterior cruciate ligament reconstruction: importance of femoral tunnel loca-tion on knee kinematics. Am J Sports Med 36:678– 685. American Orthopaedic Society for Sports Medicine

[71] Zelle BA, Vidal AF, Brucker PU, Fu FH (2007)Double-bundle reconstruction of the anterior cruciate ligament: anatomic and biomechanical rationale. J Am Acad Orthop Surg 15:87–96

[72] Zhang J, Yu KF (1998) What's the relative risk? A method of correcting the odds ratio in cohort studies of common outcomes. JAMA 280:1690–1691

[73] Zhu Y, Tang R-K, Zhao P, Zhu S-S, Li Y-G, Li J-B (2013) Double-bundle reconstruction results in supe-rior clinical outcome than single-bundle reconstruc-tion. Knee Surg Sports Traumatol Arthrosc 21:1085–1096

第 32 章　前交叉韧带和后外侧不稳

Guan-yang Song，Yue Li，Hua Feng
译者　熊　雁　陈　斌
审校　郭　林　熊　然

32.1　简介

膝关节韧带损伤复合膝关节不稳是目前临床工作中较为棘手的问题。前期研究表明，膝关节后外侧不稳合并前交叉韧带（ACL）损伤占膝关节损伤的 10%~15%。骨科医生必须及时识别并准确处理这种复合损伤。近年来，生物力学研究显示膝关节后外侧角（PLC）与 ACL 的功能紧密联系，体外研究发现后外侧结构的缺失将显著增加 ACL 移植物的内翻负荷，进而增大 ACL 移植失败的风险。因此当出现 PLC 与 ACL 复合损伤时，需对 PLC 进行及时的处理，否则将可能影响 ACL 重建的效果。但目前对于 ACL/PLC 复合损伤仍没有形成统一的治疗方案。本章将讨论膝关节前向-后外侧复合不稳的现有治疗方案。

32.2　病理生理学 / 生物力学

ACL 的主要作用是限制胫骨前移，在膝关节屈曲 30° 时，前抽屉试验中 ACL 限制 82%~89% 的胫骨前移负荷。研究表明，ACL 的缺失会使胫骨内旋增加。由于 ACL 靠近胫骨平台的旋转轴中心，因此 ACL 在限制胫骨前移的同时也发挥了限制胫骨旋转的作用。

膝关节旋转的控制有赖于膝关节周围的韧带结构，以 PLC 的作用最为显著。从临床角度分析，PLC 中最重要的结构是外侧副韧带（LCL）、腘肌腱（Pop-T）和腘腓韧带（PFL）（要点 1）。选择性切除的生物力学实验

证明，这些结构具有限制胫骨内翻伴随旋转及外旋等重要作用。

要点1　后外侧角的主要稳定性结构及其生物力学功能

主要稳定性结构	生物力学功能
外侧副韧带	伸膝位拮抗内翻应力，维持膝关节稳定
腘肌腱	限制膝关节后外侧运动
腘腓韧带	防止膝关节过度外旋

一些学者针对 ACL/PLC 复合损伤，研究了膝关节韧带结构的生物力学特性。Wroble 等通过尸体研究发现，同时切断 ACL 和 PLC，将导致膝关节前移的增加，同时增加膝关节内翻和胫骨外旋。此外 LaPrade 等通过尸体研究展示了在 ACL/PLC 复合损伤模式下，PLC 缺失对 ACL 移植物的重要意义。在这项研究中，他们选择 8 个新鲜冷冻的膝关节标本，使用中间 1/3 的骨-髌腱-骨自体移植物进行了重建，然后评估了选择性切除 PLC 之前和之后 ACL 移植物的受力变化。研究发现，在内翻负荷下切断 LCL，膝关节屈曲 0° 和 30° 时移植物受力明显增大。顺序切断 Pop-T 和 PFL 会使 ACL 移植物的受力继续增加，因此作者得出结论，未经治疗的 PLC 损伤可能导致 ACL 移植物因受力过度而造成的 ACL 移植失败。

32.3 临床评估

正确的诊断是成功治疗 ACL/PLC 复合损伤的前提。进行完整的临床检查至关重要，包括详细的病史资料、完善的体格检查以及适当的影像学评估。此外，还可以借助关节镜检查发现某些特定的病理变化（要点 2 ）。

要点2 临床评估的关键点

病史	影像学检查
常见的损伤机制：胫骨前中部的直接暴力，导致膝关节过度屈曲，胫骨外旋和外翻	AP、侧位和负重位下肢全长的 X 线片（包含下肢力线）
ACL 复合 PLC 损伤	Telos 应力位 X 线片（前移和关节外侧张开） MRI（特别是 T2 加权冠状斜位视图）

体检	关节镜诊断
神经血管检查（腓总神经和 ABI ）	确定交叉韧带的状态
步态（严重的过伸步态）	在膝关节屈曲 30° 时进行内翻应力"Drive-Through"检测，观察外侧间室（>1 cm 表示 PLC Ⅲ级损伤）
Lachman 试验和轴移试验	外侧沟的"Drive-Through"检测（有效识别急性股骨"剥离"病变和后外侧不稳的慢性病例）
膝关节屈曲 0° 和 30° 时的内翻应力测试	
后外侧抽屉试验	
外旋反屈试验	
仰卧或俯卧位外旋试验	

缩略词：ACL（前交叉韧带）、PLC（后外侧角）、ABI（踝臂指数）、AP（前后位）、MRI（磁共振成像）。Drive-Through（通过征）

32.3.1 病史和体检

ACL/PLC 复合损伤的临床诊断应从掌握患者的病史入手。一些作者报告说，膝关节过伸状态下的内翻应力是 PLC 最常见的损伤机制。该状态下的压力负荷同样也作用于 ACL。Ross 等报道，13 例 ACL/PLC 复合损伤的病例全部是在膝关节过伸和内翻的情况下导致的。因此应当使用以患者为导向的问题来评估损伤的原理（高度怀疑是内翻过伸引起），是否有"爆裂声"的感觉，是否同时伴随肿胀的出现以及随后不稳的感觉（通常在膝关节完全伸直时）。

体检应从彻底的神经血管检查开始。据报道，发生 PLC 损伤时腓总神经损伤的发生率为 12%~16%。应进行系列检查，以确保血管阻塞性病变不会延迟发展，并且通过踝臂指数（ABI）的值来确定是否需要进一步评估和干预。如果 ABI<0.9，患者存在严重动脉损伤的可能性增加。

体检应对患者的站姿进行评估。医生要通过包括髋关节到踝关节的全下肢 X 线片（前后位）来评估出患者可能存在的内翻畸形。除此之外还应该评估患者的步态，特别是检查膝关节内翻应力。这些指标在临床中具有重要作用，它们可能提示是否伴随 PLC 损伤，正如 Noyes 等在"双重和三重内翻"膝关节中描述的那样。在膝关节内翻畸形的情况下进行韧带重建将会增加 PLC 移植失败的风险，因此除了韧带重建外，有的患者会选择高位胫骨截骨的治疗方案。

评估 ACL 完整性的重要测试包括 Lachman 测试和轴移试验。应该对每位被怀疑有 ACL 损伤的患者进行 PLC 检查。膝关节屈曲 30° 时内翻不稳提示 LCL 损伤（图 32.1 ）。后外侧抽屉试验和外旋反屈试验可用于 PLC 损伤的诊断。后外侧抽屉试验是在髋关节屈曲 45°、膝关节屈曲 80°、胫骨外旋 10°~15° 的条件下进行的。在 PLC 缺失的情况下，胫骨外侧平台围绕 PCL 向外旋转，并且在后向力作用下发生相对后移。外旋反屈试验可评估 PLC 的伸展程度，方法是患者平卧位、伸膝，检查者抓住患者双足的拇指，将双腿抬离床面。仔细观察会发现 PLC 损伤患者的膝关节出现胫骨内翻和过伸。最后，在胫骨外旋试验中，患者采用仰卧或俯卧位且腿悬于床旁

的测试也可用于诊断 PLC 损伤。如果在膝关节屈曲 30°
时出现不对称的胫骨外旋，且角度大于等于 10°，则表
明 PLC 受伤（图 32.2，要点 3）。

要点3　ACL/PLC损伤的体格检查要点

ACL 损伤	PLC 损伤
Lachman 试验	神经血管检查（腓总神经和 ABI）
轴移试验	步态（严重的过伸步态）
仪器测试（KT-1000 / KT-2000）	膝关节屈曲 0° 和 30° 时的内翻压力测试
	后外侧抽屉试验
	外旋反屈征
	俯卧位和仰卧位的胫骨外旋试验

缩略词：ACL（前交叉韧带）、PLC（后外侧角）、 ABI 踝
肱指数）

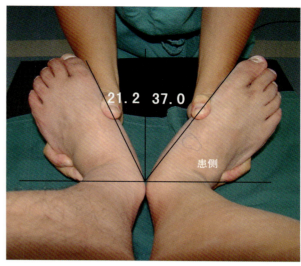

图 32.2　在膝关节屈曲 30° 时进行的胫骨外旋试验显示，患侧
的胫骨外旋度数比健侧大 15.8°，表明后外侧不稳

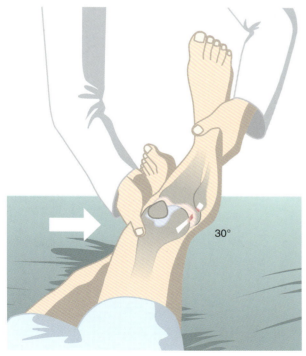

图 32.1　膝关节屈曲 30° 时内翻应力测试图

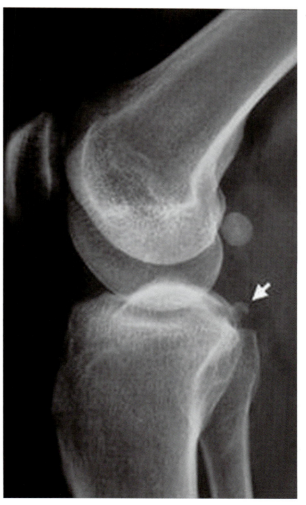

图 32.3　45 岁男性在交通事故中左胫骨前内侧受到损伤。影像
学检查显示腓骨头部有撕脱性骨碎片（白色箭头）

32.3.2 影像学

应当获得膝关节的 X 线片，不仅可以评估是否存在膝关节周围或关节内骨折，还可以评估在膝关节韧带损伤中的某些次级损伤。腓骨头部小的撕裂碎片，呈现弓形征，表明 PLC 存在损伤（图 32.3）。胫骨外侧平台也可能发生撕脱性骨折，称为 Segond 骨折，这是由于外侧关节囊的牵拉所致，并可能伴有 ACL 损伤。

应力位 X 线片是一种广泛使用的诊断工具，可对膝关节韧带不稳进行客观量化。应力位 X 线片可用于诊断韧带的急性和慢性损伤，比较手术前后的稳定性，以及监测保守治疗患者的膝关节稳定性。两侧膝关节比较，出现向前移位和内翻间隙的差异意味着 ACL/PLC 复合损伤的功能缺陷（图 32.4）。与体格检查相比，应力位片可提供量化的且可检索的膝关节不稳的记录。

MRI 可用于评估膝关节损伤程度并用于术前手术方案规划。据报道，MRI 在膝关节多发韧带损伤中识别 ACL 急性撕裂的敏感性为 92.3%。它也可以很好地识别

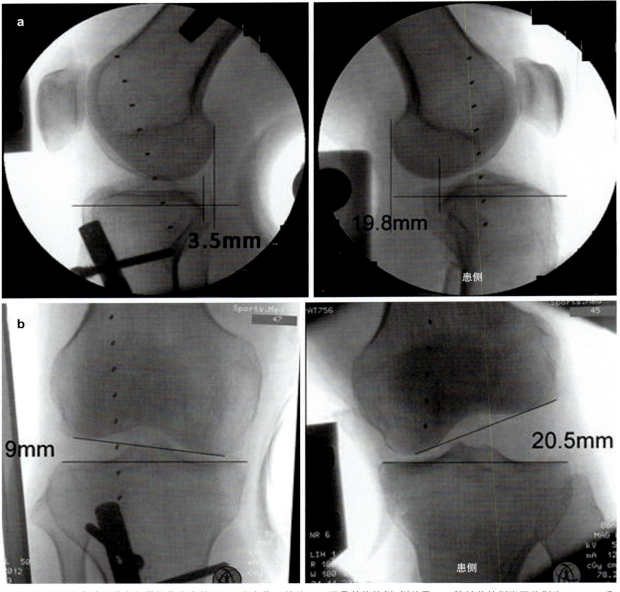

图 32.4　怀疑患有膝关节多韧带损伤患者的 Telos 应力位 X 线片。a. 胫骨前移的侧-侧差异；b. 膝关节外侧张开分别为 16.3mm 和 11.5mm，表明 ACL/PLC 复合损伤

PLC 的损伤，特别是 LCL 或 Pop-T 损伤；但 MRI 评估 PFL 损伤的准确性与敏感性较差（53%~68%）。LaPrade 等建议采用 T2 加权相的斜冠状位 MRI 来帮助识别 PLC 的损伤。

32.3.3　诊断性关节镜检查

诊断性关节镜检查对于需要进行常规 ACL 重建术，而无明确证据排除 PLC 损伤的患者十分重要，可以借此对 PLC 损伤与否做出明确的判断。在关节镜下通过外侧间室可以清楚地观察到 Pop-T 结构。LaPrade 等描述了膝关节镜"通过征"（drive-through），即在膝关节屈曲 30° 时施加内翻应力，若外侧间室开口大于 1cm，则表示 PLC 发生 Ⅲ 级损伤。

我们在最近的一项报道中描述了"外侧沟通过（Lateral Gutter Drive-Through，LGDT）征"，即当膝关节屈曲 30° 时，股骨外侧髁和 Pop-T 之间的夹角增加，关节镜可通过外侧沟深入后外侧间室。对于腘肌腱近端从股骨处急性撕脱的病例，通常可在外侧沟中发现裸露的股骨止点处出现瘀斑、瘢痕和血肿（图 32.5）。据报道，对于常见的 Pop-T 和 LCL 在股骨止点撕脱，LGDT 征可有效识别股骨处急性"剥离"病变。此外，事实证

明，LGDT 征可用于诊断膝关节后外侧不稳的慢性病例，其敏感性和特异性均超过 90%。

32.4　保守治疗方案

选择保守治疗要综合考虑患者的活动强度，合并症和损伤的整体情况等重要因素。对于损伤程度较轻的老年、久坐，希望通过支具和理疗"对付"的患者，保守治疗是合适的。然而最新的证据表明，使用保守方法治疗 ACL/PLC 复合损伤，可能会增加罹患膝关节骨关节炎的风险。并且如前所述，如果不能在 ACL 重建的同时解决 PLC 损伤，ACL 移植物早期失败的风险也会增加。

32.5　手术适应证和禁忌证

当前的临床实践中，作者更倾向于对 ACL/PLC 复合损伤的患者进行手术干预。尽管这些结构在单独损伤的情况下，通过非手术治疗获得的较好的临床疗效，但复

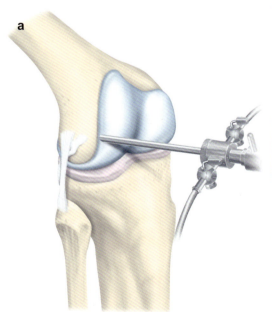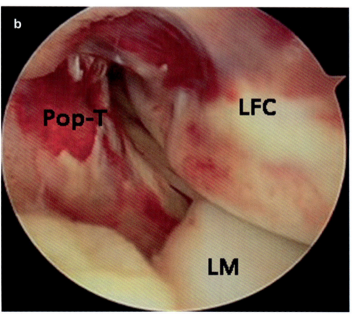

图 32.5　a."外侧沟通过（Lateral Gutter Drive-Through）征"试验图示。对于腘肌腱（Pop-T）近端从股骨处急性撕脱的病例，关节镜可通过外侧沟深入后外侧间室；b. 前外侧入路的关节镜下显示了 Pop-T 与股骨外侧髁之间的区域。外侧沟中也可见有瘀斑的裸露的股骨止点，这是急性股骨"剥离"病变的间接标志（LFC 股骨外侧髁、LM 外侧半月板）

合损伤通常会让患者感觉到膝关节明显不稳并出现症状。手术适应证包括对于旋转，剪切或减速活动有一定要求的患者。作者主张对年轻患者以及有半月板和（或）软骨病变，力学症状或运动功能减退的患者进行手术。任何因保守治疗失败且膝关节持续不稳的患者均应进行手术干预。手术的相对禁忌证包括：病态肥胖、高龄、损伤前运动功能受限、广泛的瘢痕组织、既往患侧下肢因血管外科手术遗留循环功能障碍、膝关节伸展不足 10°、有深静脉血栓形成（DVT）或具有重大医学禁忌证的患者。但是应对这些患者进行早期的固定，积极的康复治疗和应用功能性支具（要点 4）。

要点4 手术适应证和禁忌证的要点

适应证	禁忌证
运动要求较高的患者（包括参与旋转、剪切或减速活动）	病态肥胖（BMI > 30）
年轻患者	高龄、久坐、日常活动水平低的患者
伴有半月板和（或）软骨病变并产生机械症状和运动能力降低	损伤前运动功能受限（既往关节感染、未矫正的严重内翻畸形、严重关节炎）
保守治疗无效膝关节持续不稳	预计不依从手术治疗的患者
	广泛的瘢痕组织
	膝关节活动度缺失 >10°
	深静脉血栓（DVT）
	既往患侧下肢血管外科术后遗留循环功能障碍
	其他重要的外科手术的禁忌证

缩略词：BMI（身体质量指数）

32.6　手术管理

治疗策略根据损伤是急性还是慢性而有所不同。尽管文献中普遍认为，为减少 ACL 重建后早期移植物失效的风险，应同时进行 PLC 修复，但也有一部分骨科医生主张通过多种技术进行 PLC 重建，这将在后面进行讨论。

32.6.1　急性 ACL/PLC 复合损伤

急性 ACL/PLC 复合损伤的早期治疗包括固定膝关节，减少软组织肿胀和关节内积液，最大限度地提高术前膝关节运动范围。作者倾向于在损伤后 5~7 天进行手术。在此期间，应如前所述进行完整的术前检查，并制订手术计划。

急性 ACL/PLC 复合损伤中是否要修复或重建 PLC 损伤尚有争议。一些研究人员建议，如果损伤发生后 PLC 结构的质量较好，足以满足修复的，则应尽快进行 PLC 修复。Shelbourne 等报道了一项包含 7 例接受 PLC 急性损伤修复病例的队列研究，经过平均 5 年的随访，所有患者均表现出良好的临床结果。最近描述了股骨处急性"剥离（peel-off）"损伤的 3 种损伤模式。Ⅰ 型和Ⅱ 型病变均为股骨处撕脱，不涉及 PLC 中部或腓骨部结构的损伤（图 32.6）。这些患者使用坚固金属固定装置进行急性 PLC 修复，可获得满意的早期临床疗效。

但是即使在急性损伤的情况下，PLC 组织也通常不能达到修复的标准，特别是在伴有中段撕裂的情况下。此时可选择 PLC 重建，重建可以遵循解剖学重建或非解剖学重建的方法，这两种方法都有相应的支持者。

正如前所示，腘腓韧带（PFL）在膝关节后外侧稳定中起着重要的作用，目前的手术技术除了强调 LCL 重建，还强调 PFL 的重建。Veltri 和 Warren 描述了用髂韧带或跟腱移植物重建 Pop-T 和 PFL 的方法，该方法将骨栓固定在共同的股骨隧道中，两个分支各自穿过胫骨和腓骨近端的隧道，然后单独重建 LCL。Stannard 等描述了"改良两股"技术，其中同种异体肌腱移植物通过胫骨和腓骨隧道拉紧，并用带有齿垫圈的螺钉固定在股骨外侧髁的等距点上。与 Veltri 的技术不同是，这种方式同时重建了 Pop-T、PFL 和 LCL。

许多骨科医生主张取消胫骨隧道而只使用经腓骨隧

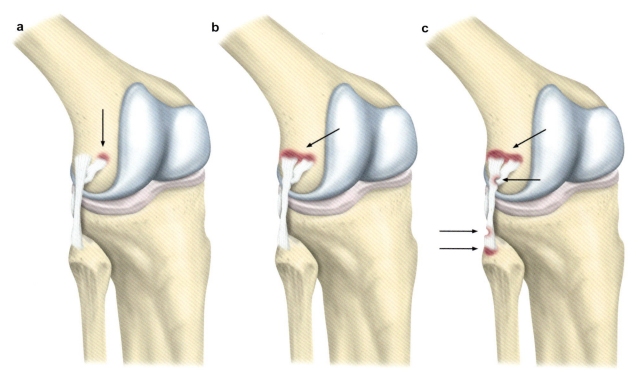

图 32.6　股骨处"剥离（peel-off）"损伤通常分为 3 种类型：a. Ⅰ型，孤立的腘肌腱（Pop-T）撕裂（Pop-T 从股骨止点撕裂）（黑色箭头）；b. Ⅱ型，Pop-T 和外侧副韧带（LCL）的复合撕裂（Pop-T 和 LCL 从股骨止点撕裂）（黑色箭头）；c. Ⅲ型，复杂撕裂（Pop-T 和 LCL 均从股骨止点撕裂，伴有中段损伤）（黑色箭头）

道。最近的一项生物力学研究表明，腓骨隧道在恢复外旋和内翻稳定性方面与胫腓骨双隧道具有相同的效果。单腓骨隧道不仅减小了技术难度，还减少了胫骨隧道的总体积，这在膝关节多韧带损伤的重建中尤为重要，因为胫骨处可能需要用于 ACL/PCL 移植物重建的多个胫骨隧道。其他研究表明，与胫骨隧道相比，通过单腓骨隧道重建 PLC 具有更好的旋转稳定性，并降低术后并发症率，减少手术时间。

PLC 的解剖重建涉及两个股骨隧道的建立，以恢复 LCL 在股骨外髁和其前方及远端的 Pop-T 的股骨止点，多项研究表明该方法具有良好的临床疗效。Ho 等在一项研究表示，与非解剖单隧道技术相比，在双股骨隧道的解剖型 PLC 重建中，膝关节运动得到了改善，具有更好的旋转稳定性和后移抵抗力。

高年资医生的首选技术在膝关节 ACL/PLC 复合损伤中，移植物的选择非常重要。有经验的医生对于年轻患者可使用自体骨-髌腱-骨（B-PT-B）移植物，以单束方式重建 ACL。对于年龄较大的患者，所有类型的移植物均可选择，但通常建议使用半腱肌和股薄肌肌腱自体移植。为了减少移植物的供体部位发病率，可使用同种异体移植物，因为它易于获得且坚固耐用。

作者倾向于根据 Fanelli 等介绍的分类方法来确定其 PLC 重建方式。如果仅有胫骨外旋不稳或合并轻度内翻松弛（Fanelli A 型和 B 型），重建腘肌腱复合体［包括 Pop-T 和（或）PFL］的技术可以恢复正常的胫骨外旋稳定性。因此关节镜下 Pop-T 重建技术得到发展，这种技术将在下面介绍。

在全身麻醉或脊椎麻醉下，患者仰卧于手术台上。将患肢放在腿部支架上以提供 90° 的膝关节屈曲和 45° 的髋关节屈曲。准备直径约 5mm 的胫前肌同种异体移植物，并使用 2 号 Ethibond 缝合线，编织缝合移植物两侧尾端。通过标准的前外侧入路，可以通过外侧间室和

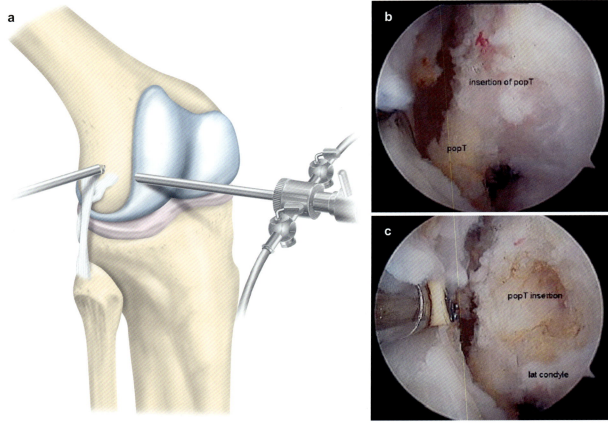

图 32.7　a. 右膝全关节镜下腘肌腱（Pop-T）重建的关节镜入路的准备图；b. 从外侧入路观察的滑膜清理后关节镜下 Pop-T 止点；c. 以电刀标记的 Pop-T 的股骨止点（lat 外侧的）

外侧沟看到 Pop-T 的股骨部分。使用由外向内技术用穿刺针建立副外上入路（靠近生理状态下 Pop-T 的股骨止点），用电刀标记出股骨足印迹的中心点（图 32.7）。将导向针钻入足印迹中心，然后用空心钻在导向针上创建一个直径 6mm 的骨道（深度约 25mm）。

　　膝关节弯曲 90° 后，建立后内侧、后外侧和穿间隔的关节镜入路。关节镜是从后内侧入路进入，经过中隔入路到达后外侧间室。从后外侧入路插入动力性磨钻（直径 3.5mm），小心分离膝关节的后外侧囊与外侧半月板后角的滑膜边缘，直到确定腘肌腱附着处（要点 5）。然后，将 ACL 胫骨导向器通过后外侧入路引入，并向前推进，对准胫骨后部的腘肌腱止点。克氏针从胫骨前皮质穿过至胫骨外侧平台的后部（图 32.8）。定位后，即可使用直径为 6mm 的空心钻建立骨隧道。然后在缝合线的引导下，将移植物拉入穿过胫骨隧道，并进入股骨窝。

要点5　全关节镜下腘肌腱重建的要点

为了获得肌腱止点的完全可视化，外侧半月板后角的中央部分与后关节囊和半月板腱膜需要从关节表面向下分离超过 10mm
胫骨外侧平台后外侧的浅槽可作为骨性标志指示腘绳肌沟的位置
为了提高腘绳肌股骨部分的可视性，有时可以将转换棒从上外侧入路引入，并通过外侧沟，以充当"吊架"作用。提起外侧囊和皮肤，为外科医师提供更好的视野和操作空间

　　在重建 Pop-T 之前，已经完成了对 ACL 的固定。术者通过牵拉缝合线从膝关节内侧拉紧移植物，从而完成 Pop-T 的重建。然后用可生物吸收的螺钉（通常比隧道直径大 1 号）将移植物固定到股骨窝中。然后用另一个

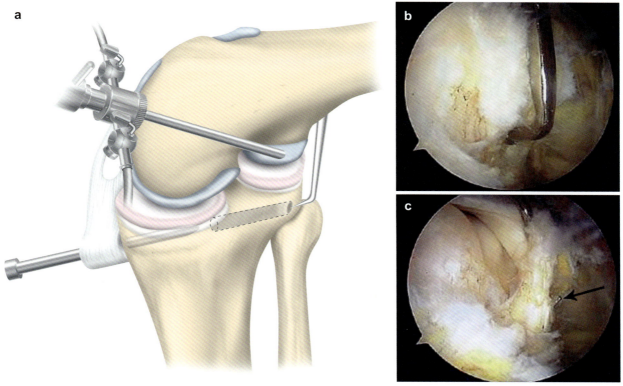

图 32.8　a. 在穿间隔入路的协助下，术者从后外侧入路引入了前交叉韧带胫骨导向器，并将其定位在胫骨后侧的腘肌腱止点；b. 关节镜下胫骨导向器的位置；c. 胫骨导向针（黑色箭头）与腘肌腱沟的位置关系

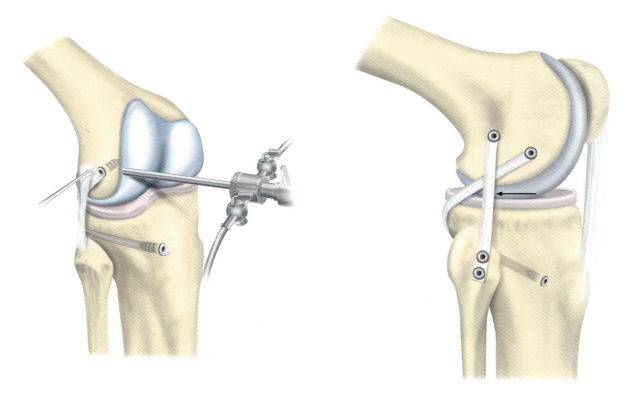

图 32.9　重建的腘肌腱图，展示了胫骨和股骨侧移植物和隧道的位置

图 32.10　Fanelli C 型损伤的外侧副韧带（黑色箭头）和腘肌腱重建示意图

可生物吸收的界面螺钉（直径比隧道直径大 1 号）完成胫骨固定，固定过程中应保持膝关节中立位，屈曲 30°（图 32.9）。

如果胫骨外旋不稳并伴有明显的内翻松弛（Fanelli C 型），则需要进行额外的 LCL 重建。作者目前倾向于使用 B–PT–B 同种异体移植物重建 LCL。首先在 LCL 的解剖附着部位钻出股骨和腓骨隧道；然后将移植物的远端骨栓轻轻敲入腓骨隧道，并用两个小皮质螺钉固定在与腓骨皮质上；最后将移植物的近端骨栓推入股骨隧道，并在膝关节屈曲 30° 中立位时，用软组织界面螺钉固定（图 32.10）。

32.6.2 慢性 ACL/PLC 复合损伤

对于患者而言，延迟出现的 ACL/PLC 复合损伤并不罕见。这可能是由于损伤早期未及时发现，或者是因为保守治疗失败而产生的慢性损伤。此时患者可能出现明显的关节肿胀和运动功能减退，并且需要助行器才能行走。与严重的膝关节损伤相同，所有患者在进行手术干预之前都应进行针对性的治疗以尽可能恢复正常的关节活动范围和步态。在膝关节僵硬，肿胀的情况下进行手术会增加术后运动功能降低的风险。

慢性损伤常预示了受损韧带的组织质量较差，因此需要对 PLC 进行重建，此时 PLC 初次修复难以起作用。对于慢性不稳的膝关节，必须进行手术干预，并且遵循与急性损伤相同的技术准则。必须强调的是，完整的下肢的力线评估对于膝关节慢性损伤的治疗非常重要，因为持续的膝关节不稳会使膝关节内翻的发生率增加至 2~3 倍。这些患者可能会受益于开放性胫骨高位开放楔形截骨，以补充韧带重建（图 32.11）。

32.7 术后并发症

ACL/PLC 复合伤的术后并发症包括感染、血肿、运动丧失、因反复疼痛和（或）关节不稳导致的重建失败及内置物刺激。在建立手术入路或重建过程中，可能损伤腓神经；外科医生必须予以警惕并仔细进行解剖操作。

32.8 结论

接诊 ACL/PLC 复合伤的患者时，需注意以下要点：

1. 当发生 ACL 损伤时，要仔细检查是否伴随 PLC 损伤或内翻不稳，这些复合损伤会导致 ACL 的早期重建失败。

2. 认真的体格检查和适当的影像学检查是准确诊断 ACL/PLC 复合损伤的前提。

3. 完善的神经血管检查对于预防灾难性后果的发生至关重要。

4. PLC "解剖"重建技术在纠正内翻和外旋不稳方面可表现出良好的临床结果。

5. 不能低估下肢力线评估和胫骨高位楔形截骨的作用。

6. 提供了高年资医生首选的 ACL/PLC 复合损伤治疗方法（图 32.12）。

参考文献

[1] Amis AA, Scammell BE (1993) Biomechanics of intra-articular and extra-articular reconstruction of the anterior cruciate ligament. J Bone Joint Surg Br 75(5):812–817

[2] Bottomley N, Williams A, Birch R, Noorani A, Lewis A, Lavelle J (2005) Displacement of the common peroneal nerve in posterolateral corner injuries of the knee. J Bone Joint Surg Br 87(9):1225–1226

[3] Cooper JM, McAndrews PT, LaPrade RF (2006) Posterolateral corner injuries of the knee: anatomy, diagnosis, and treatment. Sports Med Arthrosc 14(4): 213–220

[4] Covey DC (2001) Injuries of the posterolateral corner of the knee. J Bone Joint Surg Am 83-A(1):106–118

[5] DeLee JC, Riley MB, Jr Rockwood CA (1983) Acute posterolateral rotatory instability of the knee. Am J Sports Med 11(4):199–207

[6] Dienst M, Burks RT, Greis PE (2002) Anatomy and biomechanics of the anterior cruciate ligament. Orthop Clin North Am 33(4):605–620

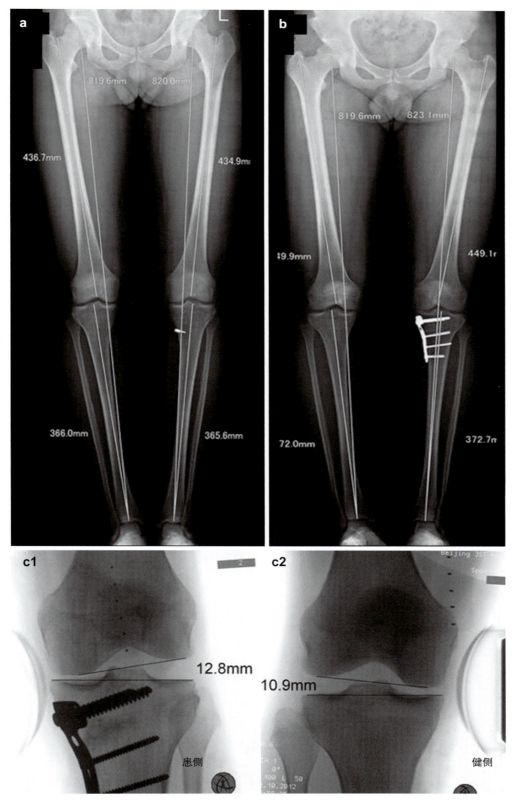

图 32.11　24 岁男性在前交叉韧带（ACL）自体肌腱移植重建失败 5 个月后。体格检查显示轴移试验 II 度，KT-1000 测试中胫骨前移 7mm。a. 下肢负重位全长 X 线片显示患侧下肢内翻畸形。对该患者进行了分期的胫骨高位开放楔形截骨术（HTO），6 个月后进行了骨-髌腱-骨自体移植物重建 ACL 翻修术。术后 24 个月随访评估时；b. 下肢负重位全长 X 线片提示了内翻畸形得到矫正；c. 膝关节外侧间隙对比健侧，增加 1.9mm，轴移试验阴性。患者重返工作岗位并可进行轻度运动

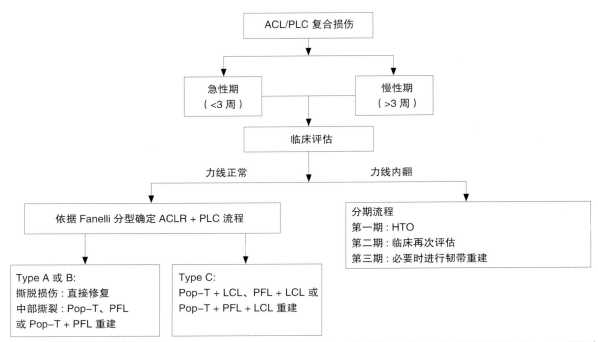

图 32.12　ACL/PLC 复合损伤的建议治疗方法（ACL：前交叉韧带；PLC：后外侧角；ACLR：前交叉韧带重建；Pop-T：腘肌腱；PFL：腘腓韧带；LCL：侧副韧带；HTO：胫骨高位截骨术）

[7]　Fanelli GC, Edson CJ (2004) Combined posterior cru-ciate ligament-posterolateral reconstructions with Achilles tendon allograft and biceps femoris tendon tenodesis: 2-to 10-year follow-up. Arthroscopy 20 (4):339–345

[8]　Feng H, Hong L, Geng XS, Zhang H, Wang XS, Zhang J (2009) Posterolateral sling reconstruction of the popliteus tendon: an all-arthroscopic technique. Arthroscopy 25(7):800–805

[9]　Feng H, Song GY, Shen JW, Zhang H, Wang MY (2014) The "lateral gutter drive-through" sign revis-ited: a cadaveric study exploring its real mechanism based on the individual posterolateral structure of knee joints. Arch Orthop Trauma Surg 134(12): 1745–1751

[10]　Feng H, Zhang H, Hong L, Wang XS, Cheng KB, Zhang J (2011) Femoral peel-off lesions in acute pos-terolateral corner injuries: incidence, classification, and clinical characteristics. Arthroscopy 27(7): 951–958

[11]　Feng H, Zhang H, Hong L, Wang XS, Zhang J (2009) The "lateral gutter drive-through" sign: an arthroscopic indicator of acute femoral avulsion of the popliteus tendon in knee joints. Arthroscopy 25(12):1496–1499

[12]　Goldman AB, Pavlov H, Rubenstein D (1988) The Segond fracture of the proximal tibia: a small avulsion that reflects major ligamentous damage. AJR Am J Roentgenol 151(6):1163–1167

[13]　Halinen J, Koivikko M, Lindahl J, Hirvensalo E (2009) The efficacy of magnetic resonance imaging in acute multi-ligament injuries. Int Orthop 33(6):1733–1738

[14]　Ho EP, Lam MH, Chung MM, Fong DT, Law BK, Yung PS, Chan WY, Chan KM (2011) Comparison of 2 surgical techniques for reconstructing posterolateral corner of the knee: a cadaveric study evaluated by navigation system. Arthroscopy 27(1):89–96

[15]　Hughston JC, Andrews JR, Cross MJ, Moschi A(1976) Classification of knee ligament instabilities. Part I. The medial compartment and cruciate liga-ments. J Bone Joint Surg Am 58(2):159–172

[16]　Hughston JC, Andrews JR, Cross MJ, Moschi A (1976) Classification of knee ligament instabilities. Part II. The lateral compartment. J Bone Joint Surg Am 58(2):173–179

[17] Hughston JC, Jr Norwood LA (1980) The posterolateral drawer test and external rotational recurvatum test for posterolateral rotatory instability of the knee. Clin Orthop Relat Res 147:82–87

[18] James EW, Williams BT, LaPrade RF (2014) Stress radiography for the diagnosis of knee ligament inju-ries: a systematic review. Clin Orthop Relat Res 472(9):2644–2657

[19] Jr Baker CL, Norwood LA, Hughston JC (1983) Acute posterolateral rotatory instability of the knee. J Bone Joint Surg Am 65(5):614–618

[20] Juhng SK, Lee JK, Choi SS, Yoon KH, Roh BS, Won JJ (2002) MR evaluation of the "arcuate" sign of pos-terolateral knee instability. AJR Am J Roentgenol 178(3):583–588

[21] Jung YB, Jung HJ, Kim SJ, Park SJ, Song KS, Lee YS, Lee SH (2008) Posterolateral corner reconstruc-tion for posterolateral rotatory instability combined with posterior cruciate ligament injuries: comparison between fibular tunnel and tibial tunnel techniques. Knee Surg Sports Traumatol Arthrosc 16(3):239–248

[22] Kanamori A, Sakane M, Zeminski J, Rudy TW, Woo SL (2000) In-situ force in the medial and lateral struc-tures of intact and ACL-deficient knees. J Orthop Sci 5(6):567–571

[23] Kim JG, Ha JG, Lee YS, Yang SJ, Jung JE, Oh SJ (2009) Posterolateral corner anatomy and its anatomi-cal reconstruction with single fibula and double femo-ral sling method: anatomical study and surgical technique. Arch Orthop Trauma Surg 129(3):381–385

[24] LaPrade RF (1997) Arthroscopic evaluation of the lateral compartment of knees with grade 3 postero-lateral knee complex injuries. Am J Sports Med 25(5):596–602

[25] LaPrade RF, Gilbert TJ, Bollom TS, Wentorf F, Chaljub G (2000) The magnetic resonance imaging appearance of individual structures of the posterolat-eral knee. A prospective study of normal knees and knees with surgically verified grade III injuries. Am J Sports Med 28(2):191–199

[26] LaPrade RF, Johansen S, Wentorf FA, Engebretsen L, Esterberg JL, Tso A (2004) An analysis of an ana-tomical posterolateral knee reconstruction: an in vitro biomechanical study and development of a surgical technique. Am J Sports

Med 32(6):1405–1414

[27] LaPrade RF, Resig S, Wentorf F, Lewis JL (1999) The effects of grade III posterolateral knee complex injuries on anterior cruciate ligament graft force. A biomechanical analysis. Am J Sports Med 27(4): 469–475

[28] Lee SH, Jung YB, Jung HJ, Song KS, Ko YB (2010)Combined reconstruction for posterolateral rotatory instability with anterior cruciate ligament injuries of the knee. Knee Surg Sports Traumatol Arthrosc 18(9): 1219–1225

[29] Levy BA, Dajani KA, Morgan JA, Shah JP, Dahm DL, Stuart MJ (2010) Repair versus reconstruction of the fibular collateral ligament and posterolateral corner in the multiligament-injured knee. Am J Sports Med 38(4):804–809

[30] Lipke JM, Janecki CJ, Nelson CL, McLeod P, Thompson C, Thompson J, Haynes DW (1981) The role of incompetence of the anterior cruciate and lat-eral ligaments in anterolateral and anteromedial insta-bility. A biomechanical study of cadaver knees. J Bone Joint Surg Am 63(6):954–960

[31] Mihelic R, Jurdana H, Jotanovic Z, Madjarevic T, Tudor A (2011) Long-term results of anterior cruciate ligament reconstruction: a comparison with non-operative treatment with a follow-up of 17–20 years. Int Orthop 35(7):1093–1097

[32] Mills WJ, Barei DP, McNair P (2004) The value of the ankle-brachial index for diagnosing arterial injury after knee dislocation: a prospective study. J Trauma 56(6):1261–1265

[33] Noyes FR, Barber-Westin SD (2007) Posterolateral knee reconstruction with an anatomical bone-patellar tendon-bone reconstruction of the fibular collateral ligament. Am J Sports Med 35(2):259–273

[34] Noyes FR, Barber-Westin SD, Hewett TE (2000) High tibial osteotomy and ligament reconstruction for varus angulated anterior cruciate ligament-deficient knees. Am J Sports Med 28(3):282–296

[35] O'Brien SJ, Warren RF, Pavlov H, Panariello R, Wickiewicz TL (1991) Reconstruction of the chroni-cally insufficient anterior cruciate ligament with the central third of the patellar ligament. J Bone Joint Surg Am 73(2):278–286

[36] Pasque C, Noyes FR, Gibbons M, Levy M, Grood E (2003) The role of the popliteofibular ligament and the tendon of

popliteus in providing stability in the human knee. J Bone Joint Surg Br 85(2):292–298

[37] Rauh PB, Jr Clancy WG, Jasper LE, Curl LA, Belkoff S, Moorman CR (2010) Biomechanical evaluation of two reconstruction techniques for posterolateral insta-bility of the knee. J Bone Joint Surg Br 92(10):1460–1465

[38] Ross G, DeConciliis GP, Choi K, Scheller AD (2004) Evaluation and treatment of acute posterolateral cor-ner/ anterior cruciate ligament injuries of the knee. J Bone Joint Surg Am 86-A(Suppl 2):2–7

[39] Shahane SA, Ibbotson C, Strachan R, Bickerstaff DR (1999) The popliteofibular ligament. An anatomical study of the posterolateral corner of the knee. J Bone Joint Surg Br 81(4):636–642

[40] Shelbourne KD, Haro MS, Gray T (2007) Knee dislo-cation with lateral side injury: results of an en masse surgical repair technique of the lateral side. Am J Sports Med 35(7):1105–1116

[41] Shen J, Zhang H, Lv Y, Hong L, Wang X, Zhang J, Feng H (2013) Validity of a novel arthroscopic test to diagnose posterolateral rotational instability of the knee joint: the lateral gutter drive-through test. Arthroscopy 29(4):695–700

[42] Stannard JP, Brown SL, Robinson JT, Jr McGwin G, Volgas DA (2005) Reconstruction of the posterolateral corner of the knee. Arthroscopy 21(9):1051–1059

[43] Staubli HU, Birrer S (1990) The popliteus tendon and its fascicles at the popliteal hiatus: gross anatomy and functional arthroscopic evaluation with and without anterior cruciate ligament deficiency. Arthroscopy 6(3):209–220

[44] Veltri DM, Deng XH, Torzilli PA, Maynard MJ, Warren RF (1996) The role of the popliteofibular liga-ment in stability of the human knee. A biomechanical study. Am J Sports Med 24(1):19–27

[45] Veltri DM, Warren RF (1994) Operative treatment of posterolateral instability of the knee. Clin Sports Med 13(3):615–627

[46] Wroble RR, Grood ES, Cummings JS, Henderson JM, Noyes FR (1993) The role of the lateral extraarticular restraints in the anterior cruciate ligament-deficient knee. Am J Sports Med 21(2):257–262

[47] Yu JS, Salonen DC, Hodler J, Haghighi P, Trudell D, Resnick D (1996) Posterolateral aspect of the knee: improved MR imaging with a coronal oblique tech-nique. Radiology 198(1):199–204

[48] Zantop T, Schumacher T, Diermann N, Schanz S, Raschke MJ, Petersen W (2007) Anterolateral rota-tional knee instability: role of posterolateral struc-tures. Winner of the AGA-DonJoy Award 2006. Arch Orthop Trauma Surg 127(9):743–752

[49] Zhang H, Hong L, Wang XS, Zhang J, Geng XS, Liu X, Feng H (2010) Single-bundle posterior cruciate ligament reconstruction and mini-open popliteofibu-lar ligament reconstruction in knees with severe pos-terior and posterolateral rotation instability: clinical results of minimum 2-year follow-up. Arthroscopy 26(4):508–514

[50] Zhang H, Hong L, Wang XS, Zhang J, Liu X, Feng H (2011) All-arthroscopic repair of arcuate avulsion frac-ture with suture anchor. Arthroscopy 27(5):728–734

[51] Zhang H, Zhang J, Liu X, Shen JW, Hong L, Wang XS, Feng H (2013) In vitro comparison of popliteus tendon and popliteofibular ligament reconstruction in an external rotation injury model of the knee: a cadav-eric study evaluated by a navigation system. Am J Sports Med 41(9):2136–2142

第六部分

功能康复和恢复运动

第 33 章　标准化的 ACL 重建术后恢复运动康复方案

Rick Joreitz，Andrew Lynch，Christopher Harner，Freddie H. Fu，
James J. Irrgang
译者　赵甲军　陈　斌
审校　郭　林　罗江明

虽然前交叉韧带（ACL）重建术后的早期康复方案已经十分常见，但针对重返运动阶段的康复方案却并不多见。本文旨在介绍匹兹堡大学医学中心（UMPC）运动医学中心制订的 ACL 重建术后针对晚期阶段和重返运动阶段的康复方案，并结合参考文献做出补充。我们进行了全面的文献检索，确定了重返运动的标准、再损伤及翻修的危险因素。依据文献检索结果建立了循证的、标准化的重返运动康复流程，强调损伤的预防、基本运动方法和技能的掌握。

本康复方案为层级框架体系，要求患者精通掌握某一阶段的练习后，方可进入下一阶段，并提出了各阶段之间进阶的标准，包括跑步、敏捷训练、跳跃、单腿跳/急停/旋转和重返训练，期望通过这些设计降低再损伤的风险。我们提出了完整的方案，来指导恢复训练阶段及重返运动阶段的康复，本方案强调在进入要求更高的训练任务之前必须掌握较低级别的功能性康复训练，同时也需要更多的研究以证明该康复方案的有效性。以是否恢复伤前运动水平且无再损伤作为判定标准，对患者进行长期随访，进而评估本方案的有效性。重返运动阶段的康复方案需结合前叉韧带重建术后肌腱愈合及功能恢复的最佳循证依据进行个性化的订制。

33.1　简介

恢复运动以及避免再损伤所致膝关节不稳定是评估前交叉韧带（ACL）重建术后成功与否的关键指标。

本方案针对后期康复的指南阐述了妨碍恢复及导致再损伤的相关因素——股四头肌力量、与基本运动和高级运动相关的神经肌肉控制。本章节旨在帮助临床医生了解后期康复的必要性，并使用基于标准的指南最大限度地提高患者运动能力、降低再损伤的风险，进而促进患者安全有效地恢复运动。

恢复运动临床决策过程的重点在于建立一套高度结构化的客观测试及相关进阶标准，此方法已有学者推荐，但在文献中并未普遍报道。这里概述的方案有以下两个目的。主要目的是在早期术后反应缓解后，为康复进程提供一个基于标准的框架，从而帮助患者恢复并参与体育活动。在手术后的 4~6 周，患者和理疗医生对关节活动范围和去掉拐杖/支具的时机有明确的标准，文献中也提供了许多方案，而恢复运动阶段的康复方案较少，理疗医生和患者也缺乏明确的目标和进展的标准。在整个康复进程中，总体原则保持不变，但是需要针对每个患者对症训练，并根据其所从事的运动及具体角色选择合适练习方法。预防 ACL 损伤的策略贯穿整个康复计划，重点在于平衡和本体感受、运动控制、敏捷性和体能训练。第二个目的是使该方案可推广到所有临床环境和所有患者。本章中描述的测试和测量方法可通过最少的专用设备实现，且适用于所有患者，无论他采用了何种手术方法。在制订康复方案时，应特别关注每个患者是否合并其他手术及其个人诉求。

每个人的康复计划均分 5 个阶段进行。第 1 阶段在手术后立即开始，以恢复关节活动度、肌力、髌骨活动度、柔韧性和正常步态为中心。第 2 阶段到第 5 阶段包括逐步恢复跑步、敏捷训练、双腿跳跃、单腿跳跃和急

停，获取骨科医生的跑步许可，逐级达到进阶标准。在两个阶段之间进行的客观测试及其标准主要集中在 3 个方面，以确定患者是否为更高要求的活动做好了相应准备：当前阶段的掌握程度神经肌肉控制和股四头肌力量（表 33.1）。第 2 到第 5 阶段在开始新的活动时涉及理疗医生的配合，当患者具备安全完成练习的能力时，应鼓励其独立练习。

33.2　掌握度评估

患者必须达到当前阶段的康复目标，才能进入下一阶段（例如，患者必须能够跑 3.2km，且没有步态偏差或发炎表现，才能进阶到初级敏捷性训练）。通过观察患者在该阶段最高水平训练时的表现来评估其掌握程度，如果未能完成某个阶段的任务，则需要进行针对性练习

表 33.1　进入新阶段的标准

进入第 2 阶段的标准——跑步：

第 1 阶段达标	双下肢活动度对称，最少的膝关节积液（微量或更少），跑步机最大步速行走 ×15min（无偏差）[a]	
神经肌肉控制	踏步并保持	重复 30 次无偏差[a]
	单腿下蹲	重复 10 次屈膝 45° 无偏差[a]
	Y 平衡测试[b]	综合得分 ≥ 90%
股四头肌力量	肌力测量	腿部推举 ≥ 80% 1–RM LSId（0°~90°）
		伸膝 ≥ 80% 1–RM LSId（45°~90°）
	或者	
	等速肌力测试	肢体对称指数 ≥ 80%

进入第 3 阶段标准——初级敏捷性练习：

第 2 阶段达标	连续跑步 32km、无疼痛、无肿胀、无发热或步态偏离	
神经肌肉控制	单腿下蹲[c]	重复 10 次 >45° 屈膝且无偏差[a] 和 75% LSI
	Y 平衡测试[b]	综合得分 ≥ 100%
股四头肌力量	肌力测量	腿部推举 ≥ 85% 1–RM LSId（0°~90°）
		伸膝 ≥ 85% 1–RM LSId（0°~90°）
	或者	
	等速肌力测试	肢体对称指数 ≥ 85%

进入第 4 阶段的标准——双腿跳跃：

第 3 阶段达标	在第 3 阶段敏捷训练中全速运动时未出现减速代偿	
神经肌肉控制	单腿下蹲[c]	重复 10 次屈膝至 60° 无偏差[a] 和 85% LSI
股四头肌力量	肌力测量	腿部推举 ≥ 90% 1–RM LSId（0°~90°）
		伸膝 ≥ 90% 1–RM LSId（0°~90°）
	或者	
	等速肌力测试	肢体对称指数 ≥ 90%

进入第 5 阶段的标准——急停单腿跳跃和急停：

阶段 4 达标	起跳和落地时没有偏差	
神经肌肉控制	单腿下蹲[c]	重复 10 次屈膝至 60° 无偏差 a 和 85% LSI
股四头肌力量	肌力测量	腿部推举 ≥ 90% 1–RM LSId（0°~90°）
		伸膝 ≥ 90% 1–RM LSId（0°~90°）
	或者	
	等速肌力测试	肢体对称指数 ≥ 90%

[a]：偏差包括失去平衡，矢状面外过度运动，躯干异常移动，对侧骨盆下降，股骨内旋以及膝关节内侧偏斜

[b]：Y– 平衡测试综合分数 =（前方距离 + 后内距离 + 后外距离）/（3 × 下肢长度）×100%

[c]：单腿下蹲对称指数 :＝ 患侧单腿深蹲外负荷 / 健侧单腿深蹲外负荷 ×100%

[d]：单次最大负荷肢体对称指数 = 患侧单次最大负荷 / 健侧单次最大负荷 ×100%

和适当的技术指导。必须将熟练掌握本阶段训练技能作为进阶到下一阶段的先决条件，哪怕他们的肌力和神经肌肉控制能力已经允许他们进入下一阶段，从而确保患者有充足的时间练习每一项技能并在训练过程中建立起良好的运动模式。（例如第 2 阶段跑步测试，即使患者已达到肌力恢复大于 85% 并且 Y 平衡测试综合得分大于 100%，患者也必须达到可以连续跑步 3.2km 而不增加炎症的标准，才能进行敏捷训练）。

33.3   肌力测量

股四头肌在功能恢复中非常重要，却容易训练不足，因此应在临床环境中尽可能精准地测量股四头肌力量。如果可能应尽量应用等速肌力仪进行测量，因为它可以避免其他肌肉的代偿，只单独测量股四头肌，提供可靠的测量数据。在研究过程中，常使用电动测力计测量股四头肌和腘绳肌最大主动等长收缩 5s 的力量。为了降低髌骨骨折风险，术后 4 或 5 个月才能使用测力计进行等长肌力测试，测量时把膝关节固定于屈曲 60° 位，以减少经髌骨的弯曲应力。

在没有电动测力计的情况下，可以使用伸膝训练器械或腿部推举机上的单次最大力量（1–RM）来评估肌力。单次最大力量腿部推举测试时，患者在推举机上的初始体位为：测试侧髋膝关节均屈曲 90°，脚跟贴在平台上，前脚掌上移以限制腓肠肌-比目鱼肌复合体的代偿（图 33.1）；对侧腿不能协助启动推举，也不能放置于地板或平台上。单次最大力量伸膝测试时，患者初始体位是：屈髋屈膝均为 90°，将阻力垫放置在踝关节之上，让患者将膝关节尽可能平稳地抗阻伸展至膝盖屈曲 45°（康复的早期阶段）或完全伸直膝盖（术后 5 个月后）。

术后康复方案中股四头肌力的练习应包括单腿推举和单侧伸膝，这样可使患者熟练掌握这两个动作。术后 4 或 5 个月进行肌力测试时，无论负重或非负重，关节活动度均应不受限制。

肢体对称指数计算方式为：患侧肢体单次最大负荷除以健侧肢体单次最大负荷，以百分比表示。无论是腿部推举测试还是伸膝测试都可以测量下肢力量，但作者

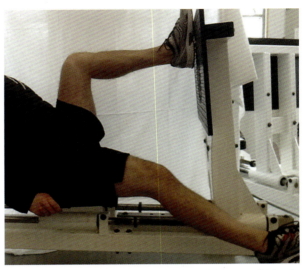

图 33.1　腿部推举测试时脚的位置，前脚掌上移以限制腓肠肌和比目鱼肌的代偿

更推荐伸膝测试，它能更精准测量股四头肌。因为腿部推举可能会有臀肌和小腿三头肌的明显代偿，所以仅可用作下肢力量的一般测量。无论是腿部推举测试还是伸膝测试，目前都无法与等速肌力仪相提并论。如果可能最好使用等速或等长肌力仪进行测量。每次将进入新的阶段时，必须重复进行肌力测试，以确保肌力没有下降。

33.4   神经肌肉控制

用 3 个基本测试评价运动模式及其稳定性，逐步采用更严格的标准，以评估患者是否能够进阶。踏步并保持可以用较低水平的运动量模拟跑步，用于筛查是否有发力异常和疼痛。患者以健侧肢体到患侧肢体的顺序开始，要求至少是其正常的步幅大小，同时让患者想象他们正在踩着水坑走路，落足时以脚跟至脚趾的顺序先后落地，模拟步行并逐渐延长行进距离，可以避免膝关节过度僵硬或屈曲，从而为跑步做好准备（图 33.2）。以指定屈膝角度重复 10 次单腿下蹲，以筛选异常（图 33.3）。所谓异常即出现代偿动作，包括失衡、对侧髋关节下移、股骨过度外展或内收、股骨过度内旋（IR）或躯干异常移动。进入阶段 3、4、5 要求患者必须可完成单腿下蹲，可额外负重以增加挑战难度。单腿下蹲的肢体对称指数表示为单腿下蹲时患侧所能承受负荷与健

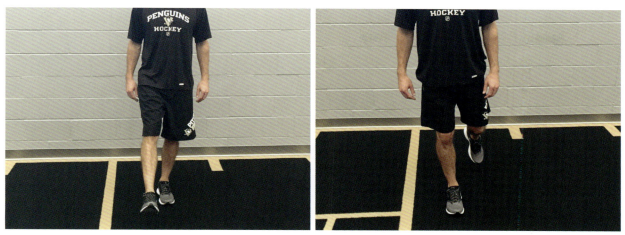

图 33.2 踏步并保持。患者必须踏步 30 次并保持姿势，矢状面外不能失去平衡或过度运动

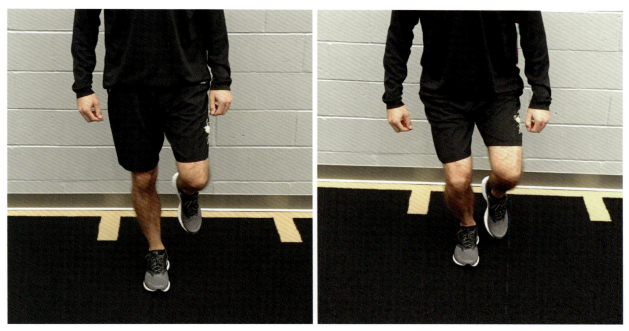

图 33.3 单腿下蹲。患者必须连续 10 次单腿下蹲至屈膝 45°，且不能失去平衡、无躯干异常活动、无 Trendelenburg 征、无股骨内旋，无膝关节向内偏斜，及其导致的胫骨结节内移超过足内缘

侧所能承受负荷的比值（除外体重）。

LSI（肢体对称指数）=患侧承受负荷/健侧承受负荷

Y 平衡试验是评估肢体间稳定性的测试。"Y"形体部朝前，两臂沿顺时针和逆时针方向分别旋转 135°。患者站立，测试侧脚趾位于地板上胶带制成的"Y"形中心，对侧腿沿着每个方向移动到尽可能远处，同时不能把身体重量转移到伸出的腿上（图 33.4）。演练两次并进行两次实测，在每个方向上测量"Y"形中心到测试脚能到达的最远处距离，以厘米为单位。从髂前上棘下侧面到外踝最突出处的距离记为腿长，用测得的腿长数据标准化测量结果。比较每个测量距离及综合距离，逐步提高各阶段间进阶标准。Y 平衡试验与再损伤风险相关，

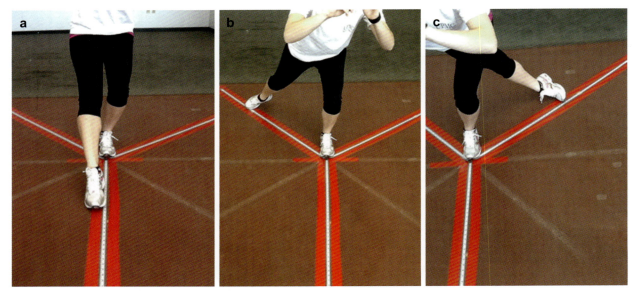

图 33.4　Y 平衡试验。测试侧脚趾位于"Y"字中心，另一侧肢体在非负重状态沿每个方向尽可能向远方延伸。a. 右腿前伸；b. 右腿向后内侧伸展；c. 右腿向后外侧伸展

提供了肢体间稳定性的比较。

Y平衡试验综合分数=（前方距离+后内距离+后外距离）/（3×下肢长度）

33.5　UPMC 运动医学中心的功能培训和重返运动康复方案

以下各节概述了重返体育运动的各个阶段以及其功能训练。功能测试标准和表格可在表 33.1 和表 33.2 中找到。

33.5.1　阶段 2：跑步

恢复到跑步状态意味着患肢开始在受控环境中承载动态负荷。通常在术后 4~5 个月时，对患者进行功能测试，以确定其是否具备了跑步训练的条件，具体时间常取决于骨科医生的建议以及手术相关因素（如内植物、伴随的手术等）。跑步训练的时间窗是以重建韧带愈合

时间的最新研究结果为基础的，而且比以前建议的时间要晚一些。阶段 1 的掌握程度主要从关节活动度、肿胀及特定场景下的步态来评估。患侧膝关节活动度必须与健侧肢体对称，膝关节仅有微量或更少积液。在跑步机上以最大步速行进 15min（患者步态仍为双支撑相）评估步态，物理治疗医生观察患者以评估步态偏差，包括步幅减少、对侧骨盆下降、股骨内旋和膝关节内侧偏斜。首先进行快走测试，为其他测试做准备。神经肌肉控制测试包括进行 30 次踏步并保持，10 次患侧连续单腿下蹲至屈膝 45°，且无代偿。Y 平衡测试综合得分大于等于 90%。测力计或（1-RM）腿部推举和（1-RM）伸膝证明四头肌力量对称性为 80%。如果患者未通过这 5 项测试中任何一项，则继续针对弱项进行训练。

当患者通过这些测试且没有疼痛、积液增多或发炎体征和症状时，再由骨科医生做最终评估，确定是否开始进行慢跑。随着患者完成距离的增加，可逐渐从步行进阶到慢跑。作者认为用距离评估比用时间评估更加精确，能更准确控制膝关节所承载负荷。患者至少完成 3 次跑步机训练，理疗医生监督并评估有没有出现代偿模式。当患者能够持续保持正确步态模式时，可以进行独立的跑步训练。当患者可以连续跑 3.2km 而无炎症表现，

可开始进阶第 3 阶段的测试。

要点1 术后 4~6 个月开始慢跑的标准

- 在跑步机上最大步速行进 15min 时，步态无异常。
- 30 次踏步保持，无矢状面外失衡或过度运动。
- 连续 10 次单腿下蹲至屈膝 45°，无失衡、无躯干异常运动、Trendelenburg 征阴性、无股骨内旋或膝盖向内偏斜导致胫骨结节越过脚内侧边界的假想垂直线。
- 腿部推举（0°~90°）单次重复最大值（1–RM）≥80%。
- 伸膝肌力（45°~90°）单次重复最大值（1–RM）≥80%。
- Y 平衡试验的综合得分 ≥90%。

33.5.2 阶段 3：基本敏捷性练习

要点2 开始敏捷训练的标准

- 腿部抬举（0°~90°）单次重复最大值（1–RM）≥85%。
- 伸膝（0°~90°）单次重复最大值（1–RM）或 Biodex 测试（如果有）≥85%。
- 连续 10 次单腿下蹲屈膝 >45°，无失衡、无躯干异常活动、Trendelenburg 征阴性、无股骨内旋或额外负重（哑铃、背心等）大于健侧的 75% 时膝关节无内向偏斜（导致胫骨结节越过脚内侧边界的假想垂直线），体重不计在内。
- Y 平衡试验综合得分 100%。
- 连续跑步 3.2km 无疼痛，无肿胀，无发热或步态偏离。

为了证明已掌握第 2 阶段，患者必须能够连续跑 3.2km、没有任何疼痛、没有炎症体征或症状且没有步态偏差。神经肌肉控制测试时连续 10 次单腿屈膝至 45° 负重下蹲且无异常运动、肢体对称指数至少为 75%，Y 平衡测试综合得分至少 100%。患者伸膝（1–RM）和腿部抬举（1–RM）必须达到 85%。

基本敏捷练习包括向前 / 向后往返跑、横向跑、前

交叉跑（横向跑时将跟随腿从前方越过前导腿），以及使用梯子或跨栏进行前向或侧方的"快步"练习。跑步和准备变向时，髋膝关节随减速弯曲，以吸收方向变化带来的负荷。从全速的 50% 开始训练，并维持该速度，直到患者在减速变向过程中能毫不犹豫或无代偿的完成各种动作。刚开始时患者应在理疗医生或运动教练指导下进行敏捷性训练并监测其运动方式。当患者该运动表现良好并充满信心时，他们可以开始独立训练，理疗师每周或每两周监测一次。

33.5.3 阶段 4：双腿跳跃

为了展示对低级敏捷训练的掌握，选手必须在没有替补模式的情况下，全速完成前后同移动、侧方移动、前交叉步和阶梯训练。个体还必须道过执行 10 个连续加权单腿下蹲，至少 60° 膝关节屈曲，肢体对称指数至少为 85%，并表现出 90% LSI 的改进的四肢强度对称，来证明神经肌肉控制。

要点3 开始跳跃的标准

- 腿部抬举单次重复最大值（1–RM）（0°~90°）≥90%。
- 伸膝单次重复最大值（1–RM）（0°~90°）或 Biodex 测试（如果可用）≥90%。
- 连续 10 次单腿屈膝 60° 下蹲，无失衡、无躯干异常运动、无 Trendelenburg 征、无股骨内旋或额外负重（哑铃、背心等）大于健侧的 85% 时膝关节无内向偏斜（导致胫骨结节越过脚内侧边界的假想垂直线），体重不计在内。
- 全力进行敏捷训练时，没有减速代偿。

跳跃训练从向前跳、跳上箱子这两个动作开始。要强调避免膝关节动态外翻，加强髋膝关节屈曲，起跳和落地时重量要在双腿上平均分配。当患者向前跳跃表现良好时，可以开始横向跳和旋转跳。当患者掌握跳上箱子技巧之后，可以进一步练习跳下箱子。最后，可以从每次跳完必须休息的单次跳跃过渡到连续跳跃，从地板到箱子再到地板的连续弹跳。开始训练时要在诊所内及

监督下进行，之后可以在家里进行独立练习，每周或每两周随访一次。

33.5.4 阶段5：单腿跳跃和急停以及专项运动训练

> **要点4** 开始单腿跳和急停的标准
> - 连续10次单腿下蹲至屈膝60°，无失衡、无躯干异常运动、无Trendelenburg征、无股骨内旋或额外负重（哑铃、背心等）大于健侧的90%时膝关节无内向偏斜（导致胫骨结节越过脚内侧边界的假想垂直线），体重不计在内。
> - 膝关节负重落地时，没有内侧偏斜；起跳时或落地时，重量在双腿上分布均匀。

为了证明已熟练掌握双腿跳跃，患者在跳跃时不能出现任何代偿动作，尤其要注意跳跃过程中膝关节要均匀承受负荷，无内侧偏斜。神经肌肉控制方面，患者必须完成10次负重单腿深蹲，屈膝至少60°，肢体对称指数至少90%，股四头肌力量对称LSI至少90%。

单腿跳遵循与第4阶段双腿跳相同的进度——向前单腿跳及跳上箱子，然后是侧向单腿跳和连续跳。对于急停训练，患者应首先练习"S"形或"8"字跑，然后进行45°急停，然后再进行更小锐角的急停。当患者有能力进行锐角急停时，可以开始旋转练习。与初级敏捷训练一样，信心和能力决定着急停和旋转的速度，如果患者出现代偿动作或提速时信心不足，则不能进阶到高水平的急停和旋转训练。患者能完成控制下全速急停和旋转动作之后，才能进行非预期急停和专项运动训练。熟悉所有敏捷训练，体能训练和急停练习之后，康复将专注于重返运动的特定需求。

33.5.5 恢复训练测试及恢复运动

当患者可以毫不犹豫在无代偿情况下跑步并完成所有敏捷练习、体能练习和专项运动练习，而没有抱怨疼痛或不稳定性增加或出现任何炎症，就可以开始恢复训练测试。恢复运动测试（表33.2）包括力量测试、肢体对称性功能测试和跑步状态功能测试。患者必须达到

90%的股四头肌LSI才能通过恢复运动测试，功能测试在力量评估之后进行。

33.6 客观功能对称测试

单腿跳测试在受控环境中模拟了运动需求，评估运动表现和运动质量。由于缺乏这些测试的正常标准值，所以一直用健侧肢体作为患侧肢体的基准。肢体对称指数达到85%、90%，或者95%~100%，表示"正常"或肢体表现对称，可允许患者重返运动场。然而，这些临界值只是基于专家的意见，尚不能准确预测ACL重建术后安全重返运动的能力。

最常用的测试方法是评估单腿跳距离，虽然功能测试评估的推荐和使用变得越来越普遍。对于没有电动测力设备的诊所，可使用单腿跳测试，单腿跳跃测试与股四头肌力量相关，并受股四头肌力量的影响。但是它们之间的相关性不够强，无法用单腿跳测试代替独立的股四头肌力量测试，因为单腿跳测试最多仅占股四头肌力量变化的50%。除了评估重返运动的潜能之外，6个月时早期功能测试结果还可以预测出哪些患者会在1年随访时自我报告膝关节功能正常。

多重跳跃测试包括最大跳跃测试（距离或高度）和耐力跳跃测试（时间），能对患者进行全面而可靠的测量。最常用的跳跃测试有下列4个——单次跳距离、三次跳距离、三重交叉跳距离以及计时6m跳。所有的跳跃都从被测试肢体单腿站立开始并以单腿站立结束，不能有过多的平衡动作。单次跳即一个最大的跳跃。三次跳即3个最大距离的连续跳跃。三重交叉跳包括3个连续跳，患者落地时脚必须要在两条间隔15cm的平行线之外，三重跳或交叉跳中间不能停顿。患侧肢体成绩以健侧肢体成绩为基准进行比较评估，比率用百分比表示，称为肢体对称性指数（LSI）。计时6m跳时患者尽可能快地单腿跳过6m距离，跳动次数尽可能多。到达6m终点时落地方式不做限制。预计健侧肢体跳跃时患者移动速度更快，因此用健侧肢体成绩与患侧肢体成绩做百分比，保持分数小于100%的惯例，以示健侧成绩更佳。

功能性肌肉力量通过单腿垂直跳进行测试。患者站

于墙边，用单腿向上跳到最高处，落地方式不限制，监督有无代偿动作。患者尽可能尝试跳的更高，高度通过一块贴在墙上的胶带或使用 Vertec System 装置来测量。成绩为 3 次测试中患侧肢体最佳跳跃高度与健侧肢体跳跃高度之比。

在这 5 个跳跃测试中，要求患者肢体对称指数至少达到 90%。LSI 阈值定为 90%，而不是欧洲体育康复委员会推荐的 95% 或 100%，因为阈值过于严格会妨碍那些肢体对称已在正常范围的患者恢复训练。

33.7　新型功能对称测试

除了先前确定的跳跃测试外，作者还在尝试更多跳跃测试，用以辅助更好地判断是否准备好恢复运动和更好地预测再损伤风险。单腿内侧跳、外侧跳和旋转跳用来评估冠状面和横切面稳定性。内侧和外侧跳在膝关节上施加额外内翻和外翻应力，或许可以观察患者在更多冠状面负荷下控制运动的能力。测量每侧肢体跳跃最大距离，然后计算肢体对称性指数。旋转跳会对膝关节产

表 33.2　ACL 术后重返运动测试

单腿跳测试	患侧肢体表现	健侧肢体表现	肢体对称指数（≥ 90% 通过）
单腿前跳			
单腿三次跳			
单腿三次左右跳			
计时 6m 单腿跳			
单腿垂直跳			
立定跳远，单腿着陆			
三级跳远，单腿着陆			
单腿外侧跳			
单腿内侧跳			
单腿内旋跳			
单腿外旋跳			
功能性跑步	患者表现	男性推荐范围	女性推荐范围
9m 下肢功能测试 [a]		18~22s	20~24s
测试 1			
测试 2			
9.1m 敏捷跑 [b]		4.5~6.0s	5.2~6.5s
朝向患侧跑			
朝向健侧跑			

[a]：下肢功能测试
　冲刺跑 / 倒退跑、横向跑、前交叉跑、冲刺跑
　必须尽力跑并且减速时没有犹豫或代偿
[b]：9m 敏捷测试
　必须尽力跑并且减速时没有犹豫或代偿
恢复训练的标准
　医生许可
　通过恢复运动测试，每次测试结果均 ≥ 90%
恢复比赛的标准
　医生许可
　可耐受全部训练项目，且全力对抗和接触（如果适用）而不出现疼痛加重、积液增多、发热或打软腿。

生较大的旋转力矩，因此刚开始时右膝应顺时针方向跳跃，而左膝应逆时针方向跳跃，这样可降低受伤风险。成功完成这些旋转跳跃之后，可以反向旋转跳跃，增加挑战性。用测角仪测量起始位置到落地位置角度值来评估成绩。这些测试不像功能跳跃系列测试那样与竞赛能力和表现直接相关；但是它们提供了评估运动质量和左右对称性的另一种标准化方法。在这些测试中，可以观察到引起姿势稳定性下降以及冠状面和横截面偏斜（动态外翻）的神经肌肉控制危险因素，监测缺陷并明确进一步康复的方向。最后两个测试是单次跳和三次跳，患者必须一只脚落地。双足的单次和三次跳远可以产生更多的力量，我们正在测试患肢在落地过程中的控制能力。对于这些测试，建议使用至少 90% LSI 的阈值。

33.8　通用敏捷性功能测试

康复过程中的敏捷性测试可提供整体运动模式和肢体不对称性的临床评估；然而它们不够敏感，无法评估单侧肢体测试中出现的不对称性。在最终恢复运动测试中，患者需完成两项跑步功能测试，重点评估速度、变向时的信心以及运动质量。下肢功能性跑步测试（图33.5a）场地长度 9m，两端由圆锥体标记。运动员先完成一个 9m 冲刺，然后是 9m 倒退跑，两个方向上的 9m 横向跑，两个方向上的 9m 前交叉跑，最后以 9m 冲刺结束。敏捷性测试（图 33.5b）患者开始站在 9m 跑道中点，跑道由 3 个圆锥体标记，每个圆锥体相距 5m。运动员必须

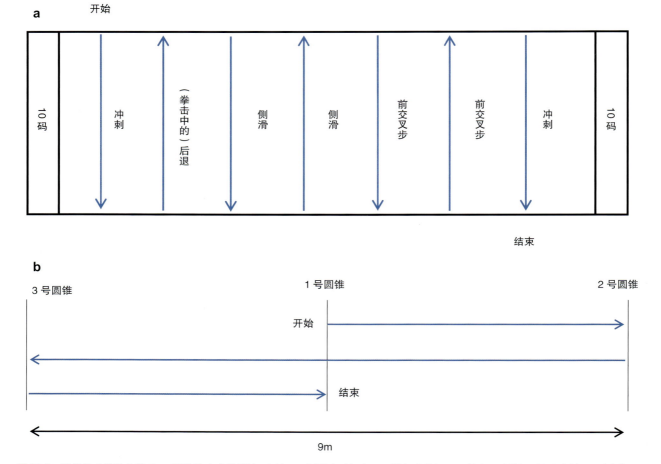

图 33.5　敏捷性功能跑步练习。a. 下肢跑步功能训练。冲刺 9m，倒退跑到起点，9m 横向跑往返，9m 前交叉跑往返，最后冲刺 9m 到终点。患者必须全速奔跑，变向，不能有代偿；b. 敏捷性测试。患者面对 1 号圆锥，开始后转向并冲刺 5m，触摸 2 号圆锥。然后转向冲刺 9m，并触摸 3 号圆锥；最后冲刺 5m，越过 1 号圆锥。然后以相反的方向重复此测试（圆锥 1~3 至 2~1）。患者必须全速奔跑并变向，不能有任何代偿

冲刺 5m，触碰圆锥体，折返方向，再冲刺 9m，触碰圆锥体，折返方向，再冲刺 5m 越过起点。计时从运动员第一次到达端线开始，并以最终越过起点结束。已有阈值时间供参考；双下肢功能测试并不能辨别单侧肢体功能障碍，这两个跑步功能测试可供治疗医生评估运动质量和变向能力。

当患者达到 90% 肢体对称性并通过敏捷性测试，证明其已具有良好运动能力，物理治疗师对他们进行最后检查以确定是否可以恢复训练。患者恢复训练后，仍需遵循针对运动种类及时间表的进度。患者通常会先进行一般和专项的非对抗性训练。当他们的对抗能力足以适应教练和运动训练员的要求时，可以开始进行受控的接触式训练。最后，患者可以开始全队范围内的混战。当患者可以 100% 全力训练（如有需要，可接触对抗），且没有疼痛或炎症表现，就可以回到医生那里做重返比赛的最终评估。

33.9　结论

我们致力于开发患者个体化的功能测试及康复指南，参考了有关重建术后 ACL 愈合的最佳可用证据，同时考量了可更改和不可更改的风险因素。重点是确保这些功能测试的一致性，从而为患者和治疗医生提供明确目标，减少恢复运动决策时的不确定性。我们目前正在测试此方案，寻找可能存在的不一致性和不足之处。

基于分类推荐强度等级（SORT）的临床推荐

C 级　应采用逐步增加难度的多阶段方案，逐渐提高肌力，神经肌肉控制和任务技能。以改善 ACL 重建术后恢复运动的进程。

C 级　采用全面测试确定肢体力量和功能对称性，以此最终决定患者在 ACL 重建术后能否恢复训练。

C 级　所有评估都应评价训练任务熟练程度和运动质量，以大致了解受伤风险。

参考文献

[1]　Adams D, Logerstedt D, Hunter-Giordano A, Axe MJ, Snyder-Mackler L (2012) Current concepts for anterior cruciate ligament reconstruction: a criterion-based rehabilitation progression. J Orthop Sports Phys Ther 42(7):601–614

[2]　Angelozzi M, Madama M, Corsica C et al (2012) Rate of force development as an adjunctive outcome mea-sure for return-to-sport decisions after anterior cruci-ate ligament reconstruction. J Orthop Sports Phys Ther 42(9):772–780

[3]　Augustsson J, Thomee R, Karlsson J (2004) Ability of a new hop test to determine functional deficits after anterior cruciate ligament reconstruction. Knee Surg Sports Traumatol Arthrosc 12(5):350–356

[4]　Barber-Westin SD, Noyes FR (2011) Factors used to determine return to unrestricted sports activities after anterior cruciate ligament reconstruction. Arthroscopy 27(12):1697–1705

[5]　Barber SD, Noyes FR, Mangine RE, McCloskey JW, Hartman W (1990) Quantitative assessment of functional limitations in normal and anterior cruciate ligament-deficient knees. Clin Orthop Relat Res 255:204–214

[6]　Cascio BM, Culp L, Cosgarea AJ (2004) Return to play after anterior cruciate ligament reconstruction. Clin Sports Med 23(3):395–408, ix

[7]　Chmielewski TL, Jones D, Day T, Tillman SM, Lentz TA, George SZ (2008) The association of pain and fear of movement/reinjury with function during ante-rior cruciate ligament reconstruction rehabilitation. J Orthop Sports Phys Ther 38(12):746–753

[8]　Di Stasi S, Myer GD, Hewett TE (2013) Neuromuscular training to target deficits associated with second anterior cruciate ligament injury. J Orthop Sports Phys Ther 43(11):777–792, A1–11

[9]　Fitzgerald GK, Axe MJ, Snyder-Mackler L (2000) Proposed practice guidelines for nonoperative anterior cruciate ligament rehabilitation of physically active individuals. J Orthop Sports Phys Ther 30(4):194–203

[10] Frobell RB, Roos HP, Roos EM, Roemer FW, Ranstam J, Lohmander LS (2013) Treatment for acute anterior cruciate ligament tear: five year outcome of randomised trial. BMJ 346:f232 (Clinical research ed)

[11] Gribble PA, Hertel J, Plisky P (2012) Using the Star Excursion Balance Test to assess dynamic postural-control deficits and outcomes in lower extremity injury: a literature and systematic review. J Athl Train 47(3):339–351

[12] Grindem H, Logerstedt D, Eitzen I et al (2011) Single-legged hop tests as predictors of self-reported knee function in nonoperatively treated individuals with anterior cruciate ligament injury. Am J Sports Med 39(11):2347–2354

[13] Hartigan EH, Axe MJ, Snyder-Mackler L (2012) Time line for noncopers to pass return-to-sports crite-ria after anterior cruciate ligament reconstruction. J Orthop Sports Phys Ther 40(3):141–154

[14] Hewett TE, Di Stasi SL, Myer GD (2013) Current concepts for injury prevention in athletes after ante-rior cruciate ligament reconstruction. Am J Sports Med 41(1):216–224

[15] Hewett TE, Myer GD, Ford KR, Paterno MV, Quatman CE (2012) The 2012 ABJS Nicolas Andry Award: the sequence of prevention: a systematic approach to prevent anterior cruciate ligament injury. Clin Orthop Relat Res 470(10):2930–2940

[16] Logerstedt D, Grindem H, Lynch A et al (2012) Single-legged hop tests as predictors of self-reported knee function after anterior cruciate ligament recon-struction: the Delaware-Oslo ACL cohort study. Am J Sports Med 40(10):2348–2356

[17] Logerstedt D, Lynch A, Axe MJ, Snyder-Mackler L (2013) Symmetry restoration and functional recovery before and after anterior cruciate ligament reconstruction. Knee Surg Sports Traumatol Arthrosc 21(4):859–868

[18] Lynch AD, Logerstedt DS, Grindem H et al (2013) Consensus criteria for defining 'successful outcome' after ACL injury and reconstruction: a Delaware-Oslo ACL cohort investigation. Br J Sports Med 23

[19] Mandelbaum BR, Silvers HJ, Watanabe DS et al (2005) Effectiveness of a neuromuscular and proprioceptive training program in preventing anterior cruciate ligament injuries in female athletes: 2-year follow-up. Am J Sports Med 33(7):1003–1010

[20] Myer GD, Ford KR, Brent JL, Hewett TE (2012) An integrated approach to change the outcome part II: tar-geted neuromuscular training techniques to reduce identified ACL injury risk factors. J Strength Cond Res 26(8):2272–2292

[21] Myer GD, Paterno MV, Ford KR, Quatman CE, Hewett TE (2006) Rehabilitation after anterior cruci-ate ligament reconstruction: criteria-based progres-sion through the return-to-sport phase. J Orthop Sports Phys Ther 36(6):385–402

[22] Myer GD, Schmitt LC, Brent JL et al (2011) Utilization of modified NFL combine testing to identify func-tional deficits in athletes following ACL reconstruc-tion. J Orthop Sports Phys Ther 41(6):377–387

[23] Neeter C, Gustavsson A, Thomee P, Augustsson J, Thomee R, Karlsson J (2006) Development of a strength test battery for evaluating leg muscle power after anterior cruciate ligament injury and reconstruc-tion. Knee Surg Sports Traumatol Arthrosc 14(6): 571–580

[24] Noyes FR, Barber SD, Mangine RE (1991) Abnormal lower limb symmetry determined by function hop tests after anterior cruciate ligament rupture. Am J Sports Med 19(5):513–518

[25] Paterno MV, Schmitt LC, Ford KR et al (2010) Biomechanical measures during landing and postural stability predict second anterior cruciate ligament injury after anterior cruciate ligament reconstruction and return to sport. Am J Sports Med 38(10): 1968–1978

[26] Piva SR, Childs JD, Klucinec BM, Irrgang JJ, Almeida GJ, Fitzgerald GK (2009) Patella fracture during reha-bilitation after bone-patellar tendon-bone anterior cruciate ligament reconstruction: 2 case reports. J Orthop Sports Phys Ther 39(4):278–286

[27] Plisky PJ, Rauh MJ, Kaminski TW, Underwood FB (2006) Star Excursion Balance Test as a predictor of lower extremity injury in high school basketball players. J Orthop Sports Phys Ther 36(12): 911–919

[28] Reid A, Birmingham TB, Stratford PW, Alcock GK, Giffin JR (2007) Hop testing provides a reliable and valid outcome measure during rehabilitation after anterior cruciate ligament reconstruction. Phys Ther 87(3):337–349

[29] Risberg MA, Holm I, Myklebust G, Engebretsen L (2007) Neuromuscular training versus strength train-ing during first 6 months after anterior cruciate liga-ment reconstruction: a randomized clinical trial. Phys Ther 87(6):737–750

[30] Schmitt LC, Paterno MV, Hewett TE (2012) The impact of quadriceps femoris strength asymmetry on functional performance at return to sport following anterior cruciate ligament reconstruction. J Orthop Sports Phys Ther 42(9):750–759

[31] Thomee R, Kaplan Y, Kvist J et al (2011) Muscle strength and hop performance criteria prior to return to sports after ACL reconstruction. Knee Surg Sports Traumatol Arthrosc 19(11):1798–1805

[32] Thomee R, Neeter C, Gustavsson A et al (2012) Variability in leg muscle power and hop performance after anterior cruciate ligament reconstruction. Knee Surg Sports Traumatol Arthrosc 20(6):1143–1151

[33] Wilk KE, Reinold MM, Hooks TR (2003) Recent advances in the rehabilitation of isolated and com-bined anterior cruciate ligament injuries. Orthop Clin North Am 34(1):107–137

第 34 章　ACL 重建后回归运动：澳大利亚的经验

Kate E. Webster，Julian A. Feller，Timothy S. Whitehead

译者　李宇晟　唐少峰

审校　郭　林　马　超

34.1　简介

前交叉韧带（Anterior Cruciate Ligament，ACL）重建手术后，回归运动已成为一项重要的预后指标。澳大利亚墨尔本的一组研究人员自 2002 年以来一直对回归运动感兴趣，并就此发表了多篇论文。本章总结了该研究组的工作以及澳大利亚其他中心的数据。由于这一章的作者都是墨尔本研究组的成员，因此本章中涉及该研究组的研究使用第一人称。

自 2002 年以来，墨尔本研究人员就定期记录 ACL 重建后回归运动的情况。最初的问题是：受伤之前进行过高强度运动的患者，在手术后能否成功地回归这些运动。有趣的是，我们注意到许多患者在 12 个月后复查时都没有回归到受伤前的运动，我们认为这值得进一步探索。这项调查证实了我们的印象，结果表明尽管手术在其他方面是成功的，但回归受伤前运动的比率仍相对较低。下一节将详细介绍这一调查，以及我们小组有关初次 ACL 重建和 ACL 重建翻修后回归运动的后续研究。

为了让我们的研究更加完整，我们还对已发表的文献进行了系统回顾，并进行了 Meta 分析，以确定 ACL 重建后参与任何类型运动的回归率，以及重建后参与受伤前运动项目和竞技项目的回归率。我们对 48 项研究进行了评估，这些研究报道了 5770 例患者的结果，平均随访时间为 42 个月。总的来说，82% 的患者回归了某种运动，但只有 63% 的患者在随访时参与了他们受伤前的运动项目。当考虑到竞技运动时，则只有 44% 的人参加了随访。既往我们在基于损伤的结果评定时（比如力量和膝关节松弛度），发现约 90% 的患者可被评定为正常或接近正常，但实际上回归运动的比例却并不匹配。

该综述于 2014 年更新，包括总共 69 项研究，报道了 7556 例患者。更新后的数据显示，有 81% 的患者回归了某种运动，65% 的患者回归了伤前运动，55% 的患者回归了竞技运动。较大的数据库使我们能探索关键背景因素的影响，比如年龄、性别和受伤前的运动参与水平。我们的研究结果表明，年轻、男性和参加高水平的运动都有利于回归到伤前水平的运动。移植物类型方面的结果是混杂的：自体腘绳肌腱移植倾向有利于回归各种水平的竞技运动；自体髌腱移植则有利于回归伤前运动，尽管这种差异可能反映了不同研究中使用了不同的定义和术语。积极的心理反应也被证明与回归伤前运动密切相关，这是我们研究组关注的另一个领域。

本章分为 3 个部分：第一部分我们详细描述了在澳大利亚墨尔本进行的回归运动研究的结果；第二部分介绍了更广泛的澳大利亚文献；第三部分讨论了墨尔本在回归运动的心理影响方面的工作。

> **要点 1**　在 2014 年的一项系统综述中，ACL 重建后回归某种运动和回归损伤前运动的比率分别为 81% 和 65%。

34.2　墨尔本回归运动经验

34.2.1　初次 ACL 重建后回归运动

我们已经进行了一系列关于 ACL 重建后回归运动的研究。两项研究调查了由一名外科医生进行初次 ACL 重建手术的患者在两个不同的时间点回归运动的情况。这两个患者队列略有不同，但在 ACL 损伤前都积极参加运动。

第一项研究涉及 503 例患者（男性占 68%，女性占 32%，手术时平均年龄为 26 岁），他们在 ACL 损伤前参加了竞技水平的澳大利亚规则式橄榄球、篮球、无挡板篮球或足球。这 4 项运动代表了当地人群最常见的 ACL 损伤环境，从 ACL 损伤的角度来看，所有这 4 项运动都是运动要求比较高的项目。受伤前最常进行的两项运动是澳大利亚规则式橄榄球（39%）和无挡板篮球（24%）。86% 的患者在有组织的联赛中发生 ACL 损伤，12% 发生在休闲运动中，2% 发生在非体育活动中。

被研究的患者来源于一名骨科医生在 5 年内使用自体腘绳肌腱进行的 1201 例初次 ACL 重建患者。在这些患者中，有 88% 的患者在 12 个月内返回接受随访检查。一般而言，建议患者在术后 6 个月开始恢复运动技能训练，并在术后 9~10 个月回归运动，前提是其恢复情况不复杂。

为期 12 个月的随访检查包括一份定制的自我报告问卷，其中包括受伤前进行的主要运动和受伤时患者参与的比赛水平的信息，以及术后的运动参与情况和患者关于回归运动的计划。具体来说，患者被问及手术后是否曾尝试进行主要运动，相应的选项是：完全没有、训练和（或）改良比赛、完全参与比赛。术后没有尝试完全参与比赛的患者被要求指出他们是否计划回归其主要运动项目。关于回归运动意向的选项是：是的，不能参加比赛或已经放弃运动（因为膝关节伤情）、放弃运动或无法回归运动（由于膝关节以外的原因）。

分析中收集和使用的临床数据包括国际膝关节文献委员会（International Knee Documentation Committee，IKDC）膝关节评估表、单腿跳跃距离和三级跳跃距离。

在为期 12 个月的随访中，1/3 的患者尝试过完全参与比赛，1/3 的患者尝试过训练或改良低强度比赛，其余的 1/3 没有尝试过运动或训练。男性比女性更有可能尝试全面参与比赛。IKDC 评分较高的患者和评分不高的患者在尝试全面参与比赛方面没有差异。然而，跳跃测试检查肢体对称性指数大于 85% 的患者比肢体对称性指数小于 85% 的患者更有可能尝试完全参与比赛。

> **要点 2**　在一项针对 ACL 损伤前参加团体球类运动的运动员的研究中，只有 1/3 的运动员在 ACL 重建后的 12 个月内回归了受伤前的竞技运动。另有 1/3 回归较低级水平的训练或比赛。

未尝试完全参与比赛的患者中有一半表示他们计划回归运动。12% 的患者因为膝关节以外的原因而停止参与体育运动；13% 的患者由于其膝关节功能而放弃运动；25% 的患者未明确表示他们是否打算重新回归竞技运动。

鉴于许多患者表示他们仍打算重返竞技运动，因此得出结论认为，在 ACL 重建后，患者可能需要 12 个月以上的时间才能回归竞技运动，但其原因尚不清楚。

在第二项研究中，患者同样来自前述的 1201 例患者，这些患者由一名骨科医生进行了初次自体腘绳肌腱 ACL 重建。本研究的纳入标准与第一项研究不同。纳入条件为：患者手术已超过 2 年前，获得主治医生的许可已回归赛场，接受了为期 12 个月的常规随访，并在 ACL 受伤前每周至少参加 2 次运动。换句话说，该组患者可能比第一项研究患者较少参与运动（因为他们不需参加竞技运动就能被纳入）。

在符合纳入标准的 533 例患者中，59%（314 例）参与了研究。该队列中的女性比第一项研究中的多（42%∶32%）。接受检查时的平均年龄稍高一些（32.5 岁∶27 岁），手术后平均随访时间是 40 个月。受伤前最常进行的是与第一项研究相同的 4 项运动。63% 的患者在受伤前处于竞技水平。

患者完成了定制的自我报告问卷。关于运动，他们被问及自手术以来是否曾试图进行任何形式的运动，是否曾尝试进行伤前运动，是否曾尝试进行竞技运动。患者在手术后的任何随访以及完成调查时都会被问及他们的体育参与情况。那些手术后没有尝试过任何运动的人会被问及他们未来关于运动的打算。那些表示他们已经改变或降低了运动参与水平，或停止运动的患者会被问及这是因为他们的膝关节手术还是其他原因所致。患者还被询问了一系列关于膝关节功能和症状的问题。

在随访时，患者通常自诉膝关节功能恢复良好，平均得分为 87 分（满分为 100 分）。66% 的患者正在参加体育运动，45% 的患者处于受伤前的运动水平。在最后的随访中，回归运动到受伤前水平的比率受年龄的影响显著，32 岁以上的患者不太可能重回原水平的运动。性别与回归伤前运动的比率无关。同样，术后 12 个月是否回归运动与远期回归运动的比率无关。

当调查在手术后任意时间的运动回归率时，我们发现了较高的参与率。93% 的患者参加过某种运动，61% 的患者恢复了受伤前的运动水平。与之前相似的是，年龄越大，运动回归率越低。同样，性别似乎不是一个关键影响因素。对于那些没有尝试受伤前运动的患者来说，56% 的患者表示是由于手术侧膝关节功能而改变了参与运动的类型。

> **要点 3** 年龄在 ACL 重建后回归运动中起着重要作用，老年患者回归受伤前运动的可能性较小。

根据这两项研究，似乎有很大一部分患者在超过 12 个月的时间里回归伤前运动，但手术后 4 年患者的参与率明显下降。年龄可能起重要作用。老年患者参与率较低可能很好地反映了生活方式的影响。

34.2.2　ACL 重建翻修后回归运动

墨尔本小组还研究了 ACL 重建翻修后的回归运动率。136 例入选患者中有 109 例（80%）在 4 年时间内进行了初次 ACL 重建翻修，在平均随访 5 年（至少 3 年）中完成了一项体育活动调查。

总的来说，ACL 重建翻修术后（46%）和初次重建后（50%）的运动回归率似乎没有太大差异，但应该注意到此研究的初次重建后回归伤前运动的比率低于前述两项研究。在初次重建后不能恢复到损伤前运动水平的患者中，33% 的患者在翻修后能够恢复到伤前运动水平。在大多数情况下，认为是由于技术问题或初次重建中的错误得以纠正。

年轻患者更有可能恢复到受伤前的运动水平，而男性和女性的恢复率相同。也许并不奇怪，那些回到伤前运动水平的患者在马克思活动水平量表、KOOS-QOL 评分和 IKDC 主观评分上得分也更高。

关于膝关节在 ACL 重建翻修时的情况，关节软骨损伤厚度小于 50% 的患者更有可能恢复到损伤前的水平，

并且在随访时马克思活动水平量表、KOOS-QOL 评分和 IKDC 主观评分明显更高。半月板在翻修手术时的状况与回归运动的比率无关，但是内侧半月板完整的患者在随访时的 KOOS-QOL 评分明显更高。

总的来说，在 ACL 重建翻修术后，尤其是在关节软骨损伤很小且内侧半月板完好无损的情况下，似乎可以达到令人满意的回归运动的比率。初次 ACL 重建后不能回归运动可能反映手术时的技术问题。如果这些可以在翻修手术中得到纠正，预期结果则会得到改善。

34.2.3　重返澳大利亚规则式橄榄球运动

澳大利亚规则式橄榄球是澳大利亚独有的。它的参与率很高，尤其是在南部各州。这是一种接触性很强的运动，在广阔的地面上进行，对橄榄球运动员的要求很高，包括速度、耐力、跳跃能力以及脚和手的技能。除护齿外，没有任何防护装置。这项运动有频繁的旋转、截球和停球，球员可以从任何方向（包括后面）被阻截。从上述研究中可以看出，它是 ACL 损伤的常见原因。墨尔本小组一直在研究职业和非职业澳大利亚规则式橄榄球运动员的回归运动。

在一项未发表的研究中，78 例患者完成了一份全面的问卷调查，这些患者由同一名骨科医生进行 ACL 重建后至少 2 年，并且在受伤前（非专业）参与澳大利亚规则式橄榄球运动，并表示希望在 ACL 重建后重返比赛。67% 的患者进行了髌腱移植，23% 的患者进行了腘绳肌腱移植。随访患者的平均年龄为 29.6 岁。

88% 的患者回归竞技橄榄球，两种移植物类型的比率完全相同。5 例患者（6%）改变了手术后回归橄榄球的想法，但都是由于他们手术膝关节以外的原因。在其他 4 例没有回归橄榄球的患者中，3 例表示是因为他们的膝关节手术，另 1 例患者的对侧膝关节 ACL 断裂。77% 的球员认为手术成功地使他们恢复了以前的橄榄球水平。

在一个由 52 名澳大利亚职业橄榄球运动员组成的队列研究中，他们在最高级别（澳大利亚橄榄球超级联赛）的比赛或训练中出现了 ACL 断裂，重返赛场的比率却更高。在初次 ACL 重建后（随访至少 12 个月），49 名球员（94%）回归到同等水平的比赛。2 名球员受伤后立即退役，1 名腘绳肌腱移植的球员由于肌腱移植部位的问

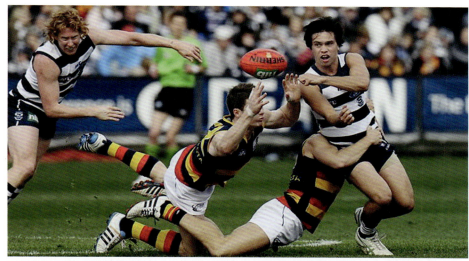

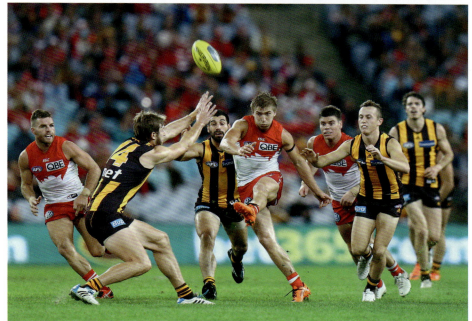

澳大利亚规则式橄榄球

题无法回归到同等水平的比赛。

　　墨尔本的经验表明，在 ACL 重建后职业橄榄球运动员回归伤前运动的比率似乎高于普通群众。

34.3　澳大利亚观点

34.3.1　重返澳大利亚规则式橄榄球运动

　　尽管在前述的同一手术医生的系列研究中回归运动

的比率很高，但这样的结果并未得到普遍报道。Liptak 和 Angel 对 1990—2000 年间接受 ACL 重建（63% 髌腱、34% 腘绳肌腱）的 115 名澳大利亚规则式橄榄球球员进行了回顾性分析，这项研究考察了重返赛场、再损伤率以及恢复之前比赛的能力。

　　总的来说，有 30 名球员（26%）没有重返精英级别的澳大利亚规则式橄榄球，而在其余 85 名球员（74%）中，41 名（48%）在手术后参与比赛少于 1 年，44 名（52%）比赛了 1 年或更长时间。如果球员年龄较大（30 岁或 30 岁以上），优势腿膝关节损伤或体重较轻（70~79kg），则球员参加比赛的可能性较小。在 85 名重返赛场的球员

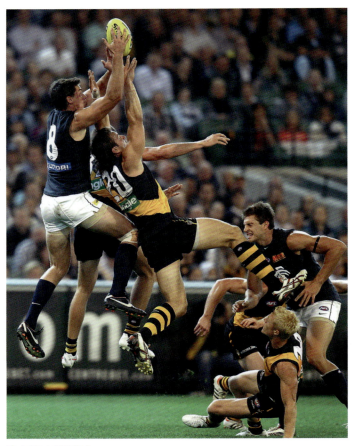

澳大利亚式橄榄球

中，24 名（28%）在他们的手术侧膝关节（16%）或对侧膝关节（12%）中有进一步的 ACL 损伤。手术后不到一年重返赛场的人的再受伤率更高。通过调查 ACL 损伤前的比赛日统计数据，并将其与重返赛场后 1 年、2 年和 3 年的统计数据进行比较，对患者回归运动后的状态进行分析。平均而言，大多数球员在 3 年内没有恢复到受伤前的水平，其中年轻（17~24 岁）和年长（30 岁以上）的球员在前 12 个月表现出了更大的状态下滑。

34.3.2　初次 ACL 重建后回归运动

虽然没有其他澳大利亚研究将回归运动和活动作为主要结果来衡量，但有几项报告将其作为次要结果指标。这些研究大多来自同一医学中心，并报告了 ACL 重建后的长期结果。

Bourke 等对 673 例患者（89% 的随访）进行了回顾性分析，这些患者在接受了髌腱（47%）或四股腘绳肌

腱（53%）的 ACL 重建手术后至少经历了 15 年随访。患者中有 241 名女性（36%）和 432 名男性（74%），手术时平均年龄为 29 岁。有趣的是，他们回归受伤前体育活动的比率与墨尔本研究组相似，73% 的患者在 15 年内的某个阶段实现了这一目标，性别不影响这些结果。在那些没有恢复到以前运动水平的患者（180 例）中，71% 的人将其归因于他们的手术膝关节，而其余患者则报告了其他原因。毫不奇怪，运动水平随时间而下降，在 15 年的随访中只有 51% 的患者参与了高要求的运动，男性的这一比例明显更高（58%）。在按性别分组后，尽管移植物的类型不影响同性别患者的活动率，但与其他 3 组（男性接受髌腱移植患者组、男性接受腘绳肌腱移植患者组和女性接受腘绳肌腱移植患者组）相比，接受髌腱移植的女性患者参与高要求活动的人数明显减少。

同一组研究人员在另一项研究中报告了 186 例单独 ACL 断裂患者的长期（平均 15 年）随访结果，这些患者采用自体腘绳肌腱移植进行 ACL 重建。几个排除标准被

用来定义单独的 ACL 断裂，包括严重的软骨损伤（排除任何具有全层病变的患者）、既往的半月板切除术以及手术时切除超过 1/3 的半月板或明显的半月板根部撕脱。尽管有这些严格的标准，但在 15 年的随访中参与剧烈运动的比例仍然只有 52%。在一项类似的研究中，使用髌腱移植物进行 ACL 重建的患者中有 62% 的患者在 15 年时能参加剧烈或非常剧烈的运动。这似乎表明，无论手术时半月板或关节软骨的状态如何，ACL 重建后的回归活动率都随着时间而下降。

同一组人员还进一步研究了移植物类型对预后的影响，他们对 180 例单独 ACL 断裂患者进行了前瞻性分析，这些患者采用腘绳肌腱移植物（90 例患者，平均年龄 24 岁）或髌腱移植物（90 例患者，平均年龄 25 岁）进行了 ACL 重建。两组之间没有显著的人口统计学差异。在为期 5 年的随访中，IKDC 得分（1 级，需要跳跃和旋转的剧烈活动；2 级，网球和滑雪等中等强度活动）被用来确定活动水平。尽管两组之间没有显著差异，但随着时间的推移，活动水平再次下降。84% 的腘绳肌腱患者和 74% 的髌腱患者在第 2 年时参加了 1 级或 2 级活动，但在第 5 年时分别降至 69% 和 60%。Leys 等对同一组患者进行了为期 15 年的分析。修订后的 IKDC 活动评分被用于比较各个时间段之间的活动水平。要求患者将他们当前的活动水平评定为非常剧烈（跳跃、旋转）、剧烈（滑雪、网球）、中度（跑步）、轻度（行走）或不能进行上述任何活动。总体而言，腘绳肌腱组表现出明显更高的活动水平，77% 的患者参与剧烈或非常剧烈的活动，相比之下髌腱组为 62%。髌腱移植组随着时间的推移可以保持其活动水平，但腘绳肌腱移植组出人意料地表现出活动水平的提高。目前尚不清楚这种活动水平的提高是否真实，还是两个时间点使用的活动分数略有不同的结果。遗憾的是，诸如运动的具体类型、频率和活动强度等因素并没有记录。

> **要点4**　在澳大利亚患者队列中，ACL 重建后，性别似乎并没有在回归运动中产生影响。

尽管评分系统、研究目标和设计缺乏同质性，使得研究之间的比较变得困难，但可以得出一些有关 ACL 重建后回归体育活动的结论。在术后 2 年的随访中，无论移植类型如何，至少有 2/3 的患者恢复到术前水平或更

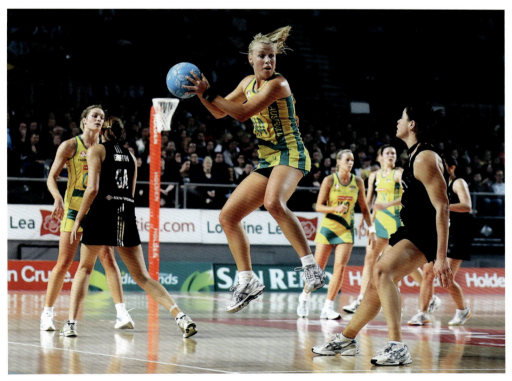

无挡板篮球

高水平的活动。一般来说，正如预期的那样，这些比率不会随着时间的推移而增加。性别似乎对结果影响很小或没有影响。

34.4 回归运动的心理影响

Webster 等开发了 ACL 损伤后回归运动（ACL-RSI）量表，专门研究 ACL 损伤后回归运动的心理影响。2003 年开始开发以应对专门针对运动损伤康复的心理措施的缺乏。当时有新的证据表明 ACL 损伤后回归运动对某些运动员的心理影响很大。该量表在操作上被定义为衡量回归运动的心理准备程度，本节将总结其发展和预测回归运动结果的能力。

34.4.1 ACL-RSI 量表的发展

为量表制定的项目集中于文献中确定的与回归运动相关的 3 种心理反应：情绪、信心和风险评估（表 34.1）。为了开发情绪类别中的项目，对文献的广泛搜索确定了运动员在康复和运动开始时经历的恐惧、沮丧、焦躁和紧张是普遍报道的情绪。因此开发了 5 个项目（项目 1~5）来测量这些情绪。

运动信心通常是指运动员对自己在运动中表现出色能力的自信心。然而在 ACL 重建的情况下，这也可能与运动员对其膝关节功能的信心程度有关。因此开发了 5 个项目（项目 6~10）来涵盖运动信心的这两个方面。3 个项目（项目 6~8）是针对运动员对膝关节功能的信心而设计的，两个项目（项目 9~10）是为了测量运动员对他们在运动中表现良好的整体能力的信心。两个项目（项目 11~12）被纳入用于调查运动员对再受伤风险评估的认知，其中项目 12 是由一组患者在量表的相关性初步测试中提出的。

ACL-RSI 量表由 220 名接受 ACL 重建术后 8~22 个月（平均 12 个月）的运动员完成。该量表具有很高的内部一致性（Cronbach's $\alpha=0.96$），并且主成分分析证实存在一个占总方差 67.8% 的潜在因素。值得注意的是，尽管量表是围绕 3 个结构设计的，但是这些结构都是高

度相关的，并且针对该量表计算出 0~100 的单个分数，较高的值表示更积极的心理反应（表 34.1）。

为了验证该量表，参与者被进一步分为以下几组：（1）全面参与比赛的运动员；（2）仅参与训练的运动员；（3）尚未回归但计划回归的运动员；（4）放弃运动的。全面参与比赛的运动员得分明显高于其他 3 组，放弃运动的运动员得分明显低于其他 3 组。

34.4.2 回归运动能被预测吗？

运动损伤康复计划的一个重要目标是能够预测哪

表 34.1　ACL-RSI 量表

项目	按比例排序
情绪	
1. 您是否对运动感到紧张？	3
2. 您是否为运动中必须考虑自己的膝关节而感到沮丧？ [a]	6
3. 您对参加的运动感到放松吗？ [b]	12
4. 您害怕在运动中再次损伤膝关节吗？	7
5. 您害怕在运动中意外损伤膝关节吗？	9
信心	
6. 您是否确信膝关节不会因为参加运动而出问题？	4
7. 您是否有信心可以不必担心膝关节而进行运动？	5
8. 您对膝关节在负重下站立有信心吗？	8
9. 您是否有信心表现出以前的运动参与水平？	1
10. 您对自己在运动中表现出色的能力有信心吗？	11
风险评估	
11. 您认为参加这项运动有可能使膝关节再损伤吗？	2
12. 不得不再次进行手术和康复的想法会阻止您进行运动吗？	10

注：每个项目的评分都在 0~100 分，将 12 个项目的分数相加并取平均值，以获得一个单一的评分（0~100 分）。分数越高表示心理反应越积极。
[a]：项目 2 来自慢性 ACL 损伤生活质量量表（ACL-QOL）
[b]：项目 3 测量"紧张"（积极的反义词），用来在积极和消极的项目之间取得平衡

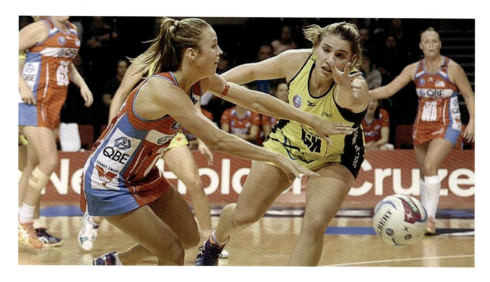

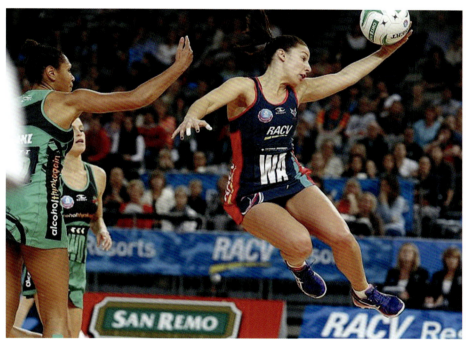

些运动员可能会从心理咨询或干预中受益，从而使心理康复与身体康复同时进行。因此，有必要了解运动员在康复期间经历的心理反应是否与回归运动有关。

已经进行了两项大规模的研究，这些研究表明 ACL-RSI 量表可以用来预测回归运动的结果。第一批招募了100 名运动员，他们在接受 ACL 重建手术后 3、6 和 12个月完成 ACL-RSI 量表。在 12 个月时，51% 的运动员回归竞技运动。未能在 12 个月成功回归竞技运动的运动员在 6 个月时的 ACL-RSI 评分明显低于回归运动的运动

员。因此运动员在 ACL 重建术后 6 个月是否准备好回归运动与他们在 12 个月是否真的回归运动有关。这一结果表明，在康复过程中，可以识别出那些由于心理原因导致可能无法回归竞技运动的运动员。

对 187 例患者进行的第二项更大规模的研究，在进行 ACL 重建手术前以及手术后 4 个月和 12 个月进行了一系列心理评估，包括 ACL-RSI 量表。在 12 个月时，尽管在标准结果测量中得分很高，但只有 56 名运动员（31%）恢复到以前的运动参与水平，这与早期的发现

相一致。通过 3 个变量来预测手术后 12 个月能否回归运动：回归运动的心理准备程度，患者对回归运动所需的月数估计以及控制点。由 ACL-RSI 量表所测量的心理准备程度是术前和术后 4 个月测量中预测回归运动的唯一变量。因此这项研究表明，甚至在患者接受手术之前，他们的心理反应就与 12 个月后恢复到受伤前水平的机会有关。这项研究的结果进一步表明，ACL-RSI 得分低于 56 分可能表明不能恢复到损伤前水平的风险增加，并可能有助于临床医生识别有风险的运动员。

随后对上述人群进行了为期 2 年的随访，以具体观察那些在 12 个月内没有回归运动的运动员是否之后回归运动。该小组包括 122 名竞技和休闲水平的运动员，他们在 12 个月内没有尝试运动。91% 的运动员报告称已经回归某种形式的运动。手术后 2 年，仍有 66% 的运动员在运动，41% 的运动员在以前的水平上运动，25% 的运动员在较低水平上运动。因此，大多数 1 年内不参加运动的运动员在 2 年内又回归了某种形式的运动。

然而只有大约 40% 的运动员在 2 年后仍在从事他们的运动。当运动参与数据按运动类型分类时，篮球的回归率最高，50% 的运动员在 2 年内打球，接下来依次是无挡板篮球（41%）、澳大利亚规则式橄榄球（37%）和足球（26%）。术后 12 个月没有回归运动的运动员的持续参与率似乎很低。此外参加损伤前运动 2 年后，心理反应则更加积极。

> 要点5　ACL-RSI量表是一种有用的工具，可用于识别ACL损伤后因心理原因可能难以回归运动的运动员。

总体而言，ACL-RSI 量表似乎是筛查和识别因心理原因而在 ACL 损伤后可能难以回归运动运动员的有用工具。该量表目前有英文、瑞典语、法语和德语版本，并且其他版本的翻译也在进行中。

34.4.3　回归运动员运动时会害怕吗?

害怕再次受伤已被确认为是运动员不能回归伤前运动的主要原因。Ardern 等调查了对再伤害的恐惧是否是那些成功回归运动员的一个顾虑。一组 209 名运动员回答了一系列关于恐惧行为表现的问题，例如运动时犹豫不决和警惕伤害发生的情况。总的来说，结果表明那些成功回归他们受伤前的运动的运动员通常都不会在参加比赛时担心再受伤。研究发现，接受过早期手术的男性（受伤后不到 3 个月）参与受伤前的运动时，恐惧程度最低。这与以前的工作相一致，后者表明在康复过程中，男性比女性更容易受到其他的人的影响，例如受过训练的专业人员（医生、理疗师）和队友。这可以防止在术后与回归运动有关的任何负面心理影响。

34.5　结论

ACL 重建后回归伤前运动的比率各不相同。根据澳大利亚墨尔本一个研究小组的经验，大多数患者最终都会尝试回归。然而只有大约 1/3 的人会回归并在更长的时间内继续从事伤前运动。职业体育人士的比率似乎更高，至少对于澳大利亚规则式橄榄球来说是如此。在大多数情况下，手术在恢复膝关节稳定性和功能方面是成功的。重返赛场的决策过程中涉及许多因素，许多运动员出于膝关节以外的其他原因决定不重返比赛。其他人可能希望回归，但发现心理障碍太大而无法克服。总的来说，回归运动体现了该手术组的重要参与结果，应继续进行长期监测，因为回归运动仍然是患者首先考虑是否进行 ACL 重建的重要因素。

参考文献

[1]　Ardern CL, Osterberg A, Tagesson S, Gauffin H, Webster KE, Kvist J (2014) The impact of psycho-logical readiness to return to sport and recreational activities after anterior cruciate ligament reconstruc-tion. Br J Sports Med 48(22):1613–1619. doi:10.1136/ bjsports-2014-093842

[2]　Ardern CL, Taylor NF, Feller JA, Webster KE (2012) Fear of re-injury in people who have returned to sport following anterior cruciate ligament reconstruction surgery. J Sci Med

Sport 15(6):488–495

[3] Ardern CL, Taylor NF, Feller JA, Webster KE (2012) Return-to-sport outcomes at 2 to 7 years after ante-rior cruciate ligament reconstruction surgery. Am J Sports Med 40(1):41–48. doi:10.1177/03635465 11422999

[4] Ardern CL, Taylor NF, Feller JA, Webster KE (2014) Fifty-five per cent return to competitive sport follow-ing anterior cruciate ligament reconstruction surgery: an updated systematic review and meta-analysis including aspects of physical functioning and contex-tual factors. Br J Sports Med 48(21):1543–1552. doi:10.1136/bjsports-2013-093398

[5] Ardern CL, Taylor NF, Feller JA, Whitehead TS, Webster KE (2013) Psychological responses mat-ter in returning to preinjury level of sport after anterior cruciate ligament reconstruction surgery. Am J Sports Med 41(7):1549–1558. doi:10.1177/ 0363546513489284

[6] Ardern CL, Taylor NF, Feller JA, Whitehead TS,Webster KE (2015) Sports participation 2 years after anterior cruciate ligament reconstruction in athletes who had not returned to sport at 1 year: a prospective follow-up of physical function and psychological fac-tors in 122 athletes. Am J Sports Med 43(4):848–856. doi:10.1177/0363546514563282

[7] Ardern CL, Webster KE, Taylor NF, Feller JA (2011) Return to sport following anterior cruciate ligament reconstruction surgery: a systematic review and meta-analysis of the state of play. Br J Sports Med 45(7):596–606. doi:10.1136/ bjsm.2010.076364

[8] Ardern CL, Webster KE, Taylor NF, Feller JA (2011) Return to the preinjury level of competitive sport after anterior cruciate ligament reconstruction surgery: two-thirds of patients have not returned by 12 months after surgery. Am J Sports Med 39(3):538–543. doi:10.1177/0363546510384798

[9] Bohu Y, Klouche S, Lefevre N, Webster K, Herman S (2015) Translation, cross-cultural adaptation and vali-dation of the French version of the Anterior Cruciate Ligament-Return to Sport after Injury (ACL-RSI) scale. Knee Surg Sports Traumatol Arthrosc 23(4): 1192–1196

[10] Bourke HE, Gordon DJ, Salmon LJ, Waller A, Linklater J, Pinczewski LA (2012) The outcome at 15 years of endoscopic anterior cruciate ligament recon-struction using hamstring tendon autograft for 'iso-lated' anterior cruciate ligament rupture. J Bone Joint Surg 94B(5):630–637

[11] Bourke HE, Salmon LJ, Waller A, Patterson V, Pinczewski LA (2012) Survival of the anterior cruci-ate ligament graft and the contralateral ACL at a minimum of 15 years. Am J Sports Med 40(9): 1985–1992

[12] Chan CS, Grossman HY (1988) Psychological effects of running loss on consistent runners. Percept Mot Skills 66(3):875–883

[13] Feller JA, Anand B, Webster KE, Whitehead TS, Norsworthy CJ (2014) Return to sport outcomes after revision anterior cruciate ligament reconstruction. Biennial meeting of the Anterior Cruciate Ligament Study Group. Paper presented at the Biennial meeting of the Anterior Cruciate Ligament Study Group, Cape Town

[14] Feller JA, Webster KE, Steinfort P (2003) Return to Australian Rules football following ACL reconstruc-tion. Paper presented at the Football Australasia: con-troversies in 2003 Melbourne

[15] Hui C, Salmon LJ, Kok A, Maeno S, Linklater J, Pinczewski LA (2011) Fifteen-year outcome of endo-scopic anterior cruciate ligament reconstruction with patellar tendon autograft for "isolated" anterior cruci-ate ligament tear. Am J Sports Med 39(1):89–98. doi:10.1177/0363546510379975

[16] Johnston LH, Carroll D (1998) The context of emo-tional responses to athletic injury: a qualitative analy-sis. J Sport Rehabil 7(3):206–220

[17] Kvist J, Ek A, Sporrstedt K, Good L (2005) Fear of re-injury: a hindrance for returning to sports after anterior cruciate ligament reconstruction. Knee Surg Sports Traumatol Arthrosc 13(5):393–397

[18] Kvist J, Osterberg A, Gauffin H, Tagesson S, Webster K, Ardern C (2013) Translation and measurement properties of the Swedish version of ACL-Return to Sports after Injury questionnaire. Scand J Med Sci Sports23(5):568–575. doi:10.1111/j.1600-0838. 2011.01438.x

[19] Langford JL, Webster KE, Feller JA (2009) A pro-spective longitudinal study to assess psychological changes following

anterior cruciate ligament recon-struction surgery. Br J Sports Med 43(5):377–381. doi:10.1136/bjsm.2007.044818

[20] Leys T, Salmon LJ, Waller A, Linklater J, Pinczewski LA (2012) Clinical results and risk factors for reinjury 15 years after anterior cruciate ligament reconstruc-tion: a prospective study of hamstring and patellar tendon grafts. Am J Sports Med 40(3):595–605

[21] Liptak MG, Angel KR (2007) Outcome of anterior cruciate ligament injuries in an elite sporting popula-tion. A retrospective review of Australian Rules foot-ballers. Paper presented at the 6th Biennial Conference of the International Society of Arthroscopy, Knee Surgery and Orthopaedic Sports Medicine Florence

[22] Mohtadi N (1998) Development and validation of the quality of life outcome measure (questionnaire) for chronic anterior cruciate ligament deficiency. Am J Sports Med 26(3):350–359

[23] Morrey MA, Stuart MJ, Smith AM, Wiese-Bjornstal DM (1999) A longitudinal examination of athletes' emotional and cognitive responses to anterior cruciate ligament injury. Clin J Sport Med 9(2):63–69

[24] Müller U, Schmidt M, Krüger-Franke M, Rosemeyer B (2014) Die ACL–Return to Sport after Injury Skala als wichtiger Parameter bei der Beurteilung Rückkehr zum Sport Level I und II nach Rekonstruktion des vorderen Kreuzbands (deutsche Version). Sport Orthop Traumatol 30:135–144

[25] Pinczewski LA, Lyman J, Salmon LJ, Russell V, Roe J, Linklater J (2007) A 10-year comparison of anterior cruciate ligament reconstructions with hamstring ten-don and patellar tendon autograft. A controlled pro-spective trial. Am J Sports Med 35(4):564–574

[26] Pinczewski LA, Deehan DJ, Salmon LJ, Russell VJ, Clingeleffer A (2002) A five-year comparison of patel-lar tendon versus four-strand hamstring tendon auto-graft for arthroscopic reconstruction of the anterior cruciate ligament. Am J Sports Med 30(4):523–536

[27] Salmon LJ, Refshauge KM, Russell VJ, Roe JP, Linklater J, Pinczewski LA (2006) Gender differences in outcome after anterior cruciate ligament recon-struction with hamstring tendon autograft. Am J Sports Med 34(4):621–629

[28] Smith AM, Scott SG, O'Fallon WM, Young ML (1990) Emotional responses of athletes to injury. Mayo Clin Proc 65(1):38–50

[29] Smith AM, Stuart MJ, Wiese-Bjornstal DM, Milliner EK, O'Fallon WM, Crowson CS (1993) Competitive athletes: preinjury and postinjury mood state and self-esteem. Mayo Clin Proc 68(10):939–947

[30] Trojani C, Sbihi A, Djian P, Potel JF, Hulet C, Jouve F, Bussiere C, Ehkirch FP, Burdin G, Dubrana F, Beaufils P, Franceschi JP, Chassaing V, Colombet P, Neyret P (2011) Causes for failure of ACL reconstruction and influence of meniscectomies after revision. Knee Surg Sports Traumatol Arthrosc Off J ESSKA 19(2):196– 201. doi:10.1007/s00167-010-1201-6

[31] Webster KE, Feller JA, Lambros C (2008) Development and preliminary validation of a scale to measure the psychological impact of returning to sport following anterior cruciate ligament reconstruc-tion surgery. Phys Ther Sport 9(1):9–15

[32] Webster KE, Langford J, Feller JA (2005) Psychological impact of anterior cruciate ligament reconstruction: an examination of gender differences. In: (ISSP) ISoSP (ed) Promoting health and perfor-mance for life. Proceedings of the 11th World Congress of Sport Psychology, Sydney

第 35 章　ACL 重建术后重返运动：MOON 的经验

Kirk McCullough，Evan Stout，Kurt Spindler

译者　何利雷　宗海洋

审校　郭　林　陈　斌

35.1　简介

前交叉韧带（ACL）撕裂是所有级别比赛运动员中最常见的韧带损伤，需要手术重建。不管是什么体育项目，这类损伤不仅意味着当赛季的结束，而且常常是运动员职业生涯的结束。虽然前交叉韧带重建的目的是稳定膝关节和恢复膝关节的生物力学结构，但运动员最终想要的结果是能成功重返竞技状态。这不仅需良好的重建技术，还需要完善而详细的康复计划；不仅要恢复身体机能，还要克服运动员对再次受伤的心理恐惧。

对大多数运动员来说，最担心的是受伤后能否重返赛场，这也是其产生心理压力和恐惧的常见原因。基于这一点，能否回到伤前相同或更高水平的比赛应该被认为是竞技运动员成功康复的主要结果之一。意识到前交叉韧带重建术后重返赛场的重要性后，全面了解运动员在各种运动项目中重返赛场的参考数据，有助于医务人员为运动员、教练和团队管理人员提供关于重返赛场的时间和未来竞技水平可能受到什么样影响。

35.2　MOON 组研究简介

为了更好地确定前交叉韧带重建的预后和影响因素，7 个机构（克利夫兰诊所基金会、范德比尔特骨科研究所、俄亥俄州立大学、艾奥瓦大学、华盛顿大学、特种外科医院和科罗拉多大学）将 3500 多例前交叉韧带重建的患者录入数据库，以建立美国最大的前交叉韧带重建纵向队列研究数据库。这个研究队列后来被称为多中心骨科疗效网络（MOON）组。

为了评估围手术期人口统计数据和术后疗效，这些前交叉韧带重建患者中的每一位都完成一份问卷，记录各种影响因素，包括损伤机制、基于患者的检查结果、既往膝关节手术史和手术前的运动水平。每台手术，骨科医生都要完成一份表格，记录麻醉下的查体、半月板和关节软骨损伤的状态和治疗情况，以及前交叉韧带重建和康复节点的详细信息。

在 MOON 组的前瞻性纵向队列研究设计中，第一次随访（手术后 2 周内）和以后的随访（前交叉韧带重建术后至少 2 年、6 年和 10 年）共收集了 5 项评价指标。患者的主观疗效采用以下量表进行评定：膝关节损伤和骨关节炎结果评分（KOOS 评分、5 个分量表）、西安大略大学和麦克马斯特大学骨关节炎指数（WOMAC）、马克思活动水平量表、医疗结果研究 36 项简表（SF-36）和国际膝关节文献委员会膝关节评分（IKDC 评分）。

KOOS 评分评估运动员膝关节损伤的短期和长期影响，以及发展成为骨关节炎的可能性。5 个分量表包括疼痛、症状、日常生活活动、运动和康复功能以及与膝关节相关的生活质量。KOOS 评分最敏感的子量表是与膝关节相关的生活质量。

WOMAC 量表是最常用的针对下肢骨关节炎患者的主观疗效评价指标。WOMAC 量表完全包含在疼痛、症状和日常生活活动的 KOOS 评分子量表中。

马克思活动水平量表是一个包含 4 个问题的评估表，评估患者跑步、剪切、减速和旋转的能力。该量表根据患者的活动水平评估其症状和功能障碍程度。向患者询问不同体育活动中共有的身体机能组成部分。以上每项活动的得分从 0 分（每月完成一次任务）到 4 分（每周完成 4 次任务），共 16 分。该评分已被证实与患者活动能力和回归旋转运动呈正相关，且与年龄呈负相关。

医疗结果研究 36 项简表是最常用的一般健康情况测评表，它在健康卫生政策制定以及临床实践和研究中均具有重要作用。该量表可用于比较医学范围内的肌肉骨骼和非肌肉骨骼的疾病及严重程度。

国际膝关节文献委员会膝关节评分（IKDC）是由美国骨科运动医学学会在 1999 年设计的一个简化的特别用于膝关节的患者主观评估表。它由 18 个问题组成，可用于评估任何膝关节状况。

这一前瞻性纵向队列研究为医生在与单个患者讨论其预后、治疗选择和影响膝关节的生活方式选择时提供了更高水平的证据。具体来说，它已经建立了前交叉韧带重建术后重返赛场的重要数据。MOON 组的橄榄球和足球运动员重返赛场的最新数据已经发布。

35.3　ACL 重建术后重返橄榄球运动

前交叉韧带损伤是美式橄榄球运动员在内侧副韧带损伤和髌骨/髌腱损伤之后的最常见的膝关节损伤之一。在美国国家橄榄球联盟邀请赛（也称为美国国家橄榄球联盟童军联合会）中，近 8% 的参与者有前交叉韧带损伤史。这使得前交叉韧带重建术成为这些运动员的第三大最常见外科手术。

McCullough 等报道了 MOON 组的高中和大学橄榄球运动员重返赛场的情况。这项研究的主要目的是确定这些运动员前交叉韧带重建术后的重返赛场率。此外他们研究了患者主观评分与患者恢复运动及恢复运动的感觉之间的关系。

共有 147 名符合标准的橄榄球运动员（68 所高中和28 所大学）被纳入研究。在 68 名高中生运动员中，有43 名重返赛场，重返赛场率为 63%。大学生运动员的重返率相似，但略高，为 69%（18/26）。

重返赛场也根据球员的位置进行了评估，具体来说是在"熟练组"和"非熟练组"之间。熟练组包括四分卫、跑卫、外接手、防守队员和特殊队员。两组之间的重返率没有统计学差异，熟练组重返率为 41%，非熟练组重返率为 50%。

要点1　ACL重建术后重返橄榄球运动
● 高中生运动员前交叉韧带重建术后的重返率为63%。
● 大学生运动员前交叉韧带重建术后的重返率为69%。
● 运动员位置对重返运动的能力没有统计学差异。

据报道，不重返赛场的最常见原因是运动员改变了运动兴趣，包括不喜欢运动、喜欢除了橄榄球以外的其他运动或其他生活爱好（如工作、学校、家庭等）。还有其他不重返赛场的原因包括恐惧、身体条件、速度或力量的丧失。有趣的是，恐惧是第二大原因。50% 的高中生运动员和 53% 的大学生运动员以此为由拒绝重返赛场。

要点2　ACL重建术后重返橄榄球运动
● 2/3的运动员将"其他兴趣"列为不重返赛场的原因。
● 约50%的运动员认为恐惧是不重返赛场的主要或促成因素。
● 1/3的运动员认为身体症状或速度和力量的丧失是不重返赛场的原因。

这一发现说明了前交叉韧带重建术后的恢复和重返赛场的关键是心理因素，但治疗团队常常忽视了它。对于手术医生、治疗医生、教练、父母和其他人来说，理解患者康复的心理因素是很重要的，因为大多数运动员没有为受伤和随后的大量康复训练做好心理准备。这种对再次受伤的恐惧往往被低估了，并可能在阻止运动员回到他们的运动场或先前的表现水平方面起到关键作用。

其他与表现相关的不重返赛场的原因包括身体症状和速度或力量的丧失也相对常见。33% 的高中生和 24%

的大学生橄榄球运动员报告过该方面的问题。队列研究中没有重返赛场、重返赛场但表现较差以及重返赛场并恢复之前水平的 3 组患者的主观评分比较结果也证实了这一点。在大学生运动员的 IKDC、马克思活动水平量表评分和 KOOS 膝关节相关生活质量评分中，未重返赛场的患者和重返赛场并恢复相同运动水平的患者之间存在显著统计学差异。在高中生运动员中，IKDC、KOOS 和马克思运动水平量表评分在 3 组之间没有统计学差异。

前交叉韧带损伤和随后的重建手术是美式橄榄球运动员生活和职业生涯中的一件大事。在过去的 10 年里，我们对前交叉韧带解剖结构的理解、重建前交叉韧带的最佳技术以及术后康复的理想方案都有了很大的提高。尽管如此，文献报道一直显示重返赛场率为 44%~80%，很大一部分重返赛场的运动员表现水平下降。手术医生理解前交叉韧带损伤和康复的心理因素至关重要。这有助于患者克服恐惧。这种恐惧使很大一部分运动员无法重返赛场或使其表现水平下降。此外，了解重返赛场的数据有助于手术医生更好地处理患者术后的期望值。因为手术医生需要理解尽管在手术技术上是成功的，但并非所有运动员都能重返赛场。

35.4　ACL 重建术后重返足球运动

前交叉韧带断裂在男、女足球运动员中都是很常见的、潜在的严重损伤。这类损伤很可能导致他们延迟重返赛场，甚至是职业生涯的终结。Brophy 等利用 MOON 组数据，调查了男、女足球运动员重返赛场的情况。

他们研究了具体危险因素如年龄、性别、受伤部位（优势肢体和非优势肢体）和移植物选择与重返赛场之间的关系。

该组共有 100 名足球运动员（男 55 名，女 45 名），平均年龄为 24.2 岁。大多数运动员接受了自体骨–髌腱–骨移植（69%），其次是自体腘绳肌腱移植（28%）。

该组中的总重返率为 72%，比美式橄榄球组中的重返率略高。在男性足球运动员中，76% 重返赛场，而只有 67% 的女性运动员重返赛场。术后平均返回时间为

（12.2 ± 14.3）个月。很大一部分（85%）重返足球的运动员恢复了伤前相同或更高水平的运动能力。男、女运动员返回赛场的时间没有显著差异。对已确认的风险因素的评估表明仅年龄和性别是初次重返赛场的重要预测因素。具体来说，女性和 30 岁以上男性运动员不太可能重返赛场。然而在最近的随访中，年龄、性别和移植物选择并不能预测长期的重返运动。在（7.2 ± 0.9）年的随访中，发现只有 35% 的足球运动员仍在进行他们的运动（男性 38%，女性 31%）。这些运动员中只有 46% 的人自诉他们参加了与受伤前相同或更高水平的比赛。

要点3　ACL重建术后重返足球运动
- 72%的运动员在手术后平均（12.2 ± 14.3）个月重返足球运动。
- 85%重返足球运动的运动员恢复到伤前相同或更高的运动水平。
- 女性和30岁以上男性是重返赛场的重要风险预测因素。
- 未发现优势腿与非优势腿重返率之间的差异。
- 女性比男性更有可能进行额外的前交叉韧带手术（20%：5.5%）。
- 非优势腿前交叉韧带重建的运动员与优势腿前交叉韧带重建的运动员相比未来对侧前交叉韧带重建率更高（16%：3.5%）。
- 移植物的选择对重返赛场没有显著影响。

这项研究数据为手术医生提供了足球运动员在重建前交叉韧带后重返赛场的重要参考信息。首先，初始重返率高，但会随着时间的推移而降低。其次，年轻的男性运动员更有可能成功重返赛场。这为年长和（或）女性足球运动员的提供了重要信息。对这些患者进行相应的建议是很重要的，尤其对于那些重返赛场是其手术重建主要动力的患者。再次，女性不太可能将前交叉韧带损伤作为不重返运动的一个原因（25%），而男性则是主要原因。最后，额外的前交叉韧带手术率高，尤其是女性组中的对侧肢体。足球运动员的非优势肢体受伤，将来对侧前交叉韧带断裂的风险增加。这些有用的信息提高了这一高危人群对特定咨询需求的认识，包括前交

叉韧带损伤预防措施的应用。

35.5 ACL 重建运动员的半月板与软骨损伤

前交叉韧带损伤的运动员常伴有半月板撕裂和关节软骨损伤。Cox 等回顾性研究了 MOON 组的 1307 名运动员后发现，46% 的运动员有外侧半月板撕裂，38% 的运动员有内侧半月板撕裂。关节软骨损伤按部位排列如下：股骨内髁（25%）、股骨外髁（20%）、内侧胫骨平台（6%）、外侧胫骨平台（12%）、髌骨（20%）和滑车（9%）。

既往的文献表明半月板和软骨损伤会增加创伤后骨关节炎的发生率，根据 KOOS 评分和 IKDC 评分来评定的临床结果会更差。关于半月板和软骨损伤对前交叉韧带损伤运动员重返赛场影响的临床数据很少。有人认为伴随的软骨损伤预示着运动员前交叉韧带重建术后恢复不理想。

Cox 等在该组患者中使用马克思活动水平量表前瞻性地评估了重返赛场的情况。在前交叉韧带重建术后 2 年和 6 年的重返赛场情况与活动水平方面，半月板和关节软骨损伤并不是有意义的预测指标，但股骨内髁软骨损伤超过 4 级的除外。前交叉韧带重建时患有 4 级软骨软化症的运动员活动水平显著下降。马克思活动水平量表评分显著降低证明了这一点。此外，年龄较大（35 岁以上）、女性、较高的体重指数、正在吸烟者、较低的教育水平、翻修手术和较低水平的马克思活动水平评分预示术后评分较低和重返赛场率较低。

ACL 重建术中的软骨损伤情况

前交叉韧带损伤患者中半月板撕裂的发生率	
内侧半月板：38%	
外侧半月板：46%	
关节软骨损伤按部位排列	
股骨内髁：25%	股骨外髁：20%
内侧胫骨平台：6%	外侧胫骨平台：12%
髌骨：20%	滑车：9%

要点4 合并软骨损伤的ACL重建术后重返运动
- 在ACL重建时，股骨内髁的4级软骨软化是术后活动水平低、马克思评分低和重返赛场率低的预测因素。
- 年龄超过35岁、女性、BMI超过28、吸烟、教育水平较低、翻修手术和马克思评分基线较低是术后马克思评分低和重返运动率低的负面预测因素。

35.6 结论

前交叉韧带损伤和随后的重建手术是运动员一生中一个重大的潜在的职业改变事件。长期以来，成功重返赛场一直是竞技运动员成功康复的主要指标。既往人们注重提高对前交叉韧带解剖结构的理解和重建技术方面，以提高运动员重返各自运动的能力。而最近的文献，特别是 MOON 组队列研究的结果，提供了关于重返运动率和重要相关风险因素的具体数据。其他心理因素，如恐惧，也必须得到充分的解决。了解重返运动的数据可以让医务人员恰当、准确地调整受伤运动员的期望值，并最大限度地提高运动员安全重返赛场的能力。

参考文献

[1] Brophy RH, Barnes R, Rodeo SA, Warren RF (2007) Prevalence of musculoskeletal disorders at the NFL combine--trends from 1987 to 2000. Med Sci Sports Exerc 39(1):22–27. doi:10.1249/01.mss.0000241637.52231.18

[2] Brophy RH, Schmitz L, Wright RW, Dunn WR, Parker RD, Andrish JT, McCarty EC, Spindler KP (2012) Return to play and future ACL injury risk after ACL reconstruction in soccer athletes from the Multicenter Orthopaedic Outcomes Network (MOON) group. Am J Sports Med 40(11):2517–2522. doi:10.1177/0363546512459476

[3] Cox CL, Huston LJ, Dunn WR, Reinke EK, Nwosu

SK, Parker RD, Wright RW, Kaeding CC, Marx RG, Amendola A, McCarty EC, Spindler KP (2014) Are articular cartilage lesions and meniscus tears predictive of IKDC, KOOS, and Marx activity level out-comes after anterior cruciate ligament reconstruction? A 6-year multicenter cohort study. Am J Sports Med 42(5):1058–1067. doi:10.1177/0363546514525910

[4] McCullough KA, Phelps KD, Spindler KP, Matava MJ, Dunn WR, Parker RD, Group M, Reinke EK (2012) Return to high school-and college-level foot-ball after anterior cruciate ligament reconstruction: a Multicenter Orthopaedic Outcomes Network (MOON) cohort study. Am J Sports Med 40(11):2523–2529. doi:10.1177/0363546512456836

[5] Swenson DM, Collins CL, Best TM, Flanigan DC, Fields SK, Comstock RD (2013) Epidemiology of knee injuries among U.S. high school athletes, 2005/2006– 2010/2011. Med Sci Sports Exerc 45(3):462–469. doi:10.1249/MSS.0b013e318277acca

第七部分

未来方向

第 36 章 量化轴移试验的力

Yuichi Hoshino
译者 施洪臣 谭洪波
审校 郭 林 刘力铭

36.1 简介

目前运用运动捕获技术逐渐明确了轴移时膝关节的运动轨迹，但引起轴移的力仍然不明确并难于定量。轴移试验测试方法很多，而且不同测试方法对膝关节施加的力有本质的不同。明确轴移试验中膝关节受力的种类和大小，将有助于建立一个通用的标准化的轴移测试方法（要点1），并能提供一个尽可能客观的评估方法，该方法将综合各种测量技术手段：比如电磁系统、数码图像分析（数码相机或iPad）、加速器和导航系统等。生物力学研究的进一步发展有望在不久的将来精确量化轴移试验的力，本文综述既往关于轴移相关力的研究成果，这将有利于生物力学的进一步研究。

要点1

诱发轴移3种必需的力：

1.外翻力：诱发轴移最重要的力量。没有外翻力的存在，轴移现象就不会发生。90%的临床医生在轴移试验中会刻意使用外翻力。

2.内/外旋力：这两个相反的扭矩作用于轴移试验的两个不同时相。适度的内旋应力有助于诱发关节脱位相，而外旋应力则更利于关节复位相。但这种旋转扭矩在临床检查中的应用往往混淆不清，其中57.6%的临床医生会应用内旋应力，还有24.2%的医生会施加外旋应力。

3.轴向压力：由于胫骨平台后倾，轴向压力会使胫骨平台前移，而且压力足够大时会引起ACL损伤。外翻应力会自发引起外侧间室压力增加，但60.7%的临床医生在轴移试验中仍刻意施加外翻力。

36.2 诱发轴移的力

ACL损伤时发生的轴移现象，也是ACL功能不全导致膝关节不稳的常见症状。这种不稳可通过轴移试验来再现。采用视频运动分析和地面反作用力估算的方法，前交叉韧带损伤时体内机械应力改变已经可以得到监测。根据Koga等的报道，外翻负荷是前交叉韧带损伤的重要因素。虽然在损伤时观察到了胫骨内旋然后突然外旋，但内/外旋时负荷多少在该研究中仍不清楚。

当把轴移试验作为临床检查进行研究时，应该注意到轴移现象包括两个阶段，即外侧间室的脱位相和复位相。而每次轴移试验中产生脱位和复位相时，对膝关节施加应力的类型和大小也不相同。

大多数测试诱发轴移所施加力的体外生物力学研究都集中在轴移发生时的脱位相。Citak等报道使用轴移机械移位器，1kg外翻力产生的胫骨前移在内外侧间室均为6~7mm，随后以1kg为加载增量，直到5kg时，也只增加1mm或更少的胫骨前移。由此可见，发生轴移时脱位的幅度与负荷并非正相关，适度的外翻力量即足以诱发一个明显的轴移脱位。

机器人技术已被应用于与韧带损伤有关的膝关节松弛测试，因为它能够通过同时控制和监测施加的力来完整评估6个自由度的膝关节运动。Kanamoriet等使用机器人系统比较了"一个只有内旋应力和一个复合了外翻及内旋的应力"两种不同应力条件下的膝关节运动。他们发现在两种旋转应力作用下，旋转角度只有很小的差别，但是在复合外翻的旋转应力作用下，胫骨前移的量却很大，他们把这种复合应力的操作称为模拟轴移试验。此后，他们还测试了内部旋转力矩对胫骨前移的影响，并揭示：一个极小的内旋力就能很大程度上增加外翻力引起的胫骨前移。基于这些实验，一个复合 5N·m 胫骨内旋力矩和 10N·m 外翻力矩，"模拟轴移试验"的标准模型被确立，并广泛应用于用于机器人实验来检查 ACL 损伤或重建（要点 2）。通过最小的内部旋转应力可以最大限度地增加外侧间室的脱位，但是这些应力的准确大小仍然不确定。

另一方面，轴移现象中的复位相很少被研究。Matsumoto 报道，在他的尸体实验中切除髂胫束会导致轴移复位运动消失。Bull 等制作了一具尸体膝关节模型，能够复制轴移复位。在实验中，当髂胫束负荷为 30N 左右时，需要施加 7N 的外翻力才能诱发轴移现象。而这两个力量的加载平衡在不同标本中也存在较大差异，所以，为引出轴移复位相，上述两个应力在所有膝关节标本试验时均作了精细调整。由髂胫束产生的外旋力应当作用在外翻应力的峰值，辅助再现了轴移的复位相，这种力量在不同个体间也表现出显著差异。

轴移所需的外力不是单一和恒定的。根据以往的体外研究，产生轴移脱位相所需的力包括一个合并很小内旋负荷的外翻力，而随后的复位相的产生，还需包括作用于外翻力量峰值时来自髂胫束的外旋应力，而这些力量大小的确切值还没有完全确定。

> **要点2**
>
> 模拟轴移试验是将胫骨内旋力矩和外翻力矩结合起来进行的。
>
> 在以往研究中，经常使用对抗轴移模拟试验负荷的胫骨前移连接装置来评估几种ACL损伤或重建模型的旋转松弛度，包括（典型例子）：
>
> - 单束与双束前交叉韧带重建的比较。
> - 单束前交叉韧带重建中不同隧道位置的比较。
> - 不同材料重建前交叉韧带的比较。

36.3 轴移试验的力

作为临床检查，对轴移试验进行在体生物力学分析，可以实现对施加于膝关节的应力进行粗略评估。前期一项多中心研究评价了 12 名经验丰富的国际骨科医生的轴移试验的差异。发现在轴移试验中，一些骨科医生对膝关节施加了外旋应力，这比其他类型应力操作表现出了更大的轴移复位加速度，而固定施加内旋应力的骨科医生获得的加速度最小（图 36.1）。为了强调轴移试验的复位相，施加外旋可能是有益的，或者至少消除用于使轴移脱位的内旋应力，以获得轴移后的复位。

轴移试验时施加的力量应该是个性化的。机械化轴移试验比通过对膝关节施加恒定力量实施的手工轴移试验具有更好的重复性，但手动实施的轴移试验却比机械化轴移试验表现出了更大的运动幅度。在诱发轴移现象方面，根据测试者的经验和感觉来调整外力比一直保持初始力量不变效果更好。根据膝关节的松弛程度、大小和股骨髁的形状可以确定实现膝关节最大轴移时的个性化外力，而随着生物力学技术的进步，也可以实现这些应力的个体化自动确定和应用。

36.4 展望未来

虽然轴移试验目前还是 ACL 损伤及其相关治疗最重要的检查，但其临床意义仍有待进一步研究，包括操作时对膝关节施加应力的研究也亟待完善。

临床轴移试验中，施加外力的精确值应当确定。应用视觉评估，根据操作演示不同，对 12 名骨科医生的操作进行区分可分为内旋型、允许移动型、固定外旋型和脱位型几种，而在轴移测试中，膝关节受到的应力大小的精确值还并不明确。如果能够在实际的轴移测试中将一个力学传感器连接到膝关节和（或）检查者的手上，并记录应力，那将是非常有益的。据报道，机械化轴移器比临床轴移试验操作的一致性更好，但在轴移测试效果方面前者运动幅度却不如后者，所以一个标准的临床轴移试验中施加应力多少的确切值将会提高机械转换器诱发轴移试验的能力。此外如果能确定经验丰富的骨科医生操作时施加最适力的大小，就可以用其来教授经验不足的临床医生，并最终提升临床轴移试验的检查效果，也可以用于提升不同骨科医生轴移试验临床操作的一致性。

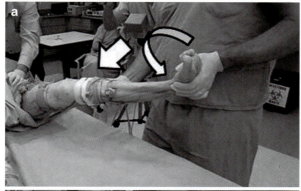
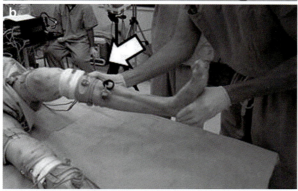
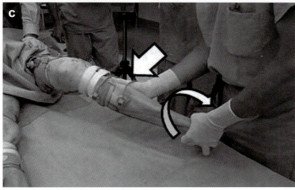

图 36.1 试验演示轴移变化。箭头表示施加力的方向，外翻应力常规实施。a. 外翻应力伴有内旋应力；b. 外翻应力无轴向旋转应力；c. 外旋应力同时合并外翻应力

应该明确轴移试验与前交叉韧带损伤时膝关节受力的差异。虽然轴移试验再现的膝关节异常运动类似于膝关节"打软腿"的实际运动方式，但轴移试验中的运动和作用力应该比实体跳跃和触地运动时的运动幅度和作用力小得多。如同轴移测试时应力大小仍然未知一样，前交叉韧带损伤的确切机制也尚未完全明确，但正确评价膝关节轴移试验和在体膝关节"打软腿"运动时的力量对彻底理解轴移试验的局限性和功能意义是非常必要的。

36.5 结论

外翻应力是轴移试验的必要条件，而轴向旋转载荷不应该贯穿轴移试验全程。内旋应力可加剧轴移时膝关节脱位，外旋应力结合髂胫束紧张则利于复位。理想的施加力量仍未明确，特别是在力的量化方面有待进一步研究。

参考文献

[1] Bull AMJ, Amis AA (1998) The pivot-shift phenom-enon: a clinical and biomechanical perspective. Knee 5(3):141–158

[2] Bull AM, Andersen HN, Basso O et al (1999) Incidence and mechanism of the pivot shift. An in vitro study. Clin Orthop Relat Res 363:219–231

[3] Bull AM, Earnshaw PH, Smith A et al (2002) Intraoperative measurement of knee kinematics in reconstruction of the anterior cruciate ligament. J Bone Joint Surg Br 84(7):1075–1081

[4] Citak M, O'Loughlin PF, Citak M et al (2012) Influence of the valgus force during knee flexion in neutral rotation. Knee Surg Sports Traumatol Arthrosc 20(8):1571–1574

[5] Fujie H, Mabuchi K, Woo SL-Y et al (1993) The use of robotics technology to study human joint kinemat-ics: a new methodology. J Biomech Eng 115:211–217

[6] Galway HR, MacIntosh DL (1980) The lateral pivot shift: a symptom and sign of anterior cruciate liga-ment insufficiency. Clin Orthop Relat Res 147:45–50

[7] Giffin JR, Vogrin TM, Zantop T et al (2004) Effects of increasing tibial slope on the biomechanics of the knee. Am J Sports Med 32(2):376–382

[8] Hashemi J, Breighner R, Chandrashekar N et al (2011) Hip extension, knee flexion paradox: a new mechanism for non-contact ACL injury. J Biomech 44(4):577–585

[9] Herbort M, Lenschow S, Fu FH et al (2010) ACL mis-match reconstructions: influence of different tunnel placement strategies in single-bundle ACL recon-structions on the

knee kinematics. Knee Surg Sports Traumatol Arthrosc 18(11):1551–1558

[10] Herbort M, Tecklenburg K, Zantop T et al (2013) Single-bundle anterior cruciate ligament reconstruc-tion: a biomechanical cadaveric study of a rectangular quadriceps and bone--patellar tendon--bone graft con-figuration versus a round hamstring graft. Arthroscopy 29(12):1981–1990

[11] Hewett TE, Torg JS, Boden BP (2009) Video analysis of trunk and knee motion during non-contact anterior cruciate ligament injury in female athletes: lateral trunk and knee abduction motion are combined components of the injury mechanism. Br J Sports Med 43(6):417–422

[12] Hoshino Y, Kuroda R, Nagamune K et al (2007) In vivo measurement of the pivot-shift test in the anterior cruciate ligament-deficient knee using an electromag-netic device. Am J Sports Med 35(7):1098–1104

[13] Hoshino Y, Araujo P, Irrgang JJ et al (2012) An image analysis method to quantify the lateral pivot shift test. Knee Surg Sports Traumatol Arthrosc 20(4):703–707

[14] Hoshino Y, Kuroda R, Nagamune K et al (2012) Optimal measurement of clinical rotational test for evaluating anterior cruciate ligament insufficiency. Knee Surg Sports Traumatol Arthrosc 20(7): 1323–1330

[15] Hoshino Y, Araujo P, Ahlden M et al (2013) Quantitative evaluation of the pivot shift by image analysis using the iPad. Knee Surg Sports Traumatol Arthrosc 21(4):975–980

[16] Ishibashi Y, Tsuda E, Yamamoto Y et al (2009) Navigation evaluation of the pivot-shift phenomenon during double-bundle anterior cruciate ligament reconstruction: is the posterolateral bundle more important? Arthroscopy 25(5):488–495

[17] Kanamori A, Woo SL, Ma CB et al (2000) The forces in the anterior cruciate ligament and knee kinematics during a simulated pivot shift test: a human cadaveric study using robotic technology. Arthroscopy 16(6):633–639

[18] Kanamori A, Zeminski J, Rudy TW et al (2002) The effect of axial tibial torque on the function of the ante-rior cruciate ligament: a biomechanical study of a simulated pivot shift test. Arthroscopy 18(4):394–398

[19] Koga H, Nakamae A, Shima Y et al (2010) Mechanisms for noncontact anterior cruciate ligament injuries: knee joint kinematics in 10 injury situations from female team handball and basketball. Am J Sports Med 38(11):2218–2225

[20] Kopf S, Kauert R, Halfpaap J et al (2012) A new quantitative method for pivot shift grading. Knee Surg Sports Traumatol Arthrosc 20(4):718–723

[21] Kuroda R, Hoshino Y, Kubo S et al (2012) Similarities and differences of diagnostic manual tests for anterior cruciate ligament insufficiency: a global survey and kinematics assessment. Am J Sports Med 40(1):91–99

[22] Labbe DR, de Guise JA, Mezghani N et al (2010) Feature selection using a principal component analysis of the kinematics of the pivot shift phenom-enon. J Biomech 43(16):3080–3084

[23] Lane CG, Warren RF, Stanford FC et al (2008) In vivo analysis of the pivot shift phenomenon during com-puter navigated ACL reconstruction. Knee Surg Sports Traumatol Arthrosc 16(5):487–492

[24] Loh JC, Fukuda Y, Tsuda E, et al (2003) Knee stabil-ity and graft function following anterior cruciate liga-ment reconstruction: comparison between 11 o'clock and 10 o'clock femoral tunnel placement. 2002 Richard O'Connor Award paper.Arthroscopy 19(3):297–304

[25] Lopomo N, Zaffagnini S, Bignozzi S et al (2010) Pivot-shift test: analysis and quantification of knee laxity parameters using a navigation system. J Orthop Res 28(2):164–169

[26] Lopomo N, Signorelli C, Bonanzinga T et al (2012) Quantitative assessment of pivot-shift using inertial sensors. Knee Surg Sports Traumatol Arthrosc 20(4):713–717

[27] Losee RE (1983) Concepts of the pivot shift. Clin Orthop Relat Res 172:45–51

[28] Markolf KL, Park S, Jackson SR et al (2008) Simulated pivot-shift testing with single and double-bundle anterior cruciate ligament reconstructions. J Bone Joint Surg Am 90(8):1681–1689

[29] Matsumoto H (1990) Mechanism of the pivot shift.J Bone Joint Surg Br 72(5):816–821

[30] Musahl V, Plakseychuk A, VanScyoc A et al (2005) Varying

femoral tunnels between the anatomical foot-print and isometric positions: effect on kinematics of the anterior cruciate ligament-reconstructed knee. Am J Sports Med 33(5):712–718

[31] Musahl V, Voos J, O'Loughlin PF et al (2010) Mechanized pivot shift test achieves greater accuracy than manual pivot shift test. Knee Surg Sports Traumatol Arthrosc 18(9):1208–1213

[32] Musahl V, Hoshino Y, Ahlden M et al (2012) The pivot shift: a global user guide. Knee Surg Sports Traumatol Arthrosc 20(4):724–731

[33] Noyes FR, Grood ES, Cummings JF et al (1991) An analysis of the pivot shift phenomenon. The knee motions and subluxations induced by different exam-iners. Am J Sports Med 19(2):148–155

[34] Quatman CE, Hewett TE (2009) The anterior cruci-ate ligament injury controversy: is "valgus collapse" a sex-specific mechanism? Br J Sports Med 43(5): 328–335

[35] Slocum DB, James SL, Larson RL et al (1976) Clinical test for anterolateral rotary instability of the knee. Clin Orthop Relat Res 118:63–69

[36] Woo SL, Chan SS, Yamaji T (1997) Biomechanics of knee ligament healing, repair and reconstruction. J Biomech 30(5):431–439

[37] Woo SL, Fisher MB (2009) Evaluation of knee stabil-ity with use of a robotic system. J Bone Joint Surg Am 91(Suppl 1):78–84

[38] Yagi M, Wong EK, Kanamori A et al (2002) Biomechanical analysis of an anatomic anterior cruci-ate ligament reconstruction. Am J Sports Med 30(5):660–666

[39] Yamamoto Y, Hsu WH, Woo SL et al (2004) Knee stability and graft function after anterior cruciate liga-ment reconstruction: a comparison of a lateral and an anatomical femoral tunnel placement. Am J Sports Med 32(8):1825–1832

第 37 章　怎样识别重返运动者？

Amy J.H. Arundale，Lynn Snyder-Mackler
译者　赵道洪　谭洪波
审校　郭　林　雷　凯

37.1　简介

在美国，前交叉韧带（Anterior Cruciate Ligament，ACL）重建通常被认为是年轻、活跃群体 ACL 损伤后早期的治疗标准。运动员经常被告知 ACL 重建将减少膝关节的静态松弛，最大限度地减少半月板和关节软骨的进一步损伤，并可以帮助他们恢复到损伤前的运动水平。然而并不是所有的运动员在 ACL 重建后都能重返运动，尤其是那些 ACL 再次损伤风险高和骨关节炎发展风险较高的运动员。但有研究已经清楚地表明，一些运动员能够在不重建 ACL 的情况下恢复高水平的运动能力，并且与那些 ACL 重建后患者的影像学结果无显著差异。如何识别那些不需要 ACL 重建就能重返运动的人呢？本章将对比那些能够恢复到伤前活动水平的人和那些不能恢复到伤前活动水平患者的人口学、生物力学和功能差异，探讨既往常被用于鉴别这两类人群的筛查法则的进展状况，回顾筛查结果并提供当前的筛查和治疗建议。

清楚地定义重返运动者和非重返运动者，需要更准确地进行讨论。重返运动者被定义为能够无症状地恢复到受伤前活动量的运动员。这一定义有时还规定，这些运动员在 ACL 损伤后可保持损伤前一年的活动水平。非重返运动者的定义是那些存在膝关节不稳定或日常生活活动能力下降或不能恢复到受伤前活动水平的运动员。第三类运动员即适应者也出现在一些讨论中。它是指那些改变了生活方式，避免了可能"打软腿"或膝关节不稳定的运动员。

37.2　重返运动者和非重返运动者的区别

在人口统计学、步态生物力学和功能测试方面，最初被认定为重返运动者和非重返运动者间存在差异。在人口统计学上，潜在的重返运动者往往更年轻、更活跃，比非重返运动者有更高的活跃程度。一项研究发现，非接触性损伤的女性更有可能是非重返运动者；然而性别和年龄都不能明确预测运动员将来是否需要 ACL 重建。重返运动者和非重返运动者对 ACL 损伤的生物力学反应不同。无论走路还是慢跑，非重返运动者都表现出一种典型的机体僵硬。相比于健侧肢体，非重返运动者行走从开始接触到整个负重反应过程中，患肢膝关节的屈曲度均下降，与重返运动者和对照组相比也一样。与重返运动者和对照组相比，这种僵硬还包括膝关节周围肌肉的共同收缩。与对照组相比，重返运动者和非重返运动者均表现出垂直地面反应力峰值降低，并且患肢对膝关节伸肌的吸收降低。虽然两组都表现出能量吸收减低，但重返运动者和非重返运动者在传递支持力矩的策略上有所不同。

重返运动者将他们的支撑力矩转移到脚踝，而非重返运动者将他们的支撑力矩转移到髋部，后者被认为是一种不太成功的策略。一般而言，重返运动者的动力学与对照组相似，但运动学与非重返运动者相似。当回顾性地确定重返运动者、非重返运动者和适应者时，仅基于他们恢复到损伤前的运动水平，重返运动者在 ACL 损伤后似乎比适应者和非重返运动者更快地恢复步频、步长和速度。在 ACL 损伤后的 6 个月里，重返运动者的步频、步长和速度都比对照组略高，而非重返运动者永远达不到对照组的步频、步长或速度。

21 世纪初的研究表明，在目标匹配任务中，非重返运动者对股外侧肌的激活不如重返运动者和对照组的特异性强。这些发现与其他研究结果相关，这些研究表明，非重返运动者在不恰当的时间收缩他们的股四头肌，可能会诱发"打软腿"的发作。最近的研究表明，非重返运动者在目标匹配任务中较少精细地使用他们的股直肌和腘绳肌，这可能与较慢的腘绳肌活动和"打软腿"有关。这些目标匹配任务的结果可能反映在步态上，如较早的活动、较长的持续时间、腓肠肌和腘绳肌的活动峰值延迟均出现在非重返运动者中。

在膝关节弯曲 90° 等距测试时，重返运动者和非重返运动者之间的股四头肌强度是否存在差异，存在相互矛盾的报道。然而重返运动者和非重返运动者股四头肌强度不同。在膝关节屈曲度从 0°~90° 每递增 10° 的等速强度测试中，非重返运动者在膝关节屈曲度小于 40° 和大于 60° 时，股四头肌的强度不对称显著增大。多项研究和系统回顾已经证实，在静态膝关节松弛方面，重返运动者和非重返运动者无显著差异。与非重返运动者相比，重返运动者的日常生活和运动量表得分、Lysholm 评分、膝关节功能的整体评分更高，以及与运动相关的恐惧水平更低。然而在国际膝关节评分委员会的评分表格中（*），两组之间并无差异。随着膝关节松弛度的增加，国际膝关节评分委员会表格中得分最高的一组运动员不适用，因为该表格将无法区分重返运动者和非重返运动者。然而肌肉力量和自我报告的测量结果表明，与非重返运动者相比，重返运动者膝关节功能更好，ACL 损伤后的恐惧感更少。

*国际膝关节文件委员会表格和国际膝关节文件委员会 2000 年主观膝关节表格之间的区别是很重要的。国际膝关节文献委员会表格包括自我报告和体格检查结果，特别是针对韧带和关节的评估，将膝关节分为正常、接近正常、异常或严重异常。国际膝关节文献委员会 2000 年主观膝关节表，纯粹是一个关于膝关节功能的自我报告测量。Eastlack 等和 Snyder–Mackler 等发现，在国际膝关节文件委员会的表格中，重返运动者和非重返运动者没有区别。

37.3　决策算法的发展

1994 年，Daniel 等发表了一项研究，对 292 例膝关节血肿患者进行了大约 5 年的随访，评估了胫股关节松弛度、职业、娱乐、手术或非手术损伤处理等结果。在这个研究队列中，236 例的膝关节松弛度差异大于 3mm，其中 191 例在受伤后的 90 天内没有手术。超过 90 天后，只有 46 例需要 ACL 重建，剩下的 147 例被认为是重返运动者。根据他们的发现，Daniel 等研发了一个外科手术风险因素分类系统即 SURF 系统，评估基于受伤前参与Ⅰ级和Ⅱ级体育运动的时间以及使用 KT-1000 关节计测量的不同，来评估受伤 90 天后是否需要行半月板或 ACL 手术（表 37.1）。

在一项前瞻性研究中，SURF 系统未能识别出哪些人需要进行 ACL 重建，特别是那些被划分为中、高度风险的人。几年之内，Snyder–Mackler 等和 Eastlack 等都发表了研究结果，都认为重返运动者和非重返运动者在膝关节静态松弛方面没有区别。Eastlack 等研究发现，通过使用单腿交叉跳跃试验、股四头肌力量、膝关节功能总体评分和膝关节运动结果调查评分，他们可以回顾性地识别出重返运动者和非重返运动者，敏感性为 97%，特异性为 92%。

2000 年，Fitzgerald 等发表了一篇论文，这篇论文是目前引用最多的论文之一，讨论的主题是识别重返运动者和非重返运动者，题目是"前交叉韧带断裂后非手术治疗使患者重返高水平活动的决策方案"。该算法以确定短期内能恢复到损伤前运动水平的运动员为出发点，设计得比较保守。由于存在不稳定的风险，伴有其他韧带损伤的运动员被排除在外；如果出现过一次"打软腿"，则排除可修复的半月板损伤和软骨缺损，因为"打软腿"确实对原本可修复的病变有进一步的损害。在日常生活活动中经常出现打软腿，是一个严格的排除标准，因为在日常活动中经历不稳定的个体在进行更高水平的运动时很可能不安全。

表 37.1　由 Daniel 等制定的 SURF 分类表

KT-1000 关节仪测量肢体间的差异	受伤前每年参加 1 级或 2 级运动的小时数		
	<50 h	50~199 h	≥ 200 h
<5 mm	低	低	中等
5~7 mm	低	中等	高
>7 mm	中等	高	高

Fitzgerald 等的算法（以下简称 Fitzgerald 筛查算法）建议在 ACL 损伤后立即开始物理治疗，以解决原发性损伤。当一名运动员没有疼痛，少量的关节积液，活动范围正常，并且受累肢体能够单腿起跳时，他们将被纳入筛选和分类。如果运动员在受伤后 1 个月内未能成功地治疗他们原发性损伤，他们将被排除在外，因为人们认为症状治疗得更快的运动员更有可能成功地迅速重返运动。在最初的算法发表后不久，超过 70% 的股四头肌力量被加入到用于筛选运动员的先决条件中。Fitzgerald 等发现，如果一个运动员很少或几乎不"打软腿"，膝关节功能综合分级得分 ≥ 60%，膝关节结果调查活动的日常生活量表得分 ≥ 80%，在 6m 计时跳跃中肢体对称性得分 ≥ 80%，有很高的可能性恢复到受伤前活动水平（要点 1）。一名运动员必须达到 4 项标准才能被归类为重返运动者，而筛查只进行了 1 次。如果确定为潜在的重返运动者，Fitzgerald 等研究中的运动员将进行进一步的康复，尝试非手术治疗，并回归运动。非重返运动者和那些被排除在筛查之外的患者被转诊进行手术治疗。在 Fitzgerald 等筛选的 93 名运动员中，其中 39 人被确定为潜在的重返运动者。在这些潜在的重返运动者中，28 人尝试非手术治疗，22 人（79%）在 ACL 损伤后大约 8 周后能够恢复到损伤前的活动水平。

要点1　Fitzgerald 筛选流程

运动员包括以下情况：

- 没有可修复的半月板损伤或软骨缺损。
- 没有大于等于 II 级的伴随韧带损伤。
- ACL 损伤后 1 个月内可恢复的损伤（疼痛、活动范围、关节积液、步态不对称、能够用患肢跳跃）。
- 筛检时股四头肌力量大于等于对侧肢体的 70%。

符合以下情况，运动员会被归类为重返运动者：

- ≥60% 的感知膝关节功能评分。
- ≥80% 膝关节结果调查活动的日常生活评分。
- ≥80% 的 6m 定时单腿单跳肢体对称性指数。
- ≤1 次"打软腿"。

37.4　筛选结果

Fitzgerald 筛选流程自发表以来，已被大量研究参考和使用。但它被错误地解释了，在这种情况下，由于使用所有的入选和筛选标准的重要性，而不是仅仅是"打软腿"的发作，作者发表了一项说明。此外为了真正比较结果，一致性至关重要。

Hurd 等发现，使用 Fitzgerald 筛选流程，72% 的最初被确定为重返运动者的运动员成功地恢复到他们受伤前的运动水平。只有 6% 的运动员在筛查后和试图重返运动之前未能康复，6% 的运动员成了适应者。在随后的跟踪调查中，有 40% 的重返运动者在没有行 ACL 重建的情况下恢复到赛前水平。

这项研究的结果表明，在短期内有很高比例的运动员能够恢复到他们受伤前的运动水平，虽然大多数运动员最终需要 ACL 重建，但仍有一小部分患者在没有手术的情况下依然能进行运动。

Moksnes 等也使用 Fitzgerald 筛选流程检测 ACL 损伤 1 年后的结果。在这项研究中，如果他们的股四头肌力量肢体对称性小于 70%，或如果原发的损伤治疗需要超过 1 个月，作者并没有排除这些运动员。作者将受试者分为潜在重返运动者和潜在非重返运动者；然后与 Fitzgerald 等只向重返运动者提供康复治疗不同，Moksnes 等为所有运动员提供了进一步的康复治疗。在 ACL 损伤

1 年后的随访中，作者将运动员分为两组：一组恢复并保持了受伤前运动水平，另一组没有恢复到受伤前运动水平，或有过"打软腿"的经历。从一组 25 名潜在的重返运动者中识别出 15 名真正的重返运动者。在 27 名潜在的非重返运动者中，有 19 名在进一步康复后成了真正的重返运动者。总而言之，69% 的患者接受了非手术治疗，并能恢复到受伤前的运动水平。研究发现，随着进一步的康复，一些被归类为潜在的非重返运动者的运动员能够成为真正的重返运动者，这对临床实践产生了很大的影响。这些结果表明，使用渐进式力量训练和扰动训练（技术将在本章后面讨论），非重返运动者能够恢复到他们受伤前的运动水平，随后他们决定进行手术或非手术治疗的计划可能会被推迟。

粗略地看一下，Moksnes 等的结果似乎表明 Fitzgerald 筛选流程在识别重返运动者和非重返运动者方面是不准确的，但实际上这些研究的目的和意义是不同的。Fitzgerald 筛选算法的目的是找出那些能够迅速重返赛场的运动员。

Fitzgerald 等筛查了 ACL 损伤后 4 周的运动员，只对重返运动者进行康复治疗，并鼓励他们通过短期随访尽快恢复比赛。相反，Moksnes 等的目标是检查所有运动员在 1 年内的结果，特别是潜在的非重返运动者。Moksnes 等对 ACL 损伤后近 3 个月的运动员进行了筛查，直到 1 年之后才进行随访。Fitzgerald 筛选流程显示出短期快速回归的特点；例如 1 名重返运动者可以完成物理治疗，以便及时赶回参加一场重要的比赛。Moksnes 等指出，潜在的非重返运动者应该进行渐进式强化和扰动训练，这是一种潜在的较慢和较长的康复过程，使他们有可能成为一个真正的重返运动者，并在没有手术干预的情况下恢复到受伤前的运动水平。

与 Fitzgerald 筛选流程不同，Kostogiannis 等研究了 1985—1989 年 ACL 损伤患者的临床长期结果。这些运动员接受了关节镜检查，以确定其 ACL 损伤并治疗任何伴随的损伤，然后建议避免所有接触性运动并减少他们的活动量。运动员被随机分配到以家庭为基础的运动组或物理治疗组，但 69% 的以家庭为基础的运动组最终由于活动范围减少和萎缩被转移到物理治疗组。ACL 损伤 3 年后，100 名受试者中有 40 名恢复到损伤前的活动水平，

67 名在 15 年后成功避免了 ACL 重建。作者的结论是，大多数运动员不需要手术治疗，但只有减少活动和避免所有接触性运动才能做到这一点。Kostogiannis 等没有成功地识别出重返运动者，而是成功地创造出了适应者，因为那些恢复到受伤前运动水平的人违背了研究人员的意向。然而，本研究的重点在于 ACL 损伤后的物理治疗是必要的，并且通过心理咨询和康复，可以在不进行手术治疗的情况下恢复到损伤前的运动水平。

> 要点2
> • 经过联合渐进式强化和扰动训练的运动员比那些单独进行渐进式强化训练的运动员恢复到受伤前运动水平的可能性高5倍。
> • 运动员经过扰动训练后，站立时膝关节屈曲角度增加，膝关节周围肌肉收缩减少，股四头肌与腘绳肌、比目鱼肌的耦合改善，增强膝关节的动力稳定性。

37.5 目前的建议

Fitzgerald 筛选流程仍被广泛用于识别能够快速恢复比赛的重返运动者。进一步的功能测试可以补充该流程，以确定哪些运动员可以在康复后不进行 ACL 重建而重返运动。Eitzen 等研究发现：在 ACL 损伤后 15 个月内，年龄、伤前活动水平、"打软腿"次数、膝关节日常生活活动量表得分、国际膝关节评分委员会 2000 年主观膝关节量表（IKDC）评分、6m 计时跳跃测试肢体对称性和股四头肌力量肢体对称性可以解释运动员是否能够避免 ACL 重建的 43% 的差异性。作者还发现，在使用包括年龄、伤前活动水平、"打软腿"次数、IKDC 评分、视觉模拟评分、6m 计时跳跃测试肢体对称性的模型，在 10 次渐进强化和扰动训练后，这个预测值增加到了 47%。

尽管在没有 Fitzgerald 筛选流程的情况下，"打软腿"的次数和静态膝关节松弛度是手术决策中最常用的标准，但"打软腿"的次数只解释了运动员是否需要手术的 3% 的差异，而那些接受手术患者和保守治疗组之间静态膝关节松弛度方面并没有差异。

前交叉韧带损伤后的康复建议：

• 受伤后：由外科医生评估并开始物理治疗。

• 伤后1~4周：针对关节积液、活动范围、疼痛、步态和力量损害的物理治疗。

4周后：如果关节积液少、没有疼痛、活动范围正常、单腿跳跃时无疼痛，则使用Fitzgerald 筛选流程来评估运动员是否是潜在的重返运动者。无论运动员是否符合筛选要求，运动员、骨科医生和理疗医生之间都应该就运动员的进步、筛选的准备情况、筛选结果以及手术与非手术的处理进行讨论。

• 如果被筛选者为潜在的重返运动者：

5~9周：扰动训练和力量训练。这条轨迹的设计目的是帮助运动员迅速恢复比赛。完成扰动训练后，运动员股四头肌力量肢体对称性指数必须大于90%，所有4项单腿跳跃试验肢体对称性均大于90%，膝关节结果调查活动的日常生活量表和膝关节功能评分的整体评分大于90%，以及恢复比赛前得到医生的许可。

• 如果在第4周被筛查为潜在的非重返运动者或不符合筛查要求：

5周后：继续进行物理疗法解决不足。这条轨迹的设计是为了帮助运动员重返运动，但时间较长。当运动员准备好了，使用训练和渐进式强化来提高他们的力量和神经肌肉控制。治疗结束后，运动员应在重返运动前达到上述相同的运动标准。

除了筛选流程外，康复训练是真正让运动员重返赛场的必要条件。渐进式力量训练（图 37.1）和神经肌肉再教育技术，称为扰动训练（图 37.2），是非手术治疗成功的关键。Fitzgerald 等将 26 名重返运动者随机分为渐进强化组和强化加扰动训练组。在扰动组的 12 名运动员中，有 11 名运动员成功地恢复到受伤前的运动水平，但在渐进强化组的 14 名运动员中，只有 7 名运动员成功地恢复到受伤前的运动水平。与只接受力量训练的运动员相比，经过扰动训练的运动员恢复到损伤前水平的可能性几乎是后者的 5 倍（阳性相似比 4.88）。如果 ACL 功能不全的运动员符合 Fitzgerald 筛选流程的入选标准，扰动训练对他们来说是安全的。只有 4% 的运动员在增

强式训练中出现关节积液（图 37.3），这将导致他们需要减少康复训练的频率。渐进式强化和扰动训练可改善单腿跳跃测试的距离和速度，增加自我报告功能，并将所涉及的肢体股四头肌扭矩峰值提升到优势肢体正常值的水平。在生物力学上，运动员经过扰动训练后，站立时膝关节屈曲角度增加，膝关节周围肌肉共同收缩减少，股四头肌与腘绳肌、比目鱼肌之间的耦合改善增强了膝关节的动态稳定性。所有这些结果表明，渐进式强化和扰动训练对于促进正常步态、动态膝关节稳定性和非手术下恢复到运动损伤前的水平是必要的（要点 2）。

• ACL损伤发生后，决定是否手术或保守治疗不应立即进行，至少在患者接受物理治疗以解决最初的损害和筛查之前，不应该做出这样的决定。

• 在ACL损伤后立即进行手术的运动员和延迟手术的运动员之间的临床结果没有差异，这表明ACL损伤后延长康复期没有额外的风险。

• 进行ACL重建的运动员与选择非手术治疗的运动员在恢复运动率、膝关节功能或骨关节炎发展方面无显著差异。

• 总结：非手术治疗是一个可以改变的决定；ACL重建是一项意义重大的最终决定。

• 我们必须准确地教育我们的患者有关前交叉韧带损伤手术和非手术治疗的所有益处和风险。

37.6 结论

本章已经清楚地表明，在膝关节功能方面两种治疗方法无显著差异。部分运动员经过康复后，能够恢复到ACL 损伤前的运动水平。筛选流程可以识别出哪些运动员在短期和长期内均能成为重返运动者。运动员在 ACL 损伤后应立即接受物理治疗，以解决疼痛、关节活动范围、积液、步态和力量丢失（要点 3）。这种治疗是至关重要的，因为它将影响患者的结局，无论他们是否进行手术。ACL 损伤后不宜立即进行手术。最近的一项 Meta 分析发现，在 ACL 损伤后 3 周内进行手术的运动

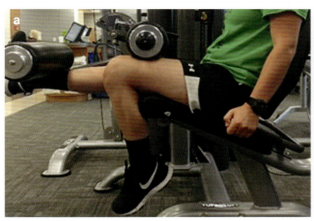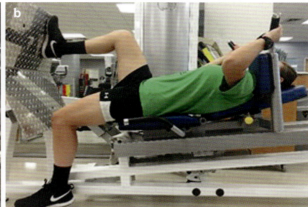

图 37.1　渐进式力量训练示范。a. 单侧伸膝；b. 单腿负重

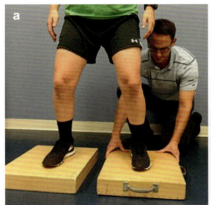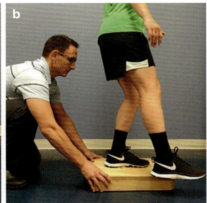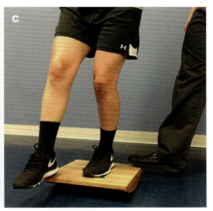

图 37.2　扰动训练。a. 双侧辊板扰动；b. 单侧辊板扰动；c. 单侧跷板扰动（见 Fitzgerald 等或 Eitzen 等关于扰动训练、渐进力量训练、渐进指南和康复细节的详细描述）

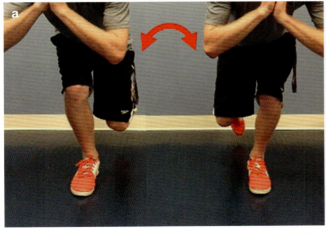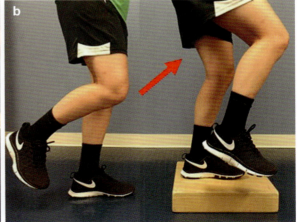

图 37.3　增强式训练举例。a. "速滑运动员" 单腿起跳，侧身跳跃，另一条腿着地，膝关节弯曲，轻轻着地，重复跳回起跳点；b. 单腿跳-单腿跳箱，箱子的大小可以增加难度

员与 ACL 损伤后 6 周内进行手术的运动员之间的临床结果没有差异（包括 IKDC 评分、患者满意度、恢复到伤前运动水平、膝关节静态松弛、关节活动度、关节纤维化、软骨损伤、髌股关节疼痛或关节捻发音、半月板损伤或血栓栓塞并发症）。前交叉韧带损伤手术或非手术治疗的结果不一定支持选择手术治疗。在大多数情况下，ACL 重建确实可以减少膝关节静态松弛，但最近的一项系统回顾发现，所有运动员中只有 65% 的人能够恢复到受伤前的运动水平，只有 55% 的人能够在 ACL 重建后重返赛场。这样的回归运动率与本章前面讨论的非手术治疗结果类似，Grindem 等也支持此观点，他们发现：在 ACL 损伤后的第 1 年，手术和非手术治疗后运动员重返一级或二级以上运动项目之间没有显著差异。2005 年，Cochrane 的一项综述发现，没有足够的证据表明 ACL 重建优于非手术治疗，最近的随机对照试验也发现两种治疗方法在膝关节功能方面没有差异，更重要的是，两种治疗方法在 ACL 损伤后 5 年和 14 年的骨关节炎发展方面没有差异。这一证据表明，在做出治疗决定之前先进行康复治疗是符合运动员最大利益的。1 名在 ACL 受伤1 个月后接受检查并确认为重返运动者的运动员可能会在赛季的最后一场比赛中康复后复出。1 名被最初筛选为非重返运动者的运动员，通过渐进式强化和扰动训练，可以建立动态膝关节稳定性，并在较长时间内恢复到受伤前的运动水平。并不是所有运动员都能通过非手术恢复到他们受伤前的运动水平，但即使进行了手术治疗，他们仍然可能无法恢复，且增加了二次 ACL 损伤的风险和出现更糟的结果。因此在康复的所有益处中，在我们的运动员做出手术或非手术决定之前，建议他们接受筛查和物理治疗难道不值得吗？毕竟康复和非手术治疗不是最终的决定，ACL 重建的决定才是（要点 4）。

参考文献

[1] Andernord D, Karlsson J, Musahl V, Bhandari M, Fu FH, Samuelsson K (2013) Timing of surgery of the anterior cruciate ligament. Arthroscopy 29(11): 1863–1871

[2] Ardern CL, Taylor NF, Feller JA, Webster KE (2014) Fifty-five percent return to competitive sport follow-ing anterior cruciate ligament reconstruction surgery: an updated systematic review and meta-analysis including aspects of physical functioning and contex-tual factors. Br J Sports Med 48(21):1543–1552

[3] Borchers JR, Kaeding CC, Pedroza AD et al (2011) Intra-articular findings in primary and revision anterior cruciate ligament reconstruction surgery a comparison of the MOON and MARS study groups. Am J Sports Med 39(9):1889–1893

[4] Button K, van Deursen R, Price P (2006) Classification of functional recovery of anterior cruciate ligament copers, non-copers, and adapters. Br J Sports Med 40(10):853–859

[5] Chalmers PN, Mall NA, Moric M et al (2014) Does ACL reconstruction alter natural history? J Bone Joint Surg 96(4):292–300

[6] Chmielewski TL, Rudolph KS, Snyder-Mackler L (2002) Development of dynamic knee stability after acute ACL injury. J Electromyogr Kinesiol 12(4):267–274

[7] Chmielewski TL, Snyder-Mackler L (2007) Appropriate interpretation and application of a clini-cal classification scheme to describe dynamic knee stability after ACL injury. J Neurophysiol 98(1):557

[8] Daniel DM, Stone ML, Dobson BE, Fithian DC, Rossman DJ, Kaufman KR (1994) Fate of the ACL-injured patient: a prospective outcome study. Am J Sports Med 22(5):632–644

[9] Eastlack ME, Axe M, Snyder-Mackler L (1999) Laxity, instability, and functional outcome after ACL injury: copers versus noncopers. Med Sci Sports Exerc 31(2):210–215

[10] Eggerding V, Meuffels DE, Bierma-Zeinstra SM, Verhaar JA, Reijman M (2015) Factors related to the need for surgical reconstruction after anterior cruciate ligament rupture: a systematic review of the literature. J Orthop Sports Phys Ther 45(1):37–44

[11] Eitzen I, Eitzen T, Holm I, Snyder-Mackler L, Risberg M (2010) Anterior cruciate ligament deficient poten-tial copers and non-copers reveal different isokinetic quadriceps strength profiles in the early stage after injury. Am J Sports Med 38(3):586–593

[12] Eitzen I, Holm I, Risberg MA (2009) Preoperative quadriceps

strength is a significant predictor of knee function two years after anterior cruciate ligament reconstruction. Br J Sports Med 43(5):371–376

[13] Eitzen I, Moksnes H, Snyder-Mackler L, Engebretsen L, Risberg MA (2010) Functional tests should be accentu-ated more in the decision for ACL reconstruction. Knee Surg Sports Traumatol Arthrosc 18(11):1517–1525

[14] Eitzen I, Moksnes H, Snyder-Mackler L, Risberg MA (2010) A progressive 5-week exercise therapy pro-gram leads to significant improvement in knee func-tion early after anterior cruciate ligament injury. J Orthop Sports Phys Ther 40(11):705–721

[15] Fithian DC, Paxton EW, Stone ML et al (2005) Prospective trial of a treatment algorithm for the man-agement of the anterior cruciate ligament–injured knee. Am J Sports Med 33(3):335–346

[16] Fitzgerald G, Axe M, Snyder-Mackler L (2000) A decision-making scheme for returning patients to high-level activity with nonoperative treatment after anterior cruciate ligament rupture. Knee Surg Sports Traumatol Arthrosc 8(2):76–82

[17] Fitzgerald GK, Axe MJ, Snyder-Mackler L (2000) The efficacy of perturbation training in nonoperative ante-rior cruciate ligament rehabilitation programs for phys-ically active individuals. Phys Ther 80(2):128–140

[18] Fitzgerald GK, Axe MJ, Snyder-Mackler L (2000) Proposed practice guidelines for nonoperative anterior cruciate ligament rehabilitation of physically active individuals. J Orthop Sports Phys Ther 30(4):194–203

[19] Frobell RB, Roos HP, Roos EM, Roemer FW, Ranstam J, Lohmander LS (2013) Treatment for acute anterior cruciate ligament tear: five year outcome of randomised trial. BMJ 346:f232

[20] Grindem H, Eitzen I, Engebretsen L, Snyder-Mackler L, Risberg MA (2014) Nonsurgical or surgical treat-ment of ACL injuries: knee function, sports participa-tion, and knee reinjury. J Bone Joint Surg 96(15): 1233–1241

[21] Hartigan EH, Lynch AD, Logerstedt DS, Chmielewski TL, Snyder-Mackler L (2013) Kinesiophobia after anterior cruciate ligament rupture and reconstruction: noncopers versus potential copers. J Orthop Sports Phys Ther 43(11):821–832

[22] Hefti E, Müller W, Jakob R, Stäubli H-U (1993) Evaluation of knee ligament injuries with the IKDC form. Knee Surg Sports Traumatol Arthrosc 1(3–4): 226–234

[23] Herrington L, Fowler E (2006) A systematic literature review to investigate if we identify those patients who can cope with anterior cruciate ligament deficiency. Knee 13(4):260–265

[24] Hurd W, Axe M, Snyder-Mackler L (2009) Management of the athlete with acute anterior cruci-ate ligament deficiency. Sports Health 1(1):39–46

[25] Hurd WJ, Axe MJ, Snyder-Mackler L (2008) A 10-year prospective trial of a patient management algorithm and screening examination for highly active individuals with anterior cruciate ligament injury part 2, determinants of dynamic knee stability. Am J Sports Med 36(1):48–56

[26] Hurd WJ, Axe MJ, Snyder-Mackler L (2008) A 10-year prospective trial of a patient management algorithm and screening examination for highly active individuals with anterior cruciate ligament injury: part 1, outcomes. Am J Sports Med 36(1):40–47

[27] Hurd WJ, Axe MJ, Snyder-Mackler L (2008) Influence of age, gender, and injury mechanism on the development of dynamic knee stability after acute ACL rupture. J Orthop Sports Phys Ther 38(2):36–41

[28] Irrgang JJ, Anderson AF, Boland AL et al (2001) Development and validation of the international knee documentation committee subjective knee form. Am J Sports Med 29(5):600–613

[29] Kaplan Y (2011) Identifying individuals with an ante-rior cruciate ligament-deficient knee as copers and noncopers: a narrative literature review. J Orthop Sports Phys Ther 41(10):758–766

[30] Kostogiannis I, Ageberg E, Neuman P, Dahlberg L, Fridén T, Roos H (2007) Activity level and subjective knee function 15 years after anterior cruciate ligament injury: a prospective, longitudinal study of nonrecon-structed patients. Am J Sports Med 35(7):1135–1143

[31] Lewek MD, Chmielewski TL, Risberg MA, Snyder-Mackler

L (2003) Dynamic knee stability after ante-rior cruciate ligament rupture. Exerc Sport Sci Rev 31(4):195–200

[32] MacLeod TD, Snyder-Mackler L, Buchanan TS (2014) Differences in neuromuscular control and quadriceps morphology between potential copers and noncopers following anterior cruciate ligament injury.J Orthop Sports Phys Ther 44(2):76–84

[33] Marx RG, Jones EC, Angel M, Wickiewicz TL, Warren RF (2003) Beliefs and attitudes of members of the American Academy of Orthopaedic Surgeons regarding the treatment of anterior cruciate ligament injury. Arthroscopy 19(7):762–770

[34] Moksnes H, Risberg MA (2009) Performance-based functional evaluation of non-operative and operative treatment after anterior cruciate ligament injury. Scand J Med Sci Sports 19(3):345–355

[35] Moksnes H, Snyder-Mackler L, Risberg MA (2008) Individuals with an anterior cruciate ligament-deficient knee classified as noncopers may be candi-dates for nonsurgical rehabilitation. J Orthop Sports Phys Ther 38(10):586–595

[36] Myklebust G, Bahr R (2005) Return to play guide-lines after anterior cruciate ligament surgery.Br J Sports Med 39(3):127–131

[37] Neuman P, Kostogiannis I, Fridén T, Roos H,Dahlberg L, Englund M (2012) Knee laxity after complete anterior cruciate ligament tear: a prospec-tive study over 15 years. Scand J Med Sci Sports 22(2):156–163

[38] Paterno MV, Rauh MJ, Schmitt LC, Ford KR, Hewett TE (2012) Incidence of contralateral and ipsilateral anterior cruciate ligament (ACL) injury after primary ACL reconstruction and return to sport. Clin J Sport Med 22(2):116–121

[39] Paterno MV, Rauh MJ, Schmitt LC, Ford KR, Hewett TE (2014) Incidence of second ACL injuries 2 years after primary ACL reconstruction and return to sport. Am J Sports Med 42(7):1567–1573

[40] Risberg MA, Moksnes H, Storevold A, Holm I,Snyder-Mackler L (2009) Rehabilitation after anterior cruciate ligament injury influences joint loading dur-ing walking but not hopping. Br J Sports Med 43(6):423–428

[41] Rudolph KS, Axe MJ, Buchanan TS, Scholz JP, Snyder-Mackler L (2001) Dynamic stability in the anterior cruciate ligament deficient knee. Knee Surg Sports Traumatol Arthrosc 9(2):62–71

[42] Rudolph KS, Eastlack ME, Axe MJ, Snyder-Mackler L (1998) 1998 Basmajian student award paper: move-ment patterns after anterior cruciate ligament injury: a comparison of patients who compensate well for the injury and those who require operative stabilization. J Electromyogr Kinesiol 8(6):349–362

[43] Smith TO, Davies L, Hing CB (2010) Early versus delayed surgery for anterior cruciate ligament recon-struction: a systematic review and meta-analysis. Knee Surg Sports Traumatol Arthrosc 18(3):304–311

[44] Snyder-Mackler L, Fitzgerald GK, Bartolozzi AR, Ciccotti MG (1997) The relationship between passive joint laxity and functional outcome after anterior cru-ciate ligament injury. Am J Sports Med 25(2): 191–195

[45] Williams GN, Chmielewski T, Rudolph KS, Buchanan TS, Snyder-Mackler L (2001) Dynamic knee stabil-ity: current theory and implications for clinicians and scientists. J Orthop Sports Phys Ther 31(10): 546–566

[46] Williams GN, Snyder-Mackler L, Barrance PJ, Buchanan TS (2005) Quadriceps femoris muscle morphology and function after ACL injury: a differential response in cop-ers versus non-copers. J Biomech 38(4):685–693

第 38 章　计算机导航的经验：现状和将来

James Robinson，Philippe Colombet
译者　宗海洋　谭洪波
审校　郭　林　符振澜

精准量化膝关节的稳定性对于诊断不稳模式和评估韧带重建效果具有重要意义。目前已开发了多种设备对膝关节的稳定性进行客观评估（例如：KT-1000®、MEDmetric、San Diego、CA and Rolimeter®、Aircast Europe、Neubeuern、Germany），这些设备能够独立的测量膝关节的单平面运动，例如测量胫骨前移或胫骨内/外旋。然而膝关节轴移试验是围绕特定螺旋轴的复杂三维运动，轴向平面上这种三维运动是包含胫骨前后平移和胫骨内外旋转的耦合运动（耦合运动是响应于膝关节的另一自由度位移而自动发生的运动），因此使用这些设备测量复杂的多平面运动是困难的。电磁示踪仪（如：the Flock of Birds®、Ascension Technology Corporation、Burlington、VT）在测量膝关节多平面运动中具有一定潜力，但是由于周围磁场或磁性物体的干扰，其测量精度受到影响，这限制了该设备在手术室中的使用。

ACL 重建术中使用计算机辅助导航技术可追溯至 20 世纪 90 年代。使用该系统最初是为了提高骨隧道定位的精度，由于该系统能够精确量化膝关节 6 个方向的自由运动，并能够客观测量轴移实验中的耦合运动（旋转/平移），因此在实验室和临床中广泛使用。术中计算机辅助导航系统在单平面运动测量方面与其他测量装置（例如 Rolimeter® 或 1000®）相比具有更好的可重复性，且使用该系统对轴移试验分析，测定结果与临床上轴移试验分级相比，具有很好的相关性。

38.1　现有的膝关节韧带重建导航技术

膝关节韧带重建导航系统需要从图像信息中获得解剖学参数，这些图像通常从术前 CT、术中或术前 X 线片中获取。也有一些系统不需要术前影像资料，但依赖于膝关节解剖参考点的注册。系统软件通过三维配准算法，将膝关节解剖参考点比对标准的膝关节模型，以匹配患者的个体化膝关节形态。有源光电系统使用红外摄像机跟踪参考阵列的运动，而这些参考阵列牢固地固定于患者特定的解剖结构上，并能发出红外信号。无源光电系统是应用最为广泛的，参考阵列装配了特殊标记，这些标记可以反射由摄像机生成并捕捉的红外信号。参考阵列还可以与计算机连接，然后计算机会识别它们的相对位置，计算机记录这些位点的空间位置变化，每秒约 60 次。标记位点也可以安装在探针、导向器甚至钻头上，最终将它们的相对位置以组合阵列的形式展示在显示器上，并实时发送给骨科医生。该系统具有高度的测量精度，线性测量精度范围为 ±0.1mm，角度测量精度范围为 ±0.1°。

本章中将介绍目前我们在 Surgetics 工作站的硬件上的使用经验。Surgetics 是一种无源的开放平台，不依赖于术前图像，除可以引导骨隧道位置外，还可以测量膝关节的对线和运动学。Surgetics ACL Logics KOALA 软件包含几种不同韧带重建的导航程序，包括 ACL、MCL、LCL 和膝关节外侧结构修复术（LEAP）。该系统根据膝关节屈 / 伸运动学数据构建笛卡尔坐标系，使用配备有导航阵列的探针获取定位坐标，骨科医生使用脚踏开关和触摸屏控制系统。

38.2　术中测量膝关节韧带松弛度

为了精确测量胫股关节的运动，Surgetics 系统工作站上的红外光学传感器（摄像头）可测定两个定位阵列的相对位置，而固定在胫骨和股骨上的每个定位阵列又包含 3 个无源标记。导航阵列必须牢牢地固定在胫骨和股骨上，以确保测量精度，这可以通过使用双皮质 Schanz 螺钉和外固定架等附件来实现。笔者采用的是专门设计的横截面为三角形的固定钉，通过一个小的（约 5mm）皮肤切口，将定位阵列置于股骨中下 1/3 交界处，然后钻一个 2.7mm 的单皮质导向孔，将经皮穿刺的三角形钉固定住，应避免将固定针穿入股四头肌腱，这会导致固定针在膝关节屈伸时迅速松动。胫骨定位阵列以同样的方法固定于胫骨前内侧。在腘绳肌自体移植重建 ACL 术中，胫骨定位阵列常常固定于腘绳肌取腱切口内。将胫骨及股骨侧两个定位阵列朝向光学传感器，以便在膝关节松弛度测试时，特别是进行轴移试验过程中，可

以观察到。导航定位阵列的正确放置至关重要，因为固定后定位阵列无法移动。必须注意的是，定位阵列不会阻碍关节镜器械通道入口，也不会阻碍骨隧道钻孔（图 38.1）。

> **要点1**
>
> 无源定位阵列牢固地固定于在股骨和胫骨上，将膝关节解剖参考点数字化，每个定位阵列能得到 3 个正交参考矢量，围绕这些参考矢量可以计算出 6 个维度的运动学。该方法可以进行高精度的运动学测量：线性测量精度为 ±0.1mm，旋转精度为 ±0.1°。

配备无源光学标记的导航探头用于数字化特定的解剖标志：胫骨内侧平台的中心和胫骨外侧平台的中心，胫骨平台的最高点，胫骨半月板间韧带中心的正前方（均通过关节镜获得）和内外踝的尖端（经皮获得）。胫骨的纵轴的定义为由一条穿过踝关节中心（内、外踝的中点）和胫骨内外侧平台中点的连线，在膝关节屈伸过程中追踪这两个位置。膝关节的正中矢状面定义为包含由胫骨和踝关节中心点阵的均方。胫骨内外侧矢量与膝关节伸直（0°）的正中矢状面垂直。前后矢量的定义为垂直于胫骨纵轴和内外侧的矢量。这 3 个正交矢量（内外侧、头尾、前后）为导航系统计算 6 个维度的运动提供了参考，进而可以分析膝关节运动学和松弛度（就平移和旋转而言）。

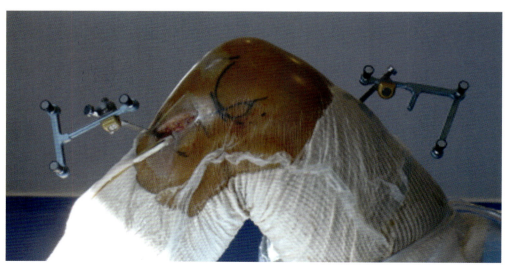

图 38.1　将无源光学导航阵列通过三角钉以单皮质牢固的固定在胫骨和股骨上（如图所示），也可使用外固定架和 Schanz 螺钉

因此，骨科医生可以获得有关重建对稳定膝关节作用的详细信息。骨科医生进行的松弛度测试，如内 / 外旋、内翻 / 外翻松弛度、前后抽屉试验、Lachman 试验和轴移试验，均可从导航软件的术前菜单中选择。在前后方向松弛度测试中，通过跟踪投射到胫骨轴向平面上的胫骨内、外侧平台的中心相对于股骨定位阵列的位置来测量胫骨前移。对于在 90° 屈膝（前抽屉试验）和 20° 屈膝（Lachman 试验）的前抽屉试验中，导航系统不仅可以测量胫骨前移，还可以测量耦合的胫骨内旋。类似的，在 90° 和 20° 屈膝的后抽屉试验中，可以测量耦合的胫骨外旋（图 38.2）。此外，导航松弛度检查有助于确定膝关节的"中立"休息位，以便在后续测试中可以重复地将膝关节恢复到屈曲和内 / 外旋的相同位置。

Surgetics 导航系统通过在胫骨轴移试验中跟踪胫骨上的一个数字化点，并将其在矢状面中的运动路径与膝关节被动屈伸中相同点的运动路径进行比较，测量胫骨平移（图 38.3）。通过在轴向平面中跟踪胫骨的前向矢量测量在轴移试验过程中发生的胫骨旋转。Lane 等指出

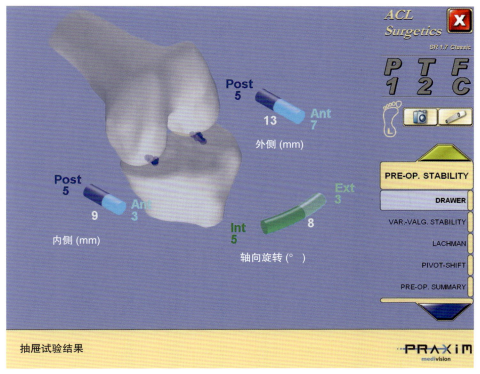

抽屉试验结果

图 38.2　术中前、后抽屉试验时拍摄的导航显示屏幕截图。显示了胫骨内、外侧平台的前移（分别为 3mm 和 7mm）以及耦合的胫骨内旋（5°）

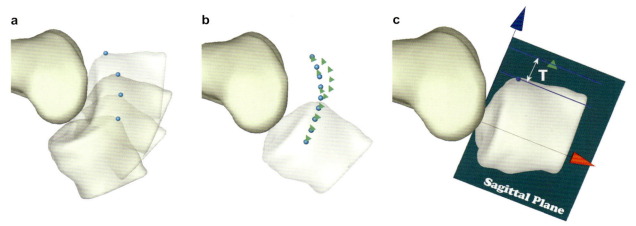

图 38.3　a. 膝关节被动屈 / 伸过程中在正中矢状面追踪胫骨前数字化点（圆圈）的运动轨迹；b. 追踪轴移试验过程中数字化点（三角形）的运动轨迹；c. 这两个轨迹之间的最大距离为轴移试验时胫骨的前移距离（T）

临床上轴移试验分级与通过导航测量的胫骨平移和旋转之间具有良好的相关性。此外，在轴移试验过程中，胫骨前数字化点的运动路径轨迹呈"P"形特征，提示这与轴移试验的分级密切相关（$R^2 \geq 0.97$）。

在运动医学中导航的应用并不局限于 ACL 重建，也可以用来规划和指导膝关节周围韧带结构重建。例如导航下内侧副韧带（Medial Collateral Ligament，MCL）重建有助于确定最佳骨隧道位置：定义和数字化胫骨表面 MCL 浅层附着点，然后计算机在股骨内上髁周围生成一个等距图，以辅助定位股骨隧道的最佳位置并进行移植物等距测量，评估由于 MCL 和 ALC 联合不稳定导致的对旋转松弛和前内侧旋转的控制（图 38.4）。类似的，对于膝关节外侧结构修复术（LEAP），可以使用软件根据等距图确定股骨隧道的位置。

38.3　临床经验

十多年来，我们利用计算机辅助导航进行体内和体外关节松弛度分析，以评估 ACL 重建和相关手术效果。临床上，术中导航进行了单束（SB）、双束（DB）和翻修 ACL 重建（同时行或未行膝关节外侧结构修复术）的松弛度测试。表 38.1 列出了初次 ACL 重建术前和术后松弛度分析的临床结果。对于单束 ACL 重建，采用四股腘绳肌腱移植物，用 Endobutton 钢板在股骨侧固定，用生物可吸收挤压螺钉在胫骨侧固定。双束重建采用四隧道技术，AM（前内侧）束采用双股或三股半腱肌自体移植物，PL（后外侧）束采用双股或三股股薄肌自体移植物。移植物的股骨侧用 Endobutton 钢板固定，胫骨侧用 BioRCI（可吸收挤压）螺钉固定。

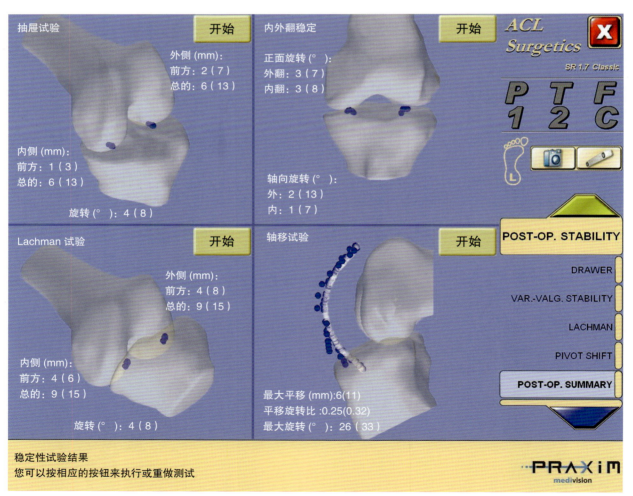

图 38.4　导航屏幕截图显示了联合 ACL/MCL 重建术后膝关节松弛度测量结果

表 38.1　展示了初次 ACL 重建的导航松弛度测试结果

松弛度测试		术前（183 例）	单股 ACL 重建术后（162 例）	双股 ACL 重建术后（21 例）
前抽屉试验（90°）	内侧间室平移（mm）	8.6 ± 2.5	1.6	0.6 ± 0.5
	外侧间室平移（mm）	12.9 ± 3.1	5.8	4.8 ± 1.3
	耦合的胫骨内旋（°）	9.12 ± 4	8.5	7.2 ± 1.8
Lachman 试验（20°）	内侧间室平移（mm）	14.3 ± 4.2	2.3 ± 1.5	2.1 ± 1.1
	外侧间室平移（mm）	18.0 ± 4.4	3.1 ± 2.2	3.2 ± 1.4
	耦合的胫骨内旋（°）	12.8 ± 4.8	2.7 ± 2.2	2.2 ± 1.6

目前公认的是，轴移松弛仍然是患者主观不稳的最好指标。众所周知，ACL 重建后的旋转稳定性可能无法完全恢复，多达 30% 的患者存在残余的"轴移滑动"。术中导航的松弛性测试表明，单束 ACL 重建对控制轴移松弛度变异较大（图 38.5）。术前和术后轴移试验数据分析显示，双束（DB）和单束（SB）ACL 重建均减少了轴移试验期间胫骨的平移和旋转。SB 组平均平移减少 12.3mm，DB 组平均减少 12.4mm。SB 组旋转减少 15.5°，DB 组旋转减少 16.3°。必须指出的是，这些组之间没有可比性。在一项双束重建用于高度轴移松弛患者的临床研究中（在轴移试验中，术前在 SB 组平均旋转为 25°，而在 DB 组为 29.3°），探索了重建 ACL 前内侧束和后外侧束对膝关节在前抽屉试验、Lachman 试验和轴移试验时胫骨旋转和平移的控制。这项研究中，对 16 例接受四通道、双束 ACL 重建的患者采用两种重建方案，分别建立每束单独作用和联合作用的条件，以评估各束的效果。在前抽屉试验中发现前内侧束是限制前松弛的主要因素，可使胫骨平移降低 67%。在 Lachman 试验中，后外侧束更为重要，使胫骨平移降低 73%。ACL 缺损的膝关节经单独后外侧束重建，耦合的胫骨内旋从 5.1° 降至 1.7°。后外侧束在控制轴移过程中胫骨旋转松弛度方面也很重要，与单独前内侧束重建相比，单独后外侧束重建可使胫骨旋转减少 14%。这项研究表明，对于关节内 ACL 重建，后外侧束在控制轴移时的旋转和伸膝时的前松弛方面至关重要。

膝关节外侧结构修复术（LEAP）在提高关节内 ACL 重建效果并增强对轴移不稳的控制作用仍存在争议。虽然最近的一项文献系统回顾发现，与单束 ACL 重建相比，ACL 重建联合 LEAP 手术明显改善轴移松弛度，但文章还指出，研究缺少足够的效度、样本量和方法学的一致性，也没有标准化的重建程序、康复方案及观察指标。PRAXIM Surgetics 导航系统已用于评估联合 LEAP 手术对 ACL 翻修重建患者旋转松弛度控制的效果。20 例患者行导航下 ACL 翻修重建，同时行经皮膝关节外侧结构修复术。导航系统用于引导骨隧道定位，以优化 LEAP（膝关节外侧结构修复术）等距。结果发现，附加膝关节外侧结构修复术可减少膝关节前抽屉试验和屈曲 90° 时耦合的胫骨内旋（$P=0.003$）；然而，尽管 LEAP 手术在轴移试验中有改善控制旋转的趋势，但无统计学意义。等距测图还证实了股骨侧附着位置对 LEAP 手术的重要性，特别是当重建在腓侧副韧带表面进行时（图 38.6）。移植物应附着于股骨外上髁的近端和后方，以便在膝关节屈曲时保持等长。关节外固定移植物在股骨外上髁前方或远端，将会导致膝关节屈曲过程中移植物收紧欠佳。

在轴移期间发生的胫骨平移和旋转可以表示为平移与旋转的比率（T/R）。我们发现，对于 ACL 缺损的患者，在术前轴移期间，胫骨平移为（18 ± 4）mm，旋转为（25° ± 7°），因此 T/R=0.52。然而，这一比率可能为 0.25~0.86，较低的数值表示与平移相比，胫骨旋转程度较高。反之，较高的数值表示平移多于旋转。Pearle 团队证实，胫骨的旋转和外侧间室的位移与轴移试验分级密切相关。最近的研究表明，膝关节外侧的结构，尤其是 ITB（髂胫束），在约束胫骨内旋和轴移方面的作用比 ACL 更为重要。前交叉韧带，尤其是其直纤维，在膝关节屈曲的各个角度都是限制胫骨前移的主要因素。通过导航分析轴移过程，骨科医生可以更好地了解不同的重建方案对轴移松弛度的影响。例如它可以用于客观确定常规的单束 ACL 重建术，不足以在轴移试验期间充分控制外侧间室移位和旋转程度高的患者的旋转松弛度，

这表明需要进行其他手术，如需要进行 LEAP 手术或双束重建以提高对松弛度的控制。

要点2
轴位平移与轴位旋转的比值小于0.5通常表明外侧间室移位增加，提示可能需要使用重建技术来改善旋转控制（如双束ACL重建和膝关节外侧结构修复术）。

重建前　　　　　　　　　　　　　　　重建后

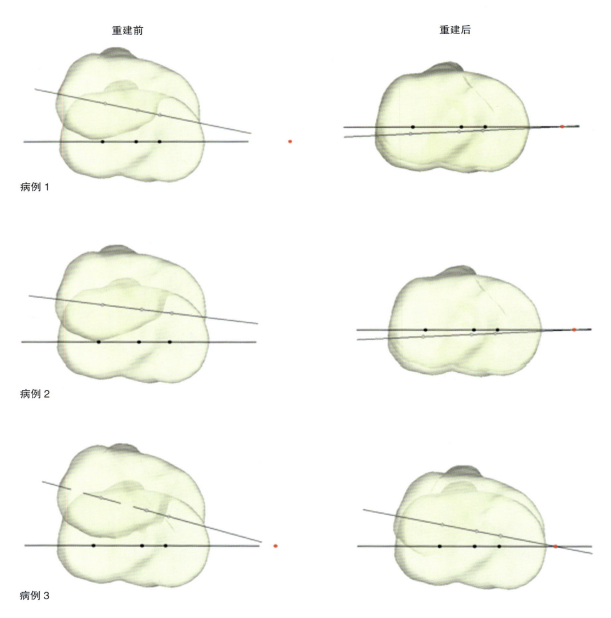

病例 1

病例 2

病例 3

图 38.5　该图显示了 3 例患者行 ACL 重建前、后，轴移试验期间胫骨平台的最大位移。在病例 1 和 2 中，松弛度得到了很好的恢复。但是在病例 3 中，仍然存在明显的松弛

38.4　批判性分析导航系统在测量膝关节松弛度的现状和将来

目前的计算机辅助导航系统是准确评估膝关节稳定性的有力工具。除了能够精确测量 6 个自由度的膝关节运动学，以客观地评估重建效果，导航还可以精确确定并记录骨隧道位置，使研究间具有可比性。然而目前的技术有很大的局限性，需要有创插入导航定位阵列，并且只有在术前和干预后即刻才能测量松弛度。此外，不能与对侧肢体进行对比。与导航定位阵列入钉点相关的并发症很少见，包括急性骨折、应力性骨折、浅表伤口感染和骨髓炎。因此目前我们对导航松弛度测量的应用仅限于临床和实验室研究。

目前导航松弛测试没有仪器化，因此有必要尝试在术前和术后测试期间手动施加相似的力以获得参照数据。因此，导航下临床松弛性测试的标准化仍然存在不足，虽然可以使用灭菌的 KT-1000® 等仪器施加已知载荷，但这些庞大的仪器可能会干扰导航定位阵列的放置。轴移试验在操作者间的差异是已知的。临床上对轴移试验进行标准化仍然特别困难，在一致的载荷条件下进行轴移试验仍具有挑战性（图 38.7）。尽管已有研究表明，当膝关节处于屈曲状态时，可以通过外翻和内旋力矩模拟轴移过程，已有标准化的轴移操作的系统，但对于常规的临床应用来说，它们仍然是初步、烦琐且不切实际的。

定位阵列光学标记仪还受"可视范围"的限制，这些问题在手术期间可能会很麻烦，尤其是在进行导航松弛度测试时。我们发现球形反射标记与平盘状标记相比，对红外摄像机有更好的可视性，并且不受关节灌洗液的影响。在改进导航标记方面还有许多工作要做，当然其中一个关键的新进展将是一种无须使用有创固定技术，即可固定导航标记的方法。

38.5　展望

从早期的计算机辅助导航开始，运动传感技术已取得了巨大的进步。现在，陀螺仪、加速度计和磁力计已经整合到智能手机和平板电脑等日常设备中。研究表明，无创加速度计可准确诊断并分级与 ACL 损伤相关的病理

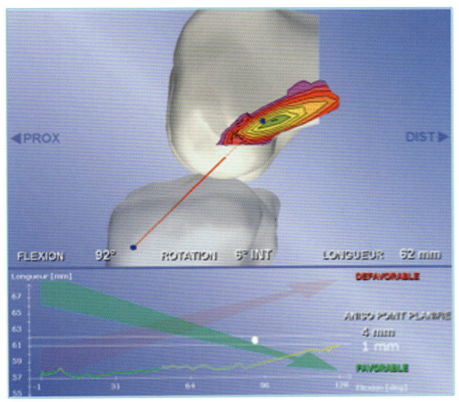

图 38.6　LEAP（膝关节外侧结构修复术）过程中导航计算机的显示屏截图。将"等距图"投影到股骨外侧髁的数字化图像上，以帮助选择骨隧道位置。绿色显示最多等距点（长度变化 <1mm），黄色提示较少的等距点，而红色提示最少的等距点。下图显示了"等距测图"过程（在膝关节屈曲范围内选定的股骨和胫骨连接点之间的距离）。在这种情况下，在膝关节屈曲 0°~90° 移植物是等距的，但在深度屈曲时略紧

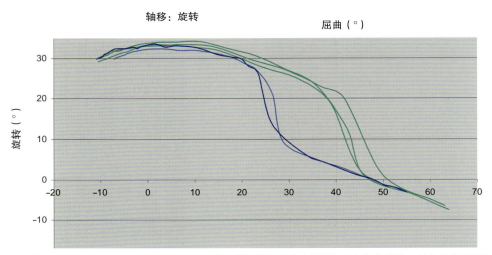

图 38.7　显示两位作者 JR（蓝色）和 PC（绿色）在同一膝上进行的轴移试验的观察者内部的差异。所有轴移试验均显示施加的胫骨内旋迅速复位。在不同测试之间，观察者内部具有良好的可靠性；但是，观察者之间在复位时的角度不同。随着膝关节的复位，胫骨外旋的程度是相似的

性轴移松弛。然而加速度计在精确量化旋转和平移方面的作用仍然有限。导航系统对膝关节松弛度的精确测量可能向两个方向发展。首先，超精密无创系统的原型正在开发中。这些技术结合了几种技术（加速度计、陀螺仪和磁力仪），不仅能够对如轴移试验中半脱位进行定性评估，而且还可以对旋转和平移进行很高精度（亚毫米级）的定量分析。无须将定位阵列固定在骨骼上，这些新的无创系统将可以在办公室、手术期间和后续的随访中进行客观的松弛度分析。目前的定位阵列导航系统只允许术中测量，因此手术重建的效果只能在术中即时进行评估，而对于韧带重建术后膝关节松弛的进展，我们的认识还很有限。虽然这些新系统仍处于开发的原型阶段，但作为强大的诊断工具提供了令人兴奋的可能性，并可能在扩展我们对膝关节松弛如何演变的认识，以及不同的移植物类型、固定方式和物理疗法如何在一段时间内起到稳定膝关节的作用的理解方面，具有不可估量的价值。

其次，类似于那些已经在工业中使用的系统，新的系统正在开发中，该系统利用虚拟建模并模拟定位阵列分析。已经创建了复杂的膝关节虚拟模型（图 38.8），该模型定义了骨骼形态的几何参数以及韧带、肌肉和肌腱的作用力，其特征为线性刚度、外源性和内源性的力。利用仿真技术，将既往实验中各种载荷对膝关节运动（体内和体外）影响的数据添加到虚拟模型中。原型系统允

许根据患者的 CT 或 MRI 数据定制个性化的虚拟模型。将解剖参考点数字化，并对患者行膝关节松弛度检查，然后系统会将数字化韧带松弛度测试的数据与虚拟模型数据进行比对分析，以确定哪些结构损伤与哪种松弛模式有关，并建议哪些结构可能需要重建。这种类型的系统将特别有助于评估膝关节次级稳定结构的松弛度，还可用于模拟测试不同的修复/重建策略，微调骨隧道的位置，以优化手术效果。

要点3	
目前导航技术	未来导航技术
有创	无创
难以评估滑移松弛度	易于评估滑移松弛度
只有术中的临时数据	与虚拟模型相当的数据
精确	精确
阵列可能会妨碍手术	易于在手术和办公室中使用

38.6　结论

导航是评估膝关节松弛度和手术重建即时效果的强大工具。虽然目前的技术耗时且有创，但该技术提供了

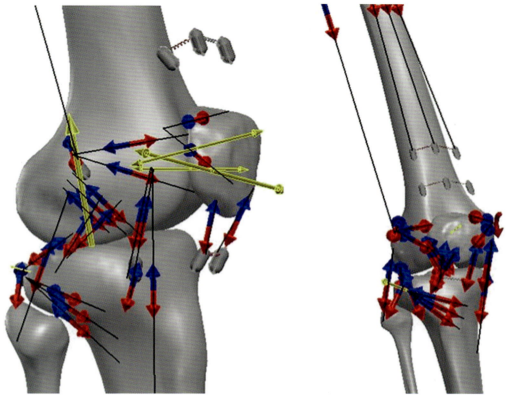

图 38.8　显示主动膝关节屈曲期间各种韧带、肌腱和肌肉的作用力（蓝色）和反作用力（红色）矢量。关节接触力以黄色显示。导航系统原型，该系统将无创数字化松弛度检查与虚拟模型进行比较，以提示哪些结构缺损以及可能的重建策略

令人兴奋的可能性。导航下稳定性测量技术可以帮助骨科医生在术中做出决定：重建后持续性的松弛是否需要进一步手术干预。此外将来我们可以通过数学建模的方法对导航下膝关节松弛度做出评估，并预测不同重建策略的效果。

参考文献

[1]　Berning ET, Fowler RM (2011) Thermal damage and tracker-pin track infection in computer-navigated total knee arthroplasty. J Arthroplasty 26(6):977.e21–977.e24

[2]　Borgstrom PH, Markolf KL, Wang Y et al (2015) Use of inertial sensors to predict pivot shift grade and diagnose an ACL injury during pre-operative testing. Am J Sports Med 43:857–864

[3]　Bull AM, Amis AA (1998) The pivot shift phenome-non: a clinical and biomechanical perspective. Knee 5:141–158

[4]　Bull AM, Andersen HN, Basso O, Targett J, Amis AA (1999) Incidence and mechanism of the pivot shift: an in vitro study. Clin Orthop Relat Res 363:219–231

[5]　Bull AM, Earnshaw PH, Smith A, Katchburian MV, Hassan AN, Amis AA (2002) Intraoperative measure-ment of knee kinematics in reconstruction of the ante-rior cruciate ligament. J Bone Joint Surg Br 84:1075–1081

[6]　Colombet P, Robinson J, Christel P, Franceschi J, Djian P (2007) Using navigation to measure rotation kinematics during ACL reconstruction: a cadaveric pilot study. Clin Orthop Relat Res 454:59–65

[7]　Colombet P (2011) Knee laxity control in revision anterior cruciate ligament reconstruction versus ante-rior cruciate ligament reconstruction and lateral teno-desis: clinical assessment using computer-assisted navigation. Am J Sports Med 39:1248–1254

[8]　Dessenne V, Lavallee S, Julliard R, Orti R, Martelli S,

Cinquin P (1995) Computer-assisted knee anterior cruciate ligament reconstruction: first clinical tests. J Image Guid Surg 1:59–64

[9] Ellermann A, Sielbold R (2004) ACL-reconstruction with the Navitrack system: critical analysis of naviga-tion in ACL-surgery, in Navigation and robotics in total joint and spine surgery. Steihl J, Konermann W, Haaker R (eds). Springer, New York, pp 423–429

[10] Engebretsen L, Wijdicks C, Anderson C, Westerhaus B, LaPrade R (2012) Evaluation of a simulated pivot shift test: a biomechanical study. Knee Surg Sports Traumatol Arthrosc 20:698–702

[11] Geais L (2011) Characterization of the knee kinemat-ics: identify the effects of different parameters on the knee kinematics using a model. ÉCOLE DOCTORALE ED415 Laboratoire de mécanique des structures et des systèmes couplés (EA3196) Conservatoire National des Arts et Métiers, Paris

[12] Georgoulis AD, Papadonikolakis A, Papageorgiou CD, Mitsou A, Stergiou N (2003) Three-dimensional tibiofemoral kinematics of the anterior cruciate liga-ment–deficient and reconstructed knee during walk-ing. Am J Sports Med 31(1):75–79

[13] Hewison CE, Tran MN, Kaniki N, Remtulla A, Bryant D, Getgood A (2015) Lateral extra-articular tenodesis reduces rotational laxity when combined with anterior cruciate ligament reconstruction: a systematic review of the literature. Arthroscopy 31:2022–2034

[14] Julliard R, Lavallee S, Dessenne V (1998) Computer assisted reconstruction of the anterior cruciate liga-ment. Clin Orthop Relat Res 354:57–64

[15] Jung KA, Lee SC, Ahn NK et al (2011) Delayed fem-oral fracture through a tracker pin site after navigated total knee arthroplasty. J Arthroplasty 26(3):505. e9–505.e11

[16] Kawaguchi Y, Kondo E, Takeda R, Akita K, Yasuda K, Amis AA (2015) The role of fibers in the femoral attachment of the anterior cruciate ligament in resist-ing tibial displacement. Arthroscopy 31(3):435–444

[17] Kittl C, El Daou H, Athwal K, Gupte C, Weiler A, WIlliams A, Amis A (2015) The role of the anterolat-eral structures and the ACL in controlling internal rotational knee laxity ISAKOS

[18] Klos TV, Habets RJ, Banks AZ, Banks SA, Devilee RJ, Cook FF (1998) Computer assistance in arthroscopic anterior cruciate ligament reconstruction. Clin Orthop Relat Res 354:65–69

[19] Kocher M, Steadman JR, Briggs KK, Sterett WI, Hawkins RJ (2004) Relationships between objective assessment of ligament stability and subjective assess-ment of symptoms and function after anterior cruciate ligament reconstruction. Am J Sports Med 32:629–634

[20] Kurimura M, Matsumoto H, Fujikawa K, Toyama Y (2004) Factors for the presence of anteromedial rota-tory instability of the knee. J Orthop Sci 9(4):380–385

[21] Lane CG, Warren RF, Stanford FC, Kendoff D, Pearle AD (2008) In vivo analysis of the pivot shift phenom-enon during computer navigated ACL reconstruction. Knee Surg Sports Traumatol Arthrosc 16(5):487–492

[22] Lie D, Bull AMJ, Amis AA (2007) Persistence of the mini pivot shift after anatomically placed anterior cru-ciate ligament reconstruction. Clin Orthop Relat Res 457:203–209

[23] Lopomo N, Zaffagnini S, Signorelli C et al (2012) An original clinical methodology for non-invasive assess-ment of pivot shift test. Comput Methods Biomech Biomed Engin 15:1323–1328

[24] Mae T, Shino K, Miyama T et al (2001) Single-versus two-femoral socket anterior cruciate ligament recon-struction technique: biomechanical analysis using a robotic simulator. Arthroscopy 17(7):708–716

[25] Monaco E, Maestri B, Labianca L, Speranza A, Ferretti A (2011) Instrumented measurements of knee laxity: KT1000 vs navigation. J Bone Joint Surg Br 93-B(SUPP II):175

[26] Musahl V, Voos J, O'Loughlin P, Stueber V, Kendoff D, Pearle A (2010) Mechanized pivot shift test achieves greater accuracy than manual pivot shift test. Knee Surg Sports Traumatol Arthrosc 18:1208–1213

[27] Noyes FR, Grood ES, Cummings JF, Wrobble RR (1991) An analysis of the pivot shift phenomenon. The knee motions and subluxations induced by differ-ent examiners. Am J Sports

Med 19(2):148–255

[28]　Ostendorf C, Fuchs B, Koch P (2006) Femoral stress fracture after computer navigated total knee arthro-plasty. Knee 13(5):397–399

[29]　Pearle AD, Solomon DJ, Wanich T, Moreau-Gaudry A, Granchi CC, Wickiewicz TL et al (2007) Reliability of navigated knee stability examination: a cadaveric evaluation. Am J Sports Med 35:1315–1320

[30]　Picard F, DiGioia AM, Moody J, Martinek V, Fu FH, Rytel M, Nikou C, LaBarca RS, Jaramaz B (2001) Accuracy in tunnel placement for ACL reconstruc-tion. Comparison of traditional arthroscopic and computer-assisted navigation techniques. Comput Aided Surg 6(5):279–289

[31]　Robinson J, Carrat L, Granchi C, Colombet P (2007) Influence of anterior cruciate ligament bundles on knee kinematics: clinical assessment using computer-assisted navigation. Am J Sports Med 35:2006–2013

[32]　Shafizadeh S, Huber H, Grote S, Hoeher J, Paffrath T, Tiling T, Bouillon B (2005) Principles of fluoroscopic-based navigation in anterior cruciate ligament recon-struction. Oper Tech Orthop 15:70–75

[33]　Tashman S, Collon D, Anderson K, Kolowich P, Anderst W (2004) Abnormal rotational knee motion during running after anterior cruciate ligament recon-struction. Am J Sports Med 32(4):975–983

[34]　Wiese M, Rosenthal A, Bernsmann K (2004) Clinical experience using the SurgiGATE system, In: Navigation and robotics in total joint and spine sur-gery. Steihl J, Konermann W, Haaker R (eds). New York.

[35]　Zaffagnini S, Bignozzi S, Martelli S, Imakiire N, Lopomo N, Marcacci M (2006) New intraoperative protocol for kinematic evaluation of ACL reconstruc-tion: preliminary results. Knee Surg Sports Traumatol Arthrosc 14(9):811–816

第 39 章　我们如何消除 ACL 损伤的风险因素？

Alexander E. Weber，Bernard R. Bach Jr .，Asheesh Bedi

译者　金旭红　李　忠
审校　郭　林　黄志伟

39.1　简介

前交叉韧带（ACL）损伤是全世最常见的与运动有关的损伤之一。从少年至中年，不同技能水平的业余和职业运动员都有可能发生这种损伤。美国每年约有 30 万人 ACL 受伤。ACL 损伤可中断运动生涯或耽误工作，给患者带来了沉重的负担，患膝不稳还会造成半月板和软骨的继发性损伤，并最终发展为膝关节骨性关节炎（OA）。无论重建术后状态如何，ACL 损伤 10 年后患膝的 OA 发生率约为 50%，ACL 损伤也给社会带来了巨大的经济负担。鉴于 ACL 损伤对人和社会层面造成的后果，ACL 损伤已成为公共卫生关注问题。

除了上述关注问题外，由于年轻人的竞技体育活动迅速增加，人们对 ACL 损伤的认识也有所提高。随着参加运动的人迅速增加，ACL 受伤的人数也随之增多，特别是在年轻患者中，除个人损失外社会负担更大。受伤率和治疗负担的增加，引起了人们对 ACL 损伤危险因素和减少损伤发生率的预防策略的特别关注。本章的目的是回顾 ACL 的损伤机制，危险因素（重点是可变的危险因素）以及针对有高危风险运动员的预防策略。

39.2　受伤机制

从本质上讲绝大多数 ACL 损伤（大约 75%）是非接触性。尽管非接触性损伤的明确机制仍有争论，但大多数非接触性 ACL 损伤是患膝减速瞬间发生的。这种形式包括跳跃着地、减速急停或变向。跳跃着地后 ACL 损伤的体位包括髋膝伸直、膝外翻以及胫骨内旋，再联合足前旋的组合可能会使 ACL 处于最大风险。另外，非接触性 ACL 损伤也提示了肌肉不平衡和躯干的控制不佳。最近发现，相邻关节运动范围受限，如髋关节运动范围的减小，也是导致 ACL 损伤的潜在因素。

39.3　风险因素

ACL 损伤与许多危险因素有关。针对这些损伤危险因素发展了不同分类系统。通常的分类依据为：内在还是外在的，是可变还是不可变的。内在不可变的危险因素包括诸如性别、股骨髁间窝宽度、胫骨后倾角、遗传易感性以及既往 ACL 损伤史。在参加同类运动时，女性比男性具有更高的非接触性 ACL 损伤风险。内在的可变危险因素包括 BMI、神经肌肉缺陷、激素分泌状态和生物力学缺陷。外在的可变风险因素包括鞋子／装备的选择、比赛条件、比赛水平和运动参与度（表 39.1）。

39.4　可变的风险因素

有许多 ACL 损伤的解剖学危险因素是不可变的（除非手术干预），例如膝关节反曲、胫骨后倾角增大、股骨髁间窝狭窄、ACL 体积减小和胫骨平台深度变浅。但

表 39.1　ACL 损伤的危险因素

不可变因素	可变因素
内在因素	内在因素
1. 性别（女性）	1.BMI
2. 既往 ACL 损伤	2. 激素状态
3. 遗传易感性	3. 神经肌肉控制
4. 肢体力线	4. 生物力学缺陷
5. 韧带松弛症	5. 疲劳度
6. 股骨髁间窝大小	
7.ACL 体积	
8. 胫骨后倾角	
	外在因素
	1. 运动类型
	2. 竞技水平
	3. 鞋类
	4. 比赛场地
	5. 天气状况

缩略词：ACL（前交叉韧带），BMI（身体质量指数）

是 BMI 升高是 ACL 损伤的可变解剖学危险因素。Evans 及其同事认为，BMI 升高可增加非接触性 ACL 损伤风险。

　　ACL 损伤的可变神经肌肉和生物力学危险因素包括：着地、旋转和急停，运动员可通过学习合理的技术降低 ACL 撕裂的发生率。ACL 损伤时，运动员患肢着地同时膝过度外展，导致地面反作用力增大。在跳跃着地和急停中，女性的髋膝过度伸直和膝过度外翻，伴股四头肌伸膝发力较屈膝肌群屈膝更强。除了上述下肢神经肌肉和生物力学可变的危险因素外，女性 ACL 损伤的风险增加与核心力量的减弱也相关。Zazulak 等的研究发现女性具有较高的躯体重心偏离风险，这预示了 ACL 损伤的风险性。更广泛地讲，长时间锻炼或运动导致的肌肉疲劳可能与神经肌肉控制和相应的生物力学减弱有关。包括反应时间、视觉记忆和言语记忆的神经认知表现也会增加非接触性 ACL 损伤的风险。

　　运动时的激素状态也与 ACL 损伤的风险有关，但是关于月经周期期间进行体育运动危险的研究数据结果并不一致。一些研究人员认为卵泡早期、晚期及排卵前期是月经周期中最危险的阶段，而另一些研究人员评估了月经周期对 ACL 撕裂风险的影响，发现黄体期或排卵后期是风险最高的时期。尽管激素状况和 ACL 损伤风险之间存在关联，但是对于如何将这些信息应用于运动人群中，目前尚无共识。

　　还有许多可变的环境因素可能有导致 ACL 损伤风险，然而如何应用这些可变的危险因素仍未确定。若运动员所穿的球鞋使相应比赛场地的抗扭强度变大则有增加 ACL 受伤的风险。比赛场地表面也可能会影响 ACL 受伤的风险，场地表面抗扭强度增大也是受伤的风险因素。室内女子手球运动员在合成地面受伤的风险性高于木地板（抗扭力较低）。就户外运动地面对 ACL 伤害风险而言，草皮似乎比合成草皮更安全。最后，天气条件也会影响 ACL 受伤的风险。寒冷天气和下雨天可能也会对 ACL 造成伤害。

　　其他可变的外部因素包括运动类型和竞技水平。在手球运动中竞赛比训练具有更高的 ACL 损伤风险。某些特定运动如急停和旋转动作增多，也具有较高的非接触性 ACL 损伤风险，例如手球、速降滑雪、体操、美式橄榄球、足球、篮球、排球和长曲棍球。

要点1

合适的跳跃着地技巧

合适技巧	示例练习
1. 屈膝屈髋柔性着地	A. 双腿下蹲
	B. 深蹲跳
2. 用膝盖对准脚趾着地	B. 深蹲跳
	C. 前弓箭步
3. 脚趾朝前着地	B. 深蹲跳
	D. 前后跳
4. 脚分开与肩同宽	B. 深蹲跳
	E. 跳箱
5. 核心 / 臀肌群着地	B. 深蹲跳
	E. 跳箱
	F. 多方向跳跃

39.5　预防策略

　　消除可变的危险因素一直是许多非接触性 ACL 损伤预防方案的焦点。人们对这一领域的研究越来越关注，然而，很少有研究尝试进行随机对照试验。针对神经肌肉和生物机能缺陷的有效方案可改善每位运动员的可变弱点。到目前为止，已经有一些方案成功证明减少了非接触性 ACL 损伤；然而在文献中仍无"金标准"的预防方案。尽管对最有利的预防方案缺乏共识，但每个成功的预防方案都有相似之处，本节将对此进行概述（表 39.2）。

最成功的 ACL 损伤预防方案采取多模块方法。关键的内容包括伸展、肌力、有氧、强化、本体觉和平衡训练。这些项目的主要任务包括训练正确的急停和跳跃着地技术，形成身体力学的合理生物反馈。正确着地的技术包括躯干、髋和膝关节适度的屈曲时前足软着地，避免膝外翻，双足着地应保持有力。可以让运动员搭档或教练团队成员纠正不良动作。使用镜子或视频额外自我纠正在预防损伤方面也是有益的。方案启动的时间段对预防策略的有效性也有影响。成功的 ACL 损伤预防计划应从季前赛开始（至少在比赛前 6 周），并与赛季内的维护计划相结合。

加强下肢和核心肌力训练是 ACL 损伤预防策略中的重要组成部分。下肢肌肉包括腘绳肌、臀大肌和外展肌。增强腘绳肌肌力最终提高了腘绳肌与股四头肌的比例，从而预防了胫骨前移引起的潜在 ACL 损伤。增强臀大肌和臀中肌可以减少着地和急停期间的股骨旋转和膝外翻。为纠正跳跃着地和急停时躯干的侧向位移，预防方案应该纳入核心训练包括平板支撑、臀桥和单腿深蹲。通过使用摆动板或类似装置实现从平地训练到不稳定性核心强化训练增加其难度，在男足运动员中应用不稳定性强化训练法已被证实可显著降低 ACL 损伤风险。

强化训练也是所有 ACL 损伤成功预防策略中的重要组成部分。强化训练应包括：帮助恢复伤侧腿力量缺失的单腿练习；和提升正确跳跃着地和急停的双腿练习。将强化训练纳入预防策略可降低着地应力、减少髋内收和外展力矩，并增强下肢力量。Hewett 等也发现采用包括强化训练在内的预防策略可以降低女运动员膝严重受伤的发生率。

各种预防策略的结果不一而同；然而最新的 Meta 分析和系统回顾试图量化 ACL 损伤风险降低的指标。Sadoghi 等对有关 ACL 损伤预防方案的现有文献进行了系统的回顾，发现女性运动员的风险降低 52%，男性运动员降低 85%。最近一篇关于通过神经肌肉训练和教育干预来预防 ACL 损伤的 Meta 分析得出采用预防策略可使 ACL 总体损伤率降低 50% 的结论，证实了 Sadoghi 等

表 39.2　ACL 损伤预防方案的有效组成部分总结

预防方案的组成	活动实例
热身	动态拉伸
平衡训练	摇摆板或半球不稳定本体觉训练
强化训练	跳跃和跳跃着地训练
力量训练	核心和下肢肌群闭链训练

的研究结果。Noyes 与 Barber-Westin 的研究发现在风险最高的运动员、女性青少年中，神经肌肉再训练干预方案显著降低了非接触性 ACL 损伤的发生率。在该系统回顾中，为预防单一 ACL 损伤，选择 70~98 名运动员进行预防训练，整个运动员群体的相对风险降低范围为 75%~100%。Noyes 等之前的一项类似研究也表明，应用一些预防措施可减少 ACL 受伤风险同时还提高了运动成绩。

除了关注 ACL 损伤预防策略中可变的自身因素外，还应考虑可变的外在因素。运动员、教练员和家长应意识到比赛场地、比赛条件和鞋类可能增加 ACL 损伤风险等。硬木地板比合成地板更适于室内运动。尽可能在草地而不是人造草坪上进行比赛。尽可能采取合理的策略来避免过热和干燥。不鼓励年轻运动员穿有过长或过多金属钉的防滑鞋参加比赛。最后若要预防 ACL 损伤，运动员应避免佩戴预防性膝关节护具，因为文献不支持常规使用膝关节支具来预防 ACL 损伤。

39.6　结论

非接触性 ACL 损伤很常见，经常发生在从事跳跃和急停的年轻运动员。ACL 损伤的结果可能对运动员、社会和医疗保健系统产生深远的影响。解剖性的危险因素如股骨髁间窝变窄、ACL 体积减小、胫骨后倾角增大、膝关节松弛等因素都可增加 ACL 损伤的风险。目前还没有证据支持使用骨科手术改变这些解剖风险因素进行预防性干预。然而在 ACL 重建时骨科医生应该意识到 ACL

体积、髁间窝宽度和胫骨倾斜度这些危险因素。应了解和纠正所有与运动员 ACL 损伤相关的可变危险因素。在季前赛开始时至整个比赛过程中一直采用预防策略，可以减少非接触性 ACL 损伤的风险性。成功的预防措施应该包括拉伸、肌力、强化训练和平衡训练。对运动员进行跳高着地和急停技术方面的教育和练习。减少 ACL 损伤的风险的最好办法是在赛季前就开始实施预防策略。

要点2

男性和女性运动员的预防策略样本

组成	运动	持续时间
1. 动态热身	慢跑 动态拉伸 轻量的运动相关性训练 专项跑步、短跑	5~10min 1~17 次练习
2. 强化训练	跳箱 跳台阶 单腿跳跃 多向跳跃	5~15min 1~7 次练习
3. 平衡	平衡垫训练 平衡球	5~10min 3~5 次练习
4. 肌力	核心肌群 后背肌群 臀肌 腘绳肌 股四头肌	10~20 min 2~10 次练习
5. 敏捷性	跳台阶 专门运动训练 直线跳跃 多向跳跃	5~30min 2~4 次重复练习
6. 柔韧性	拉伸（静态或动态） 多人和单人 肌肉激活	5~15min 1~6 次练习

参考文献

[1] Acevedo RJ, Rivera-Vega A, Miranda G, Micheo W (2014) Anterior cruciate ligament injury: identifica-tion of risk factors and prevention strategies. Curr Sports Med Rep 13(3):186–191. doi:10.1249/ JSR.0000000000000053

[2] Ait Si Selmi T, Fithian D, Neyret P (2006) The evolu-tion of osteoarthritis in 103 patients with ACL recon-struction at 17 years follow-up. Knee 13(5):353–358. doi:10.1016/ j.knee.2006.02.014

[3] Alentorn-Geli E, Myer GD, Silvers HJ, Samitier G, Romero D, Lazaro-Haro C, Cugat R (2009) Prevention of non-contact anterior cruciate ligament injuries in soccer players. Part 2: a review of prevention pro-grams aimed to modify risk factors and to reduce injury rates. Knee Surg Sports Traumatol Arthrosc 17(8):859–879. doi:10.1007/s00167-009-0823-z

[4] Bedi A, Warren RF, Wojtys EM, Oh YK, Ashton-Miller JA, Oltean H, Kelly BT (2014) Restriction in hip internal rotation is associated with an increased risk of ACL injury. Knee Surg Sports Traumatol Arthrosc. doi:10.1007/s00167-014-3299-4

[5] Beynnon BD, Johnson RJ, Abate JA, Fleming BC, Nichols

CE (2005) Treatment of anterior cruciate lig-ament injuries, part I. Am J Sports Med 33(10):1579– 1602. doi:10.1177/0363546505279913

[6]   Beynnon BD, Johnson RJ, Braun S, Sargent M, Bernstein IM, Skelly JM, Vacek PM (2006) The rela-tionship between menstrual cycle phase and anterior cruciate ligament injury: a case–control study of rec-reational alpine skiers. Am J Sports Med 34(5):757– 764. doi:10.1177/0363546505282624

[7]   Boden BP, Dean GS, Feagin JA Jr, Garrett WE Jr (2000) Mechanisms of anterior cruciate ligament injury. Orthopedics 23(6):573–578

[8]   Bodendorfer BM, Anoushiravani AA, Feeley BT, Gallo RA (2013) Anterior cruciate ligament bracing: evidence in providing stability and preventing injury or graft re-rupture. Phys Sportsmed 41(3):92–102. doi:10.3810/psm.2013.09.2020

[9]   Borotikar BS, Newcomer R, Koppes R, McLean SG (2008) Combined effects of fatigue and decision mak-ing on female lower limb landing postures: central and peripheral contributions to ACL injury risk. Clin Biomech (Bristol, Avon) 23(1):81–92. doi:10.1016/j. clinbiomech.2007.08.008

[10]   Caraffa A, Cerulli G, Projetti M, Aisa G, Rizzo A (1996) Prevention of anterior cruciate ligament inju-ries in soccer. A prospective controlled study of pro-prioceptive training. Knee Surg Sports Traumatol Arthrosc 4(1):19–21

[11]   Chaudhari AM, Zelman EA, Flanigan DC, Kaeding CC, Nagaraja HN (2009) Anterior cruciate ligament-injured subjects have smaller anterior cruciate liga-ments than matched controls: a magnetic resonance imaging study. Am J Sports Med 37(7):1282–1287. doi:10.1177/0363546509332256

[12]   Dienst M, Schneider G, Altmeyer K, Voelkering K, Georg T, Kramann B, Kohn D (2007) Correlation of intercondylar notch cross sections to the ACL size: a high resolution MR tomographic in vivo analysis. ArchOrthop Trauma Surg 127(4):253–260. doi:10.1007/s00402-006-0177-7

[13]   Drakos MC, Hillstrom H, Voos JE, Miller AN,Kraszewski AP, Wickiewicz TL, Warren RF, Allen AA, O'Brien SJ (2010) The effect of the shoe-surface interface in the development of anterior cruciate liga-ment strain. J Biomech Eng

132(1):011003. doi:10.1115/1.4000118

[14]   Ebben WP (2009) Hamstring activation during lower body resistance training exercises. Int J Sports Physiol Perform 4(1):84–96

[15]   Ettlinger CF, Johnson RJ, Shealy JE (1995) A method to help reduce the risk of serious knee sprains incurred in alpine skiing. Am J Sports Med 23(5):531–537

[16]   Evans KN, Kilcoyne KG, Dickens JF, Rue JP, Giuliani J, Gwinn D, Wilckens JH (2012) Predisposing risk factors for non-contact ACL injuries in military subjects. Knee Surg Sports Traumatol Arthrosc 20(8):1554–1559. doi:10.1007/s00167-011-1755-y

[17]   Gagnier JJ, Morgenstern H, Chess L (2013) Interventions designed to prevent anterior cruciate ligament injuries in adolescents and adults: a system-atic review and meta-analysis. Am J Sports Med 41(8):1952–1962. doi:10.1177/0363546512458227

[18]   Griffin LY, Agel J, Albohm MJ, Arendt EA, Dick RW, Garrett WE, Garrick JG, Hewett TE, Huston L, Ireland ML, Johnson RJ, Kibler WB, Lephart S, Lewis JL, Lindenfeld TN, Mandelbaum BR, Marchak P, Teitz CC, Wojtys EM (2000) Noncontact anterior cruciate ligament injuries: risk factors and prevention strategies. J Am Acad Orthop Surg 8(3):141–150

[19]   Griffin LY, Albohm MJ, Arendt EA, Bahr R, Beynnon BD, Demaio M, Dick RW, Engebretsen L, Garrett WE Jr, Hannafin JA, Hewett TE, Huston LJ, Ireland ML, Johnson RJ, Lephart S, Mandelbaum BR, Mann BJ, Marks PH, Marshall SW, Myklebust G, Noyes FR, Powers C, Shields C Jr, Shultz SJ, Silvers H, Slauterbeck J, Taylor DC, Teitz CC, Wojtys EM, Yu B (2006) Understanding and preventing noncontact ante-rior cruciate ligament injuries: a review of the Hunt Valley II meeting, January 2005. Am J Sports Med 34(9):1512–1532. doi:10.1177/0363546506286866

[20]   Hanypsiak BT, Spindler KP, Rothrock CR, Calabrese GJ, Richmond B, Herrenbruck TM, Parker RD (2008) Twelve-year follow-up on anterior cruciate ligament reconstruction: long-term outcomes of prospectively studied osseous and articular injuries. Am J Sports Med 36(4):671–677. doi:10.1177/0363546508315468

[21] Hewett TE, Lindenfeld TN, Riccobene JV, Noyes FR (1999) The effect of neuromuscular training on the incidence of knee injury in female athletes. A pro-spective study. Am J Sports Med 27(6):699–706

[22] Hewett TE, Myer GD (2011) The mechanistic con-nection between the trunk, hip, knee, and anterior cru-ciate ligament injury. Exerc Sport Sci Rev 39(4):161–166. doi:10.1097/JES.0b013e3182297439

[23] Hewett TE, Myer GD, Ford KR, Heidt RS Jr, Colosimo AJ, McLean SG, van den Bogert AJ, Paterno MV, Succop P (2005) Biomechanical measures of neuromuscular control and valgus loading of the knee predict anterior cruciate ligament injury risk in female athletes: a prospective study. Am J Sports Med 33(4):492–501. doi:10.1177/0363546504269591

[24] Huston LJ, Greenfield ML, Wojtys EM (2000) Anterior cruciate ligament injuries in the female athlete. Potential risk factors. Clin Orthop Relat Res 372:50–63

[25] LaBella CR, Huxford MR, Grissom J, Kim KY, Peng J, Christoffel KK (2011) Effect of neuromuscular warm-up on injuries in female soccer and basketball athletes in urban public high schools: cluster randomized con-trolled trial. Arch Pediatr Adolesc Med 165(11): 1033–1040. doi:10.1001/archpediatrics.2011.168

[26] Lambson RB, Barnhill BS, Higgins RW (1996) Football cleat design and its effect on anterior cruciate ligament injuries. A three-year prospective study. Am J Sports Med 24(2):155–159

[27] Loudon JK, Jenkins W, Loudon KL (1996) The rela-tionship between static posture and ACL injury in female athletes. J Orthop Sports Phys Ther 24(2):91– 97. doi:10.2519/jospt.1996.24.2.91

[28] Mandelbaum BR, Silvers HJ, Watanabe DS, Knarr JF, Thomas SD, Griffin LY, Kirkendall DT, Garrett W Jr (2005) Effectiveness of a neuromuscular and proprio-ceptive training program in preventing anterior cruci-ate ligament injuries in female athletes: 2-year follow-up. Am J Sports Med 33(7):1003–1010. doi:10.1177/0363546504272261

[29] McLean SG, Beaulieu ML (2010) Complex integra-tive morphological and mechanical contributions to ACL injury risk. Exerc Sport Sci Rev 38(4):192–200. doi:10.1097/JES.0b013e3181f450b4

[30] Myer GD, Sugimoto D, Thomas S, Hewett TE (2013) The influence of age on the effectiveness of neuro-muscular training to reduce anterior cruciate ligament injury in female athletes: a meta-analysis. Am J Sports Med 41(1):203–215. doi:10.1177/0363546512460637

[31] Myklebust G, Maehlum S, Holm I, Bahr R (1998) A prospective cohort study of anterior cruciate ligament injuries in elite Norwegian team handball. Scand J Med Sci Sports 8(3):149–153

[32] Najibi S, Albright JP (2005) The use of knee braces, part 1: prophylactic knee braces in contact sports. Am J Sports Med 33(4):602–611. doi:10.1177/0363546505275128

[33] Noyes FR, Barber Westin SD (2012) Anterior cruciate ligament injury prevention training in female athletes: a systematic review of injury reduction and results of athletic performance tests. Sports Health 4(1):36–46. doi:10.1177/1941738111430203

[34] Noyes FR, Barber-Westin SD (2014) Neuromuscular retraining intervention programs: do they reduce non-contact anterior cruciate ligament injury rates in ado-lescent female athletes? Arthroscopy 30(2):245–255. doi:10.1016/j.arthro.2013.10.009

[35] Olsen OE, Myklebust G, Engebretsen L, Holme I, Bahr R (2003) Relationship between floor type and risk of ACL injury in team handball. Scand J Med Sci Sports 13(5):299–304

[36] Olsen OE, Myklebust G, Engebretsen L, Holme I, Bahr R (2005) Exercises to prevent lower limb injuries in youth sports: cluster randomised controlled trial. BMJ 330(7489):449. doi:10.1136/bmj.38330.632801.8F

[37] Orchard J, Seward H, McGivern J, Hood S (1999) Rainfall, evaporation and the risk of non-contact ante-rior cruciate ligament injury in the Australian Football League. Med J Aust 170(7):304–306

[38] Orchard JW, Chivers I, Aldous D, Bennell K, Seward H (2005) Rye grass is associated with fewer non-contact anterior cruciate ligament injuries than bermuda grass. Br J Sports Med 39(10):704–709. doi:10.1136/bjsm.2004.017756

[39] Orchard JW, Powell JW (2003) Risk of knee and ankle sprains

under various weather conditions in American football. Med Sci Sports Exerc 35(7):1118– 1123. doi:10.1249/01. MSS.0000074563.61975.9B

[40] Prodromos CC, Han Y, Rogowski J, Joyce B, Shi K (2007) A meta-analysis of the incidence of anterior cruci-ate ligament tears as a function of gender, sport, and a knee injury-reduction regimen. Arthroscopy 23(12):1320– 1325 e1326. doi:10.1016/j.arthro.2007.07.003

[41] Renstrom P, Ljungqvist A, Arendt E, Beynnon B, Fukubayashi T, Garrett W, Georgoulis T, Hewett TE, Johnson R, Krosshaug T, Mandelbaum B, Micheli L, Myklebust G, Roos E, Roos H, Schamasch P, Shultz S, Werner S, Wojtys E, Engebretsen L (2008) Non-contact ACL injuries in female athletes: an International Olympic Committee current concepts statement. Br J Sports Med 42(6):394–412. doi:10.1136/ bjsm.2008.048934

[42] Ruedl G, Ploner P, Linortner I, Schranz A, Fink C, Sommersacher R, Pocecco E, Nachbauer W, Burtscher M (2009) Are oral contraceptive use and menstrual cycle phase related to anterior cruciate ligament injury risk in female recreational skiers? Knee Surg Sports Traumatol Arthrosc 17(9):1065–1069. doi:10.1007/ s00167-009-0786-0

[43] Sadoghi P, von Keudell A, Vavken P (2012) Effectiveness of anterior cruciate ligament injury pre-vention training programs. J Bone Joint Surg Am 94(9):769–776. doi:10.2106/ JBJS.K.00467

[44] Shimokochi Y, Shultz SJ (2008) Mechanisms of non-contact anterior cruciate ligament injury. J Athl Train 43(4):396–408. doi:10.4085/1062-6050-43.4.396

[45] Slauterbeck JR, Fuzie SF, Smith MP, Clark RJ, Xu K,Starch DW, Hardy DM (2002) The menstrual cycle, sex hormones, and anterior cruciate ligament injury. J Athl Train 37(3):275–278

[46] Smith HC, Vacek P, Johnson RJ, Slauterbeck JR, Hashemi J, Shultz S, Beynnon BD (2012) Risk factors for anterior cruciate ligament injury: a review of the lit-erature -part 1: neuromuscular and anatomic risk. Sports Health 4(1):69–78. doi:10.1177/1941738111428281

[47] Smith HC, Vacek P, Johnson RJ, Slauterbeck JR, Hashemi J, Shultz S, Beynnon BD (2012) Risk factors for anterior cruciate ligament injury: a review of the literature-part 2: hormonal, genetic, cognitive func-tion, previous injury, and extrinsic risk factors. Sports Health 4(2):155–161. doi:10.1177/1941738111428282

[48] Steffen K, Myklebust G, Olsen OE, Holme I, Bahr R (2008) Preventing injuries in female youth football--a clus-ter-randomized controlled trial. Scand J Med Sci Sports 18(5):605–614. doi:10.1111/j.1600-0838.2007.00703.x

[49] Sugimoto D, Myer GD, McKeon JM, Hewett TE (2012) Evaluation of the effectiveness of neuromus-cular training to reduce anterior cruciate ligament injury in female athletes: a critical review of relative risk reduction and numbers-needed-to-treat analy-ses. Br J Sports Med 46(14):979–988. doi:10.1136/ bjsports-2011-090895

[50] Swanik CB, Covassin T, Stearne DJ, Schatz P (2007) The relationship between neurocognitive function and noncontact anterior cruciate ligament injuries.Am J Sports Med 35(6):943–948. doi:10.1177/0363546507299532

[51] Walden M, Atroshi I, Magnusson H, Wagner P, Hagglund M (2012) Prevention of acute knee injuries in adolescent female football players: cluster ran-domised controlled trial.BMJ 344:e3042.doi:10.1136/bmj.e3042

[52] Wojtys EM, Huston LJ, Boynton MD, Spindler KP, Lindenfeld TN (2002) The effect of the menstrual cycle on anterior cruciate ligament injuries in women as determined by hormone levels. Am J Sports Med 30(2):182–188

[53] Zazulak BT, Hewett TE, Reeves NP, Goldberg B, Cholewicki J (2007) Deficits in neuromuscular con-trol of the trunk predict knee injury risk: a prospective biomechanical-epidemiologic study. Am J Sports Med 35(7):1123–1130. doi:10.1177/0363546507301585

[54] Zazulak BT, Hewett TE, Reeves NP, Goldberg B, Cholewicki J (2007) The effects of core propriocep-tion on knee injury: a prospective biomechanical-epidemiological study. Am J Sports Med 35(3): 368–373. doi:10.1177/0363546506297909

[55] Zebis MK, Andersen LL, Bencke J, Kjaer M, Aagaard P (2009) Identification of athletes at future risk of anterior cruciate ligament ruptures by neuromuscular screening. Am J Sports Med 37(10):1967–1973. doi:10.1177/0363546509335000

第 40 章　膝关节稳定性主动和被动因素间的动态作用：对高风险前交叉韧带损伤运动员的管理启示

Ravi K. Grandhi，Dai Sugimoto，Mike Posthumus，Daniel Schneider，Gregory D. Myer

译者　刘文刚　宁志刚

审校　郭　林　王成勇

40.1　简介

膝关节的被动约束装置主要由 4 条韧带组成：前交叉韧带（ACL）、后交叉韧带（PCL）、内侧副韧带（MCL）和外侧副韧带（LCL），它们共同将股骨与胫、腓骨连接在一起，共同稳定膝关节，使膝关节能够屈伸和进行轻微的内收外旋。

前交叉韧带在膝关节的稳定中起着不可或缺的作用，它可以防止因膝关节过度伸展而带来损伤。前交叉韧带损伤通常发生在运动过程中，其损伤机制目前有两种主流观点，分别是直接接触损伤（直接撞击膝关节或接触其他身体部位）和非接触性损伤，近 70% 的前交叉韧带损伤是非接触性损伤机制造成的。非接触性前交叉韧带损伤发生在急停过程中，运动员把腿蹬向地面以突然减速，当脚后跟着地时，会迫使胫骨向膝关节内施加压力，这会产生巨大的地面反作用力，并经常导致前交叉韧带撕裂。前交叉韧带损伤的运动员常报告他们感觉到膝关节发出爆裂的声音。由于解剖学上的约束，膝关节仅能做有限的沿关节纵轴的旋转运动，当快速急停或旋转运动时发出爆裂声以及早期关节的肿胀同时出现，被认为有 90% 的可能性发生了前交叉韧带的断裂。前后交叉韧带在限制膝关节运动中起着关键作用，前交叉韧带损伤的严重程度取决于损伤结构的数量和严重程度；前交叉韧带损伤最严重的表现是所谓的 "O'Donoghue's 悲哀三联征（O'Donoghue's unhappy triad）"，即指内侧半月板、前交叉韧带和内侧副韧带撕裂。

与男性相比，女性前交叉韧带间接性损伤的风险更高，造成此性别差异的原因尚不清楚，但可能与多种因素有关，如解剖学、激素水平、遗传学、肌肉力量和训练方式。此外青春期的女性运动员可能前交叉韧带损伤的风险更大；雌激素和孕激素水平改变被认为与青春期及青春期后的女性膝关节松弛度的增加有关。此外此前有报道称，体重和 BMI 是女性前交叉韧带损伤的危险因素，而男性则与这两者无关。

自 1972 年《教育修正法》第 9 版颁布以来，女性体育运动开始普及，男女前交叉韧带损伤机制的差异被逐渐重视。2006 年在美国估计有 35 万例前交叉韧带损伤的患者，估计损失超过 20 亿美元（1 美元 ≈ 6.46 元人民币），且此数值仍在不断增加；受伤带来的花费不仅限于手术重建，还包括术后康复和创伤后膝关节骨性关节炎（KOA）的早期治疗。至少 50% 的女性前交叉韧带损伤患者在首次损伤后 20 年内会出现明显的疼痛、功能受限和 KOA 的影像学改变。一项研究调查了女性足球运动员前交叉韧带损伤后 KOA 的状况，研究指出 82% 发生了影像学改变，51% 的患者出现了 KOA 的影像学改变；令人惊讶的是，纳入研究的参与者平均年龄仅为 31 岁，75% 的患者认为他们的膝关节状况影响了与膝关节相关的日常生活质量。类似的另一项研究报道称，前交叉韧带重建后 10~15 年，71% 的患者会发生中度的 KOA。因此建立和提供预防前交叉韧带损伤的策略可以减少不必要的伤害和手术，并使人们在一生中保持高质量的运动能力。

阐述非接触性前交叉韧带损伤原因的一些基本理论，可以更好地了解损伤的解剖学和生理学。导致前交叉韧带撕裂风险增加的因素可分为两大类。

Ⅰ. 被动因素：

（a）激素分泌（导致韧带松弛）；

（b）遗传学；

（c）既往病史；

（d）解剖学。

Ⅱ．**主动因素：**

（a）躯干与韧带的关系；

（b）躯干侧向运动与膝关节受力的力学机制；

（c）股四头肌与神经肌肉训练。

这些因素的解释将在本章后面讨论，并讨论被动因素和主动因素之间的相互作用。虽然被动因素确实是先天的，但主动因素是可以改变的，可以使前交叉韧带损伤的风险降低（图40.1）。

40.2 被动因素

前交叉韧带是被动约束系统的一个组成部分，负责膝关节的稳定性。关节的被动稳定性基于内在因素，可分为与遗传学相关的因素和与雌性激素和孕激素相关的因素，这些因素可影响韧带松弛程度。遗传因素在男女中也以相同的频率出现，但激素的作用或许是与某些遗传因素是相互叠加的。既往病史（如膝关节损伤）同时也扮演着重要的角色，应将他们全部纳入评估。

40.2.1 韧带松弛

女性运动员中大多数膝关节韧带损伤是通过非接触性损伤机制发生的。当没有足够绷紧的韧带和肌腱来稳定膝关节和吸收地面反作用力时，导致关节稳定性下降，这会增加前交叉韧带损伤的风险。虽然临床上一般关节松弛不会被治疗，但最近的研究表明，关节总体松弛度高于平均标准水平与前交叉韧带损伤的风险增加有关，一项包含 1500 名运动员的病例对照研究表明，膝关节松弛度的增加明显与膝关节损伤有关；这可能导致运动时

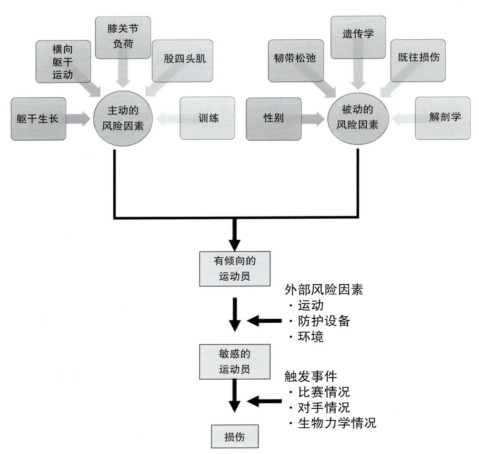

图 40.1   损伤原因的综述

膝关节的动态稳定性降低，并可能与先前确定的前交叉韧带损伤危险因素有关；在青春期后这些影响最为明显。男、女青少年运动员的关节松弛差异通常伴随着青春期的变化；在青春期，男性和女性的身高和体重随着荷尔蒙的变化而增加，这些变化可能影响关节和韧带的松弛；男性在这一时期表现出关节的灵活度与韧带松弛度减少，女性则表现为增加。

据推测，许多这些变化是由于青春期雌激素水平急剧上升所导致的。Quatman 等认为，28% 的青春期女性表现出膝关节过伸，而只有 10% 的青春期男性表现出类似的趋势，其他人也注意这种改变与青春期 Tanner 分期有关。性激素可能通过调节相关基因表达发挥其对前交叉韧带的生物学效应，特别是多种基质金属蛋白酶（MMP）相关基因。MMP3 和 MMP1 在女性前交叉韧带中的表达高于男性；然而还需要更多的研究来确定其与前交叉韧带损伤相关。

40.2.2　遗传学

最近关于遗传与损伤关系的研究结果强调了收集家族史作为运动医学专科医院就诊依据的重要性。Flynn 等注意到，前交叉韧带损伤的患者其亲属发生前交叉韧带损伤可能性是正常人的 2 倍。另一项研究表明，在男性中前交叉韧带损伤的患者相对于普通人更容易出现一级亲属的前交叉韧带损伤；近期，特定的基因变异被证明与前交叉韧带断裂的风险有关。

与前交叉韧带损伤病因有关的特定基因包括结构蛋白（COL5A1、COL12Al、COL1A1、COL3A1）编码基因、基质调节因子（MMP1、MMP3、MMP10、MMP12、TIMP1、TIMP2）编码基因、血管生成相关信号通路成分（VEGF A、KDR）编码基因，以及编码蛋白多糖的基因（ACAN、DCN、LUM）。

40.2.2.1　结构基因

韧带的主要结构成分是胶原，其中 I 型和 V 型胶原是主要成分。与前交叉韧带损伤风险相关的第一个特定基因变异位于 COL1A1 和 COL5A1 基因中。这两个基因分别编码 I 型和 V 型胶原的 α1 链；I 型胶原占干物质的 70%~80%，负责韧带的拉伸强度；虽然 V 型胶原是一种数量较少的胶原，但它具有重要的作用；V 型插入到 I 型胶原中调节原纤维形成，并理论上可以调节纤维的横向生长。COL12A1 和 COL3A1 基因内的特定遗传变异也与前交叉韧带损伤的风险相关。COL12A1 基因编码 XII 型胶原的 α 链，它也参与了原纤维形成。COL3A1 基因编码 III 型胶原，与 V 型胶原类似，III 型胶原也是一种微小的纤维胶原，并与 I 型胶原嵌合在原纤维中。

在南非、波兰和瑞典人群中，COL1A1 Sp1 在基因第一个内含子内的功能性结合位点多态性被证明与前交叉韧带损伤、十字韧带断裂和肩关节脱位的风险增加有关。该基因变异的 T 等位基因可防止前交叉韧带损伤。有人认为 T 等位基因增加了 a1（1）链的表达，并可能产生由 a1（1）链中的 3 个链组成的同源三聚体，这种同源三聚体的形成可能有利于改变韧带的拉伸强度；进一步的研究还表明 COL1A1 基因是前交叉韧带损伤的潜在危险因素。Sp1 结合位点多态性和基因变异 rs1107946 的单倍型（基因组合）也被证明可以降低波兰职业足球运动员前交叉韧带损伤的风险；这种单倍型被认为可进一步增强 COL1A1 基因的转录活性。

COL5A1 BstUI 限制性片段长度多态性（RFLP）在 3′ 非翻译区（UTR）与前交叉韧带损伤的风险有关。CC 基因型在女性前交叉韧带损伤患者中的表达明显下降，提示该基因型具有保护作用。这一发现与其他肌肉骨骼软组织病理学中的类似作用一致，如跟腱病、网球肘和腕管综合征。此外，COL5A1 BstUI 变体也与女性（而非男性）的韧带损伤家族史相关。目前尚不清楚为什么这种变异只与女性前交叉韧带断裂的风险有关，现有的理论之一认为是因为基因激素之间相互作用所致的。

与 COL5A1 BstUI 类似，在南非和波兰人群中，COL12A1 AluI 限制性片段长度多态性（RFLP）也与女性前交叉韧带损伤的风险有关。COL12A1 AluIRFLP 的 AA 基因型与女性受试者前交叉韧带损伤风险增加相。在对波兰足球运动员和滑雪者进行的两项独立研究中，COL3A1 rs1800255 变异也与前交叉韧带损伤有关。在这两项研究中，AA 基因型在前交叉韧带损伤患者中的比例明显更高。

40.2.2.2　细胞外基质调节基因

细胞外基质（ECM）降解和重塑的调节因子对韧带的完整性和健康也至关重要。细胞外基质的主要调节因子包括但不限于基质金属蛋白酶家族（MMPs）。韧带的细胞外基质主要由至少 24 种内肽酶的降解家族调控，这些内肽酶能够降解细胞外基质的各种成分；对这些调控基因的干扰可能导致其功能失常，从而导致损伤发生，如前交叉韧带损伤。最近，一组位于 11q22 号染色体上编码 MMP 蛋白的基因，即 MMP1、MMP3、MMP10 和 MMP12，被认为与前交叉韧带损伤的风险相关，这个 MMP10、MMP1、MMP3、MMP12 基因簇与前交叉韧带损伤的风险增加有明显关联性。

40.2.2.3　信号基因

血管生成细胞因子和生长因子，即血管生成相关的信号级联，被认为与韧带和肌腱断裂有关，并在机械受力后的基质重塑中起着关键作用。血管内皮生长因子（VEGF）是血管生成的重要调节因子，与韧带损伤密切相关。VEGF 的 A 亚型（VEGFA）由 VEGFA 基因编码，被认为具有最高的血管生成潜能。VEGFA 与激酶插入区受体结合，由 KDR 基因编码。最近研究表明，VEGFA 和 KDR 基因都与前交叉韧带损伤相关。血管内皮生长因子 A rs699947 的 CC 基因型和血管内皮生长因子 A rs1570360 变异的 GG 基因型在间接性损伤机制导致的前交叉韧带损伤患者中表达升高。在前交叉韧带损伤的女性中，KDRrs2071559 变异的 GA 基因型表达升高。

40.2.2.4　蛋白多糖基因

与韧带和肌腱内的结构蛋白类似，蛋白聚糖如聚集蛋白聚糖（Aggrecan, ACAN）、双糖链蛋白聚糖（Biglycan）、核心蛋白聚糖（Decorin, DCN）、纤调蛋白聚糖（Fibromoduli）和人基膜聚糖（Lumican, LUM），在韧带中具有重要的结构作用，并且参与原纤维形成。近年来，ACAN、DCN 和 LUM 基因与前交叉韧带损伤的病因有关。ACAN rs1516797 变异的 G 等位基因在前交叉韧带损伤个体中的表达量升高，而 DCN rs516155 的 GG 基因型在女性前交叉韧带损伤个体中的表达量却是下降。此外，单倍体分析进一步涉及两个基因（ACAN 和 DCN）重叠的区域，以及 LUM 基因。

> **要点 1**
>
> • 结构蛋白（COL1A1、COL12A1、COL3A1 和 COL5A1）与胶原结构有关，与前交叉韧带损伤直接相关。
>
> • 蛋白多糖基因（ACAN、DCN、LUM）参与了原纤维形成，与前交叉韧带损伤的病因有关。
>
> • 金属蛋白酶（MMP10、MMP1、MMP3、MMP12 基因簇）与细胞外基质的构建相关，与前交叉韧带损伤的风险增加相关。
>
> • 血管生成相关的信号级联（VEGF 和 KDR）与韧带和肌腱断裂有关，并被认为在机械受力后的基质重塑中起关键作用。

40.2.3　既往损伤

有前交叉韧带损伤病史的患者更容易受到再次损伤，这包括从非手术修复的轻微重复性损伤到手术重建的前交叉韧带损伤。以前在某个特定部位的损伤会导致整个组织的弱化，从而增加未来损伤的可能性。在普通人群中，二次前交叉韧带损伤率在 2%~19%，这一比例在热爱运动的青少年中增加到 24%~29%。此外与从未损伤过前交叉韧带的年轻运动员相比，那些过去有过前交叉韧带损伤病史的运动员，随后发生前交叉韧带损伤的风险（年龄依赖性）高达 15 倍。另一项研究报道，女足运动员的前交叉韧带再损伤率是从未损伤过的 5 倍。股四头肌肌力和活动度的下降在康复和恢复运动后也经常出现，因此既往损伤可能大大提高再次损伤的概率。既往的前交叉韧带损伤病史，加上主动和被动的危险因素，将显著增加年轻运动员运动后的前交叉韧带撕裂。

40.2.4 解剖学

解剖学受到许多因素的影响，但每个因素都在使个体损伤风险增高中独立地发挥着重要作用。除了遗传学的影响外，由于运动锻炼和青春期发育，解剖学也随着年龄增大而改变。最近特定的敏感因素被重视，包括髁间切迹的大小、Q 角的增加、骨骼的生长和体重指数。

40.2.4.1 髁间窝大小

髁间窝大小提供了一种评价位于窝内交叉韧带大小的方法，但是影响前交叉韧带损伤的因素本质是前交叉韧带的大小，而不是髁间窝的大小。Domzalski 等回顾性分析了 46 例前交叉韧带损伤患者和 44 例 MRI 表现正常的患者的 MRI 检查结果，发现正常膝关节（0.2691）和前交叉韧带损伤人群（0.2415）的髁间窝平均宽度存在显著差异（$P<0.001$）。在未成年人群中，髁间窝较窄与前交叉韧带损伤的风险相关，这些结果也得到了 Gormeli 等的证实。一些研究表明，女性的髁间窝比男性小，这可能与相应的较高的前交叉韧带有关。此外髁间窝宽度也表现出与遗传呈正相关性，共同患有前交叉韧带受损的兄弟姐妹往往有较常人更窄的髁间窝，这可以部分解释前交叉韧带损伤在兄弟姐妹中的患病率。髁间窝越窄，前交叉韧带的运动空间越小，在这个狭窄的空间内，当膝关节弯曲或伸直时，内外侧髁会挤压前交叉韧带。理论上，挤压前交叉韧带可能导致前交叉韧带损伤。该理论的另一种解释是，狭窄的髁间窝可能导致前交叉韧带由于摩擦而被削薄或变薄，这可能导致韧带容易损伤。

40.2.4.2 增大的 Q 角

膝关节的 Q 角是指股四头肌和髌腱之间角度，女性骨盆比男性骨盆宽，这增加了膝关节的 Q 角，因此女性的平均 Q 角约为 17°，而男性仅为 10°。理论上，这会增加股四头肌对髌骨的拉力。髌骨 / 髌腱比值应接近相等，如果髌腱太长，则存在高位髌骨，更容易发生侧向移位，这会增加膝关节的压力，并可能导致其他代偿性改变。这也可能导致足内翻和扁平足的增加，尤其是在女性身上。较大的 Q 角会在每次膝关节旋转时（尤其是向内扭转时）将更多的力集中在前交叉韧带上，以保持膝关节伸直，这会导致损伤更易发生。

40.2.4.3 骨骼生长

在青春期运动员的生长高峰期（身高和体重），胫骨和股骨生长迅速，快速的生长导致重心高度增加，使得肌肉对躯干的控制更困难。此外体重的增加和更长的关节杠杆（四肢）将产生更大的力量，而这些作用力在运动时很难平衡和抵消。在这一生长时期，男性运动员表现出更强的力量和能量（“神经肌肉爆发”），以满足日益增加的生长和发育的需求。然而女性运动员并没有表现出类似的神经肌肉充分发育以满足该需求。

女性在青春期开始后，骨骼长度和体重迅速增加，但下肢臀部的肌肉力量和募集能力却没有同时增加。因此，在蹬踏过程中，膝关节外展力矩（KAM）有增加的趋势；如果女性运动员在核心力量和控制能力方面没有适应整个身体惯性受力的增加，她们在动态训练中往往表现出地面反作用力和膝关节外展力矩的增加，使得她们更容易发生前交叉韧带损伤。

40.2.4.4 与身高相关的体重指数

据报道，相对于身高的增加，体重指数更是前交叉韧带损伤的危险因素之一，特别是在女性青少年足球运动员、大学生业余运动员和女性新兵中。BMI 高于平均标准差的女性，其前交叉韧带损伤的风险是体重指数较低的女性的 3.5 倍。在 8 岁以上的女性运动员中，BMI 也是膝关节损伤风险增加的显著危险因素。与同龄人相比，体重相对于身高增加得更多的儿童有可能增加膝关节外展力矩；这在膝关节力学改变中起到了一定作用，这可能会增加女性运动员前交叉韧带损伤的风险。虽然从本质上说，体重是前交叉韧带损伤风险的一个被动病因，但它是一个可改变的因素，在必要时可以作为干预目标。

40.3　主动因素

主动因素是指保持前交叉韧带稳定的动态稳定组织（如膝关节周围的肌肉）和肢体近端（如髋关节和躯干）。被动因素和动态因素的结合可能会增加某些个体的风险，当一个人进行动态运动时，不同的力作用在四肢上，这些力常常会分布在韧带上，并可能会导致那些有前交叉韧带损伤倾向患者的受伤风险增加。

40.3.1　躯干与韧带的关系

随着运动员的发育，躯干的生长与下肢肌肉相比不成比例，如股四头肌，尤其是腘绳肌，相对于它们的生长，支撑结构没有得到很好的发展，这导致神经肌肉和韧带对膝关节动态稳定性的控制水平降低，因此成年的运动员在落地和急停过程中可能无法充分控制下肢的冠状面运动，女性通常比男性进行更大的膝关节外展角度和受力运动。在动态运动中，前交叉韧带受到更大的应力，这是因为尽管膝关节屈曲、髋关节屈曲、髋关节内收和内收肌以最低程度运动，但股四头肌依然保持较高的激活程度。此外女性在落地时通常是胫骨内旋或外旋，而不是中立的膝关节面对齐。Hewett 等在报道中提出，在侧步急停早期减速阶段表现出过度膝外翻女运动员，与那些表现出正常的膝关节力线的相比，采用了不同的下肢负重策略。正如 Sigward 和 Powers 所讨论的，这些受试者表现出的下肢运动模式，产生了更大的侧向地面反作用力、更大的髋外展及髋内旋和更大的足部内旋；表现出过度膝外翻运动的个体与正常的个体之间最显著的差异是外侧的反作用力，这是正常膝关节对线运动者的 3 倍以上。这表明这些个体的地面接触方式不同，足部所受的横向地面反作用力作用于胫骨，并传导至另一端产生横向的力量，由于其杠杆臂长（从胫骨重心到胫骨远端的垂直距离），较大的横向力会在膝关节处产生较大的外翻应力。此外有研究表明，在进行前交叉韧带重建的运动员中，膝关节外翻运动不对称可以预测再损伤（图 40.2）。

此外，那些膝关节外翻过度的人在急停运动的接触瞬间也有表现出更多的髋外展。这可能表明，在准备接触地面时，这些人把脚伸得更远以满足急停时所需的方向改变。改变方向会导致姿势的整体改变，从而造成躯干的惯性运动与控制和协调之间的不平衡。膝关节需要承受高应力和危险的膝关节运动并不是由膝关节本身引起的；相反，将膝关节放在一个易受伤的位置可能是由于缺乏对身体姿势和躯干加速度的控制。膝关节外翻运动在视觉上是难以分辨的，因为安全的膝关节位置和膝关节高风险受力之间的相对差异只有几度。因此高速摄像机和三维运动分析图像采集系统经常被用来识别与前交叉韧带损伤风险相关的动态膝关节受力。一些研究利用了女性运动员间接性前交叉韧带损伤的视频记录。视频分析表明，当身体移动超过一条腿时，它与高位膝关

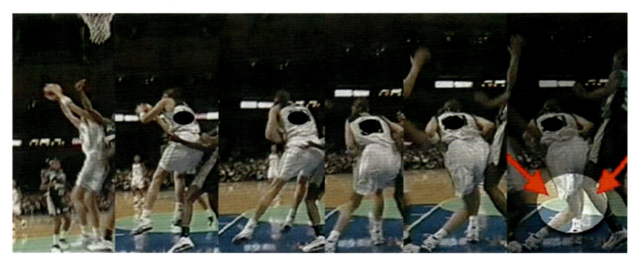

图 40.2　运动模式可能显示高膝关节外展力矩的运动员的录像描述。高位膝关节外展力矩可能提示膝关节动力控制存在问题。那些高位膝关节外展和髋关节外展的患者更容易发生前交叉韧带损伤

节的外展或内侧应力增加有关；同时，躯干侧摆增加可能是膝关节内侧应力的基础。此外，躯干移位和冠状平面膝关节受力均可以预测高敏感性女性运动员的前交叉韧带损伤风险，且特异性高达 91%。因此躯干惯性和侧向运动的增加会增加膝关节的受力，此过程与神经肌肉控制和生物力学有关，研究表明，神经肌肉训练可以改善躯干和下肢的神经肌肉控制。这种额外的神经肌肉控制有可能减少膝关节的外翻应力，降低前交叉韧带损伤的风险。

躯干和膝关节通过地面反作用力产生的杠杆力进行机械和动态地配合，并且许多研究报道了肢体近端和膝关节运动学之间的机械联系。因此，前交叉韧带损伤机制可分为两部分：冠状面成分和躯干外展运动对膝关节受力的影响。这两种因素的结合使女性更容易受到伤害。

40.3.1.1　女运动员前交叉韧带损伤机制的冠状面因素

冠状面因素主要集中于膝外翻应力；膝外翻应力预测前交叉韧带损伤风险的敏感性为 78%，特异性为 73%。女运动员主要在冠状面表现出较大的膝外翻运动。因此大多数女性前交叉韧带损伤都是在落地和外旋过程中通过非接触性损伤机制发生的。视频分析强调了这一机制，包括膝关节外展、膝关节轻度屈曲、躯干侧向运动导致身体移位超过一条腿以及足底表面固定在平面上并远离躯干的组合。

当躯干侧向移动（相对于站立肢体）时，地面反作用力将稍微侧向移动到股骨头的一侧，这导致相对于膝关节中心的杠杆力臂更大。这一系列的事件将触发潜在的膝关节外翻应力，并在动态运动中增加躯干和大腿的惯性加速度。由于膝关节部分受力，地面反作用力会对膝关节产生更大的作用力。因此通过增加反应性髋内收来抵消膝关节受力变得至关重要，这样才可以保持直立姿态和分散下肢力量，从而增加膝外翻。因此我们可以通过这些动作预测地面反作用力峰值和关节受力。但是这些动作会引起女性膝关节疼痛，并将膝关节韧带置于其受力曲线长度的高斜率（受力）段。视频分析研究表明，女性躯干在膝关节外翻时会向前交叉韧带受伤的肢体侧向移动。为了使骨盆和躯干保持姿势，臀内收肌被激发；

然而在动态、高受力运动中使用此策略似乎成了一个恶性循环，这可能是女性运动中膝关节受伤的潜在机制（图 40.3）。

40.3.1.2　与女性运动员躯干侧向运动和膝关节受力有关的机械机制

躯干位置和膝关节外翻（受力）可以通过机械机制联系起来，因为躯干的侧向弯曲会在膝关节处产生外翻应力。如果地面反作用力从躯干的外侧传递到股骨头，

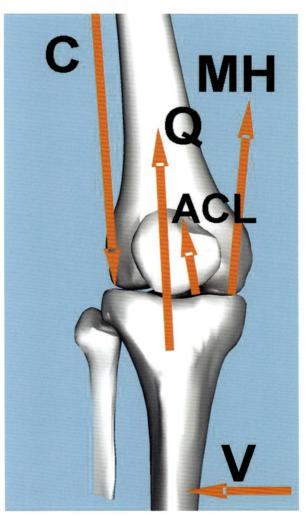

图 40.3　作用于胫骨的力的自由体图。外翻（V）、关节接触力（C）、股四头肌力（Q）、内侧腘绳肌（MH）、前交叉韧带（ACL）之间存在平衡。当外部外翻负荷时，接触转移到外侧室。力矩与接触位置相平衡，表明 Q 和 MH 都有助于 ACL 在外翻负荷下稳定关节。在特定的外翻负荷下，这些肌肉力量的任何减少都会增加韧带负荷

那么膝关节就会受到外部外翻应力的影响。因此，髋内收肌必须产生同等大小的力量，以平衡外部运动。

40.3.2　股四头肌优势

股四头肌优势是指膝关节伸肌和屈肌力量，恢复和协调之间的不平衡。随着青春期的快速发育，四肢的惯性运动大幅度增加，从而需要在动态运动中产生更大的肌肉力量来控制四肢。在青少年时期，女性在神经肌肉控制方面与男性有很大的不同。最新的研究表明，随着骨骼的生长和成熟，男性的神经肌肉力量和协调能力明显增强。此外随着骨骼长度和体重的增加，男性表现出比女性对膝关节更好的神经肌肉控制能力，因为神经肌肉的充分发育使得他们能够更好地吸收反作用力。这导致女性膝关节暴露在更大的地面反作用力和较高的外侧膝关节外翻应力下，这在落地、旋转和减速时变得更为危险。

此外女性随着青春期的荷尔蒙变化，下肢力量的变化最为明显。股四头肌在落地前的伸膝运动中被激活，以防止落地时膝关节受损。Round 等对 8~12 岁的身高、股四头肌力量和睾酮水平的变化进行了监测，结果表明，男孩和女孩在达到生长速度高峰（PHV）之前一年的发育过程中表现出相似的力量增长。这项研究表明，在力量增长率方面存在明显的性别差异，这种差异在 0~2 岁的生长速度高峰中表现得尤为明显，其中男孩表现出更好的力量发展，而女孩则没有。女孩的股四头肌力量保持匀速增长，并仅与整个生长期身高和体重的增加成正比。相反，睾酮水平的增加解释了男孩股四头肌力量的发展更好。进一步的研究表明，在生长速度高峰后和整个青春期，男孩的等速和等距股四头肌力量得到增强，但女孩没有。这可能突出了睾酮在促进肌肉质量和力量增加中的雄激素作用。尽管雌激素有一些雄性激素的特性，但它不如睾酮那么有效。当体重标准化后，男孩表现出约 75 N·m/kg 的强度增加，而女孩仅增加 1~2 N·m/kg，尽管性别之间缺乏统计学差异，但其相差大约为 70~100N·m，这可以被认为是临床相关的。

腘绳肌在落地运动中也起着至关重要的作用，它削弱了胫骨的后牵引力，与前交叉韧带起到了协同作用。许多研究报道了整个青春期女孩下肢力量的变化都集中在股四头肌力量的发展上，而只有 4 项研究调查了青春期女孩的腘绳肌力量的变化。与股四头肌力量的变化类似，男性在整个青春期都会表现出明显的等速和等距的腘绳肌力矩峰值增加，而女性则不会表现出这种增加。随着年龄的增长，女性的腘绳肌相对于股四头肌的力量也比男性更弱。进一步的研究表明，随着年龄的增长，女性的股四头肌的力量会增强，而不是腘绳肌。据推测，随着年龄的增长，相对于股四头肌的力量，腘绳肌力量的减少可能导致在动态运动中对前交叉韧带的保护减少，这可能增加女性前交叉韧带损伤的风险。

对于女孩，人们普遍认为肌肉力量在不断发展，但与男孩相比，力量的发展速度慢于骨骼的增长速度。股四头肌比腘绳肌肌力增加更多，导致对股四头肌的依赖和对腘绳肌的利用不足。因此，在落地运动等动态运动中，这种减少的腘绳肌肌肉扭矩无法充当辅助前交叉韧带的激动剂。

40.4　膝关节主动和被动控制的相互作用

膝关节的动态稳定性受到被动和主动（神经肌肉）关节约束的影响，这两个因素之间的相互作用可以影响膝关节的动态控制。被动约束和主动约束之间的一些关系可能有其遗传学基础。如上所述，结构基因和信号基因都与前交叉韧带损伤有关。虽然这一证据与膝关节的韧带结构有关，但基因组成可能在决定一个人的神经肌肉特征方面起作用。根据 Santos 等最近的一篇综述，与生理表现相关的性状中有 20%~80% 与遗传高度相关。这一证据可以追溯到 1973 年，当时一项比较单卵和双卵双胞胎神经肌肉特征的研究报告显示，反射和反应时间的高遗传性指数。最近多巴胺 D4 受体基因中的一个 7-重复等位基因被认为与反应时间较长的人有关。

此外，遗传学通过编码 α 肌动蛋白 3 的 ACTN3 基因影响快速反应肌肉的蛋白质生成。该基因的 R577X 多态性与快速反应肌肉的蛋白质产生减少有关。具有两个 R 或正常等位基因的纯合子运动员，在无氧运动（如跳跃和短跑）中产生更大的力量，并且与 R577X 多态性纯合子运动员相比，股四头肌峰值扭矩也有所增加。与 R577X 纯合子相比，那些携带一个或两个 ACTN3 基因正常拷贝的人遭受的非接触性踝关节损伤更少。

这两个特定的基因可以作为例子来说明遗传学是如何影响一个人的神经肌肉的。幸运的是，可以在这些区域有缺陷的运动员中发起专门的神经肌肉训练方案。先前的研究者报道，经过 6 周的训练后，腓骨长肌的反应时间明显改善。这些改进可能会让运动员有更多的时间进行必要的运动学调整，以减少旋转和急停运动中前交叉韧带的受力。力量缺乏或失衡也是可以通过神经肌肉训练改善的危险因素。运动员可能很快就会转向基因测序，试图获得竞争优势。随着遗传学和运动医学领域合作的增加，临床医生可能能够将基因信息添加到他们用来识别高危个体的工具库中。

独立的被动危险因素和主动危险因素并存的可能性也存在。例如韧带松弛的女运动员可能在青春期和成熟期形成股四头肌优势。这些神经肌肉的变化可能使这名运动员置于倾向危险的运动模式，这可能使她本来就脆弱的前交叉韧带增加受伤的风险。同样的观点也适用于解剖上的危险因素，例如狭窄的髁间窝和细长的前交叉韧带。如果这种被动因素与导致运动员薄弱的稳定躯干的肌肉系统共存，那么他 / 她将面临比这些因素单独存在更大的风险。有前交叉韧带损伤史的运动员可以说明这些因素相互作用的另一种情况。既往的损伤和手术重建是不可改变的，但它们是导致运动员恢复运动的被动和主动危险因素。膝关节的运动学和动力学在前交叉韧

带损伤时受到损害，不能通过手术重建完全恢复。前交叉韧带损伤后也会出现神经肌肉危险因素，因为移植组织不能取代原始韧带中机械感受器的本体感觉功能。此外，股四头肌肌力不足和不对称落地方式在康复和恢复运动后也很常见。当上述任何一个被动因素与主动因素相结合时，很可能存在叠加效应，从而大大增加了运动员前交叉韧带损伤的风险。因此临床医生应尝试通过使用各种筛查工具和技术来识别运动员的两类危险因素。通过采用整体方法筛选运动员，可以高精度地识别出高危个体，然后改进神经肌肉训练计划，以降低受伤风险（图 40.4）。

40.5　神经肌肉训练的效果

前交叉韧带损伤确实是多因素的，不仅基于本章提出的被动和主动因素理论，而且还基于环境和个体的活动水平。从早期开始，在损伤之前，可以通过神经肌肉训练减少很多风险。虽然许多被动因素，如遗传学、家族史或性别无法改变，但神经肌肉训练将积极影响前交叉韧带损伤。

躯干的稳定性与髋关节在受到来自肢体远端的力量与意外的外力干扰时的稳定性有关。在动态运动中近端躯干的神经肌肉控制能力不足会导致躯体侧向摆动，这可能会增加膝关节外展运动和所受扭矩，从而导致前交

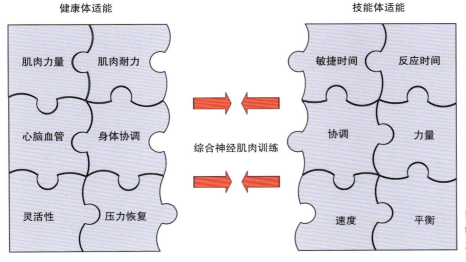

图 40.4　进行综合性神经肌肉训练，不仅可以提高身体素质的健康水平，而且也可以提高技能水平

叉的应力增加，增加损伤概率。髋关节的神经肌肉对于躯干冠状面和骨盆的运动控制非常重要，因为髋内收肌的扭力将抵消作用于股骨头中心外侧的地面反作用力所产生的髋外展运动。

女性运动员激活臀部肌肉的方式与男性不同。在低强度和高强度活动中，女性的髋关节内收比男性多。在动态运动中增加髋内收和减少髋外展肌的力量可以增加膝关节受力，从而增加损伤风险。在落地或蹲下运动中，女性比男性以更为外翻的膝关节姿势开始下蹲，并继续保持这一姿势。躯干向一侧倾斜是这一侧髋外展肌力量不足的表现，因为它使重心更靠近站立的肢体，以减少对弱化的外展肌的需求。

躯干占身体重量的一半以上，当运动员单腿着地或急停时，整个身体必须依靠单个下肢保持平衡，身体产生的侧向摇摆增加了地面反作用力和身体受力，身体以等大反向的力量来抗衡髋内收肌的力量。这增加了髋内收肌与外展肌的相对扭矩比和膝关节受力，使个体更容易受到伤害。可见躯干侧向摇摆的增加和地面反作用力速度方向的改变增加了女运动员的膝关节受力。髋、躯干和膝关节的神经肌肉控制是基于每个节段的位置和力量的反馈来控制的。膝关节的动态稳定性依赖于准确的感觉输入和对体位快速变化的精准运动调节。为了保持稳定和强度，落地和急停时需要高度的神经肌肉控制。躯干神经肌肉控制受损可能导致下肢关节的不稳定和损伤。例如腹肌疲劳对下肢损伤有一定影响，与无下肢受伤的对照组相比，受伤女性在受伤前的身体摆动更大。

与躯干和膝关节相关的神经肌肉控制能力对前交叉韧带损伤的预测拥有很高的敏感性和特异性。因此，理论上认为，躯干的侧向摇摆会产生较高的膝外展力矩（受力）。躯干优势理论的支持者认为，男性的髋内收肌的更强大，从而表现出对躯干更好地控制力。腿部优势理论支持者认为，女性表现出更大的膝外翻角、髋外展和踝外翻的运动状态下表现出较大的腿部不对称性。因此，未来的研究更需要集中于利用神经肌肉训练来预防所有运动平面的前交叉韧带损伤。

女性受试者在青春期前开始进行神经肌肉训练时，生物力学和下肢力量会发生改变，近期的 Meta 分析表明，早期进行神经肌肉训练可减少女性运动员的前交叉韧带损伤。训练后 6 周内，神经肌肉力量（如垂直跳跃高度

所证明的肌肉收缩和力量产生的速度）可以增加。经常参加体育运动往往不足以增加力量，而更需要专注于由训练有素的专业人士进行的综合性神经肌肉训练计划，旨在培养基本的运动技能，而不是提高运动成绩，这样能更好地降低前交叉韧带损伤的风险。女性受试者的变化可能大于男性受试者，因为她们的神经肌肉基线表现水平较低。此外，与风险较低的女运动员相比，风险较高的女运动员在减少前交叉韧带受损风险动作方面表现出更大的改善。

尽管有强而有力的训练计划，仍不可能消除所有与运动有关的损伤，但通过足够的力量和适应性训练，可以将急性损伤的数量减少 15%~50%。说服青春期前的孩子参加长时间运动是一项挑战；然而间歇性综合性神经肌肉训练对年轻运动员同样具有价值。类似的挑战也存在于试图说服教练利用他们宝贵的训练时间来进行预防运动损伤的训练。但是在年轻运动员训练总量已饱和的情况下增加这个额外的训练计划，可能会增加慢性疲劳性骨折或其他因训练过度而引起的应力性损伤。因此这种神经肌肉训练应该是运动员训练总量的一部分，并应进行相应的调整。另一方面，不同年龄和基因的人群其耐受的程度可能存在很大的差异。医疗保健提供者、专家和教练应对这一点拥有深入的了解，以最大限度地调整个人的训练强度和整体舒适度的平衡。

要点2

- 被动危险因素包括激素、遗传学、解剖学和既往病史。
- 主动的危险因素包括巨大的地面反作用力，过大的身体侧屈角度，膝关节外翻受力增加，膝关节周围肌肉发育不足。
- 两个危险因素可能同时存在于同一个运动员中，这比单独存在一个危险因素更易受伤。
- 前交叉韧带损伤病史可进一步影响动态和被动损伤，可能与运动员重返赛场后发更容易发生前交叉韧带损伤有关。
- 神经肌肉训练可优化膝关节的动态控制，可能有助于运动员制定能够克服动态和被动膝关节稳定性缺陷的策略。

40.6　结论

　　膝关节主要由 4 条韧带组成，前交叉韧带在矢状面上起着稳定前后移动的主要作用，除此之外，前交叉韧带还在冠状面和水平面上稳定膝关节。前交叉韧带的损伤风险因素既有被动因素，也有主动因素。被动的危险因素包括激素的影响、遗传学、解剖学和病史，除了病史，其他在目前的临床实践中，都难以改变。相比之下，积极的危险因素或多或少是可以改变的。主动和被动因素可能共存，并将运动员置于比单独风险因素影响更大的风险中。躯干的摇摆，特别是侧向摇摆，连同一系列惯性的运动，包括地面反作用力、臀部肌肉力量和膝关节受力对前交叉韧带损伤的影响，都被认为是前交叉韧带损伤的潜在风险因素。躯干运动与膝关节受力，特别是膝外翻运动之间的力学联系，是基于各种实验室的生物力学研究的。此外与男性相比，女性前交叉韧带损伤的更大风险可能来自青春期前和青春期的肌肉力量改变。从青春期前到青春期 / 成熟期，男性在股四头肌和腿部其他肌肉生长可表现出足够的肌肉力量，从而提供足够的支撑基础。然而女性的肌肉发育不如男性。在动态运动中，为了促进肌肉发育以对膝关节提供足够的稳定性，特别是为前交叉韧带提供足够的支撑，提出了神经肌肉训练。在最近的 Meta 分析中，神经肌肉训练对减少女性运动员前交叉韧带损伤的作用有很好的疗效。为了提高神经肌肉训练的效果，应该在更年轻时开始训练，并要求教练提供关于此额外的训练，以帮助减轻青春期潜在的风险因素。

参考文献

[1] Agel J, Arendt EA, Bershadsky B (2005) Anterior cruciate ligament injury in National Collegiate Athletic Association Basketball and Soccer: A 13-year review. Am J Sports Med 33(4):524–531

[2] Agel J, Olson DE, Dick R et al (2007) Descriptive epidemiology of collegiate women's basketball inju-ries: National Collegiate Athletic Association Injury Surveillance System, 1988-1989 through 2003-2004. J Athl Train 42(2):202–210

[3] Altinisik J, Meric G, Erduran M et al (2015) The BstUI and DpnII variants of the COL5A1 gene are associated with tennis elbow. Am J Sports Med 20(10):1784–1789

[4] Arendt E, Dick R (1995) Knee injury patterns among men and women in collegiate basketball and soccer. NCAA data and review of literature. Am J Sports Me 23:694–701

[5] Beye JA, Hart DA, Bray RC, Mcdougall JJ, Salo PT (2008) Injury-induced changes in mRNA levels differ widely between anterior cruciate ligament and medial collateral ligament. Am J Sports Med 36(7):1337–1346

[6] Boden BP, Dean GS, Feagin JA, Garrett WE (2000) Mechanisms of anterior cruciate ligament injury. Orthopedics 23(6):573–578

[7] Boden BP, Griffin L, Garett W (2000) Etiology and prevention of noncontact ACL injury. Phys Sportsmed 28(4):53–60

[8] Boden BP, Sheehan FT, Torg JS, Hewett TE (2010) Noncontact anterior cruciate ligament injuries: mechanisms and risk factors. J Am Acad Orthop Surg 18(2):520–527

[9] Burger M, de Wet H, Collins M (2015) The COL5A1 gene is associated with increased risk of carpal tun-nel syndrome. Clin Rheumatol 34(4):767–774

[10] Bytomski JR, Moorman C (2010) Oxford American Handbook of Sports Medicine. Oxford University Press, New York

[11] Charlton WP, St. John TA, Ciccotti MG et al (2002) Differences in femoral notch anatomy between men and women: a magnetic resonance imaging study. Am J Sports Med 30:329–333

[12] Cooney AD, Kazi Z, Caplan N, Newby M, Gibson ASC, Kader DF (2012) The relationship between quad-riceps angle and tibial tuberosity–trochlear groove dis-tance in patients with patellar instability. Knee Surg Sports Traumatol Arthrosc 20(12):2399–2404

[13] Domzalski M, Grzelak P, Gabos P (2010) Risk fac-tors for anterior cruciate ligament injury in skeletally immature patients: analysis of intercondylar notch width using magnetic resonance imaging. Int Orthop 34(5):703–707

[14] Dugan SA (2005) Sports-related knee injuries in female athletes: what gives? Am J Phys Med Rehabil 84(2):122–130

[15] Faude O, Junge A, Kindermann W et al (2006) Risk factors for injuries in elite female soccer players. Br J Sports Med 40(9):785–790

[16] Ficek K, Ciezczyk P, Kaczmarczyk M et al (2013) Gene variants within the COL1A1 gene are associ-ated with reduced anterior cruciate ligament injury in professional soccer players. J Sci Med Sport 16(5):396–400

[17] Ford KR, Myer GD, Hewett TE (2003) Valgus knee motion during landing in high school female and male basketball players. Med Sci Sports Exerc 35:1745–1750

[18] Ford KR, Myer GD, Toms HE, Hewett TE (2005) Gender differences in the kinematics of unanticipated cutting in young athletes. Med Sci Sports 37:124–129

[19] Gerecke DR, Olson PF, Koch M et al (1997) Complete primary structure of two splice variants of collagen XII, and assignment of alpha 1(XII) collagen(COL12A1), alpha 1(IX) collagen (COL9A1), and alpha 1(XIX) collagen (COL19A1) to human chro-mosome 6q12-q13. Genomics 41:236–242

[20] Gormeli CA, Gormeli G, Ozturk YB, Ozdemir Z, Kahraman A (2014) The effect of the intercondylar notch width index on anterior cruciate ligament inju-ries a study on groups with unilateral and bilateral ACL injury. Orthop J Sports Med 2(11):supppl3

[21] Heras Yague P, De La Fuente J (1998) Changes in height and motor performance relative to peak height velocity: a mixed-longitudinal study of Spanish boys and girls. Am J Hum Biol 10:647–660

[22] Hettrich CM, Dunn WR, Reinke EK et al (2013) The rate of subsequent surgery and predictors after ante-rior cruciate ligament reconstruction: Two-and 6 year follow-up results from a multicenter cohort. Am J Sports Med 41(7):1534–1540

[23] Hewett TE, Myer GD (2011) The mechanistic con-nection between the trunk, Hip, knee, and anterior cruciate ligament injury. Exerc Sport Sci Rev 39(4): 161–166

[24] Hewett TE, Myer GD, Ford KR et al (2005) Biomechanical measures of neuromuscular control and valgus loading of the knee predict anterior cruci-ate ligament injury risk in female athletes: a prospec-tive study. Am J Sports Med 33:492–501

[25] Hewett TE, Myer GD, Zazulak BT (2008) Hamstrings to quadriceps peak torque ratios diverge between sexes with increasing isokinetic angular velocity. J Sci Med Sport 11(5):452–459

[26] Hewett TE, Stroupe AL, Nance TA, Noyes FR (1996) Plyometric training in female athletes decreased impact forces and increased hamstring torques. Am J Sports Med 24:765–773

[27] Hewett TE, Torg JS, Boden BP (2009) Video analy-sis of trunk knee motion during Non-contact anterior cruciate ligament injury in female athletes: lateral trunk and knee abduction motion are combined com-ponents of the injury mechanism. Br J Sports Med 43:417–422

[28] Ireland ML (1996) Anterior cruciate ligament inju-ries in young female athletes: high risks call for new approaches. Your Patient Fitness 10(5):26–30

[29] Jin H, Hof RJV, Albagha OM, Ralston SH (2009) Promoter and intron 1 polymorphisms of COL1A1 interact to regulate transcription and susceptibility to osteoporosis. Hum Mol Genet 18(15):2729–2738

[30] Keays SL, Keays R, Newcombe PA (2016) Femoral intercondylar notch width size: a comparison between siblings with and without anterior cruciate ligament injuries. Knee Surg Sports Traumatol Arthrosc 24(3):672–679

[31] Khoschnau S, Melhus H, Jacobson A et al (2008) Type I collagen alpha1 Sp1 polymorphism and the risk of cruciate ligament ruptures or shoulder dislo-cations. Am J Sports Med 36(12):2432–2436

[32] Kikuchi N, Nakazato K, Min SK, Ueda D, Igawa S (2014) The ACTN3 R577X polymorphism is associ-ated with muscle power in male Japanese athletes. J Strength Cond Res 28(7):1783–1789

[33] Komi PV, Klissouras V, Karvinen E (1973) Genetic variation in neuromuscular performance. Int Z Angew Physiol 31(4):289–304

[34] Krosshaug T, Nakamae A, Boden BP (2006) Mechanisms of anterior cruciate ligament injury in basketball: video analysis of 39 cases. Am J Sports Med 35(3):359–367

[35] Krosshaug T, Bahr R (2005) A model-based image-matching technique for three-dimensional recon-struction of human motion from uncalibrated video sequences. J Biomech 38:919–929

[36] Lee BI (2009) Min, KD, Choi, HS, et al. (2009) immunohistochemical study of mechanoreceptors in the tibial remnant of the ruptured anterior cruciate ligament in human knees. Knee Surg Sports Traumatol Arthrosc 17(9):1095–1101

[37] Linford CW, Hopkins JT, Schulthies SS et al (2006) Effects of neuromuscular training on the reaction time and electromechanical delay of the peroneus longus muscle. Arch Phys Med Rehabil 87(3):395–401

[38] Lohmander LS, Englund PM, Dahl LL, Roos EM (2007) The long-term consequence of anterior cruci-ate ligament and meniscus injuries: osteoarthritis. Am J Sports Med 35:1756–1769

[39] Lohmander LS, Stenberg A, Englund M, Roos H (2004) High prevalence of knee osteoarthritis, pain, and functional limitations in female soccer players twelve years after anterior cruciate ligament injury. Arthritis Rheum 50(10):3145–3152

[40] Loko J, Aule R, Sikkut T et al (2000) Motor perfor-mance status in 10 to 17-year-old Estonian girls. Scand J Med Sci Sport 10:109–113

[41] Mannion S, Mtintsilana A, Posthumus M et al (2014) Genes encoding proteoglycans are associated with the risk of anterior cruciate ligament ruptures. Br J Sports Med 48(22):1640–1646

[42] Martin R, Hugentobler J, Myer GD (2011) Is ACL injury all too familial for some patients? Sports Physiother 2:19–24

[43] Mclean SG, Huang X, van den Bogert AJ (2005) Association between lower extremity posture at contact and peak when the tibia moves too far forward implica-tions for ACL injury. Clin Biomech 20(8): 863–870

[44] Merni F, Balboni M, Bargellini S et al (1981) Differences in males and females in joint movement range during growth. Med Sport 15:168–175

[45] Mohammed J, Mohammed H, Abdinejad F, Hamid N (2007) Q-angle: an invaluable parameter for eval-uation of anterior knee pain. Arch Iran Med 10(1): 24–26

[46] Mokone GG, Schwellnus MP, Noakes TD, Collins M (2006) The COL5A1 gene and Achilles tendon pathology. Scand J Med Sci Sports 16(1):19–26

[47] Myer GD, Faigenbaum AD, Ford KR et al (2011) When to initiate integrative neuromuscular training to reduce sports-related injuries and enhance health in youth? Curr Sports Med Rep 10(3):157–166

[48] Myer GD, Ford KR, Barber KD et al (2009) The relationship of hamstrings and quadriceps strength to anterior cruciate ligament injury in female ath-letes. Clin J Sport Med 19(1):3–8

[49] Myer GD, Ford KR, Brent JL, Hewett TE (2006)The effects of plyometric vs. dynamic stabilization and balance training on power, balance, and landing force in female athletes. J Strength Cond Res 20(2):345–353

[50] Myer GD, Ford KR, Brent JL, Hewett TE (2007) Differential neuromuscular training effects on ACL injury risk factors in "high-risk" versus "low-risk" athletes. BMC Musculoskelet Disord 8(39):1–7

[51] Myer GD, Ford KR, Khoury J et al (2011) Biomechanics laboratory-based prediction algo-rithm to identify female athletes with high knee loads that increase risk of ACL injury. Br J Sports Med 45:245–252

[52] Myer GD, Ford KR, Khoury J, Succop P, Hewett TE (2010) Development and validation of a clinic-based prediction tool to identify female athletes at high risk for anterior cruciate ligament injury. Am J Sports Med 20(10):1–10

[53] Myer GD, Ford KR, Palumbo JP, Hewett TE (2005) Neuromuscular training improves performance and lower-extremity biomechanics in female athletes. J Strength Cond Res 19(1):51–60

[54] Myer GD, Ford KR, Paterno MV et al (2008) The effects of generalized joint laxity on risk of anterior cruciate ligament injury in young female athletes. Am J Sports Med 36(6):1073–1080

[55] Myer GD, Ford KR, Stasi SLD et al (2015) High knee abduction moments are common risk factors for patellofemoral pain (PFP) and anterior cruciate ligament

(ACL) injury in girls: Is PFP itself a predic-tor for subsequent ACL injury? Br J Sports Med 49:118–122

[56] Myer GD, Ford KR, Hewett TE (2004) Rationale and Clinical Techniques for Anterior Cruciate Ligament Injury Prevention Among Female Athletes. J Athl Train 39(4):352–364

[57] Myer GD, Heidt RS, Waits C et al (2013) Sex com-parison of familial predisposition to anterior cruciate ligament injury. Knee Surg Sports Traumatol Arthrosc 22(2):387–391

[58] Myer GD, Lloyd RS, Brent JL, Faigenbaum AD (2013) How young is too young to start training? ACSMs Health Fit J 17(5):14–23

[59] Myer GD, Sugimoto D, Thomas S, Hewett TE (2013) The influence of age on the effectiveness of neuromuscular training to reduce anterior cruciate ligament injury in female athletes: a meta-analysis. Am J Sports Med 41(1):1–25

[60] Myklebust G, Maehlum S, Engebretsen L et al (1997) Registration of cruciate ligament injuries in Norwegian top level team handball. A prospective study involving two seasons. Scand J Med Sci Sports 7:289–292

[61] Nagano Y, Ida H, Akai M, Fukubayashi T (2007) Gender differences in knee kinematics and muscle activity during single limb drop landing. Knee 14:218–223

[62] National Institute of Arthritis and Musculoskeletal and Skin Diseases (2013) Handout on health sports injuries.http://www. niams.nih.gov/Health_Info/Sports_Injuries/default.asp#ra_13. Accessed 25 Feb 2015

[63] Nicholas JA, Hirshman EB (1995) The lower extrem-ity and spine in sports medicine, vol 2. Mosby, St. Louis

[64] Øiestad BE, Holm I, Engebretsen L, Risberg MA (2010) The association between radiographic knee osteoarthritis and knee symptoms, function and qual-ity of life 10–15 years after anterior cruciate ligament reconstruction. Br J Sports Med 45(7):583–588

[65] Orysiak J, Busko K, Michalski R et al (2014) Relationship between ACTN3 R577X polymor-phism and maximal power output in elite Polish ath-letes. Medicina 50(5):303–308

[66] Ostenberg A, Roos H (2000) Injury risk factors in female European football. A prospective study of 123 players during one season. Scand J Med Sci Sports 10:279–285

[67] Otzel DM, Chow JW, Tillman MD (2015) Long-term deficits in quadriceps strength and activation following anterior cruciate ligament reconstruction. Phys Ther Sport 16(1):22–28

[68] Pappas E, Carpas F (2012) Lower extremity kinematic asymmetry in males and female athletes performing jump-landing tasks. J Sci Med Sport 15:87–92

[69] Paterno MV, Rauh MJ, Schmitt LC et al (2012) Incidence of contralateral and ipsilateral anterior cruciate ligament (ACL) injury after primary ACL reconstruction and return to sport. Clin J Sport Med 22(2):116–121

[70] Paterno MV, Schmitt LC, Ford KR et al (2010) Biomechanical measures during landing and postural stability predict second anterior cruciate ligament injury after anterior cruciate ligament reconstruction and return to sport. Am J Sports Med 38:1968–1978

[71] Posthumus M, September AV, Keegan M et al (2009) Genetic risk factors for anterior cruciate ligament ruptures: COL1A1 gene variant. Br J Sports Med 43(5):352–356

[72] Posthumus M, September AV, O'Cuinneagain D et al (2009) The association between the COL12A1 gene and anterior cruciate ligament ruptures. Br J Sports Med 44(16):1160–1165

[73] Posthumus M, September AV, O'Cuinneagain D et al (2009) The COL5A1 gene is associated with increased risk of anterior cruciate ligament ruptures in female participants. Am J Sports Med 37(11): 2234–2240

[74] Prodromos CC, Han Y, Rogowski J, Joyce B, Shi K (2007) A meta analysis of the injury of anterior cru-ciate ligament tears as a function of gender, sport, and a knee injury-reduction regimen. Arthroscopy 23(12):1320–1325

[75] Pufe T, Petersen W, Tillmann B, Mentlein R (2001) The angiogenic peptide vascular endothelial growth factor is expressed in fetal and ruptured tendons. Virchows Arch 439(4):579–585

[76] Quatman CE, Ford KR, Myer GD et al (2008) The effects of gender and pubertal status on generalized joint laxity in young athletes. J Sci Med Sport 11(3):257–263

[77] Rahim M, Gibbon A, Hobbs H et al (2014) The asso-ciation

of genes involved in the angiogenesis-associated signaling pathway with risk of anterior cruciate liga-ment rupture. J Orthop Res 32(12):1612–1618

[78] Round JM, Jones DA, Honour JW et al (1999) Hormonal factors in the development of differences in strength between boys and girls during adolescence: a longitudinal study. Ann Hum Biol 26(1):49–62

[79] Salmon L, Russell V, Musgrove T et al (2005) Incidence and risk factors for graft rupture and con-tralateral rupture after anterior cruciate ligament reconstruction. Arthroscopy 21(8):948–957

[80] Santos CG, Pimentel-Coelho PM, Budowle B et al (2015) The heritable path of human physical perfor-mance: from single polymorphisms to the "next gen-eration". Scand J Med Sci Sports (epub)

[81] September AV, Cook J, Handley CJ et al (2009) Variants within the COL5A1 gene are associated with Achilles tendinopathy in two populations. Br J Sports Med 43(5):357–365

[82] Shang X, Li Z, Cao X et al (2015) The association between the ACTN3 R577X polymorphism and noncontact acute ankle sprains. J Sports Sci 33(17): 1775–1779

[83] Shelbourne KD, Davis TI, Klootwyk TE (1998) Relationship between intercondylar notch width of the femur and the incidence of anterior cruciate liga-ment tears: a prospective study. Am J Sports Med 26:402–408

[84] Shultz SJ, Gansneder BM, Sander TC et al (2006) Absolute serum hormone levels predict the magni-tude of change in anterior knee laxity across the menstrual cycle. J Orthop Res 24(2):124–131

[85] Shultz SJ, Schmitz RJ, Nguyen AD (2008) Research retreat IV: ACL injuries–the gender bias: April 3-5, 2008 Greensboro. J Athl Train 43:530–531

[86] Sigward S, Powers C (2007) Loading characteristics of females exhibiting excessive valgus movements during cutting. Clin Biomech 22:827–833

[87] Silvers HJ, Mandelbaum BR (2007) Prevention of anterior cruciate ligament injury in the female ath-lete. Br J Sports Med 41(Suppl I):i52–i59

[88] Souryal TO, Freeman TR (1993) Intercondylar notch size and anterior cruciate ligament injuries in ath-letes: a prospective study. Am J Sports Med 21(4):535–539

[89] Stępień-Słodkowska M, Ficek K, Maciejewska-Karłowska A et al (2015) Overrepresentation of the COL3A1 AA genotype in Polish skiers with anterior cruciate ligament injury. Biol Sport 32(2):143–147

[90] Stracciolini A, Casciano R, Friedman HL et al (2014) Pediatric sports injuries: a comparison of males ver-sus females. Am J Sports Med 42(4):965–972

[91] Szekely A, Balota DA, Duchek JM et al (2010) Genetic factors of reaction time performance: DRD4 7-repeat allele associated with slower responses.Genes Brain Behav 10(2):129–136

[92] Tang Z, Yang L, Xue R et al (2009) Differential expression of matrix metalloproteinases and tissue inhibitors of metalloproteinases in anterior cruciate ligament and medial collateral ligament fibroblasts after a mechanical injury: involvement of the P65 subunit of NF-κB. Wound Repair Regen 17(5): 709–716

[93] Taylor BT, Waxman JP, Richter SJ, Shultz SJ (2013) Evaluation of the effectiveness of anterior cruciate ligament injury prevention programme training components: a systematic review and meta-analysis. Br J Sports Med 49(2):79–87

[94] Tillman MD, Smith KR, Bauer JA et al (2002) Differences in three intercondylar notch geometry indices between males and females: a cadaver study. Knee 9:41–46

[95] Uhorchak JM, Scoville CR, Williams GN et al (2003) Risk factors associated with noncontact injury of the anterior cruciate ligament: a prospec-tive four-year evaluation of 859 West Point cadets. Am J Sports Med 31:831–842

[96] Vincent B, De Bock K, Ramaekers M et al (2007) ACTN3 (R577X) genotype is associated with fiber type distribution. Physiol Genomics 32(1):58–63

[97] Volver A, Viru A, Viru M (2000) Improvement of motor abilities in pubertal girls. J Sports Med Phys Fitness 40(1):17–25

[98] Webster KE, Feller JA, Leigh WB, Richmond AK (2014)

Younger patients are at increased risk for graft rupture and contralateral injury after anterior cruciate ligament reconstruction. Am J Sports Med 42:641–647

[99] Wild CY, Steele JR, Munro BJ (2012) Why do girls sustain more anterior cruciate ligament injuries than boys? A review of the changes in estrogen and mus-culoskeletal structure and function during puberty. Sports Med 42(9):733–749

[100] Winkel D, Matthijs O, Phelps V, Vleeming A (1997) Diagnosis and treatment of the lower extremities: nonoperative orthopaedic medicine and manual ther-apy. Aspen, Gaithersburg

[101] Wojtys EM, Brower AM (2010) Anterior cruciate ligament injuries in the prepubescent and adolescent athlete: clinical and research considerations. J Athl Train 45:509–512

[102] Wright RW, Magnussen RA, Dunn WR, Spindler KP (2011) Ipsilateral graft and contralateral ACL rup-ture at five years or more following ACL reconstruc-tion: a systematic review. J Bone Joint Surg Am 93(12):1159–1165

[103] Young K, Samiric T, Feller J, Cook J (2011) Extracellular matrix content of ruptured anterior cru-ciate ligament tissue. Knee 18(4):242–246

第 41 章　膝关节旋转失稳的循证医学

Kaitlyn L. Yin，Robert G. Marx
译者　李　忠　宁志刚
审校　郭　林　谭洪波

41.1　循证医学

　　将循证医学（Evidence Based Medicine，EBM）用于解决临床问题是一个较新的方法。自 1980 年以来，引用文献中现有数据来提高临床患者的照护水平变得越来越普遍。循证医学能补充医生的个人经验，有利于患者的照护，同时为制定改善患者预后的医学指南和建议提供统计学数据和理论依据。

　　循证医学还有助于规范患者接受的照护。根据流行病学数据：在缅因州的不同地区，女性在 70 岁前接受子宫切除的可能性为 20%~70%，而其他手术，例如前列腺手术、心脏搭桥手术或甲状腺手术，在同一地域内的手术率也存在很大差异。

　　医生之间的分歧也不少见。一项面向 1100 名骨科医生有关肩袖手术的调查研究发现：他们在临床和手术决策上都存在差异，临床一致性被定义为受访者之间的一致性大于 80%，调查问卷提出的 9 个临床问题只有 4 个达成临床一致，提出的 4 个假设病例的处置也没有达成临床一致。临床环境中存在着许多变量，可导致患者受到的照护不一致，循证医学为控制这些变量及标准化患者照护提供了科学的依据。

　　尽管循证医学是临床实践的一种补充，然而是否能成功应用取决于医生的临床知识。循证医学的作用是为临床医生提供科学证据的基础，从而进行临床决策。然而，某些研究证据是否适应于患者的具体病情最终仍由临床医生判定，循证医学并不排斥医生对临床问题的敏锐判断，反而有助于其提高。

41.2　轴移试验

　　前交叉韧带（ACL）与外侧结构共同稳定膝关节，防止胫骨过度前移，还可以防止膝关节过伸以及胫骨过度旋转。当 ACL 撕裂时，可导致股骨髁旋转失稳，患者将其描述为膝关节"打软腿"。对于运动员来说，膝关节旋转松弛会影响他们参加剪切或紧急变向运动，即使对于非运动员来说，间歇性发生的膝关节"打软腿"，也会严重影响患者的满意度。

> **要点1**
> 轴移试验评估膝关节旋转松弛度。通常，临床医生将患者膝关节伸直并施以外翻应力，随后轻微内旋和屈曲膝关节，ACL 损伤的膝关节会出现外侧胫骨平台半脱位及随后的复位。

　　轴移试验是评估膝关节旋转失稳的诊断性试验。医生首先将患者膝关节伸直，施以外翻应力，对于 ACL 损伤的膝关节，这个动作会导致外侧胫骨平台相对于股骨髁向前半脱位；在外翻应力下，测试者轻微内旋和屈曲膝关节，膝关节屈曲 15°~30° 时复位。轴移的旋转半脱位及随后的复位可以重现"打软腿"的感觉，特别是在术后进行此检查，可用于预测患者的治疗效果，与测试 ACL 损伤的其他临床试验（如评估胫骨前移的 Lachman 试验）不同，轴移试验用于测试膝关节旋转失稳。

　　轴移试验的检查存在复杂性，轴移试验技术随医生受到的培训甚至执业区域的不同而不同，轴移试验的分度也是一种主观的方法，加上每位患者的基础轴移水平不同而使轴移的分度更为复杂。轴移试验能从标准化中受益，这也体现了循证医学的作用。本章将重点介绍轴移试验在临床实践中应用的证据。

41.2.1　轴移试验与患者预后相关

轴移试验提供了有关膝关节旋转稳定性的有价值信息，这与患者的满意度和预后有关。Leitze 等的一项回顾性预后研究表明了这一点，该研究纳入了 87 例患者队列，主要为男性（78%），平均年龄 26 岁，为慢性病例，从受伤到手术的时间平均 39 个月，平均随访 9 年，Leitze 等发现，轴移试验阳性与患者满意度差（P<0.01）及患者得到的评分结果有关，包括 Losee 评分、HSS 评分、Feagin 和 Blake 症状与功能评分（均 P<0.001）。术后轴移试验阳性的患者，对治疗结果主观不满意的可能性要高出 14.4 倍，而单独的 Lachman 试验测出的膝关节松弛与患者满意度下降无关。这项研究表明：轴移试验在 ACL 松弛的临床评估中具有重要价值和实践性，因为它可预测患者术后功能状态和临床效果。

> **要点 2**
> 一项研究显示：术后轴移阳性的患者，对治疗结果主观不满意的可能性要高出 14.4 倍，而单独 Lachman 试验测出的松弛与患者满意度下降无关。

在其他研究中也有类似的发现。Jonsson 等评估了来自 68 名患者队列中的 63 例患者（男性占 66%，平均年龄 25 岁，损伤到手术的时间 43 个月），类似于 Leitze 等研究的患者队列，发现术后 2 年轴移阳性与患者功能预后下降相关。Kocher 等也发现，轴移试验与患者满意度、"打软腿"、难以完成剪切动作、参加运动、活动受限和膝关节整体功能之间有显著相关性；相反，Lachman 试验或仪器测定的膝关节前后松弛与功能预后没有相关性。

Kaplan 等研究发现，有高度轴移试验（2 度或 3 度）的 52 例患者不能重返不受限制的运动，而 37 例轴移试验阴性患者中的 29 例及 8 例轴移试验 1 度患者中的 3 例可重返不受限制的运动。Ayen 等对 ACL 重建的随机对

照试验进行 Meta 分析，他们总共纳入了 65 篇文献，其中包含 Leitze 团队和 Jonsson 团队的文章，共有 5061 例患者，其中 47 篇文章将轴移试验作为评估结果之一，47 篇中的 40 篇（85%）证实该试验与患者的功能预后相关。

还有一些证据表明轴移阳性可预测骨关节炎（OA）的进展。无论是 Leitze 团队还是 Jonsson 团队都没有找到轴移与 OA 影像学证据的相关性。然而 Jonsson 团队的研究发现，在术后 5~9 年，ACL 重建术后 2 年内轴移阳性的患者整个膝关节和外侧关节间室的骨显像吸收差异较大（二者 P=0.03），尽管尚无明确的影像学 OA 证据，但骨显像吸收增加可能较 OA 放射学征象提前几年出现。Leitze 等研究的随访时间为 5~21 年，平均随访时间约为 9 年，与 Jonsson 等的随访时间相似，也未发现影像学 OA。也许更长时间的随访会发现轴移阳性与影像学 OA 发病之间的相关性，但还需要进一步的研究。

41.2.2　轴移试验的临床应用

轴移试验存在主观性，操作手法也不一致。轴移试验的手法因外科医生而异，每次试验施加的力量也各不相同，存在多种描述此试验的操作手法、不同的力施加在不同的方向、加上软组织的影响，导致轴移试验的操作很难标准化。此外，轴移试验的结果分度进一步增加了该试验的主观性，且一些患者天然就有一定程度的关节松弛，为了弥补这一点，医生还应做健侧腿的轴移试验，以资比较。

> **要点 3**
> 轴移试验特异度高，而敏感度低。

医生还应考虑到轴移试验的敏感度和特异度。Scholten 等对 17 篇文献进行 Meta 分析后发现，轴移试验的敏感度从 18% 到 48% 不等，考虑到其敏感度较低，应与其他高敏感度的试验联合运用，如 Lachman 试验，该研究发现 Lachman 试验的合计敏感度为 86%（95%CI，76%~92%）。然而，轴移试验特异度更高，轴移试验的合计特异度为 97%~99%，而 Lachman 试验的合计特异度为 91%（95%CI，79%~96%）。

在另一项对 147 例患者的回顾性研究中，98.6% 的

慢性 ACL 损伤患者的 Lachman 试验呈阳性，89.8％ 的患者轴移试验呈阳性，这两项试验都是在麻醉下进行的，作者指出，在没有麻醉的情况下，轴移试验可能不那么敏感。这一点在另一研究中也得到了显示，在非麻醉状态下 ACL 损伤膝关节轴移试验的阳性率为 35％，而麻醉状态下阳性率则增至 98％；Lachman 试验的差异则不明显，非麻醉状态下 Lachman 试验的阳性率为 99％，麻醉状态下为 100％。由于临床环境中术前和术后轴移的评估通常是在非麻醉状态下进行，这是一个需要考量的重要因素，因此临床医生应知悉并考虑到轴移试验的局限性。

> **要点4**
> 当患者处于麻醉状态下缺乏自我防御时，轴移试验的敏感度增加。

Markolf 等在实验研究中，进一步探讨了轴移试验与 Lachman 试验之间的关系：对 17 具尸体膝关节进行了轴移试验，测量了膝关节前后（AP）松弛度（mm）、胫骨平台位移（mm）和胫骨旋转（°），在各种膝关节条件下（ACL 完整、ACL 损伤和 ACL 重建后）进行测量，以模拟从 ACL 损伤到重建的过程。研究发现，在 ACL 断裂情况下膝关节绝对松弛与外侧胫骨平台位移之间为弱相关性（$r^2 = 0.41$）；绝对松弛与胫骨旋转之间也为弱相关性（$r^2 = 0.34$）。Markolf 等绘制了 17 例膝关节胫骨平台位移与松弛度的变化关系曲线，发现二者之间有较强的相关性（$r^2 = 0.70$）；胫骨旋转与 ACL 完整膝关节前后松弛的变化也有一定的相关性（$r^2 = 0.53$）。同时，Markolf 等逐渐增加每个膝关节的松弛度，发现轴移最初随着膝关节松弛度的增加而线性增加，直到落在 ACL 断裂点（终点）之前，在此终点之后，斜率减小并变平。

尽管这是一项实验研究而非临床研究，但它深入探讨了轴移试验与 Lachman 试验之间的关系。与那些相同的测量绝对值相比，前后松弛度的变化与轴移的变化之间具有更强的相关性。此外当移植物松弛达到某一点后，平台位移 / 胫骨旋转不再随松弛程度的增加而增加。这一证据表明，正常膝关节和 ACL 功能不全膝关节的松弛度差异可以预测轴移试验的差异，但由于观察到的绝对

轴移幅度和绝对松弛度之间的弱相关性，骨科医生应谨慎使用轴移来鉴别不同类型的 ACL 功能不全。

尽管报道了轴移试验和 Lachman 试验之间的相关性，但大多数报道中两者之间的相关性并不大。临床证据表明，由于两个试验的结果并不总是一致，将这两个试验联合使用的意义可能并不是很明确。Leitze 等研究发现，大多数按 1~10mm 分度的 Lachman 试验阳性的患者并没有同时出现轴移阳性。Lee 等研究也发现，虽然大多数患者的轴移试验和 Lachman 试验结果一致，但 137 例患者中还是出现了 13 例 Lachman 试验阴性而轴移试验呈阳性的情况。临床知识和经验以及有关这两种试验的文献证据可以一起帮助临床决策。

41.3　将来研究方向

标准化技术的发展将改进轴移试验，并促进其在研究和临床实践中的应用。尽管困难重重，但已经有了旨在标准化轴移试验的研究。一组研究人员让 12 名外科专家在一条尸体腿上做了一次轴移试验，结果发现他们之间的技术和临床分度都不同。随后研究人员介绍了一种标准化技术，该技术虽然很容易为骨科医生所采用，但并未提供临床分级的其他标准化方法。尽管如此，作者还是建议继续研发一个标准化的轴移试验。

许多同类研究人员共同参与的另一项研究也着眼于轴移试验标准化。12 名骨科专家在两条尸体腿上进行了轴移试验，一条腿为低度轴移，另一条腿为高度轴移，用电磁示踪测量轴移过程中胫骨前移和复位的加速度，骨科医生的首选技术和标准化技术在测量胫骨前移方面无显著性差异，然而加速度方面存在较小的差异。尽管电磁示踪并未在目前的临床中广泛使用，但提高加速度的一致性，有助于轴移试验标准化的开发和应用。

人们已经意识到，轴移试验的主观性和变异是该技术的局限。虽然开发标准化轴移试验的研究已经存在，但还没有任何技术被认为是轴移试验的"金标准"，创建一个标准化的轴移试验，特别是容易应用于临床的轴移试验，是该领域的下一个重要研究方向。

41.4 结论

循证医学不取代临床知识和经验，相反它以证据的基础来补充医生的判断。循证医学有助于标准化患者接受的治疗，以改善他们的预后。轴移试验是 ACL 断裂诊断的临床试验，它的主观性和变异性表明了循证医学会在其临床使用和实践应用中发挥作用。

轴移试验应用于 ACL 重建术的功能评估，为临床医生提供了有价值的信息，然而轴移试验也存在一定局限性；最主要的局限在于因骨科医生接受的培训不同，导致其操作技术不一致；患者也各不相同，有些患者可能有某种固有程度的轴移；且滑动或轴移试验呈阳性不一定表示 ACL 损伤；医生判断的主观性也会影响轴移试验的分度。已经有研究尝试建立一个标准化的轴移试验，但都尚未成熟并推广应用。

尽管轴移试验存在以上局限性，许多研究还是指出了它的各种优势。它能检测出明显影响患者满意度的膝关节旋转失稳，而膝关节旋转失稳导致的"打软腿"，经常阻止患者重返高水平的运动；此外与其他 ACL 损伤的诊断试验（如 Lachman 试验）不同，轴移试验已被证明与患者的功能预后有显著的相关性；另外有一些证据提示，它与将来可能发生骨关节炎有一定相关性。

循证医学有助于临床医生利用轴移试验的优势，同时认识到其局限性。轴移试验与 Lachman 试验分别检测膝关节不稳定的不同方面，互为补充，应联合使用。Lachman 试验的高敏感度可以弥补轴移试验的低敏感度，而轴移试验可以提供有关功能预后的信息，这是 Lachman 试验无法预测的，然而并不是简单地联合使用这两个试验，需要文献证据和临床医生的经验和判断完美结合起来，以便最优化患者的评估和治疗。

参考文献

[1]   Ayeni OR, Chahal M, Tran MN, Sprague S (2012)Pivot shift as an outcome measure for ACL recon-struction: a systematic review. Knee Surg Sports Traumatol Arthrosc 20:767–777

[2]   Donaldson WF, Warren RF, Wickiewicz T (1985) A comparison of acute anterior cruciate ligament exami-nations. Initial versus examination under anesthesia. Am J Sports Med 13:5–10

[3]   Dunn WR, Schackman BR, Walsh C, Lyman S, Jones EC, Warren RF, Marx RG (2005) Variation in orthopae-dic surgeons' perceptions about the indications for rota-tor cuff surgery. J Bone Joint Surg Am 87:1978–1984

[4]   Galway HR, MacIntosh DL (1980) The lateral pivot shift: a symptom and sign of anterior cruciate liga-ment insufficiency. Clin Orthop Relat Res 147:45–50

[5]   Hoshino Y, Araujo P, Ahlden M, Moore CG, Kuroda R, Zaffagnini S, Karlsson J, Fu FH, Musahl V (2012) Standardized pivot shift test improves measurement accuracy. Knee Surg Sports Traumatol Arthrosc 20: 732–736

[6]   Jonsson H, Riklund-Ahlström K, Lind J (2004) Positive pivot shift after ACL reconstruction predicts later osteoarthrosis: 63 patients followed 5-9 years after surgery. Acta Orthop Scand 75:594–599

[7]   Kaplan N, Wickiewicz TL, Warren RF (1990) Primary surgical treatment of anterior cruciate ligament rup-tures. A long-term follow-up study. Am J Sports Med 18:354–358

[8]   Kim SJ, Kim HK (1995) Reliability of the anterior drawer test, the pivot shift test, and the Lachman test. Clin Orthop Relat Res 317:237–242

[9]   Kocher MS, Steadman JR, Briggs KK, Sterett WI, Hawkins RJ (2004) Relationships between objective assessment of ligament stability and subjective assess-ment of symptoms and function after anterior cruciate ligament reconstruction. Am J Sports Med 32: 629–634

[10] Lane CG, Warren R, Pearle AD (2008) The pivot shift.J Am Acad Orthop Surg 16:679–688

[11] Lee MC, Seong SC, Lee S, Chang CB, Park YK, Jo H, Kim CH (2007) Vertical femoral tunnel placement results in rotational knee laxity after anterior cruciate ligament reconstruction. Arthroscopy 23:771–778

[12] Leitze Z, Losee RE, Jokl P, Johnson TR, Feagin JA (2005) Implications of the pivot shift in the ACL-deficient knee. Clin Orthop Relat Res 436:229–236

[13] Liu-Ambrose T (2003) The anterior cruciate ligament and

functional stability of the knee joint. BCMJ 45:495–499

[14] Markolf KL, Jackson SR, McAllister DR (2010) Relationship between the pivot shift and Lachman tests: a cadaver study. J Bone Joint Surg Am 92:2067–2075

[15] Meyer D (2004) Essential evidence-based medicine. Cambridge University Press, Cambridge

[16] Musahl V, Hoshino Y, Ahlden M, Araujo P, Irrgang JJ, Zaffagnini S, Karlsson J, Fu FH (2012) The pivot shift: a global user guide. Knee Surg Sports Traumatol Arthrosc 20:724–731

[17] Scholten RJPM, Opstelten W, van der Plas CG, Bijl D, Deville WLJM, Bouter LM (2003) Accuracy of physical diagnostic tests for assessing ruptures of the anterior cruciate ligament: a meta-analysis. J Fam Pract 52:689–694

[18] Wennberg JE (1984) Dealing with medical practice variations: a proposal for action. Health Aff (Millwood) 3(2):6–32

第42章 手术和康复效果评估

Stefano Zaffagnini，Tom Chao，Richard Joreitz，Nicola Lopomo，
Cecilia Signorelli，Volker Musahl

译者 吴 波 梁晓松

审校 郭 林 张 颖

42.1 简介

手术和康复效果的定量评估可以降低手术失败率和改善患者护理，仍然需要不断改进和发展。目前临床已经采用许多有效方法对患者功能状态进行定量评估，但仍需要进一步努力优化这些方法。

前交叉韧带（ACL）断裂是骨科领域中一种常见的损伤，其治疗需要骨科医生的技术经验和患者自身的康复锻炼。ACL损伤对运动员来说是一种灾难，运动员需要长时间停工来恢复运动（5~6个月）。目前ACL重建手术是美国最常见的骨科手术之一，排名第7位。2000—2010年，ACL相关研究报道翻了一番多。

ACL重建手术的预后并不能达到最佳状态。据报道近2/3的患者不能恢复到损伤前的运动水平，这应该告知拟接受ACL重建的患者。即使是接受了重建手术，术后12个月的随访发现患者重返运动的比例不是很高。此外那些重返运动的患者中仍有1/4的机会再次损伤。

目前骨科医生对损伤严重程度和术后恢复效果的评估准确性主要是依据骨科医生对临床检查的评价。但是，这种评估方法没有任何标准化的因素。任何一种术前分级方法的意义和作用在于它能够一致支持诊断、手术和术后康复的决策过程。此外一个准确的诊断能够给患者提供正确的信息，有助于他们对治疗效果的预期。

对ACL损伤患者来说，医生需要在不同治疗阶段对膝关节状态进行仔细评估。在术前，定量化膝关节松弛度是决定是否采取手术及采取何种手术方式的关键步骤。在术中，定量化膝关节松弛度有助于即刻评估手术效果及确定是否需要辅助性限制措施。在术后，在康复过程中定量化膝关节恢复情况对判断愈合程度和康复进程也很重要。此外，手术方法和功能康复的作用是大家公认的，它们也需要通过系统评估来获得一致性结果。我们需要综合考虑各方面来评估ACL损伤和重建手术后膝关节，建立一种有效、可靠、定量化的方法来评估各个治疗阶段是非常必要的。

本章的目的是介绍一些用于术前、术中、术后的定量功能评估的方法（图42.1）。此外，详细介绍ACL重建术后功能康复的基本内容，以及指导运动员重返体育活动的重要内容。

42.2 术中导航系统评估

导航系统能够在手术过程中完成不同平面、实时的精准测量。对矫形外科领域来说，全膝关节置换手术

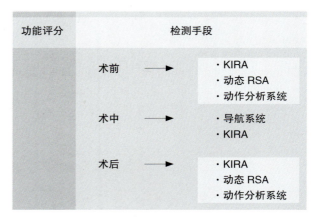

功能评分	检测手段	
	术前 →	· KIRA · 动态 RSA · 动作分析系统
	术中 →	· 导航系统 · KIRA
	术后 →	· KIRA · 动态 RSA · 动作分析系统

图 42.1 不同的手术和康复定量功能评估方法

（TKA）可能是人们最为熟悉的导航手术操作。TKA 术中使用导航系统最主要目的是确保截骨的准确性，进而纠正膝关节对线和优化假体匹配。类似的，在第一例 ACL 重建导航手术中，导航系统用来解决移植物植入过程中骨隧道的定位。然而，ACL 重建手术中导航系统的目的逐渐转向 3D 下测量膝关节松弛度。

1997 年一项体外研究通过比较无图像导航系统与机器人 /UFS 测试系统证实了导航系统的可靠性。研究结果显示线性测量精确性在 ±0.1mm 范围、角度测量精确性在 ±0.1° 范围。此后有学者使用这种技术定量测量关节松弛度和提高 ACL 重建手术评估效果。该研究使用了 Orthokey LLC 公司商业化销售的导航系统（BLU-IGS System）。

导航评估膝关节松弛度通常需要完成下列临床测试：Lachman 试验、前抽屉试验对前-后向松弛度进行评估，屈膝 30° 和 90° 内旋 / 外旋测试，屈膝 0° 和 30° 内翻 / 外翻应力测试（VV30）和轴移试验。Lachman 试验、前抽屉试验、内旋 / 外旋测试和内翻 / 外翻应力测试提供静态松弛度信息，而轴移试验提供膝关节动态松弛度信息。

导航系统对连有传感器的被动反射球形标志物的位置进行测量来获取数据（图 42.2）。单个标志物位置信息定义为 3D 均方根（RMS）体积精度 0.35mm 和 3D

RMS 体积可重复性 0.2mm（在 20℃ 条件下）。

主要硬件和软件特点包括：

- 用户操作界面显示关键信息和特定结果。
- 计算机辅助下实时反馈膝关节松弛评估结果。
- 简化的 3D 图像数据和结果。
- 定量描述术中的运动学测试。
- 实时计算临床测试结果。
- 灵活选择运动学参数采集顺序和数量。
- 快速的数据记录和精细制作。
- 适用于不同外科手术操作的灵活设计。

图 42.3 显示导航下数据采集的用户界面。

ACL 重建导航手术不需要改变手术常规操作。此外，导航手术时间比常规手术时间延长不到 10min。导航系统主要的优势在于整个手术操作过程中实时获取膝关节松弛度的定量数据。因此，这样使手术医生有机会即时监测手术操作对膝关节松弛度产生的效果。尽管这些特性能帮助提高 ACL 重建手术的精准性，但是一些保守意见仍反对术中使用导航系统。术中导航系统需要将标志物钻入骨骼来获取数据。

相对 ACL 重建钻骨隧道而言，安装标志物是较小的

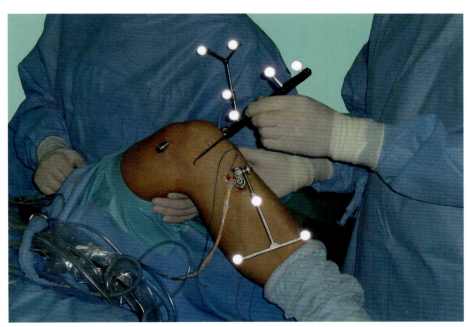

图 42.2　ACL 重建术中导航系统评估膝关节松弛度时所使用的被动标记

干预，但是进一步造成骨损伤的方法似乎是不必要的。导航系统使用的另外一个重要问题是膝关节松弛度测量的可重复性。例如，体内测量操作时施加的外力并非标准化的，这会造成计算测量膝关节松弛度的变异性。毫无疑问，这会影响术前-术后膝关节稳定性对比的可信度。尽管如此，对静态性和动态性膝关节松弛度评估来说，导航系统具有一定程度的可靠性。绝大多数报道已经证实轴移试验具有非常好的可信度（平均测试者之间 ICC0.98）。Lachman 试验和前抽屉试验测试者之间可重复性大约为 1mm，内翻 / 外翻应力试验为 1°，内旋 / 外旋应力试验为 2°。

随着技术不断发展，ACL 重建导航系统也用于评估许多不同的方面。例如，导航系统能够帮助比较不同手术方法对确定术前 / 术后静态性和动态性关节松弛度关系的作用，研究性别对手术结果的影响，分析前内束和后外束对膝关节松弛度不同作用。在生物力学方面，导航系统能够定量分析合并伤对 ACL 损伤膝关节的影响。

显而易见，术中导航系统即时反馈功能有助于对 ACL 重建膝关节松弛度的实时评估。目前临床上倾向 ACL 解剖重建，导航系统为实现该目标提供了一种便捷的工具。

> **要点 1**
> 术中导航技术是一种精确的定量测量技术，能够测量位移和旋转运动，线性测量范围 ± 0.1mm 和角度测量范围 ± 0.1°。
> - 术中使用导航系统手术时间增加平均10min。
> - 术中导航系统需要使用钻入骨骼的静态标记物。

42.3 术前和术后临床评估系统

诊断 ACL 损伤是一个信息收集的过程，包括一系列临床测试，例如 Lachman 试验和轴移试验帮助确诊。对于膝关节力学上的一些微小变化，例如韧带部分损伤时，临床检测确认其松弛度经常是困难的。通过计算机测量系统可提高对膝关节松弛度的检测。

42.3.1 惯性传感器评估系统

KiRA 系统是第一个非侵入性惯性传感器评估系统，已通过临床评估轴移试验得到验证。KiRA 是一种检测膝

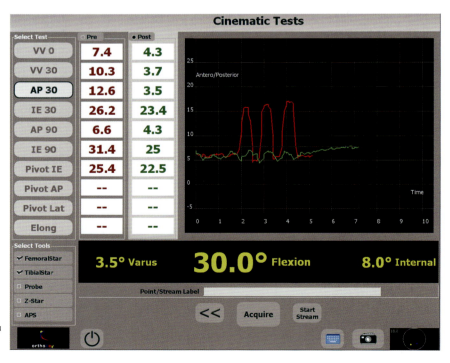

图 42.3 导航系统操作界面显示术中膝关节松弛度评估

关节松弛度的医疗设备，能够提供轴移试验和 Lachman 试验的实时图像和定量信息。这种设备能够帮助临床检查，协助检出和定量测量可疑的 ACL 损伤。

在膝关节常规临床检查中，KiRA 能够提供胫骨位置变化的数字化结果，这对于评估轴移试验特别有用。

KiRA 系统工作原理是根据动态变化的参数测量轴移现象，例如 3D 加速，同时还依据轴移试验动态不稳定性

与参数之间存在直接关联。文献也支持这个概念，认为轴移试验中胫骨移动速度和加速度是膝关节动态不稳定性的有力指标。

KiRA 系统所使用的每一个传感器中都含有一个三轴加速度计和陀螺仪。这些设备能够与普通笔记本电脑软件无线链接。传感器通过低敏胶布固定在胫骨皮肤上。设备必须安装在胫骨结节与 Gerdy 结节之间并良好固定，减少操作过程中皮肤伪象干扰（图 42.4）。

KiRA 系统还能定量测量 Lachman 试验的不稳定程度，这对骨科医生来说可能更有意义。文献证实 Lachman 试验对 ACL 损伤检测最敏感，也是骨科医生评估膝关节松弛度最常用的测试方法。Lachman 试验为了准确测量胫骨移位，设备需要安装在胫骨远端。此外，为了最大限度减少皮肤表面伪信号，设备必须固定于皮肤保护物上。

值得注意的，这种设备不需要花费额外费用和时间就可协助外科医生快速测量 ACL 损伤的动态和静态膝关节松弛度。此外，它还可以帮助医生确定韧带部分损伤时关节松弛的存在。这种设备具有无创性、简便性和可携带性特点，能够在任何临床条件下方便使用，无论学术或个人目的，也容易比较受伤和对侧膝关节。骨科医生可根据轴移试验不稳程度，采取个体化手术治疗更严重的轴移不稳，例如增加关节外肌腱固定术。

KiRA 系统不仅能用于门诊患者，也可以在手术中应用。对于这种特殊用途，传感器需要被封闭在一个特殊的无菌盒里，然后再将盒子固定在患者皮肤上。

近几年，临床也开发了一些类似的、目的相同的、无创的膝关节动态稳定性测量系统。但是，KiRA 系统仍然是最早的、无创性定量评估膝关节 ACL 损伤方法之一，可靠、便宜和简单。

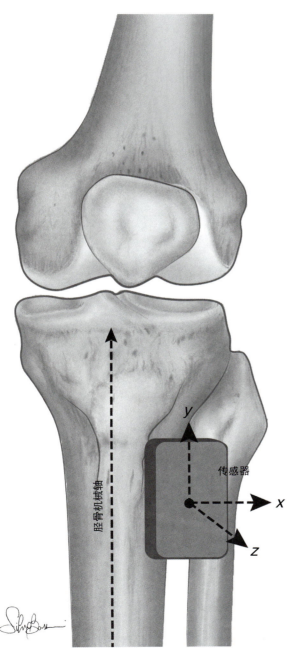

图 42.4　KiRA 系统位置，沿 x，y，z 3 个轴线测量加速度

要点2
- KiRA系统是一种加速计，能够定量测量三轴平面上的移动速度。
- Lachman试验和轴移试验均能够通过KiRA系统进行定量测量。
- KiRA系统的便携性允许其在门诊患者或手术环境中使用。

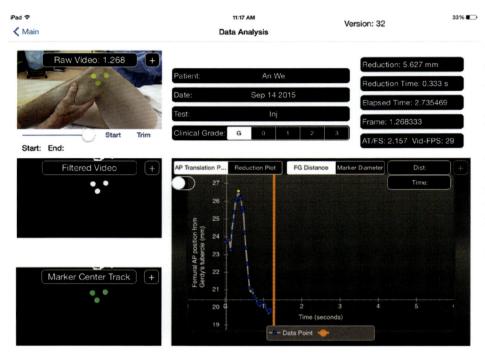

图 42.5 皮肤标志物的布置和 iPad 软件 PIVOT 的应用界面。图中左上角方框显示轴移试验中皮肤标志物布置在股骨外髁、Gerdy 结节和腓骨小头上。左下角两个方框显示 iPad 界面上轴移试验之前和轴移试验过程中皮肤标志物的踪迹右下角方框显示相对 Gerdy 结节股骨在前-后方向上位置变化的时间函数。通过最高值和最低值之间差值除以测试时间来计算轴移或复位速度，时间视为复位时间，右上角方框中显示检测过程中的相关信息

42.3.2 图像采集软件系统

日常临床对轴移试验定量测量，要求检测方法能够方便、可靠地测量旋转松弛度，即便在条件有限的卫生机构。

相比旋转运动，胫骨移动被认为是一个更现实的运动学指标。轴移试验严重程度与膝关节外侧间室前向移动相关，并在计算机导航系统研究中得到证实。在轴移试验过程中图像分析技术直接观察测量胫骨沿膝关节外侧部的移动量。通过数字相机记录检查操作的录像，然后采用相关软件程序分析录像，如 ImageJ 软件。ImageJ 软件能够播放、编辑和分析图像，还通过软件免费链接科学社区。但是 ImageJ 软件分析过程相当费时，不合适日常临床工作使用。

近来，平板电脑上应用的软件也开发出来（如 iPad），通过实时计算外侧平台间室移动定量测量轴移试验。为了提高可视化，膝关节外侧 3 处骨性标记皮肤上安装圆形标记物。因为容易辨认选择下列标志：（1）膝关节股骨外侧髁；（2）Gerdy 结节；（3）腓骨小头。为了降低环境背景噪声，圆形标记物的颜色应该与患者皮肤颜色存在明显差异，需要使用带有颜色的背景。在测试中平板电脑摄像头记录膝关节测试过程中标志物的移动（图 42.5）。软件实时扫描图片并通过特定算法、以调节亮度和对比度方式屏蔽除标志物以外的整个图片。然后，软件自动跟踪标志物移动并计算轴移点踪迹。轴移点定义为腓骨小头标记和 Gerdy 结节标记连线与经股骨外髁标志物垂线之间的交点（图 42.6）。软件通过跟踪标志物得出一个表示轴移试验过程的复位图。这张图能够计算胫骨移动量，并以图上最大点和最小点之间的差值表示。

软件及有效性已通过严格的实验研究所验证。软件定量测量标志物移动在 75~125cm 最大误差少于 6%、角度偏差少于 45°。尸体研究采用电磁示踪技术验证了 PIVOT 软件以 3D 骨骼模型移动预测轴移试验的可靠性。PIVOT 软件测量的外侧胫骨平台移动与 3D 骨骼模型移动之间存在很强关联，有 3 倍高的骨性移动关联（Pearson 相关度为 0.75~0.79；$P<0.05$）。该方法检测者之间可靠性很高（ICC=0.70~0.82）。

PIVOT 软件能够检测和量化 ACL 损伤患者的外侧胫骨平台移动。PIVOT 软件的定量数据也得到临床轴移试验分级证实。软件测量外侧平台移动增加与临床查体轴移增加程度相关。

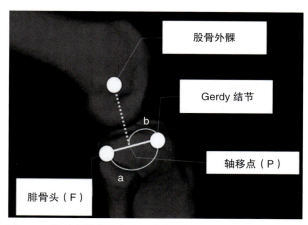

图 42.6　通过股骨外髁（L）、腓骨小头（F）和 Gerdy 结节（G）上皮肤标志物计算胫骨移动的示意图，轴移点（P）

总而言之，PIVOT 软件提供一种简易、无创、可靠的方法来定量测量轴移试验。这种方法能够方便、准确地记录数据，允许临床医生获得客观的、量化的轴移试验结果。

要点3

• 如PIVOT等软件分析系统能够实时提供Lachman试验和轴移试验中胫骨移动和旋转的信息。

• 软件通过计算股骨外髁、腓骨小头和Gerdy结节上3个标志物相互位置关系来进行相关测量。

• 虽然标志物位于皮肤表面，PIVOT 软件测量结果显示与骨骼移动之间存在高相关性。

42.3.3　影像立体测量分析（RSA）

1973 年影像立体测量分析首先被用来研究骨骼-假体界面之间的稳定性。最初，这种方法需要将钽珠植入到假体和骨骼内。通过两次放射投照中珠子位置变化来反映假体和研究目标之间的位置移动，进而确认可疑的假体松动。

近年来，RSA 已经应用到研究骨骼-假体界面的微动和微调节，同时还用于研究关节运动学。最著名的设备就是动态 RSA。动态 RAS 由两个 X 线球管和两个数字化影像图像检测器组成（图 42.7）。影像设备要求高度同步化以避免运动伪影和增加准确性。影像图像检测器有两种类型：一种图像增强器允许更快速地图像采集（大

约每秒 60 帧），但损失了图像质量或数字平面面板。后者在低放射剂量下获得更高质量的图像，但图像采集速度慢得多（每秒 8~15 帧）。通常动态 RSA 动作跟踪的准确性为平移运动大约 1mm 和旋转运动大约 1°。为了检测解剖结构的运动，动态 RSA 不需要像最初 RSA 技术那样使用钽珠，而是采用了一种基于模型的定位方法。该方法通过目标关节运动前、后的正交放射投照图像构建所研究对象（假体或骨骼）的三维模型来实现分析（图 42.8）。然后软件进行图像处理和分割算法并优化解剖模型的计算机描述。

这种基于模型 / 动态 RSA 方法能够在运动中实时评估目标位置变化，以研究韧带对关节稳定性和关节力学的影响，例如在 ACL 重建情况下。另一个显著优势，动态 RSA 能够研究骨骼三维运动及其与周围软组织之间的相互作用。MRI 采集基础图像来进行此目标研究。根据这些数据建立模型及算法以显示特定运动过程中骨骼和软组织之间位置关系及相互作用。

当与其他软件联合使用时，例如力学平台和肌电图，动态 RSA 还能够提供关于关节应力及特定运动下肌肉群激活模式的信息。图 42.9 中一个动态 RSA 例子显示膝关节中软骨和半月板上的作用力。

动态 RSA 采集 ACL 重建术后平地行走、上下台阶、单腿下蹲等常见运动任务中关节力学和肌肉控制方面的信息。综上所述，动态 RSA 是一个高度精确的检测系统，能够无创性研究关节运动生物力学特性。此外，X 线照射直接跟踪骨骼，避免传统运动捕捉系统可能遇到的不精确和运动假象。

动态 RSA 提供了深入研究人体关节生物力学的机会。今后这种技术可以增加 ACL 不同手术方法和预测骨性关节炎的相关知识。

要点4

• 动态放射立体测量分析（RSA） 通过动态运动过程中拍摄正交放射图像构建三维模型来评估骨骼运动。

• 以MRI图像作为源数据，动态RSA能够扩展分析软组织结构。

• 动态RSA与其他分析设备（如力学平台和肌电图）联合应用，可以详细研究关节应力分布和肌肉活动。

图 42.7　动态 RSA 的建立

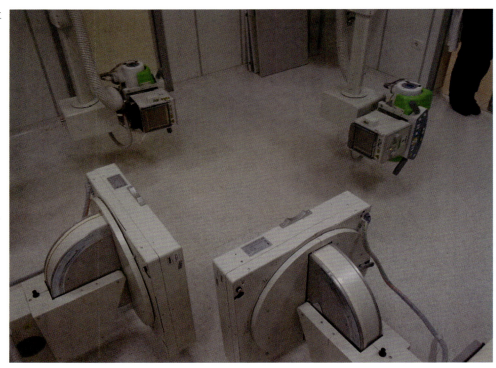

图 42.8　RSA 分析过程中骨骼影像图像和骨骼模型

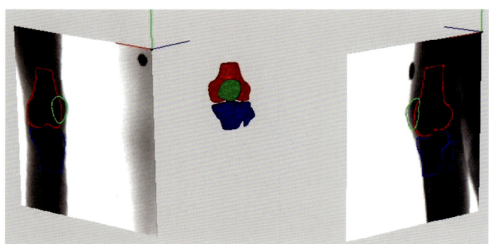

42.4　全身整体运动分析系统

事实上，对所有提高 ACL 重建准确性的技术来说，为了减少再次损伤的风险，在术后阶段需要关注对运动员生物力学和神经肌肉方面的评估。目前，还缺少在 ACL 重建术后运动员何时具备足够能力进入下一步康复阶段的明确标准。特别是，还不清楚如何定量评估在特定康复阶段中运动员在功能范围内的所处位置。此外，还没有标准方法定量评估运动员在场地康复和特定运动中的胜任能力。

解决这个问题的办法是使用运动分析系统进行场地数据采集。这种特殊系统建立在步态分析系统基础上，步态分析系统已经在人体运动实验中应用。目前，多种运动分析系统可以使用，其中 Xsens 系统和微软 Kinect 传感器是这类系统中最先进的。这些轻便的运动跟踪设备与计算机无线链接并生成研究对象运动数据。

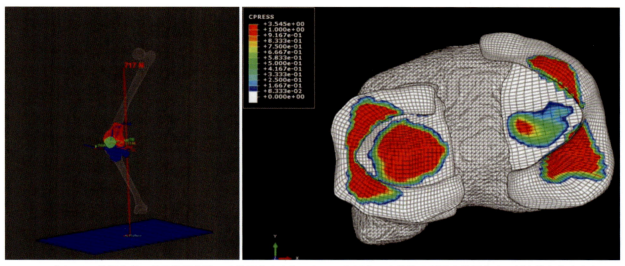

图 42.9　动态 RSA 数据处理：骨骼位置和地面反作用力（左）。有限元分析（FE）模拟胫骨平台软骨和半月板上的应力（右）

文献报道了一个"Outwalk"项目的步态分析系统的临床研究，旨在分析脑瘫儿童的步态。项目帮助确定个体身体节段的 3D 运动学，可排除某些关节相互作用，例如胸-骨盆复合体。图 42.10 显示该产品和计算机数据。这种设备可以很容易地转化用于运动康复监测。针对体育研究，人们常常需要分析一些动作任务，例如单腿跳、三连跳、单腿下蹲或跳起 / 落地。通过这些动作完成情况主观判断运动员重返赛场的能力。

目前这些设备用于康复评估的可靠性正在研究中。这种技术将有助于为康复时间表提供一个客观的依据。具体地说，它通过量化特定运动学参数和时空参数来描述运动员在完成运动任务中的实时表现。这种方法能够进一步提高术后治疗效果，使运动相关损伤的手术效果最大化，如 ACL 损伤。

> **要点5**
> - 运动分析系统为ACL重建术后康复提供了更加准确的客观监测。
> - 一种叫作"Outwalk"的这类装置已用于描述脑瘫患者的运动学。
> - 这种设备可以分析简单的和复杂的体育动作，例如单腿跳、三连跳、单腿下蹲、跳起/落地等。

42.5　ACL 重建术后功能康复

恢复运动和避免膝关节不稳再次损伤是 ACL 重建手术成功的关键标志。临床上恢复运动的决策过程要求一系列密切关联的客观测试，以及各康复阶段之间的晋级标准，这些标准通常在文献中报道和推荐。

个体通常经历 5 个康复阶段。第 1 阶段在手术后立即开始，主要恢复膝关节运动范围、力量、髌骨活动性和灵活性以及正常步态。第 2~5 阶段包括逐步恢复跑步、敏捷性训练、跳高、跳跃、剪切运动，在骨科医生允许下跑步及达到标准后进入后续康复阶段。客观测试和进阶标准侧重 3 个方面内容，确定个体是否能接受更高要求的运动。（1）当前阶段掌握情况；（2）神经肌肉控制能力；（3）股四头肌力量。第 2~5 阶段包含物理治疗医生配合下开始新的锻炼任务。各阶段任务掌握能力根据完成本阶段最高水平运动表现来确定。某个阶段未能掌握的锻炼任务要通过集中练习和适当技术指导来解决。即使力量和神经肌肉控制条件允许进入后续阶段，运动掌握情况应被视为进入下一阶段的先决条件，确保个体花时间练习每项技能并将合适动作融入运动任务中。

临床上尽可能精确和准确地测量股四头肌力量，它在功能康复中起着重要作用并存在锻炼不充分倾向。如

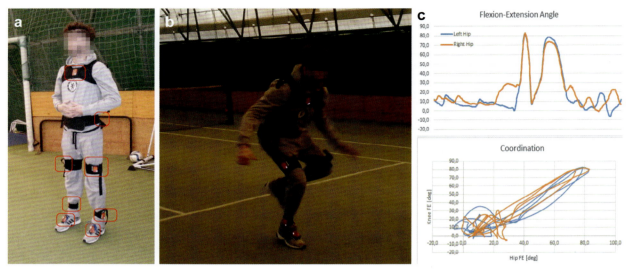

图 42.10　Xsens 系统进行场地运动采集：a. 静态校正；b. 单脚跳着陆；c. 运动学模式例子

果有可能，采用等长或等张动力测量，因为它可以单独检测股四头肌力量，提供可靠的力量测量并排除其它代偿的影响。如果动力测量不可用，膝关节伸直器械或腿部推压器械上的 1 次重复最大载荷（1-RM）也可用于力量评估。对侧腿不能帮助启动提升，也不能放在地板上或平台上。对于腿部伸展（1-RM）来说，个人动作起始位置在屈髋 90° 和屈膝 90°，阻力踏板放置在踝关节近侧位置上。指导个人在对抗重量下将膝关节尽可能平缓地伸展至膝关节屈曲 45°（早期康复阶段）或膝关节完全性伸展（术后 4 个月以后）。肢体对称指数为目标肢体的 1 次重复最大载荷除以对侧肢体的 1 次重复最大载荷，以百分比表示。

运动模式和稳定性通过 3 个基本测试进行检测。步行和控制是一个低水平的接近动作，个人从未受伤肢体移动到受伤肢体，至少需要达到正常步幅的距离。掌握这项运动要求患者完成时没有失去平衡或出现矢状面以外的过度运动。单腿下蹲动作是指重复完成 10 次指定角度的膝关节屈曲动作，并排除偏差。偏差被定义为使用代偿，包括失去平衡、对侧髋关节下垂、股骨过度外展或内收、股骨过度内旋或躯干运动异常。进入第 3、4 和 5 阶段需要完成单腿下蹲动作，加大重量负荷以增加挑战。Y 平衡测试是衡量肢体稳定性的一种方法。

开始跑步锻炼时，不断改变步行和慢跑模式并且逐

渐增加行进距离。更提倡根据距离判断而不是根据时间判断进入下一阶段，能更准确地控制膝关节所受负荷。

基础敏捷训练包括前向 / 后向穿梭跑、侧方移动、卡里奥卡舞和利用梯子或障碍物前向 / 侧向的"快步"练习。跑步和准备转向时需要强调减速过程中髋关节和膝关节屈曲对负荷的吸收作用。尽量以约 50% 的速度开始并维持此水平，一直到个人能够毫不犹豫或无须代偿下完成减速过程中改变方向的动作。

当开始跳跃锻炼时，个人开始锻炼向前跳跃和跳到盒子上。强调跳跃时避免动态外翻，增强髋关节和膝关节屈曲，使跳跃和落地时负荷均匀地分配到双下肢。当个人在前向跳跃时表现良好，他们将进阶到横向跳跃和旋转跳跃。连跳练习与第 4 阶段的跳跃练习过程相同，在地板上向前跳跃或跳上盒子，然后进阶到侧方跳跃和连续跳跃。

对于剪切运动锻炼，个人应先练习图 42.10 所示的"S"形跑步，然后进阶到 45° 剪切动作，再进阶到更加锐角的剪切动作。个人能够完成锐角剪切运动才能开始练习轴移动作。与低水平敏捷性训练一样，自信和表现情况决定了剪切运动和轴移运动的训练速度。如果个人表现代偿或在更高速度下信心下降，就不应该进行高强度的剪切运动和轴移运动练习。个人应该能够承受控制下的全速剪切运动和轴移运动，然后再进行非控制下剪

切运动和特定体育运动。

　　当能够完成跑步和所有敏捷性练习、特定体育练习，并且没有任何犹豫、代偿和疼痛加重或任何炎症症状表现时，个人再进入恢复训练测试。恢复训练测试包含力量评估、对称性锻炼功能测试、跑步状态的功能测试。个体必须表现出 90% 股四头肌力量方可重返体育测试。

　　在物理治疗师和骨科医生允许后，患者才可以返回体育锻炼。开始时个人通常锻炼非对抗性练习、与体育运动相关的动作和整体素质锻炼。当教练和体育教员认为无对抗性运动表现足够好时，个人可以开始受控制的对抗性训练。最后，个人可以重返体育运动进行有组织的对抗性训练。当个人能够以 100% 能力进行训练（如果可能进行接触性锻炼），没有出现疼痛或炎症症状 / 体征，个人可以返回到医生那里获得完全性比赛许可。

要点6

- ACL重建术后重返体育运动包括5个康复阶段。
- 重返运动计划第1阶段通常集中恢复功能运动范围
- 在第2~5阶段，运动员必须能够完成动作测试和敏捷性测试、跑步和剪切运动。
- 判断运动员能否安全进入下一阶段治疗的3个主要标准是当前阶段任务掌握情况、神经肌肉控制和股四头肌力量。
- 由于股四头肌容易锻炼不充分，因此必须准确评估股四头肌力量。
- 恢复训练需要完成力量评估、对称性锻炼功能测试和跑步状态功能测试。
- 当运动员能够完成100%力量练习时，可以允许重返全面的体育运动。

42.6　结论

　　在 ACL 重建手术中定量测量关节力学能够使手术效果最大化。这些评估可以在术前、术中和术后各阶段进行。这种技术能够直接反馈韧带重建后膝关节稳定性的信息，就像 KiRA 或 iPad 系统测量轴移试验一样。此外，ACL 重建术后康复过程中主观判断时间表可以进行客观定量化。在未来，这些应用可以促进 ACL 损伤患者治疗方案标准化发展，达到恢复最大运动潜能，同时防止患者出现创伤性关节炎。

参考文献

[1] Adams D, Logerstedt D, Hunter-Giordano A, Axe MJ, Snyder-Mackler L (2012) Current concepts for ante-rior cruciate ligament reconstruction: a criterion-based rehabilitation progression. J Orthop Sports Phys Ther 42(7):601–614

[2] Aldrian S, Valentin P, Wondrasch B, Krusche-Mandi I, Ostermann RC, Platzer P, Hofbauer M (2014) Gender differences following computer-navigated single-and double-bundle anterior cruciate ligament reconstruc-tion. Knee Surg Sports Traumatol Arthrosc 22(9): 2145–2152

[3] Ardern CL, Taylor NF, Feller JA, Whitehead TS, Webster KE (2013) Psychological responses matter in returning to preinjury level of sport after anterior cru-ciate ligament reconstruction surgery. Am J Sports Med 41(7):1549–1558

[4] Augustsson J, Thomee R, Karlsson J (2004) Ability of a new hop test to determine functional deficits after anterior cruciate ligament reconstruction. Knee Surg Sports Traumatol Arthrosc 12(5):350–356

[5] Bonanzinga T, Signorelli C, Lopomo N, Grassi A, Neri MP, Filardo G, Zaffagnini S, Marcacci M (2015) Biomechanical effect of posterolateral corner section-ing after ACL injury and reconstruction. Knee Surg Sports Traumatol Arthrosc 23(10):2918–2924

[6] Barber-Westin SD, Noyes FR (2011) Factors used to determine return to unrestricted sports activities after anterior cruciate ligament reconstruction. Arthroscopy 27(12):1697–1705

[7] Bedi A, Musahl V, Lane C, Citak M, Warren RF, Pearle AD (2010) Lateral compartment translation predicts the grade of pivot shift: a cadaveric and clini-cal analysis. Knee Surg Sports Traumatol Arthrosc 18(9):1269–1276

[8] Bull AM, Earnshaw PH, Smith A, Katchburian MV, Hassan

AN, Amis AA (2002) Intraoperative measure-ment of knee kinematics in reconstruction of the ante-rior cruciate ligament. J Bone Joint Surg Br 84(7): 1075–1081

[9] Chmielewski TL, Jones D, Day T, Tillman SM, Lentz TA, George SZ (2008) The association of pain and fear of movement/reinjury with function during ante-rior cruciate ligament reconstruction rehabilitation. J Orthop Sports Phys Ther 38(12):746–753

[10] Cutti AG, Ferrari A, Garofalo P, Raggi M, Cappello A, Ferrari A (2010) 'Outwalk': a protocol for clinical gait analysis based on inertial and magnetic sensors. Med Biol Eng Comput 48(1):17–25

[11] Di Stasi S, Myer GD, Hewett TE (2013) Neuromuscular training to target deficits associated with second ante-rior cruciate ligament injury. J Orthop Sports Phys Ther 43(11):777–792, A1–11

[12] Fox JA, Pierce M, Bojchuk J, Hayden J, Bush-Joseph CA, Bach BR Jr (2004) Revision anterior cruciate ligament reconstruction with nonirradiated fresh-frozen patellar tendon allograft. Arthroscopy 20(8): 787–794

[13] Fujii M, Sasaki Y, Araki D, Furumatsu T, Miyazawa S, Ozaki T, Linde-Rosen M, Smokinski P, Fu FH (2014) Evaluation of the semitendinosus tendon graft shift in the bone tunnel: an experimental study. Knee Surg Sports Traumatol Arthrosc. [Epub ahead of print]. DOI 10.1007/s00167-014-3461-z

[14] Gribble PA, Hertel J, Plisky P (2012) Using the star excursion balance test to assess dynamic postural-control deficits and outcomes in lower extremity injury: a literature and systematic review. J Athl Train 47(3):339–351

[15] Hewett TE, Di Stasi SL, Myer GD (2013) Current concepts for injury prevention in athletes after ante-rior cruciate ligament reconstruction. Am J Sports Med 41(1):216–224

[16] Hoshino Y, Araujo P, Ahlden M, Samuelsson K, Muller B, Hofbauer M, Wolf MR, Irrgang JJ, Fu FH, Musahl V (2013) Quantitative evaluation of the pivot shift by image analysis using the iPad. Knee Surg Sports Traumatol Arthrosc 21(4):975–980

[17] Hoshino Y, Araujo P, Irrgang JJ, Fu FH, Musahl V (2012) An image analysis method to quantify the lat-eral pivot shift test.

Knee Surg Sports Traumatol Arthrosc 20(4):703–707

[18] Hoshino Y, Musahl V, Irrgang JJ, Lopomo N, Zaffagnini S, Karlsson J, Kuroda R, Fu FH (2015) Quantitative evaluation of the Pivot shift test, relation-ship to clinical Pivot shift grade. American Orthopaedic Society for Sports Medicine, Orlando

[19] Hui C, Salmon LJ, Kok A, Maeno S, Linklater J,Pinczewski LA (2011) Fifteen-year outcome of endo-scopic anterior cruciate ligament reconstruction with patellar tendon autograft for "isolated" anterior cruci-ate ligament tear. Am J Sports Med 39(1):89–98

[20] Imbert P, Belvedere C, Leardini A (2015) Knee laxity modifications after ACL rupture and surgical intra-and extra-articular reconstructions: intra-operative measures in reconstructed and healthy knees. Knee Surg Sports Traumatol Arthrosc. [Epub ahead of print]. DOI: 10.1007/s00167-015-3653-1

[21] Iriuchishima T, Ryu K, Aizawa S, Fu FH (2014) The difference in centre position in the ACL femoral foot-print inclusive and exclusive of the fan-like extension fibres. Knee Surg Sports Traumatol Arthrosc 24(1):254–259

[22] Ishibashi Y, Tsuda E, Yamamoto Y, Tsukada H, Toh S (2009) Navigation evaluation of the pivot-shift phe-nomenon during double-bundle anterior cruciate liga-ment reconstruction: is the posterolateral bundle more important? Arthroscopy 25(5):488–495

[23] Klos TV (2014) Computer-assisted anterior cruciate ligament reconstruction. Four generations of devel-opment and usage. Sports Med Arthrosc 22(4): 229–236

[24] Leys T, Salmon L, Waller A, Linklater J, Pinczewski L (2012) Clinical results and risk factors for reinjury 15 years after anterior cruciate ligament reconstruction: a prospective study of hamstring and patellar tendon grafts. Am J Sports Med 40(3):595–605

[25] Lopomo N, Bignozzi S, Martelli S et al (2009) Reliability of a navigation system for intra-operative evaluation of antero-posterior knee joint laxity. Comput Biol Med 39(3):280–285

[26] Lopomo N, Signorelli C, Bonanzinga T, Marcheggiani-Muccioli GM, Neri MP, Visani A, Marcacci M, Zaffagnini

S (2014) Can rotatory knee laxity be pre-dicted in isolated anterior cruciate ligament surgery? Int Orthop 38(6):1167–1172

[27] Lopomo N, Zaffagnini S, Amis AA (2013) Quantifying the pivot shift test: a systematic review. Knee Surg Sports Traumatol Arthrosc 21(4):767–783

[28] Lopomo N, Zaffagnini S, Bignozzi S, Visani A, Marcacci M (2010) Pivot-shift test: analysis and quantification of knee laxity parameters using a navi-gation system. J Orthop Res 28(2):164–169

[29] Lynch AD, Logerstedt DS, Grindem H, Eitzen I, Hicks GE, Axe MJ, Engebretsen L, Risberg MA, Snyder-Mackier L (2013) Consensus criteria for defining 'successful outcome' after ACL injury and reconstruction: a Delaware-Oslo ACL cohort investi-gation. Br J Sports Med 49(5):335–342

[30] Mandelbaum BR, Silvers HJ, Watanabe DS, Knarr JF, Thomas SD, Griffin LY, Kirkendall DT, Garrett W (2005) Effectiveness of a neuromuscular and proprio-ceptive training program in preventing anterior cruci-ate ligament injuries in female athletes: 2-year follow-up. Am J Sports Med 33(7):1003–1010

[31] Martelli S, Lopomo N, Bignozzi S, Zaffagnini S, Visani A (2007) Validation of a new protocol for navi-gated intraoperative assessment of knee kinematics.Comput Biol Med 37(6):872–878

[32] Martelli S, Zaffagnini S, Falcioni B, Motta M (2001) Determination of an optimal kinematic protocol for com-puter-assisted evaluation of anterior cruciate ligament deficiency. Ann Biomed Eng 29(12):1112–1121

[33] Marx RG, Jones EC, Angel M, Wickiewicz TL, Warren RF (2003) Beliefs and attitudes of members of the American Academy of Orthopaedic Surgeons regarding the treatment of anterior cruciate ligament injury. Arthroscopy 19(7):762–770

[34] Monaco E, Ferretti A, Labianca L, Maestri B, Speranza A, Kelly MJ, D'Arrigo C (2012) Navigated knee kine-matics after cutting of the ACL and its secondary restraint. Knee Surg Sports Traumatol Arthrosc 20(5): 870–877

[35] Muller B, Hofbauer M, Rahnemai-Azar AA, Wolf M, Araki D, Hoshino Y, Araujo P, Debski RE, Irrgang JJ, Fu FH, Musahl V (2015) Development of computer tablet software for clinical quantification of lateral knee compartment translation during the pivot shift test. Comput Methods Biomech Biomed Engin 19(2):217–228

[36] Musahl V, Hoshino Y, Becker R, Karlsson J (2012) Rotatory knee laxity and the pivot shift. Knee Surg Sports Traumatol Arthrosc 20(4):601–602

[37] Neeter C, Gustavsson A, Thomee P, Augustsson J, Thomee R, Karlsson J (2006) Development of a strength test battery for evaluating leg muscle power after anterior cruciate ligament injury and reconstruc-tion. Knee Surg Sports Traumatol Arthrosc 14(6): 571–580

[38] Paterno MV, Schmitt LC, Ford KR, Rauh MJ, Myer GD, Huang B, Hewett TE (2010) Biomechanical measures during landing and postural stability predict second anterior cruciate ligament injury after anterior cruciate ligament reconstruction and return to sport. Am J Sports Med 38(10):1968–1978

[39] Pearle AD, Solomon DJ, Wanich T, Moreau-Gaudry A, Granchi CC, Wickiewicz TL, Warren RF (2007) Reliability of navigated knee stability examination: a cadaveric evaluation. Am J Sports Med 35(8):1315–20

[40] Prins M (2006) The Lachman test is the most sensitive and the pivot shift the most specific test for the diag-nosis of ACL rupture. Aust J Physiother 52(1):66

[41] Schmitt LC, Paterno MV, Hewett TT (2012) The impact of quadriceps femoris strength asymmetry on functional performance at return to sport following anterior cruciate ligament reconstruction. J Orthop Sports Phys Ther 42(9):750–759

[42] Signorelli C, Bonanzinga T, Lopomo N, Marcheggiani-Muccioli GM, Bignozzi S, Filardo G, Zaffagnini S, Marcacci M (2013) Do pre-operative knee laxity val-ues influence post-operative ones after anterior cruci-ate ligament reconstruction? Scand J Med Sci Sports 23(4):e219–e224

[43] Thomee R, Kaplan Y, Kvist J, Myklebust G, Risberg MA, Theisen D, Tsepis E, Werner S, Wondrasch B, Witvruow E (2011) Muscle strength and hop perfor-mance criteria prior to return to sports after ACL reconstruction. Knee Surg Sports Traumatol Arthrosc 19(11):1798–1805

[44] Wang JH, Kim JG, Ahn JH, Lim HC, Hoshino Y, Fu FH (2012) Is femoral tunnel length correlated with the intercondylar notch and femoral condyle geometry after double-bundle anterior cruciate ligament recon-struction using the transportal technique? An in vivo computed tomography analysis. Arthroscopy 28(8): 1094–1103

[45] Zaffagnini S, Bignozzi S, Martelli S, Imakiire N, Lopomo N, Marcacci M (2006) New intraoperative protocol for kinematic evaluation of ACL reconstruc-tion: preliminary results. Knee Surg Sports Traumatol Arthrosc 14(9):811–816

[46] Zaffagnini S, Marcheggiani Muccioli GM, Signorelli C, Lopomo N, Grassi A, Bonanzinga T, Nitri M, Marcacci M (2014) Anatomic and nonanatomic double-bundle anterior cruciate ligament reconstruction: an in vivo kinematic analysis. Am J Sports Med 42(3): 708–715

[47] Zaffagnini S, Signorelli C, Lopomo N, Bonanzinga T, Marchegiiani-Muccioli GM, Bignozzi S, Visani A, Marcacci M (2012) Anatomic double-bundle and over-the-top single-bundle with additional extra-articular tenodesis: an in vivo quantitative assessment of knee laxity in two different ACL reconstructions. Knee Surg Sports Traumatol Arthrosc 20(1):153–159